国家卫生健康委员会住院医师规范化培训规划教材

外科学 胸心外科分册

Cardiothoracic Surgery

第 2 版

主　编　胡盛寿　王　俊

副主编　孙立忠　庄　建　肖颖彬　董念国　刘彦国

人民卫生出版社
·北　京·

图书在版编目（CIP）数据

外科学. 胸心外科分册 / 胡盛寿，王俊主编. —2
版. —北京：人民卫生出版社，2023.10
国家卫生健康委员会住院医师规范化培训规划教材
ISBN 978-7-117-34304-6

Ⅰ. ①外… Ⅱ. ①胡… ②王… Ⅲ. ①外科学—职业
培训—教材 Ⅳ. ①R6

中国版本图书馆 CIP 数据核字（2022）第 249434 号

| 人卫智网 | www.ipmph.com | 医学教育、学术、考试、健康，购书智慧智能综合服务平台 |
| 人卫官网 | www.pmph.com | 人卫官方资讯发布平台 |

外科学 胸心外科分册
Waikexue Xiongxinwaike Fence
第 2 版

主　　编：胡盛寿　　王　俊
出版发行：人民卫生出版社（中继线 010-59780011）
地　　址：北京市朝阳区潘家园南里 19 号
邮　　编：100021
E - mail：pmph @ pmph.com
购书热线：010-59787592　010-59787584　010-65264830
印　　刷：北京顶佳世纪印刷有限公司
经　　销：新华书店
开　　本：850×1168　1/16　印张：16
字　　数：542 千字
版　　次：2015 年 7 月第 1 版　　2023 年 10 月第 2 版
印　　次：2023 年 11 月第 1 次印刷
标准书号：ISBN 978-7-117-34304-6
定　　价：98.00 元
打击盗版举报电话：010-59787491　E-mail：WQ @ pmph.com
质量问题联系电话：010-59787234　E-mail：zhiliang @ pmph.com
数字融合服务电话：4001118166　E-mail：zengzhi @ pmph.com

编者名单

编　　者（以姓氏笔画为序）

陈　椿　福建医科大学附属协和医院

陈克能　北京大学肿瘤医院

陈　鑫　南京市第一医院

董念国　华中科技大学同济医学院附属协和医院

葛建军　安徽医科大学第一附属医院

胡　佳　四川大学华西医院

胡　坚　浙江大学医学院附属第一医院

胡盛寿　中国医学科学院阜外医院

吉冰洋　中国医学科学院阜外医院

李　辉　首都医科大学附属北京朝阳医院

刘　苏　河北医科大学第二医院

刘彦国　北京大学人民医院

苗　齐　北京协和医院

舒　畅　中国医学科学院阜外医院

孙立忠　首都医科大学附属北京安贞医院

谭群友　重庆医科大学附属第一医院

田　辉　山东大学齐鲁医院

王辉山　中国人民解放军沈阳军区总医院

王　俊　北京大学人民医院

王　群　复旦大学附属中山医院

魏　翔　华中科技大学同济医学院附属同济医院

吴钟凯　中山大学附属第一医院

肖颖彬　陆军军医大学第二附属医院

许　林　江苏省肿瘤医院

杨一峰　中南大学湘雅二医院

易定华　空军军医大学西京医院

张　鹏　天津医科大学总医院

赵　珩　上海市胸科医院

庄　建　广东省人民医院

编写秘书　刘彦国　北京大学人民医院

出 版 说 明

为配合 2013 年 12 月 31 日国家卫生计生委等 7 部门颁布的《关于建立住院医师规范化培训制度的指导意见》，人民卫生出版社推出了住院医师规范化培训规划教材第 1 版，在建立院校教育、毕业后教育、继续教育三阶段有机衔接的具有中国特色的标准化、规范化临床医学人才培养体系中起到了重要作用。在全国各住院医师规范化培训基地四年多的使用期间，人民卫生出版社对教材使用情况开展了深入调研，全面征求基地带教老师和学员的意见与建议，有针对性地进行了研究与论证，并在此基础上全面启动第二轮修订。

第二轮教材依然秉承以下编写原则。①坚持"三个对接"：与 5 年制的院校教育对接，与执业医师考试和住培考核对接，与专科医师培养与准入对接；②强调"三个转化"：在院校教育强调"三基"的基础上，本阶段强调把基本理论转化为临床实践、基本知识转化为临床思维、基本技能转化为临床能力；③培养"三种素质"：职业素质、人文素质、综合素质；④实现"三医目标"：即医病、医身、医心；不仅要诊治单个疾病，而且要关注患者整体，更要关爱患者心理。最终全面提升我国住院医师"六大核心能力"，即职业素养、知识技能、患者照护、沟通合作、教学科研和终身学习的能力。

本轮教材的修订和编写特点如下：

1. 本轮教材共 46 种，包含临床学科的 26 个专业，并且经评审委员会审核，新增公共课程、交叉学科以及紧缺专业教材 6 种：模拟医学、老年医学、临床思维、睡眠医学、叙事医学及智能医学。各专业教材围绕国家卫生健康委员会颁布的《住院医师规范化培训内容与标准（试行）》及住院医师规范化培训结业考核大纲，充分考虑各学科内亚专科的培训特点，能够符合不同地区、不同层次的培训需求。

2. 强调"规范化"和"普适性"，实现培训过程与内容的统一标准和规范化。其中临床流程、思维与诊治均按照各学科临床诊疗指南、临床路径、专家共识及编写专家组一致认可的诊疗规范进行编写。在编写过程中反复征集带教老师和学员意见并不断完善，实现"从临床中来，到临床中去"。

3. 本轮教材不同于本科院校教材的传统模式，注重体现基于问题的学习（PBL）和基于案例的学习（CBL）的教学方法，符合毕业后教育特点，并为下一阶段专科医师培养打下坚实的基础。

4. 充分发挥富媒体的优势，配以数字内容，包括手术操作视频、住培实践考核模拟、病例拓展、习题等。通过随文或章节二维码形式与纸质内容紧密结合，打造优质适用的融合教材。

本轮教材是在全面实施以"5+3"为主体的临床医学人才培养体系，深化医学教育改革，培养和建设一支适应人民群众健康保障需要的临床医师队伍的背景下组织编写的，希望全国各住院医师规范化培训基地和广大师生在使用过程中提供宝贵意见。

融合教材使用说明

　　本套教材以融合教材形式出版，即融合纸书内容与数字服务的教材，读者阅读纸书的同时可以通过扫描书中二维码阅读线上数字内容。

如何获取本书配套数字服务？

第一步：安装 APP 并登录	第二步：扫描封底二维码	第三步：输入激活码，获取服务
扫描下方二维码，下载安装"人卫图书增值"APP，注册或使用已有人卫账号登录	使用 APP 中"扫码"功能，扫描教材封底圆标二维码	刮开书后圆标二维码下方灰色涂层，获得激活码，输入即可获取服务

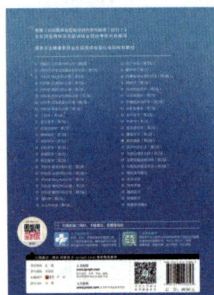

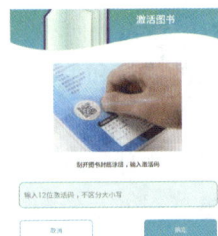

配 套 资 源

➢ **配套精选习题集**：《外科分册》　主编：康　骅　刘忠军
➢ **电子书**：《外科学 胸心外科分册》(第2版)　下载"人卫"APP，搜索本书，购买后即可在 APP 中畅享阅读。
➢ **住院医师规范化培训题库**　中国医学教育题库——住院医师规范化培训题库以本套教材为蓝本，以住院医师规范化培训结业理论考核大纲为依据，知识点覆盖全面、试题优质。平台功能强大、使用便捷，服务于住培教学及测评，可有效提高基地考核管理效率。题库网址：tk.ipmph.com。

主 编 简 介

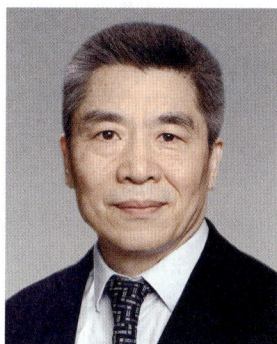

胡盛寿

中国工程院院士，国家心血管病中心主任，中国医学科学院阜外医院院长，心血管疾病国家重点实验室主任，国家心血管疾病临床医学研究中心主任。中国生物医学工程学会候任理事长，法国国家医学科学院外籍院士。

从事心血管外科临床、教学、科研工作40余年，是国家"973项目"首席科学家，"国家杰出青年科学基金"获得者，教育部"长江学者和创新团队发展计划"创新团队带头人。建立了我国冠心病外科微创系列治疗技术，开拓了"复合技术"治疗心血管疾病的新模式；创建我国首个心血管再生医学重点实验室，开展从细胞再生到心脏移植、人工心脏的系列研究，完成了首个具有自主知识产权的微型可植入人工心脏研发，并投入临床广泛使用；创立了主动脉-肺动脉"双根部调转手术（DRT）"，提高了我国复杂先心病治疗方面在国际上的影响力。先后承担了国家"973"项目、"863"项目、"支撑计划项目"等研究课题，获国家科技进步奖二等奖3项，省部级科技进步奖一等奖3项、二等奖5项；带领团队在 *NEJM*、*LANCET*、*Eur Heart J*、*Circulation* 等国际顶级杂志发表文章300余篇，共培养博士研究生80余名、博士后20余名，为我国心脏外科学整体的发展作出了突出贡献。

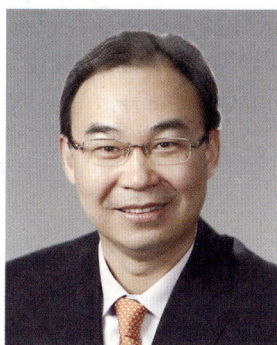

王俊

中国工程院院士，北京大学人民医院院长，北京大学博雅讲席教授，博士生导师。九三学社中央委员会常务委员，第十四届全国政协常务委员。兼任中国医学科学院学部委员，中国中医科学院学部委员，国家卫生健康委胸外科内镜诊疗技术专家组组长，中国医师协会毕业后医学教育胸心外科专业委员会主任委员，中国抗癌协会肺癌专业委员会主任委员，第八届国家卫生健康标准委员会医疗服务标准专业委员会主任委员等。

在中国最早成功开展电视胸腔镜手术，探索出绝大多数胸腔镜手术的中国术式。连续20余年举办全国胸腔镜手术学习班，培训了我国早期80%以上的胸腔镜医师，主持制定了胸腔镜手术国家规范，引领中国胸外科完成了从传统开胸到现代微创的转型升级。创建中国肺癌微创综合诊疗技术体系，研创出被《柳叶刀肿瘤学》杂志封面文章命名的"王氏技术"，解决了中国肺癌手术的独特难题，推动了我国肺癌微创手术的普及。

从事教学工作30余年，主编各类中英文教材及专著14部。先后获得国家科技进步奖二等奖，光华工程科技奖，谈家桢生命科学奖；荣获"中央保健工作先进个人""杰出专家""九三楷模""北京市师德先锋""北京大学国华杰出学者""北京大学医学部师德先进个人"等荣誉。

副主编简介

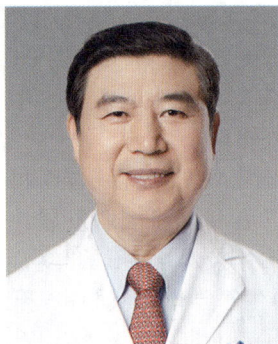

孙立忠

医学博士，教授，主任医师，博士研究生导师，上海德达医院院长。中华医学会胸心血管外科学分会第十届委员会候任主任委员，中国医药生物技术协会心血管外科技术与工程分会主任委员，中国医药教育协会心脏外科专业委员会主任委员，美国胸外科协会（AATS）会员。

从事心血管外科临床工作 40 年，独立完成和指导下级医师完成心血管外科手术 30 000 余例，是中国心血管外科完成手术例数最多、病种最全的专家之一。发明专利共计 10 项，获国家科技进步奖二等奖 4 项、省部级奖项共计 8 项，承担主动脉外科方面科研课题 21 项，发表论文 780 篇，主编《主动脉外科学》1 部，主译《血管外科解剖图谱》2 部，参编其他著作 13 部。

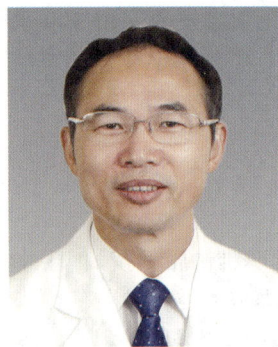

庄建

广东省心血管病中心主任，广东省人民医院心血管人工智能与三维技术实验室主任。中华医学会胸心血管外科学分会第十届委员会前任主任委员，广东省医师协会心血管外科医师分会会长。

从事教学工作 20 余年，建立国内首个省级先心病三级综合防治网络，国内首创先心病产前产后"一体化"诊疗模式，牵头制定我国首个胎儿心脏超声检查标准和先心病产前咨询规范。获广东省科技进步奖一等奖等 6 项省部级奖励，主持国家和省部级项目 10 余项，在 *Circulation*、*European Heart Journal* 等高水平期刊上发表 SCI 论文 60 余篇，获得专利 22 项。

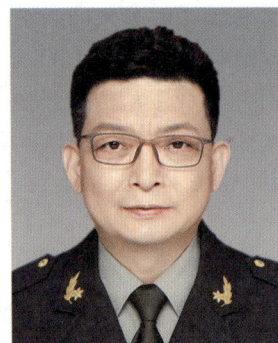

肖颖彬

主任医师，教授，博士生导师，专业技术少将，陆军军医大学第二附属医院全军心血管外科研究所所长，享受国务院政府特殊津贴。

国务院学位委员会第八届学科评议组成员，中华医学会胸心血管外科分会常务委员，中国医师协会心血管外科医师分会副会长，全军胸心血管外科专业委员会主任委员，重庆市医师协会心血管外科医师分会会长。军队学科拔尖人才，"新世纪百千万人才工程"国家级人选。获国家科技进步奖二等奖 1 项，省部级一等奖 1 项、二等奖 3 项。荣立军队二等功 1 次、三等功 2 次。获"中国十大杰出青年""中国最美医生""白求恩式好医生"等荣誉。

副主编简介

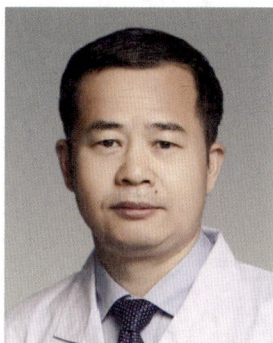

董念国

医学博士,主任医师,二级教授,博士生导师,华中科技大学同济医学院附属协和医院心血管外科主任,享受国务院政府特殊津贴。中国医师协会心血管外科医师分会会长,中华医学会胸心血管外科分会副主任委员,国家心血管疾病医疗质量控制中心专家委员会副主任委员,亚洲胸心外科学会(ASCVTS)2024轮值主席,美国胸外科协会(AATS)会员。

从事心血管外科医、教、研一线工作近40年,施行危重病心脏外科手术逾万例。在创新心脏移植关键技术、突破心衰支持治疗器械研发应用"卡脖子"技术瓶颈、解决生物材料衰败的国际难题等方面作出突出贡献。主持国家重大/重点科研项目12项,以通讯/第一作者在 *Eur Heart J*、*Circulation* 等发表SCI论文141篇(IF>35分5篇,IF>10分16篇);以第一发明人授权发明专利27项;以第一完成人获国家科技进步奖二等奖1项,部/省级科技进步奖特等奖1项、一等奖5项。

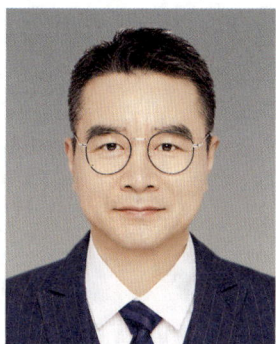

刘彦国

北京大学人民医院胸外科主任医师,北京大学副教授。兼任中国医师协会住院医师规范化培训胸心外科专业委员会委员兼总干事,中国医师协会胸外科分会手汗症专家组副主任委员,吴阶平医学基金会交感神经外科专家委员会副主任委员,中国医药教育协会专家委员会委员,国家医学考试中心命审题专家委员会委员,《医学与哲学》杂志编委等。

从事教学工作20余年,主编或参编各类教材及专著10余部,发表教学类学术论文10余篇,多次荣获北京大学医学部优秀教师奖。

前　言

　　2013年12月31日，国家卫生和计划生育委员会等7部门联合下发了《关于建立住院医师规范化培训制度的指导意见》，紧接着召开了"建立国家住院医师规范化培训制度工作会议"，这标志着国家住院医师规范化培训制度建设正式启动。作为外科住院医师培训的必备环节之一，胸心外科是所有临床学科中专业程度最高、普及程度最差、专业医师培养周期最长的学科之一，为了能够深入浅出地为刚刚从事临床工作的住院医师讲解本学科的基本知识，编委会组织专家对《外科学　胸心外科分册》进行第2版修订。

　　近10年，我国胸心血管外科快速发展，一方面需要对一些基础知识和技术重新加以审视和巩固，另一方面一些新理论、新技术不断出现，创新过程又多充满争议。全体编委曾数次结合我国胸心外科的临床实际展开讨论，以使本教材尽可能地贴近临床、突出重点，各章节多以典型病例的诊治过程为主线，在介绍胸心外科常见疾病的基础知识、现状热点和前沿进展的同时，重点着眼于引导住院医师提出问题、分析问题、解决问题，使其临床思维能力得到锻炼和提升。

　　参与本教材编写的各位专家均为临床一线的著名专家，承担繁重的临床、科研、教学工作。他们在繁忙的工作之余，怀着培养下一代临床医生的历史责任感和使命感，按时完成了本教材的修订工作，在此我们表示衷心的感谢。

　　由于时间仓促，加之编委们水平和经验有限，故本教材难免存在疏漏或不足，望各位同道不吝指正。

胡盛寿　王　俊

2023年10月

目　录

第一篇
胸外科疾病

第一章　胸外科总论

按照国家《住院医师规范化培训内容与标准（试行）》要求，胸心外科住院医师规范化培训的目标是能够掌握正确的临床工作方法，准确采集病史、规范体格检查、正确书写病历，基本基础外科和胸心外科常见疾病的诊断和处理；熟悉诊疗常规和诊疗技术，比较熟悉外科手术操作技能，在上级医师指导下能够完成比较复杂的外科手术。培训结束时，住院医师能够具有良好的职业道德和人际沟通能力，具有独立从事外科临床工作和初步处理胸心外科常见疾病的能力，为胸心外科医师的专科培训阶段打下良好基础。

住院医师在胸外科培训期间除了掌握各相关常见疾病的基本知识、基本理论和基本技能外，还需要熟悉胸部的解剖、生理以及胸外科患者围手术期管理的基本知识。

第一节　胸部的解剖及生理

一、胸廓

胸廓的骨性支架由12块胸椎、12对肋骨、肋软骨及1块胸骨构成，具有支撑和保护胸腔及纵隔的功能。第1～7对为真肋，由肋软骨直接与胸骨相连，第8～12肋的肋软骨不直接与胸骨相连接，称为假肋，第11～12肋为浮肋。胸壁的软组织由外向内依次包括皮肤、皮下组织、筋膜及各个肌群，覆盖于骨性结构表面。覆盖在胸前外侧壁的肌肉包括胸大肌、胸小肌，侧方包括前锯肌，背侧包括斜方肌、背阔肌、菱形肌、大圆肌、小圆肌，下后锯肌和骶棘肌等。肋间隙中有斜向前下方的肋间外肌和斜向后下方的肋间内肌。

二、胸膜腔

胸廓内有三个独立的浆膜腔，分别为双侧胸膜腔和心包腔。脏胸膜和壁层胸膜之间的潜在间隙为胸膜腔。密闭的胸膜腔在呼吸周期中压力始终低于大气压，一般平静吸气时负压为 $-10\sim-8cmH_2O$，呼气时负压为 $-5\sim-3cmH_2O$，胸膜腔内负压可保证肺的膨胀和回缩，并有利于静脉回流入心脏。当胸膜腔密闭状态破坏时，可导致通气障碍和循环障碍。

三、纵隔

左右纵隔胸膜之间的区域为纵隔，其中主要结构包括心包、心脏、大血管、气管、食管、胸腺、胸导管、迷走神经、交感神经和膈神经等，以及丰富的脂肪组织、淋巴组织和结缔组织。为了便于纵隔病变的解剖定位，通常将纵隔分为若干区域，临床上最常采用的分区法是"四分法"，以胸骨角至第4胸椎下缘的平面为界，将纵隔横向分割为上下两个区域。下纵隔再以心包前后界分为前、中、后三部分。

四、肺

左肺由后上斜向前下的斜裂分为上下两叶，右肺除斜裂外，还有一条水平裂，将右肺分为上、中、下三叶。肺分为一尖一底两面（肋面、膈面）两缘（前缘、后缘）。根据肺内第3级支气管及其动脉分布，肺又可分成肺段，呈锥形，尖端朝向肺门，右肺由10个肺段组成，左肺由8个肺段组成。肺通气的直接动力是外界环境和肺泡间的气压差，原动力是呼吸肌的收缩和舒张引起的节律性呼吸运动。肺换气是指肺泡与毛细血管之间的气体交换。呼吸膜由含肺泡表面活性物质的液体层、肺泡上皮细胞层、上皮基底膜、基质层、毛细血管基膜和毛细血管内皮细胞层6层组成。

五、食管

食管为消化道的起始部，上端平第 6 颈椎下缘，与咽相连，下端经膈肌的食管裂孔于 11 胸椎左侧与贲门相连，成人食管全长约 25cm。食管由内到外分为黏膜层、黏膜下层、肌层及外层（又称纤维层），肌肉分两层，里面为环形肌，外面为纵形肌，食管的上 1/4 肌肉为横纹肌，下 1/2 为平滑肌，中间为移行区域。食管从上到下可分为颈、胸、腹三段，颈段为食管开口至胸廓上口水平，胸段为胸廓上口至食管裂孔水平，腹段为从食管裂孔至贲门口水平，其中胸段又划分为上、中、下三段，分别以奇静脉弓下缘及下肺静脉下缘为界（通常将腹段食管包含在下胸段食管之中）。食管有 3 个生理性狭窄。第 1 个狭窄是咽与食管相接处，由环咽肌围绕造成，距门齿约 15cm，是食管的最窄处。第 2 个狭窄是由主动脉弓和左主支气管跨过食管前壁和左外侧壁的压迹造成，距门齿约 22.5cm。第 3 个狭窄位于膈肌食管裂孔处，由胃食管括约肌功能造成，距门齿约 40cm。

第二节 胸外科围手术期管理概述

一、术前评估和准备

术前评估和准备对手术的顺利实施、术后并发症的防治、手术效果及预后都具有重要意义。在一般术前评估的基础上，胸外科患者尤其需要对呼吸功能和心脏功能进行评估，以明确手术的可行性，决定手术范围，预测及预防术后并发症。

呼吸功能的评估主要包括临床症状、血气分析、肺功能检查、运动负荷试验、放射性核素肺通气/灌注显像检查等。住院医师应学会综合分析多种反映呼吸功能的指标，对患者的病情进行综合评估。例如要掌握肺功能检查以及血气分析中各项指标的临床意义和不同胸外科手术对这些指标的最低要求。放射性核素肺通气/灌注显像检查应用较少，可以有效评估分侧肺功能以及估测手术后剩余肺功能。

心血管危险因素严重影响手术的成功与否以及术后的恢复和预后，术前应充分评估。方法包括但不限于临床症状、心电图、超声心动、负荷试验、心脏和冠脉影像学检查等。合并明显心脏疾患者应请心脏科医生会诊协助评估、调理和治疗。

术前准备和训练可以改善患者的耐受性，提高术后恢复效果。呼吸功能的锻炼和肺部物理治疗可以在一定程度上提高患者的呼吸功能、改善呼吸道条件、减少呼吸道分泌物。术前戒烟可以有效降低术后并发症的发生率。此外，针对具体胸心外科疾病和合并症还应进行药物、雾化等对症治疗。营养状况差的患者还应进行营养支持治疗。住院医师应向上级医师及有经验的护士学习掌握这些知识和技能。

二、术中管理

1. 胸外科手术的麻醉要点 胸部大手术需全身麻醉，通常选择双腔气管插管或单腔气管插管结合支气管封堵器，以实现术中单肺通气，部分对单肺通气要求不高的手术，如手汗症治疗的交感神经切断术，可通过单腔气管插管或喉罩通气。术中应尤其注意监测患者的心率、血压和血氧，需单肺通气的手术建议行动脉血压监测。对于可能大出血的患者，应术前留置中心静脉置管用于监测中心静脉压及补液。对于有上腔静脉梗阻的患者，应开放下肢静脉输液通路，而避免经上肢输液。

2. 体位 胸外科手术多采用侧卧位，摆放体位时必须在健侧腋窝下放置软垫，以保护神经和血管，并避免上肢的过度外展造成臂丛神经的牵拉损伤。

3. 术中麻醉管理 应注意根据体位变化调整气管插管的合适位置，并定时吸痰，尤其在手术结束阶段肺复张前吸痰以防止痰液进入远端支气管诱发肺部感染。肺部手术尤其是全肺切除术中应严格控制入液量，防止肺水肿。术后患者如不能拔除气管插管，则应更换单腔气管插管，以方便术后呼吸道的管理。

三、术后管理

术后管理的主要任务是预防并发症，以及对于并发症应早发现、早治疗。

1. 术后监护 胸外科手术后应密切关注患者的神志、呼吸、心率、血压和疼痛。嗜睡可能导致患者呼吸抑制和咳痰不畅。胸心外科术后心律失常较为常见。全肺切除术后的患者应在维持循环稳定的前提下限制补液，防止肺水肿。食管切除术后禁食水的患者应每日制订个体化的补液及营养支持方案。

2．术后镇痛 术后疼痛可能严重影响患者的呼吸功能，抑制咳嗽反射，从而增加术后恢复的复杂性。疼痛还可能影响患者术后的早期下床活动，导致深静脉血栓风险增加。术后应根据患者具体情况做好疼痛评估，合理选择硬膜外镇痛、椎旁神经阻滞镇痛、静脉药物镇痛、口服药物镇痛等多种镇痛方式。有效镇痛的同时也要谨防镇痛药的副作用，尤其是呼吸抑制、恶心呕吐等，要学会准确研判并及时给予相应处理。

3．胸腔引流管的管理 术后留置胸腔引流最重要的目的是排出胸腔内的气体和液体，促进肺复张，消除残腔，减少术后并发症。通过胸腔引流系统可以监测是否有肺漏气及胸腔内出血。术后应注意检查管路的通畅及密封性、漏气量多少，并每日记录引流量及性状。正常术后引流液为淡血性，如引流液颜色鲜红或深红，量多，考虑胸腔内活动性出血，应每30分钟甚至更短间隔记录引流量，明确为活动出血者应第一时间再手术止血。如引流液颜色混浊或呈乳白色，应警惕乳糜胸。

"手术成功只是成功手术的一半！"住院医师要谨记。胸外科手术的顺利完成要求医疗团队成员在准确把握手术适应证的前提下，充分评估者全身状况，完善必要术前准备，制订合理手术预案，谨慎精巧地实施手术，细致管理术后患者，积极预防、早期识别和妥善处理术后并发症。这一整套流程在确保优质诊疗中缺一不可。

（王　俊）

第二章 胸部损伤

第一节 肋骨骨折

首次门诊病历摘要

患者女，66 岁，因"跌倒后胸部疼痛 5 天，憋喘伴发热 2 天"来院就诊。患者于 5 天前睡觉时从床上跌落，后诉左侧胸部疼痛，吸气时明显，无胸闷憋喘，无咳嗽咳痰，无头痛头晕，无肢体障碍。患者未行特殊处理。2 天前患者体温升高，最高 38℃，自觉胸部疼痛加重，呈持续性，并伴呼吸困难。患者特来我院就诊。患者平素体健，无手术史及食物药物过敏史，无遗传病史。

【问题 1】 通过上述问诊，该患者可能的诊断是什么？

患者年老体弱，跌落史，病史明确；近日疼痛加剧，呈持续性，症状较重，应高度怀疑肋骨骨折可能。因患者近日出现发热，同时伴有胸闷、呼吸困难，骨折断端可能会刺破胸膜，结合病史，患者可能伴有肺炎、血胸、气胸等并发症。

思路 1：患者外伤史明确，症状明显。问诊需注意询问患者外伤史，疼痛部位、程度、持续时间、影响因素，有无咯血，有无胸闷憋气及症状是否加重等。

思路 2：患者年老体弱情况往往复杂，患者可能同时合并多处损伤，问诊和查体时务必注意。

知识点

肋骨骨折的临床表现

局部疼痛是肋骨骨折最为常见的临床症状，疼痛可于深呼吸、体位变动时加重。患者可因疼痛而致呼吸表浅，咳痰无力，导致呼吸道分泌物潴留，引起肺不张、肺部感染，引起不同程度的呼吸困难。

肋骨骨折可能损伤肋间血管，断端尖锐，可能刺破胸膜，损伤邻近肺组织，造成咯血和严重的胸闷、憋气等症状。

【问题 2】 为进一步明确诊断，需要进行何种检查？

思路 1：应重视外科专科查体。

针对外伤性肋骨骨折患者，首先要注意患者的生命体征；其次应进行常规专科查体，检查患者外伤为开放性还是闭合性，双侧呼吸运动有无减弱，有无反常呼吸运动，触压痛部位，有无明显胸廓畸形，有无骨擦音及骨擦感。可行胸廓挤压试验，若出现非双手挤压处疼痛反应，则试验阳性，疼痛处即为肋骨骨折部位。

知识点

胸部损伤的分类

胸部外伤是常见的外伤之一，创伤后按照外力的性质可以将胸部损伤分为钝性伤和穿透伤；按照胸膜腔的完整性，可以将胸部外伤分为开放性胸部外伤和闭合性胸部外伤两大类。开放性胸部外伤常见病因为锐器、枪弹伤等，闭合性胸部外伤多由钝器、爆震等损伤引起。

图 2-1-1　肋骨骨折患者胸部 X 线片

> **知识点**
>
> ### 肋骨骨折的病因
>
> 胸部外伤极易造成肋骨骨折。随着年龄的增长，肋骨弹性不断下降，在胸部受到外伤时，愈发容易出现肋骨骨折。老年人由于骨质疏松，即使仅有轻微外力作用于肋骨，如用力咳嗽时，也可造成肋骨骨折。
>
> 肋骨骨折多为钝性暴力所致。根据暴力作用部位与肋骨骨折部位的关系，可将肋骨骨折的病因分为直接暴力或间接暴力。直接暴力损伤时，骨折部位为暴力直接作用点，肋骨断端向胸腔内移位，多伴有肺部损伤，并可刺破肋间血管以及胸膜，造成继发性的血胸、气胸。间接暴力损伤时，胸廓受到挤压，暴力传导至受打击部位远端导致肋骨折断，骨折点常位于肋骨角、肋骨中段。此时骨折断端向外突出，严重时可刺破胸壁，引起继发感染。

> **知识点**
>
> ### 肋骨骨折的体征及并发症
>
> 1. 胸廓挤压试验，首先一手扶住患者背部，另一手从前方挤压胸骨，然后，双手从两侧向中心挤压患者胸廓两侧，若患者出现疼痛加剧甚至骨擦音，则为胸廓挤压试验阳性。可与软组织损伤相鉴别。
>
> 2. 若骨折断端锐利，且向胸廓内移位，则有可能刺破胸膜，损伤肋间血管，甚至损伤肺组织，因此还应注意患者双侧呼吸音变化，有无皮下气肿、气管移位等体征。
>
> 3. 反常呼吸运动，又称连枷胸，多根多处肋骨骨折时，骨折处胸壁肋骨两端及上下均缺乏有效肋骨支撑，而导致胸壁软化，出现吸气时软化胸壁向内陷而呼气时向外突出的现象，称为反常呼吸运动，造成患者呼吸困难。此外，连枷胸患者常伴有肺部挫伤，导致患者出现呼吸窘迫综合征及低氧血症。严重的连枷胸还可以造成患者严重的循环功能障碍。

思路 2： 需要胸部 X 线片检查，明确肋骨骨折部位。必要时复查，并可行胸部 CT 检查，明确患者血胸、气胸等并发症及严重程度。

> **知识点**
>
> ### 胸部 X 线检查的作用
>
> 对肋骨骨折准确定位及骨折情况的判断，一般需要行 X 线检查方可明确。X 线检查可见骨折线及骨折断端，裂缝骨折及肋软骨处骨折较难发现。除此以外，胸部摄片还能提示患者有无血胸、气胸等并发症（图 2-1-1）。
>
> 肋骨骨折患者胸部 X 线片（图片）

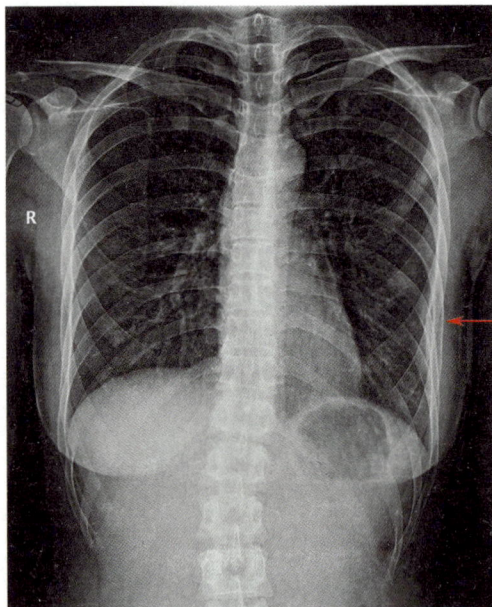

图 2-1-1　肋骨骨折患者胸部 X 线片

第二次门诊记录

胸部 X 线检查结果：左侧第 6 肋骨连续性中断，断端略移位；双侧肺纹理增粗，两侧肺门未见明显增大；肋膈角清晰锐利；心影、主动脉未见明显异常；纵隔居中。

查血结果示：血气分析，酸碱度 7.45，二氧化碳分压 38.00mmHg，氧分压 66.00mmHg；血常规，白细胞计数 6.80×10^9/L，中性粒细胞百分比 85.20%，血红蛋白 118.0g/L，血沉 45.00mm/h。

知识点

肋骨骨折的好发部位

肋骨骨折好发于第 4～7 肋骨。由于第 4～7 肋骨长且较薄，位置相对固定，因此是肋骨骨折的好发部位。第 1～3 肋骨粗短，且有锁骨、肩胛骨、肌肉等的保护，不易发生骨折，然而此处若发生骨折，则多较为严重，应考虑到臂丛、锁骨、锁骨下动静脉等损伤可能。第 8～10 肋因其前端肋软骨紧邻形成肋弓，第 11、12 肋为浮肋，弹性较大，活动度良好，因此也不易发生骨折，若此处发生骨折，应考虑是否合并肝脾损伤。

【问题3】 患者下一步应当如何处理？

思路：患者为单根单处肋骨骨折，无胸壁软化，骨折外侧段移位不明显，无明显并发症，对呼吸循环功能无太大影响，可给予有效镇痛等对症措施，同时鼓励患者咳嗽咳痰，排出呼吸道分泌物，必要时复查胸片。若患者合并气胸或血气胸，可酌情给予保守、胸腔闭式引流术或手术治疗。

知识点

肋骨骨折的处理

肋骨骨折治疗的基本原则：镇痛、清除呼吸道分泌物、固定胸廓、预防和处理并发症。根据患者伤情严重程度，给予相应镇痛药物及处理措施。

1. 单纯肋骨骨折患者，若疼痛较轻，且骨折断端无明显移位，多无需特殊处理，或给予非甾体抗炎药，胸带固定，以缓解疼痛，利于患者咳嗽咳痰，预防肺部并发症。若患者疼痛剧烈，可给予相应镇痛药物或行肋间神经阻滞或硬膜外置管。

2. 开放性肋骨骨折患者均需行彻底的清创术，切除锐利的骨折断端，并予以妥善内固定。若肋间血管出血，则应确切结扎止血。胸膜破裂患者需行闭式胸腔引流术。

3. 多根多处肋骨骨折患者，给予有效镇痛的同时，若患者软化胸壁范围较小，可在软化胸壁处垫以厚敷料后胸带加压固定；患者存在较大范围胸壁反常运动时，需采用牵引固定术，需手术探查时，可行手术内固定。

小 结

1. X 线检查有助于判断肋骨骨折情况，对肋骨骨折进行准确定位，并能提示有无血胸、气胸等并发症。

2. 第 4～7 肋是肋骨骨折的好发部位。

3. 多根多处肋骨骨折时，导致胸壁软化，出现吸气时软化胸壁向内陷而呼气时向外突出的现象，称为反常呼吸运动。

4. 肋骨骨折治疗的基本原则是镇痛、清除呼吸道分泌物、固定胸廓、预防和处理并发症。

（田 辉）

第二节　气　胸

急诊病历摘要

患者男性,26岁,右胸刀刺伤后,胸闷,呼吸困难20分钟。查体示:患者烦躁焦虑,精神紧张,呼吸急促,呼吸32次/min,心率117次/min,血压87/60mmHg,SpO$_2$ 85%。颈静脉怒张,口唇发绀,气管左偏,胸部饱满,前胸壁及颈部可触及广泛皮下气肿,右侧胸壁叩诊呈鼓音,听诊呼吸音消失。左肺呼吸音粗,未闻及啰音。心律整,心音较弱,未闻及杂音。腹部平软,无压痛及肌紧张,肠鸣音正常,肝脾未及,下肢无水肿,四肢活动正常,未引出病理反射。既往体健。

【问题1】 通过上述描述,该患者的初步诊断是什么?

根据患者的主诉、症状、外伤史,初步诊断:①右侧张力性气胸;②损伤性休克。

> **知识点**
>
> **气胸的概念及分类**
>
> 胸膜腔内积气,称为气胸。在胸部损伤中,其发生率仅次于肋骨骨折。气胸的形成多由于肺组织、支气管破裂,空气逸入胸膜腔,或因胸壁伤口穿破胸膜,胸膜腔与外界沟通,外界空气进入所致。一般分为闭合性气胸、开放性气胸和张力性气胸3类。

思路1:青年男性,刀刺伤史,呼吸困难,口唇发绀,气管左移,右胸叩诊鼓音,呼吸音消失。

> **知识点**
>
> **张力性气胸病理生理**
>
> 常见于较大肺大疱的破裂或较大较深的肺裂伤或支气管破裂,其裂口与胸膜腔相通,且形成活瓣。故吸气时空气可从裂口进入胸膜腔内,而呼气时活瓣关闭,不让腔内空气回入呼吸道排出。如此,胸膜腔内积气不断增多,压力不断升高,压迫伤侧肺使之逐渐萎陷,并将纵隔推向健侧,挤压健侧肺,产生呼吸和循环功能的严重障碍。有时胸膜腔内的高压积气被挤入纵隔,扩散至皮下组织,形成颈部、面部、胸部等多处皮下气肿。

思路2:临床表现与张力性气胸形成的病理生理密切相关,与胸膜腔压力导致纵隔偏移程度及呼吸和循环功能的严重障碍程度有关。

> **知识点**
>
> **各类气胸的临床表现及诊断**
>
> 1. 闭合性气胸　闭合性气胸患者的临床症状与胸腔内积气量及变化快慢有关。当肺萎陷体积小于30%时,患者可无明显症状。当肺萎陷体积大于50%时,胸腔内积气量大,患者可有胸闷、气促、胸痛,呼吸困难等症状。体格检查示患者伤侧胸部饱满,叩诊呈鼓音,听诊呼吸音减弱或消失。X线检查可明确患者肺萎陷程度,是否伴有胸腔积液。
>
> 2. 开放性气胸　患者患侧胸腔内压力明显高于健侧,且随呼吸运动,两侧胸腔内压力呈现周期性变化,造成纵隔摆动,严重影响患者呼吸循环功能。患者出现明显的呼吸困难、口唇发绀、颈静脉怒张、血压下降甚至休克等表现。体格检查可发现患者气管向健侧移位,患侧叩诊鼓音,听诊呼吸音消失。X线检查示患侧胸腔大量积气,纵隔向健侧移位。在胸壁损伤处可闻及随呼吸运动发出的特征性吮吸样声音。
>
> 3. 张力性气胸　张力性气胸患者胸膜腔内压力高于大气压,导致患者出现极度呼吸困难,端坐呼吸。

缺氧严重者,可有大汗淋漓、发绀、烦躁不安、昏迷,甚至窒息等表现。体格检查可见气管明显移向健侧,颈静脉怒张,多有皮下气肿。伤侧胸部饱胀,肋间隙增宽,呼吸幅度减低,叩诊呈高度鼓音,听诊呼吸音消失。X线检查可示患者胸腔严重积气、肺完全萎缩,纵隔健侧移位并可有皮下气肿。不少患者有脉搏细快,血压降低等循环障碍表现;如疑有支气管断裂,张力性气胸征象出现迅猛,可短期内危及患者生命。

急诊紧急处理

紧急用粗针头于锁骨中线第2肋间穿刺入胸膜腔,可见高压气体冲出。用无菌橡皮手套做一顶部有口指套,栓于针尾。紧急处理后,患者症状随即好转,血压、氧饱和度逐步恢复正常,呼吸循环逐渐平稳,患者自觉症状明显减轻。

【问题2】 病情危急,首要的处理原则是什么?

思路: 张力性气胸是可迅速致死的危急重症,首先应考虑迅速胸膜腔减压,不应因为检查延误对患者的急症处理。在危急状况下可用一粗针头在伤侧第2肋间锁骨中线处刺入胸膜腔,有气体喷射出,即能收到排气减压效果。在患者转送过程中,于插入针的接头处,缚扎一橡胶手指套,将指套顶端剪一个1cm开口,可起活瓣作用,即在呼气时能张开裂口排气,吸气时闭合,防止空气进入;或用一长橡胶管或塑料管一端连接插入的针接头,另一端放在无菌水封瓶水面下,以保持持续排气。

知识点

各类气胸的治疗

1. 闭合性气胸 小量气胸患者多无需行进一步处理。积气量大、有明显症状者,可行胸腔穿刺或胸腔闭式引流术,尽早排出胸膜腔内积气,促进肺复张。

2. 开放性气胸 立即于呼气末用无菌、清洁材料覆盖伤口,将开放性气胸转变为闭合性气胸。条件允许时再迅速行胸腔闭式引流术。如怀疑胸内异物或胸腔内脏器严重损伤,需剖胸探查。

3. 张力性气胸 张力性气胸的急救处理原则是排气减压。随后在积气最高部位放置胸腔闭式引流管(通常是锁骨中线第2肋间),连接水封瓶。闭式引流装置的排气孔外可外接可调节负压的吸引装置,可加快气体排出,促进肺复张。待患者病情得到初步控制后,再行进一步检查,根据病情进行针对性处理。

进一步处理

待患者情况稍稳定后,于右侧锁骨中线第2肋间行胸腔闭式引流术。患者取半卧位,左侧上肢屈曲枕于头下,选取右侧锁骨中线第2肋间为进针点,常规消毒,铺无菌洞巾,用2%利多卡因局部浸润麻醉达壁层胸膜后,进针少许,再行胸膜腔穿刺抽吸确诊。在进针点沿肋间作1~2cm的切口,依次切开皮肤及皮下组织。用两把弯止血钳交替钝性分离胸壁肌层达肋骨上缘,于肋间穿破壁层胸膜进入胸膜腔。此时可有明显的突破感,同时切口中有气体喷出。立即将引流管顺止血钳置入胸膜腔中。其侧孔应位于胸内至少2~3cm。切口间断缝合2针,并结扎固定引流管。引流管接于水封瓶,各接口处必须严密,避免漏气。切口处覆盖无菌纱布,胶带固定。气胸患者胸腔闭式引流术后胸部CT影像见图2-2-1。

020201

气胸患者胸部X线片(图片)

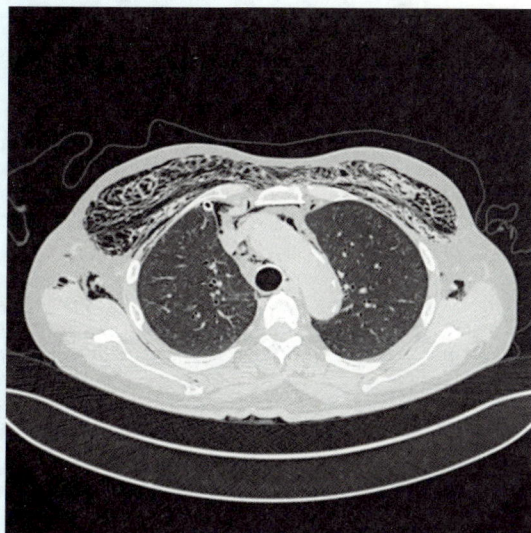

图2-2-1 气胸患者胸腔闭式引流术后胸部CT影像

术后情况

　　患者术后喘憋症状明显缓解；行胸部 CT 示：右侧胸腔闭式引流术后，颈部、胸壁可见广泛皮下气肿，右胸少量胸腔积气、积液。查体：血压 117/75mmHg，心率 69 次 /min，呼吸频率 18 次 /min；胸腔闭式引流通畅，水柱波动 3～4cm，患者咳嗽时可见少量气体逸出。术后 5 天，患者恢复良好，皮下气肿明显减轻，引流管内无气体逸出，复查胸片肺复张良好，无明显胸腔积液积气，拔除胸腔闭式引流管出院。

【问题3】 张力性气胸胸腔闭式引流术后应注意患者哪些情况？

　　1. 密切观察患者生命体征，如胸膜腔插管后，漏气仍然严重，患者呼吸困难未见好转，往往提示肺、支气管的裂伤较大或者断裂，应及早剖胸探查，修补裂口或者做肺段、肺叶切除。

　　2. 密切关注引流液量，颜色及性状，如出现大量血性液体流出并损伤性休克症状不缓解，应考虑合并进行性血胸，应根据患者病情决定行相关辅助检查，以正确评估病情或者行剖胸探查术。

【问题4】 胸腔闭式引流术后的拔管指征是什么？

　　经闭式引流术后，一般肺小裂口多可在 3～7 日内闭合。待漏气停止 24 小时后，行胸部 X 线片检查证实肺已膨胀，方可拔除插管。

【问题5】 开放性气胸和闭合性气胸处理与张力性气胸有何异同？

　　闭合性气胸的处理：小量气胸，肺萎陷小于 30%，影响呼吸循环功能较小，多无明显症状可不予以处理，1～2 周内自行吸收；大量气胸，患者出现胸闷、胸痛、气促症状，气管向健侧移位，应进行胸膜腔穿刺或胸腔闭式引流术，促使肺及早膨胀。

　　开放性气胸的急救处理，是用无菌敷料如凡士林纱布加棉垫封堵伤口，再用胶布或绷带加压固定，使开放性气胸变为闭合性气胸，然后穿刺胸膜腔，抽气减压，暂时缓解呼吸困难。患者送至医院后，进一步的处理是：吸氧和补液，纠正休克，清创、缝合胸壁伤口，并做胸腔闭式引流术。如怀疑有胸腔内脏器损伤或活动性出血，则需剖胸探查。

小　结

　　气胸一般分为闭合性气胸、开放性气胸和张力性气胸三类。

　　1. 闭合性气胸　小量气胸，肺萎陷小于 30%，影响呼吸循环功能较小，可不予以处理。大量气胸，症状明显，应进行胸膜腔穿刺或胸腔闭式引流术，促使肺及早膨胀。

　　2. 开放性气胸　急救处理应使开放性气胸变为闭合性气胸，然后按照闭合性气胸进行进一步处理。

　　3. 张力性气胸　破裂处形成单向活瓣，使胸膜腔内压力不断升高超过大气压，造成严重的呼吸和循环功能障碍，为可迅速致死的危急重症，需迅速胸膜腔减压。

（田　辉）

第三节　血　胸

急诊病历摘要

　　患者男，56 岁，因右胸刺伤后 1.5 小时来院就诊。患者 1.5 小时前与他人发生纠纷，被锐性异物刺伤右胸致有胸部疼痛、出血。可见右 T_8～T_9 肋间一约 1.5cm 伤口，出血量较多，色鲜红，伴活动后有气短、气促及轻度呼吸困难。无头晕心悸、无咳嗽、咯血，无恶心、呕吐等。既往体健，无出血性疾病、心脏及肺部疾病史；无输血、手术史；无药物、食物过敏史。

【问题1】 通过上述描述，该患者的初步诊断是什么？

　　根据患者的主诉、症状、外伤史，初步诊断：①右侧开放性胸外伤；②右侧外伤性血胸。

思路1：中年男性，有明确的胸部外伤史，急性病程。病程进展快，应引起足够重视。

知识点

血胸的来源与分类

创伤性血胸的发生率在胸部钝性伤中占25%～75%，在穿透性伤中占60%～80%。非创伤性血胸较少见。血胸常与气胸并存。

血胸的主要来源有：

1. 肺组织裂伤，由于伤后肺萎陷及肺循环自身压力低，出血多可自行停止。

2. 胸壁血管出血，多为肋间血管、胸廓内血管出血，这些血管发自体循环，压力高，出血量大，多不能自行停止，常需开胸止血。

3. 心脏、大血管（如主动脉、肺动脉干、腔静脉等）出血，常为急性大出血，患者往往来不及实施抢救即迅速死亡。

4. 气管、食管破裂出血，此类原因所致血胸较少见，但若未能及时处理，常易发展为脓胸。

思路2：临床表现取决于胸部损伤的严重程度、出血量、速度、胸内器官损伤情况。胸痛、胸闷、气促、呼吸困难是其常见症状。胸部穿透伤患者，可见到有血液随呼吸运动自伤口涌出。

知识点

血胸的临床表现

少量血胸（低于500ml）者多数临床上多无明显的症状。出血量多的中、大量血胸和/或出血速度快者，可出现面色苍白、脉搏快而弱、呼吸急促、血压下降等低血容量性休克症状，以及胸膜腔大量积血压迫肺和纵隔引起的呼吸困难和缺氧等表现。

【问题2】 为明确诊断，需要进一步进行何种检查？

思路1：应重视外科专项查体。要注意监测患者血压、脉搏、呼吸等一般生命体征的变化，对于了解病情的进展具有重要意义。少量血胸的患者多无明显的体征，中、大量血胸可出现患侧呼吸运动减弱，气管移位。伤侧胸部叩诊呈浊音，呼吸音减弱或者消失等。

思路2：为进一步了解病情，首选胸部X线片检查。如有必要，行胸部CT，以明确患者有无气胸、胸内脏器以及胸壁等复合性损伤；超声检查对少量血胸有帮助。

知识点

血胸的胸部X线平片表现

胸部X线片可以评估胸膜腔内出血量。小量血胸，X线检查可见肋膈角变浅，在膈肌顶平面以下；中量血胸可见积血上缘达肩胛角平面或膈顶上5cm；大量血胸X线检查可见胸腔积液超过肺门平面甚至全血胸。中大量血胸还可见肋间隙增宽，气管、纵隔向健侧移位等。合并气胸可出现气液平。

门诊进一步检查结果

查体：神志清；血压131/76mmHg，脉搏87次/min，呼吸17次/min；口唇无发绀；气管居中，胸廓对称，右胸背部肿胀、触痛，见多处皮下瘀点，未及皮下气肿及骨擦感，右肺呼吸音弱，右下胸部叩诊呈浊音，左胸叩诊呈清音。右胸呼吸音减弱，未闻及啰音。

胸部CT检查：右侧大量胸腔积液（图2-3-1）。

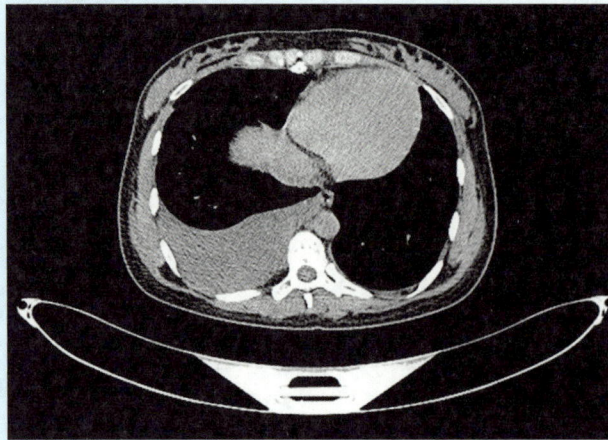

图 2-3-1　血胸患者胸部 CT 影像

【问题3】该患者的早期紧急处理包括哪些方面?

血胸的早期急救处理原则包括:①开放性血胸首先封堵伤口使之成为暂时性闭合血胸;②输血输液补充血容量,抗休克治疗;③尽早进行胸腔闭式引流术是初期治疗急性血胸简单有效的重要措施,并且绝大多数病例可通过胸腔闭式引流等非开胸手术治愈;④应用止血药物,并应用抗生素预防感染。

因此,该患者首先应包扎封闭伤口,在输液、输血等补充血容量的同时,尽快行胸腔闭式引流术,而后再行伤口的清创缝合,注射破伤风类毒素,并预防感染。

知识点

血胸的治疗原则

血胸的治疗原则为及时清除胸膜腔内积血促进肺复张,防治休克、感染,积极处理合并症。小量血胸一般无需特殊处理;中等以上血胸需行胸腔闭式引流术尽快排尽积血,促进肺复张,并观察胸腔是否有进行性出血;进行性血胸应在抗休克的基础上及时剖胸探查。凝固性血胸患者病情稳定后可于 2 周左右行纤维板剥脱术。伴有感染者按脓胸处理。

胸腔闭式引流手术记录

患者取半卧位,手术切口选取在右侧腋后线第 7 肋间,常规消毒,铺无菌巾。用 2% 利多卡因局部浸润麻醉达壁层胸膜后,再进行胸膜腔穿刺抽出鲜红色液体确诊。在进针点沿肋间作 1.5cm 的切口,依次切开皮肤及皮下组织。用两把弯止血钳交替钝性分离胸壁肌层达肋间肌,于肋间紧贴下位肋骨上缘穿破壁层胸膜进入胸膜腔,此时可有明显的突破感,同时有鲜红色液体溢出,立即将引流管顺止血钳置入胸膜腔中。切口间断缝合,并结扎固定引流管。引流管接于水封瓶。

【问题4】胸腔闭式引流术应该掌握哪些原则?

原则为尽快排出胸膜腔内积血,恢复和保持胸膜腔内负压,维持纵隔位置,促使术侧肺迅速复张。

胸腔引流还对判断是否为进行性血胸具有指导性意义。若患者持续脉搏加快,血压降低,或虽补充血容量血压仍然不稳定;闭式胸腔引流量每小时超过 200ml,持续 3 小时;血红蛋白量、红细胞计数和血细胞比容进行性降低;引流胸腔积血的血红蛋白量和红细胞计数与外周血血常规接近;胸腔引流出的血液很快凝固,均表明胸腔内有进行性出血。

血胸若未能尽早通畅引流,积血在胸膜腔内发生凝固,形成凝固性血胸,久之血块机化,形成机化性血胸,纤维覆盖脏壁层胸膜,限制胸廓活动。如继发感染则形成感染性血胸。进行性血胸、凝固性血胸和机化性血胸均需要开胸手术治疗。感染性血胸也最好在早期阶段行手术探查,清除感染灶,以利于改善预后。

术后情况

患者术后稍感切口疼痛，其他未见明显不适。胸腔引流管通畅，引流液为血性液体，首次引出 890ml，更换引流瓶。后引流量逐渐减少，颜色逐渐变为淡血性，术后第 3 天引流约 50ml，复查胸片显示肺复张良好，胸腔无明显积液、积气，当天拔除胸腔引流管。拔管时嘱患者深吸一口气，于吸气末屏气时迅速拔出引流管，打结缝线并用凡士林纱布封盖伤口，包扎固定。拔管后患者未诉胸闷、呼吸困难等症状，切口处无渗血、漏液。次日，患者康复出院。

小　结

1. 血胸的临床表现取决于胸部损伤的严重程度、出血量、速度、胸内器官损伤情况。

2. 血胸的早期急救处理原则　①开放性血胸首先封堵伤口使之成为暂时性闭合血胸；②输血输液补充血容量，抗休克治疗；③尽早进行胸腔闭式引流术；④应用止血药物，并应用抗生素预防感染。

3. 进行性血胸、凝固性血胸和机化性血胸均需要开胸手术治疗。感染性血胸也最好在早期阶段行手术探查，清除感染灶。

（田　辉）

第四节　肺挫裂伤

首次门诊病历摘要

患者男性，49 岁，因"高处摔伤致右胸疼痛伴胸闷 28 小时，痰中带血 5 小时"来院急诊。患者 28 小时前在工地做工时，自 3m 高处跌落，右胸部撞上地面之硬物，伤后自觉右胸痛明显，用力呼吸及咳嗽时明显，伴有轻度胸闷，5 小时前开始出现痰中带血，呈暗红色，量约 20ml，无明显的其他伴随症状。既往体健，无外伤、手术史，吸烟 20 余年，吸烟指数 400。门急诊查体：脉搏 111 次 /min，呼吸 22 次 /min，血压 145/80mmHg，血氧饱和度 96%。唇无发绀，右前胸壁 3～4 前肋对应皮肤可见片状瘀斑，局部压痛明显，骨擦感明显，胸廓挤压试验阳性，右肺呼吸音稍弱，可闻及细湿啰音，心律齐，各瓣膜听诊区未闻及杂音。

【问题 1】　通过上述摘要，该患者可疑的诊断有哪些？

根据患者的病史和查体发现，应高度怀疑"右胸多发肋骨骨折，右肺挫裂伤"。

思路 1：高处坠落，右胸着地，胸痛明显，呼吸咳嗽时加重，咳痰伴痰中陈旧性淤血。

思路 2：右前胸壁 3～4 前肋皮肤瘀斑，局部压痛明显，骨擦感及胸廓挤压试验阳性，右肺呼吸音稍弱，右肺可闻细湿啰音。

> 知识点
>
> **肺挫裂伤的临床表现**
>
> 咯血是肺损伤患者较为常见的症状，可表现为痰中带血或咯鲜血，常提示为肺或支气管损伤。肺挫裂伤咯血出现时间较晚，多为少量咯血，先是新鲜血痰，几天后为陈旧性暗红色血痰，逐渐减少至停止。其中肺裂伤易出现血气胸，特别是较为外带的肺挫裂伤；气管和支气管损伤的咯血，量多且出现早，常伴有气胸、纵隔及皮下气肿；肺爆震伤多为泡沫样血痰。

> **知识点**
>
> ### 创伤性肺损伤的分类
>
> 创伤性肺损伤主要有肺挫伤、肺裂伤、肺内血肿和创伤后肺气腔。肺挫裂伤常同时存在，易有血气胸。

【问题2】 为明确诊断应首先考虑实施哪些辅助检查？

疑为肺挫裂伤者，需进行下列辅助检查：

1. 胸部 X 线片　普通胸片能发现 60%～70% 的病变，但对于肺挫裂伤早期可无异常，此后多表现为斑点状或斑片状浸润影，但往往滞后于临床症状 12～24 小时；而严重的肺挫伤，伤后也可很快表现为肺叶内弥漫性绒毛状阴影或大片状密度增高影；肺裂伤多表现为血气胸；肺内血肿在早期的 X 线片上为轮廓模糊的阴影，几天后随周围积血的吸收，轮廓逐渐清晰。

2. 胸部 CT　特点是敏感、全面，伤后即可立即明确诊断，特征性地表现为肺周边部位呈非支气管肺段分布的、边界不清的云雾状、磨玻璃状或斑片状阴影，范围不受脏胸膜的限制。它能在创伤后 6 小时内发现肺挫伤，而此时普通 X 线胸片对于轻度肺挫伤常常无明显异常显示。

【问题3】 需要与肺挫裂伤相鉴别的疾病有哪些？

1. 气管支气管破裂　咯血出现较早且重，多伴有高压性气胸、纵隔和皮下气肿。胸片可显示为气胸、纵隔气肿，更为特征性的表现是支气管周围积气、颈深部气肿和肺下垂征。纤维支气管镜检查或胸部螺旋 CT 虚拟内镜支气管重建可确诊。

2. 心肌挫伤　多有心律失常，最常见的是窦性心动过速，其次是房性或室性期前收缩、心房颤动、右束支传导阻滞、ST 段抬高和 T 波低平。血清酶学检查中，谷草转氨酶、肌酸磷酸激酶（CPK）和乳酸脱氢酶（LDH）等均可明显升高，乳酸脱氢酶的同工酶 LDH_1 活性增高、肌酸激酸同工酶（CK-MB）和肌钙蛋白升高有助于诊断。

第二次门诊记录

X 线胸片示：右第 4、5、6 前肋骨折，心影大小正常，右肺边缘不清楚，右侧肋膈角变钝。胸部 CT＋气管支气管三维重建＋肋骨三维重建检查显示：右第 4、5、6 肋骨骨折，颈部及纵隔未见明显积气，气管支气管通畅无断裂缺损，右侧胸腔少量积液，右肺中叶以及下叶可见多发云雾状阴影。心电图正常，超声心动图和腹部超声检查未见异常。血常规：WBC $11.3×10^9$/L，Hb 136g/L；电解质和心损正常，动脉血气分析：PaO_2 74mmHg，$PaCO_2$ 30mmHg，pH 7.47。诊断"①右肺挫裂伤；②右胸多发肋骨骨折"入院。

【问题4】 此类患者住院后应如何处理？

1. 常规生命体征、SPO_2 等监护，同步处理危及生命的合并伤，对休克患者进行液体复苏。

2. 注意观察心肺和腹部体征的变化。

3. 呼吸道评估，吸氧，鼓励咳嗽、协助排痰（雾化等）并保持呼吸道通畅。

4. 对症处理，特别是充分镇痛是重点，必要时行胸壁固定，同时使用口服止痛药或硬膜外麻醉止痛，保持呼吸道通畅。

5. 及时复查胸片、血常规、肝肾功能、动脉血气、凝血功能、血栓弹力图和心肌损伤标志物等。

6. 胸腔积液超声定位，必要时胸腔穿刺或放置胸腔闭式引流。

7. 单纯肺挫裂伤，不建议常规使用抗生素和激素。

8. 限制液体输入是在保证足够血容量、血压稳定的前提下，可以使出入液量呈轻度负平衡。为促进水肿液的消退，可给呋塞米，但注意监测电解质特别是血钾，同时可酌情使用人血清白蛋白提高胶体渗透压。除因创伤出血过多必须输血外，一般不需输血，尽可能避免输库存血。

入院后第 1 天病程记录

入院后患者胸痛明显，不能很好配合检查。咳嗽，随后感觉呼吸困难加重，痰难咳出。查体：体温 36.5℃、脉搏 120 次 /min、呼吸 33 次 /min、血压 145/85mmHg、吸 41% 氧气，氧饱和度 89%～93%，口唇稍发绀，呼吸浅快,右肺呼吸音明显减弱,左肺呼吸音增粗,左肺可闻及广泛的湿啰音和哮鸣音,心率 120 次 /min,心律齐,各瓣膜听诊区未闻及杂音,复查胸片提示:胸廓对称,心影大小正常,肋骨骨折同前,右肺野可见大片状实变和浸润影,右侧肋膈角变钝,右侧胸腔未见明显积气及肺压缩。血常规:WBC $12.9×10^9/L$,Hb 120g/L。动脉血气分析显示 PaO_2 57mmHg,$PaCO_2$ 30mmHg,BE −5.0,pH 7.44。

【问题5】 根据上述复查结果,特别是血气分析、胸部 CT,考虑引起患者呼吸困难的原因有哪些?

血气分析提示低氧血症,并有过度通气表现,右肺大片实变影,右侧肋膈角变钝,考虑引起低氧血症的原因主要为肺通气 / 血流比值失调,引起该失调的原因为:①胸壁疼痛对呼吸活动的抑制;②气胸及大量血胸所致的肺萎陷,使呼吸容积下降;③肺实质损伤使肺换气功能下降;④血液、呼吸道分泌物淤积或误吸,引起的上或下呼吸道梗阻及损伤;⑤浮动胸壁引起的反常呼吸运动影响呼吸功能;⑥创伤后急性呼吸窘迫综合征(ARDS);⑦急性失血所致的贫血。

【问题6】 肺挫裂伤患者出现低氧血症的主要机制以及下一步治疗方案是什么?

肺挫伤时,肺泡和毛细血管壁损伤,血管内压与血浆渗透压之间失去平衡,水与细胞成分自肺毛细血管壁渗出,引起肺间质水肿、出血、实变,造成肺换气功能障碍,加之创伤后肺小血管收缩,最终引起肺通气 / 血流比值失调,肺挫裂伤后的原发或继发炎症反应又进一步引起健康肺组织的损伤,进而引发全肺损伤,造成低氧血症。

气管插管机械通气治疗是治疗此情况的最佳方案。

知识点

肺挫裂伤患者气管插管机械通气的指征

1. 吸入氧浓度 50% 时,氧分压 <60mmHg,或 PaO_2/FiO_2(氧合指数)<200。
2. 自主通气潮气量 <5ml/kg、肺活量 <5ml/kg 或 $PaCO_2$>50mmHg。
3. 经充分镇痛治疗后,患者仍咳痰困难,呼吸道分泌物不能有效排出者。

【问题7】 肺挫裂伤呼吸机治疗主要的并发症是什么?

1. 呼吸机相关性肺损伤 在使用呼吸机的过程中,注意根据公斤体重调节潮气量,根据氧合情况调整呼吸机支持频率、给氧浓度,根据血气分析的二氧化碳分压等结果调整吸呼比等。
2. 呼吸机相关性肺炎 加强呼吸道管理,特别是防治痰液淤积,适当使用抗生素,根据情况行痰培养等。

入院后第 4 天病程记录

使用呼吸机治疗后,患者神志清醒,精神良好,主动咳嗽动作良好,查体:体温 37.0℃、脉搏 81 次 /min、呼吸机通气频率 10 次 /min、血压 130/75mmHg,40% 浓度氧气,氧饱和度 98%~100%,呼吸道内可吸出少量白色痰液,两肺呼吸音清晰,未闻及湿啰音和哮鸣音,心律齐。复查胸片并和前次胸片对比显示:右肺片状浸润影较 3 日前明显吸收,双侧胸腔未见积气,右侧肋膈角稍变钝。血常规检查:WBC $9.8×10^9/L$,Hb 123g/L;肝肾功能、电解质正常,动脉血气分析显示 PaO_2 128mmHg,$PaCO_2$ 40mmHg。脱离呼吸机带气管插管自主吸氧通气,观察半小时后再次复查血气分析提示氧合指数 >300,$PaCO_2$ 37mmHg,pH 7.40,拔除气管插管。

【问题8】 机械通气脱离呼吸机及拔除气管插管的指征是什么?

1. 神志清晰、反应良好,咳嗽有力。
2. 肺部炎症控制良好,无痰或少痰。
3. 血流动力学稳定。
4. 潮气量 >5ml/kg,呼吸频率 <24 次 /min,PaO_2 正常。
5. 吸入氧浓度 21% 时,氧分压 >60mmHg,或者 PaO_2/FiO_2(氧合指数)>300。

【问题9】 肺挫裂伤患者拔除气管插管后应如何处理?

拔除气管插管后,仍需要密切观察患者的呼吸情况,加强疼痛管理,同时做好呼吸功能锻炼及必要的胸部无创理疗。

【问题10】 创伤性肺损伤的转归和预后如何?

创伤性肺损伤的病理学变化在伤后24~48小时内加重,局部病灶在伤后7天内逐步吸收,如无并发症可完全治愈,预后良好。

知识点

肺挫裂伤患者机械通气的策略

保护性通气策略(包括低潮气量、容许性高碳酸血症、反比通气、最佳PEEP值通气等)。

1. 控制吸入氧浓度,只要氧分压能维持在60mmHg,机械通气时氧浓度不宜高于50%,如果不能达到合适的氧分压,则可采用PEEP或者CPAP(continuous positive airway pressure)通气模式。

2. 低潮气量6ml/kg体重的潮气量,中等水平(10~15cmH_2O)的PEEP既可以满足肺挫伤患者的氧合需要,又可以减少并发症的发生。

3. 应用小潮气量和限制压力可使分钟肺泡通气量降低,$PaCO_2$随之升高。只要$PaCO_2$上升速度不是太快,肾脏有时间进行代偿,维持pH>7.20~7.25,则机体可以耐受,称为允许性高碳酸血症。

(谭群友)

第五节 气管支气管损伤

首次门诊病历摘要

患者男性,35岁,因"右侧胸部高速撞击伤致胸痛、咯血伴呼吸困难半小时"来医院急诊。患者在半小时前在工地上班时,被一下降的摆锤撞击在右前胸部,而且撞击时躯干其余部位相对静止,伤后即感右胸痛明显,咳嗽剧烈,伴咯鲜红色血液,量约100ml,快速出现呼吸困难、心悸、烦躁、大汗淋漓,无其他的伴随情况,四肢感觉和运动功能正常。查体:脉搏125次/min,呼吸34次/min,血压160/100mmHg。口唇发绀,颈静脉怒张,前胸壁可见一直径约10cm的皮肤瘀斑,颈胸部肿胀,压之有捻发音,气管向左偏移,右侧胸部叩诊鼓音,听诊呼吸音消失,左肺呼吸音粗,可闻及散在粗湿啰音,心率125次/min,心律齐,心音有力,各瓣膜听诊区未闻及杂音。腹部平软,无压痛,四肢活动良好。

【问题1】 通过上述摘要,首先考虑该患者的可疑诊断有哪些?

根据患者的病史和查体发现,应高度怀疑"右侧张力性气胸、右侧支气管损伤"。

思路1:患者右前胸部高速撞击后瞬间减速伤,随即胸痛伴有剧烈咳嗽,咯鲜红色血液,迅即出现呼吸困难、窒息感、心悸、烦躁等症状。

思路2:右肺叩诊鼓音,右肺呼吸音消失,需高度怀疑患者有高压性气胸,引起高压性气胸的原因首先主要考虑气管支气管损伤,或大的肺裂伤。

【问题2】 此类患者紧急处理措施有哪些?

1. 现场急救没有足够的医疗条件时,为挽救患者生命,可于患侧锁骨中线第二肋间插入锐利的管状物体,如尖锐的竹管等,有条件可使用粗针头(16号以上)接以活瓣排气针减压。

2. 迅速放置胸腔闭式引流。

知识点

气管支气管损伤临床表现

前胸部急速的撞击伴或不伴减速伤,伤后迅速地剧烈咳嗽,并有咯鲜红色血痰,随即出现呼吸困难、窒息感、心悸、头昏、烦躁、出现等。

查体可有颈静脉怒张，颈部、胸部皮下气肿，胸壁可见瘀斑，气管向健侧移位，患侧肺叩诊鼓音，呼吸音消失，健侧肺呼吸音变粗。

安置胸腔闭式引流后上述症状可缓解，但胸腔引流管仍有大量气体引出，平静呼吸时亦然。

第二次门诊记录

经右侧锁骨中线第 2 肋间放置胸腔闭式引流，在持续引流过程中仍有大量气体被引流出，平静呼吸时亦然，患者心悸、烦躁、出汗等症状有一定程度的缓解，但呼吸困难仍较明显，查体：脉搏 112 次/min，呼吸 29 次/min，血压 135/75mmHg。颈胸部皮下气肿稍减少，右侧胸部叩诊仍呈鼓音，听诊右肺呼吸音消失，左肺呼吸音粗，可闻及散在粗湿啰音。

【问题 3】 通过上述处理及对患者的情况观察后，考虑患者目前最可能的诊断是什么？

应高度怀疑"右侧支气管损伤"。

患者放置胸腔闭式引流后症状有缓解，但平静呼吸时胸管仍持续有大量气体逸出，右肺呼吸音仍未恢复，需考虑重度漏气，重度漏气的常见原因为支气管损伤或大的肺裂伤。

知识点

胸腔漏气分度

胸腔闭式引流术后，闭式引流瓶内漏气的程度。一般分三度：一度（轻度），较用力咳嗽时有气泡逸出，表明仅有少量肺泡破裂；二度（中度），讲话或深呼吸时有气泡逸出，存在较大面积的肺破裂及细支气管破裂；三度（重度），平静呼吸时有大量气泡逸出，有气管、较大支气管损伤或严重的肺损伤。重度漏气多需要手术干预。

【问题 4】 为进一步明确诊断应考虑实施哪些辅助检查？

1. 首选胸部 CT 能敏感准确地通过多平面三维重建和虚拟内镜技术来显示气管和支气管的结构。气管和支气管损伤主要表现为气管支气管的内径突然改变或突然成角，70%～100% 病例能够明确气管破裂的部位。

2. 次之为纤维支气管镜检查 能够直观地了解气管支气管损伤的部位和程度，确定治疗方案，并可引导气管插管控制通气。

3. 胸部 X 线片 可表现为大量气胸合并全肺萎陷，肺下垂邻近膈肌（肺下坠征），部分可见提示支气管断裂的支气管截断征。另外可表现为纵隔气肿、纵隔血肿和皮下气肿。但该检查较粗糙无特异性。

【问题 5】 鉴别诊断有哪些？

需要和肺挫裂伤及心脏压塞等鉴别。肺挫裂伤：咯血出现较晚且程度较轻，可表现为逐步加重的呼吸困难，如不伴有肺裂伤多无气胸和纵隔气肿，胸部 CT 可明确诊断。心脏压塞：多表现为低血压、颈静脉怒张、心音低钝（Beck 三联征），心脏超声检查可以明确诊断。

入院后进一步检查结果

胸部 CT 及多平面三维重建和虚拟内镜检查提示：皮下及纵隔明显积气，心包无积液，右肺完全萎缩，可见胸管影，重建和虚拟内镜显示右主支气管连续性中断并部分累及右上叶支气管开口，右侧胸腔积血。纤维支气管镜检查显示：气管通畅，隆突锐利，右主支气管距上叶开口 0.5cm 处前外侧壁 1/2 周径破裂，累及右上叶支气管开口，右支气管内可见少量血迹。X 线胸片示：胸廓对称，颈胸部皮下气肿明显，右肺完全压缩并下垂邻近膈肌，肋膈角变钝，左肺及左侧胸腔未见明显异常。

【问题6】 此类患者进一步处理包括哪些?

1. 保证呼吸道通畅、保障通气和氧合、避免误吸。患侧卧位,在纤维支气管镜引导下将双腔或单腔管插入健侧支气管控制呼吸。

2. 同时积极纠正休克。

3. 积极术前准备。

4. 急诊手术修补支气管。

知识点

创伤性气管支气管破裂的机制

气管支气管损伤多由减速伤或挤压伤所致,当胸部前后受到挤压时,瞬时声门紧闭,气管被挤压于胸骨和脊柱之间,气管支气管腔内压力骤然上升,更重要的是胸廓前后径变小,横径增大,两肺向左右分离,加上气管隆突相对固定,对两侧支气管产生一定的剪切力,超过组织的弹性限度,则发生破裂。所以80%以上的支气管破裂发生在距隆突2～3cm以内的左右主支气管。

知识点

气管支气管裂伤的手术指征

1. 气管支气管破口小于1cm或小于周径的1/3者可保守治疗,大于1cm需手术治疗。

2. 气管支气管破裂口小于1cm,但重度漏气,肺不能复张者。

3. 合并胸内其他脏器损伤需要手术修复者。

4. 晚期支气管破裂合并狭窄者。

手术治疗情况

全麻下急诊行右主支气管破裂修补术。经右侧第5肋间后外侧切口开胸,探查见右胸腔积血约600ml,右肺无裂伤,距隆突约0.5cm处右主支气管前外侧破裂,裂口占周径的1/2,右上叶开口部分被累及,其余脏器未见异常。清除胸腔内和右侧支气管内积血,将支气管裂口修剪整齐,用3-0薇乔线间断缝合(也可用4-0 prolene线连续缝合)修补裂口,缝合时注意对合良好,避免扭曲成角。缝合完毕后可用带蒂心包、胸膜瓣、肋间肌瓣或者奇静脉瓣覆盖吻合口,以促进愈合。冲洗胸腔,膨肺检查无漏气,术中纤维支气管镜检查裂口对合良好,胸腔高位和低位各放置胸腔闭式引流一根,彻底止血,关胸。

【问题7】 气管、支气管破裂修补方式选择?

如果支气管裂口不大,可将边缘修剪整齐后,用3-0薇乔线间断缝合修补;对于破口大或者完全断裂者,应修剪后行端-端吻合,可用3-0薇乔线间断缝合,或者4-0prolene线连续缝合;缝合完毕后可用带蒂心包、胸膜瓣、奇静脉瓣或者去除肋骨骨膜的肋间肌瓣覆盖吻合口,如果取瓣困难,也可使用牛心包或猪心包瓣覆盖,以促进愈合。

术后处理情况

术后常规心电监护。术后一般情况良好,生命体征正常,1小时完全清醒,拔除气管插管,使用抗生素预防感染。术后第2天转普通病房,正常饮食。胸腔引出为淡血性液体约300ml,无气体逸出,复查胸片肺复张良好,拔除上根胸腔引流管,下床活动,第5天引流量明显减少后(小于200ml/d)拔除下根胸管。

【问题8】 气管支气管破裂修补术后应注意观察哪些情况?

1. 患者生命体征,术后24小时注意引流液颜色,有无活动性胸腔出血。

2. 加强呼吸道管理，帮助咳嗽排痰，必要时纤维支气管镜吸痰，防止肺不张和肺部感染。同时可以观察吻合口情况，但使用过程中减少对吻合端的刺激损伤等。

3. 早期下床活动，检查凝血功能变化，特别是监测 D- 二聚体，防治肺栓塞。

4. 出院前常规复查纤维支气管镜。

【问题9】 支气管破裂修补术并发症、预防措施和处理包括那些?

支气管破裂修补术后主要的并发症为支气管狭窄。

预防措施主要有：裂口修补前需修剪整齐，保证血运良好；吻合时无张力；对合整齐，膜部对膜部，软骨部对软骨部，避免扭曲成角；避免使用丝线，线结打在管壁外，减少术后异物所致的咳嗽；术后注意及时排痰，预防感染。

术后 3 周常规行纤维支气管镜检查，如有狭窄可采取扩张治疗，或置入可取出式带膜支架。必要时，再次手术切除狭窄段支气管行端 - 端吻合。

（谭群友）

第六节　膈 肌 损 伤

首次门诊病历摘要

患者男性，20 岁，主因"左侧胸部刀刺伤伴气紧、腹痛半小时"来院急诊。患者半小时前与人斗殴时被人用长约 5cm 的锐器刺伤左侧胸部，伤后感气紧，左侧胸部疼痛及上腹剧烈疼痛，无意识障碍，无头痛、呕吐、咯血等症状，四肢活动良好，此后逐步出现心悸、烦躁、出汗等症状。查体：脉搏 119 次 /min，呼吸 28 次 /min，血压 78/50mmHg。神清，精神差，面色、口唇苍白，脉搏细速，四肢湿冷，双侧瞳孔等大等圆，对光反射灵敏，左胸部可见多处血迹，左侧下胸部可见一长约 0.7cm 的伤口，稍有活动性出血，胸廓挤压试验阴性，左下胸部呼吸音弱，可闻及肠鸣音，心率 119 次 /min，心律整齐，心音有力，未闻及杂音，左上腹压痛明显，有肌紧张及反跳痛，移动性浊音阳性，四肢感觉和运动功能正常。

【问题1】 通过上述病历摘要，该患者可疑的诊断有哪些?

应高度怀疑"失血性休克、脾破裂、左侧膈肌破裂、左侧气胸"。

思路 1：左侧胸部明确刀刺伤，左胸及上腹剧烈疼痛，伴有气紧，逐渐出现心悸、烦躁、出汗等症状，查体精神差，口唇、面色苍白，呼吸急促，脉搏细快，血压下降，四肢湿冷。失血性休克可能性大。

思路 2：左侧下胸部刀刺伤，左下肺呼吸音减弱，胸闷，腹部移动性浊音阳性，高度怀疑脾破裂，膈肌破裂，左侧气胸。

思路 3：胸腹部常常伤情复杂，多为多发伤，问诊查体需要彻底全面，可疑的情况都应开具相应的检查，避免重要的脏器损伤漏诊。

> **知识点**
>
> **创伤性膈肌破裂的诊断依据**
>
> 创伤性膈肌破裂较为隐匿，漏诊率高，诊断主要依靠临床医生的高度警惕。以下情况应高度怀疑本病：①发生在胸、腹联合部位的钝性伤或锐性伤，伤口位于第 4 前肋与 12 后肋平面之间；②胸部外伤腹痛明显或出现腹膜刺激征，腹部外伤胸部无伤口而呼吸窘迫明显，特别是胸部闻及肠鸣音者；③胸腔引流后不能改善呼吸困难症状，胸腔引流血量不能解释休克或引流液含有胃肠内容物者；④创伤后出现消化道梗阻症状者。

【问题2】 锐性膈肌破裂同时易合并的损伤有哪些?

下胸部、上腹部的锐性伤常见的合并伤有肝、脾破裂、胃及肠管等空腔脏器损伤等，但需要根据伤道情况以及锐器的长度等决定，部分患者可能伤及心脏、大血管以及肾脏等。

思路： 左胸刀刺伤，气紧，左胸及上腹疼痛，迅速出现失血性休克表现，首先需要考虑心脏刺伤，大血管刺伤，但心脏刺伤有心脏压塞的三联征表现，而且心悸症状更重，大血管损伤出血量更大，往往已失去救治机会。查体：左侧胸壁有刀口，左上腹压痛明显，有肌紧张，移动性浊音阳性，肠鸣音稍弱。提示有腹腔出血，脾破裂可能性大，不能除外空腔脏器损伤，如胃、肠管损伤等。

【问题3】　膈肌损伤的致伤原因有哪些？锐性与钝性创伤性膈肌破裂有何区别？

膈肌损伤最常见的致伤因素有两类：①由刀和枪弹引起锐器伤，通常膈肌裂口较小，1～2cm；②由交通事故（90%）、高处坠落或挤压引起的钝性伤，膈肌破口较大，5～15cm。

锐性膈肌损伤的破口常常较小，早期引起创伤性膈疝的情况较少，但如果发现较晚，可能出现迟发型膈疝，机制多为胸腹腔的压力梯度差，膈肌破口进行性增大，腹腔脏器如网膜、肠管甚至脾脏、胃等也可疝入胸腔。而钝性创伤性膈肌破裂的发病机制则为：①暴力直接作用于前腹壁造成跨膈压力急剧升高，或侧方撞击胸部引起胸廓变形和剪切力被认为是钝性膈肌破裂主要机制。②创伤撞击时呼吸运动的时相和声门关闭的程度也对胸腹腔的压力阶差有一定的影响，反射性的膈肌收缩可使胸腔负压增大，从而加大胸腹腔的跨膈压差。③创伤时肋骨断端或碎片刺破膈肌，通常引起非典型部位的膈肌损伤，例如膈脚或食管裂孔损伤。

【问题4】　为进一步明确诊断，应急诊完善哪些辅助检查？

1．胸部X线片　胸部X线片是诊断创伤性膈疝最为简便和有价值的检查，可在床旁实施，如果发现膈上出现胃泡影、肠腔液气面或实质脏器影可确诊，但其敏感性只有30%～60%，因此胸片阴性不能排除诊断。但该患者早期可无膈疝的表现，可能表现为气胸等，相对意义较胸部CT小，不能作为早期诊断的敏感依据。

2．胸腹部超声　超声检查可在床旁快速实施，能够灵敏地探查胸腔、腹腔和心包积液，结合该患者可对腹腔实性脏器如脾脏破裂的诊断具有较高的准确性。

3．胸腹部CT　敏感、快速是其重要特点，多排螺旋CT对创伤性膈肌破裂、胸腹腔实质性脏器破裂的诊断准确性高，如伤情允许，应争取行胸腹部CT检查。通过冠状位和矢状位的图像重建，能清晰地显示膈肌的轮廓。通过显示局部的膈肌缺损、膈肌缺失、膈肌破裂边缘等直接证据，以及膈疝、肝顶环形压迹等间接证据对膈肌破裂作出明确的诊断。结合该患者，还可发现气胸、心包情况，膈肌的连续性是否中断等。

急诊入院记录

经快速补充血容量积极抗休克治疗后，血压稍回升，为85/60mmHg。胸腹部螺旋CT显示：胸廓无畸形，纵隔稍右偏，心包未见明显积液，胸腹腔大血管未见明显异常，左侧气胸，左侧胸腔积液，左侧胸腔未见明显肠管以及脂肪密度影，膈肌连续性有中断，但显示清晰度欠佳，腹腔内肠间隙间充满低密度液体影，脾脏上极包膜连续性中断，周围可见混杂密度占位影，CT诊断左侧血气胸、左侧膈肌破裂、脾破裂合并腹腔内出血。

【问题5】　此类患者在积极抗休克的同时还需要做的主要治疗是什么？

胸腹部联合锐器伤，应积极行胸腹腔探查，具体术式需要根据术中探查情况而定。

知识点

膈肌解剖结构上的薄弱区域

左右膈肌的胸肋三角；左右膈肌的腰肋三角；位于左右膈肌后外侧胸膜腹膜的融合处。前两者是非创伤性膈疝的好发部位，后者是创伤性膈肌破裂的好发部位。

知识点

膈肌破裂的治疗原则

由于膈肌节律性的收缩和胸腹腔间的压力阶差，即使小的膈肌裂口也不能自行愈合，且有腹腔脏器疝入胸腔产生嵌顿和绞窄的危险。因此，膈肌破裂一经诊断应立即行膈肌修补术。

【问题6】 胸腹联合锐器伤的手术切口选择,锐器伤与钝性伤切口选择的区别?

锐性胸腹联合伤宜经胸手术,因胸部常有心脏大血管或较深肺裂伤,需要优先探查并处理胸腔,而腹部脏器伤可经膈肌处理。

在胸腹联合伤中,钝性胸部损伤多不需手术治疗,而腹部却常为多脏器伤及主要出血来源,因此钝性创伤性膈肌破裂早期首选经腹手术;右膈肌损伤或慢性期膈疝则应经胸手术修复。

手术治疗经过

患者在急诊气管插管全麻下行左胸第7肋间后外侧切口经胸探查。术中发现胸腔内积血,量和血块约500ml,左下肺有深约3cm、长约3cm的破口,膈肌中心部位有2cm的破口,打开膈肌,探查腹腔,提示脾脏有贯通伤,活动出血,腹腔有量约1 600ml的液体和凝血块,其余脏器未见异常。控制脾门血管,回收腹腔积血,游离并切除脾脏,脾窝内放置负压引流管各1根,反复观察腹腔未见明显活动后出血后修复膈肌破口并关闭膈肌,修补肺部破口后,未见胸腔脏器损伤及活动性出血,左侧第8肋间腋中线放置胸腔闭式引流管后关胸。术中输红细胞4U,血浆400ml。

知识点

钝性伤左侧膈肌破裂多发的原因

常见于左侧膈肌,左右比约3:1,其原因是:①肝脏位于右侧胸腹腔之间,起一定的保护作用从而抵消了部分右侧跨膈压力差,但由于肝脏的影响,右侧膈肌破裂诊断更为困难,漏诊率高。②胚胎发育时期左侧膈肌后外侧部分较右侧更为薄弱,因而抗冲击力弱。③创伤性膈肌破裂多因侧方直接冲击,在车辆事故中多发生在靠近车门一侧,而多数国家车辆的方向盘位于左侧。④穿透性膈肌破裂左侧多于右侧与多数袭击者惯用右手有关。

【问题7】 此类患者术后应当如何处理?

1. 心电监护,密切观察生命体征变化,注意观察引流管的通畅情况以及引流量,特别是术后24小时的颜色及量,判断胸腔或腹腔有无活动性出血。

2. 继续补充血容量,纠正水电解质酸碱平衡紊乱。

3. 早期下床活动,监测D-二聚体以及凝血功能变化,预防肺栓塞。

术后情况

患者术毕进入中心监护室。血流动力学平稳,术后1小时完全清醒,拔除气管插管。术后第1天观察引流液均为淡血性液体,未见明显凝血块引流出,复查胸片提示左肺复张良好,腹部平坦,无压痛、肌紧张等,决定转普通病房,肠鸣音恢复后,开始进流质饮食,3天后开始正常饮食。术后第3天胸腔引出为淡血性液体约50ml,无气体逸出,复查胸片肺复张良好,拔除胸腔引流管,下床活动。腹腔引流管于术后第3天无引流物流出后拔除。

【问题8】 膈肌损伤的并发症有哪些?

膈肌损伤的急性期并发症主要包括血胸、心脏压塞、肺部感染、膈肌麻痹、脓胸及腹腔脓肿;晚期并发症主要有创伤性膈疝的嵌顿、肠梗阻,甚至发生绞窄和坏死等。

(谭群友)

第七节 创伤性窒息

首次门诊病历摘要

患者女性,12岁,因"车祸后挤压胸背部2小时"至急诊。患者于2小时前在乘坐农用三轮车时三轮车发生侧翻，车压在胸部，半小时后被救出，救出时意识清楚，无四肢抽搐和大小便失禁，自觉头痛、头昏，无恶心、呕吐、咳嗽、腹痛、胸痛等症状，四肢感觉正常，活动度良好。门诊查体：脉搏 105 次 /min，呼吸 23 次 /min，血压 135/75mmHg。神志清晰，双侧瞳孔等大等圆，对光反射灵敏，口唇无发绀，面部、球结膜、颈部、上胸部可见散在分布紫蓝色瘀点和瘀斑，前胸部可见压痕，背部可见多处擦伤，胸廓挤压试验阴性，两肺呼吸音稍粗，未闻及干湿啰音，心律齐，各瓣膜听诊区未闻及杂音。腹部平软，无压痛，四肢肌力正常，病理征阴性。

【问题 1】 通过上述摘要，该患者可疑的诊断是什么？

根据患者的病史和查体发现，应高度怀疑"创伤性窒息"。

思路： 车侧翻压伤胸部 2 小时，有头痛症状，无呕吐、胸痛腹痛等。查体可见面部、球结膜、颈部、上胸部可见散在分布紫蓝色瘀点和瘀斑，胸部可见压痕，背部可见擦伤痕，但胸腹部及神经系统查体无阳性体征。

> **知识点**
>
> **创伤性窒息的发病机制**
>
> 当胸部和上腹部受到暴力挤压时，患者声门突然紧闭，气管及肺内气体不能排出，导致胸内压力骤然升高，压迫心脏及大静脉。由于上腔静脉系统缺乏静脉瓣，这一突然升高的压力使得右心血液逆流而造成末梢静脉及毛细血管过度充盈扩张，并发广泛的毛细血管破裂和点状出血，甚至小静脉破裂出血，从而引起相应的症状和体征。

【问题 2】 为进一步明确诊断应考虑实施哪些辅助检查？

首先需要完善的是头胸部 CT，根据情况可完善腹部超声以及腹部 CT、心电图、心损、心脏彩超等，但创伤性窒息的诊断主要依靠临床症状和体征。辅助检查的目的是排除合并的头胸腹的器质性损伤。

思路： 此类患者如排除胸部、腹部和头颅脏器的实质性损伤，则应诊断为创伤性窒息。患者有颈部以及胸部少许皮下气肿，不能除外食管等的破裂等。

> **知识点**
>
> **创伤性窒息的临床表现**
>
> 胸部及上腹部有突然的暴力挤压，有一过性的意识障碍，意识清楚后有头痛，查体可见面部、球结膜、颈部、上胸部可见散在分布紫蓝色瘀点和瘀斑，但胸腹部及神经系统查体无阳性体征。
>
> 辅助检查的主要目的是排除合并的头部、胸腹部内脏损伤。

门诊检查结果

颅脑 CT：无明显异常；颈部胸部 CT 检查提示颈部及上胸部少许皮下气肿，未见明显气胸、肺挫伤等，心电图、心脏超声均未见明显异常；腹部 CT 以及腹部超声未见明显异常；血常规、电解质和心损未见异常；动脉血气分析显示 PaO_2 81mmHg，$PaCO_2$ 42mmHg，BE −1，pH 7.41。

【问题 3】 此类患者应当如何处理？

考虑创伤性窒息的患者需收住院，在严密观察下给予吸氧、镇痛、镇静等对症治疗。补液不是重点，重点的是处理合并的胸腹、颅脑及四肢的损伤。特别是该患者有皮下气肿，需要观察有无迟发型血气胸、食管破裂等。皮肤黏膜的瘀点和瘀斑无需特殊处理。

入院后第二天病程记录

患者无恶心、呕吐，无咳嗽、腹痛、胸痛等，头昏痛不明显，四肢感觉活动正常。查体：生命体征平稳，神志清晰，精神良好，双侧瞳孔等大等圆，对光反射灵敏，口唇红润，面部、球结膜、颈部、上胸部散在分布紫蓝色瘀点和瘀斑，和入院时相比无增多，颈部以及上胸部皮下气肿不明显，背部擦伤面已结痂，气管居中，两肺呼吸音清晰，未闻及干湿啰音，心律齐，各瓣膜听诊区未闻及杂音。腹部平软，无压痛。四肢肌力正常，病理征未引出。复查血常规等正常，予以办理出院，嘱其2周后复查。

【问题4】 此类患者的预后如何？

该患者复查胸片未见明显气胸，皮下气肿无增加，进食正常，1周后出院，半月后复查胸部CT未见明显血气胸，纵隔气肿、纵隔肿胀等情况。

创伤性窒息本身不引起严重后果，此类患者预后取决于合并胸腹、颅脑损伤的严重程度。皮肤黏膜的瘀点和瘀斑，一般2～3周可以自行吸收消退。

（谭群友）

第三章　肺部疾病

第一节　肺隔离症

首次门诊病历摘要

患者女性，33 岁。主因"间断咳嗽、咳痰伴发热 4 个月，加重 5 天"就诊。患者 4 个月前劳累后出现咳嗽、咳黄脓痰，伴有发热，体温最高 38.5℃，于当地医院行胸片提示左肺下野渗出性病变，考虑"肺炎"，给予盐酸莫西沙星抗感染治疗 7 天后症状明显好转。此后上述症状反复，复查胸片提示左肺下野病变较前变化不明显。5 天前患者受凉后再次出现咳嗽伴咳黄痰，复查胸片提示左下肺心缘后方团块状密度增高影，遂来就诊。患者既往体健，无结核及其他传染病史，无吸烟史。查体：双肺听诊清音，左下肺呼吸音稍弱，双肺未闻及干湿啰音，未闻及胸膜摩擦音。

【问题 1】　结合患者病史，目前最可能的诊断是什么？

肺隔离症或支气管扩张症。

思路 1：青年女性，既往无支气管炎、肺炎、肺结核等肺部病史，近期反复咳嗽、咳黄痰伴发热，考虑肺部感染性病变。

思路 2：多次胸部 X 线检查提示左肺下野心缘后方团块状阴影，提示并非一般肺部感染。可能是支气管扩张症或肺隔离症。

> **知识点**
>
> **肺隔离症发病机制**
>
> 肺隔离症（pulmonary sequestration）是一种相对少见的先天性肺发育畸形，占所有先天性肺畸形的 0.15%～6.4%。胚胎时期部分肺组织与主体肺组织由于某种原因而分开单独发育，与正常的气管支气管树不相通或偶有相通并受体循环动脉滋养，这种肺部病变即为肺隔离症，此分开的肺组织团块称为隔离肺。

【问题 2】　需要与哪些疾病相鉴别？

患者青年女性，左肺下叶反复感染，胸片见局部团块影，需要与支气管扩张症、肺脓肿、肺囊肿或肺结核鉴别。

> **知识点**
>
> **肺隔离症的分型与临床特点**
>
> 肺隔离症一般分为两型：隔离肺与正常肺叶包绕在同一脏胸膜内称为叶内型肺隔离症（intralobar sequestration，ILS）；隔离肺有自己独立的脏胸膜，则称为叶外型肺隔离症（extralobar sequestration，ELS）。

叶内型肺隔离症较常见，多发生在左肺，尤其是下叶后基底段。大部分叶内型肺隔离症常于青壮年期出现咳嗽、咳痰等症状，感染侵蚀毛细血管可出现痰中带血甚至咯血。感染引流不畅时可引起发热、胸闷、憋气等表现。长期反复的慢性感染可导致消瘦、贫血等。部分患者可出现杵状指等改变。

叶外型肺隔离症多见于新生儿，常合并其他先天畸形，以先天性膈疝最为常见。该型大多无症状，常于查体、其他疾病检查或尸检时意外发现肺占位，术后才确诊为该病。

肺隔离症还有一种罕见的变异型，称为支气管肺 - 前肠畸形（bronchopulmonary-foregut malformation，BPFM），在该型病变中，隔离肺与胃肠道相通。

【问题3】 为明确诊断还需考虑行何种检查？

胸部增强CT + 血管重建：胸部CT是明确肺内病变最基本的检查手段，有来自体循环的异常血管，是肺隔离症最具特征性的病理学特点，也是与支气管扩张症或肺囊肿鉴别的重要鉴别点，因此需要增强扫描并行血管重建。

第二次门诊病历记录

患者胸部增强CT：左肺下叶可见团块状稍高密度影，范围约 5.3cm×8.6cm，边缘毛糙，可见条索影，部分支气管扩张，增强扫描可见局部强化不均匀，并见主动脉发出的粗大血管穿行其间（图3-1-1）。

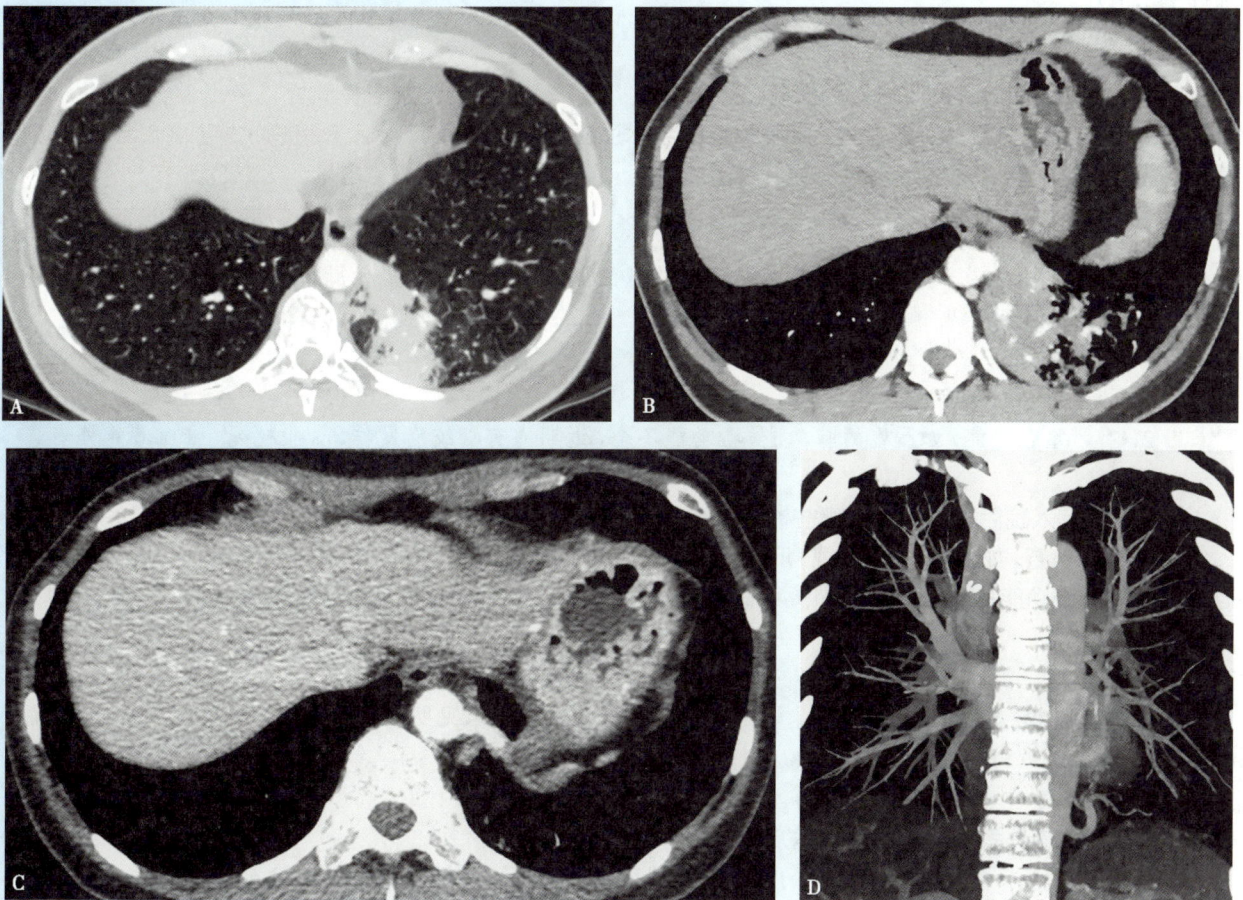

图3-1-1　肺隔离症胸部CT表现

A. 左肺下叶内团块影；B. 病灶内见异常增粗的血管；C、D. 见发自主动脉的异常血管。

【问题4】 如何鉴别叶内型与叶外型肺隔离症？

叶内型与叶外型肺隔离症的鉴别要点见表3-1-1。

表 3-1-1 叶内型与叶外型肺隔离症的鉴别要点

特点	叶外型	叶内型
发病率	罕见	少见
性别	男性多见	男女均等
合并畸形	多见	罕见
分布	左>右	左>右
胸膜覆盖	独立胸膜	肺叶正常胸膜
供血血管	体循环动脉	体循环动脉
静脉回流	奇静脉、半奇静脉	下肺静脉
支气管交通	无	多
感染概率	很少	容易感染
发现年龄	新生儿	青壮年
症状	少见,呼吸窘迫	咳嗽、咳痰、发热、咯血
影像学	三角形肿块	下叶肺脓肿
病理	海绵状或囊状	脓腔或实变

【问题 5】 该患者应如何采取进一步的治疗?

目前考虑患者左肺下叶叶内型肺隔离症可能性大。为了减轻患者症状并预防将来发生并发症,建议住院行手术治疗。

> **知识点**
>
> **肺隔离症的手术适应证与禁忌证**
>
> 适应证:
> 1. 诊断明确的肺隔离症。
> 2. 反复发作的局部肺感染,抗感染治疗后症状缓解但胸部影像学提示肺内病变持续存在,临床怀疑肺隔离症者。
>
> 禁忌证:
> 1. 肺部感染尚未有效控制。
> 2. 有严重合并症,如严重的肺功能、心功能不全,近期内有心绞痛发作、心肌梗死、脑血管意外者。

【问题 6】 入院后术前还需行哪些检查?

术前常规检查,如血、尿、便常规、肝肾功能、凝血功能检查,乙肝、丙肝、梅毒及艾滋病等传染病筛查,心电图检查及肺功能检查。

入院后进一步检查情况

生命体征平稳;血尿便常规、生化、凝血功能、传染病筛查均未见明显异常;心电图大致正常;肺功能:FEV_1 3.33L; DLCO SB:占预计值 69.4%。

【问题 7】 该患者应采取何种手术方式?

患者术前检查未见手术禁忌,具备手术条件,拟在全麻下行胸腔镜左肺下叶切除术。

> **知识点**
>
> **肺隔离症手术的术式选择**
>
> 对于叶外型肺隔离症,手术主要是切除隔离肺组织,术中注意安全结扎异常动静脉血管。如合并

同侧胸腔内其他器官严重畸形需手术矫正的,可同期处理。

对于叶内型肺隔离症,反复的炎症感染可能会导致胸腔粘连、解剖结构不清甚至"封闭胸",给手术操作带来很大的困难。同时隔离肺与正常肺组织的界限难以分辨清楚,行肺楔形切除或肺段切除易导致出血或感染。因此叶内型肺隔离症常直接选择肺叶切除术。

肺隔离症肺切除术(视频)

手术治疗情况

患者在全麻下行胸腔镜左肺下叶切除术。探查见胸腔无明显粘连,左肺下叶大部分实变,质地变硬。游离下肺韧带过程中可见下肺韧带内一直径约 1cm 异常动脉发自降主动脉,进入左肺下叶隔离肺内,术中诊断左肺下叶叶内型肺隔离症明确。以内镜直线切割缝合器闭合离断该异常动脉,进一步行胸腔镜左肺下叶切除。台下剖视标本:左肺下叶病变及周围肺组织实变,隔离肺与正常肺组织界限不清,剖面呈黄褐色。清洗胸腔后放置胸腔引流管1根,术毕(图 3-1-2)。

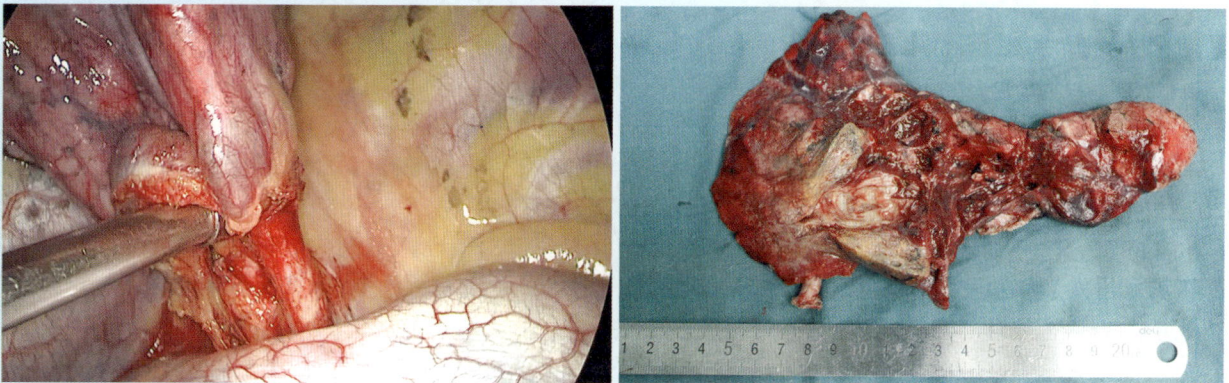

图 3-1-2　术中见发自体循环的异常动脉,病变剖面呈黄褐色实变

【问题8】　手术过程中需要注意什么?

患者有反复肺部感染病史,可能导致术野粘连严重甚至封闭胸,手术过程中需谨慎操作。术前胸部CT提示有异常动脉从主动脉发出,术中需小心探查。尤其是在游离下肺韧带时需谨慎,注意有无其他异常血管。在游离血管时需小心,避免破裂导致大出血。有时隔离肺与食管、胃肠道或肝有异常交通,术中应仔细解剖辨认并妥善处理。

术后情况

患者术毕返回普通病房,给予心电监护、吸氧、雾化吸入、输液抗感染等处理,术后恢复平稳,复查胸片示肺复张良好,无明显积液。第3天拔除胸引管,第4天出院。

术后病理:(左肺下叶)肺叶切除标本示肺组织中部分区域正常结构破坏,支气管及小血管扩张,纤维组织增生,伴大量淋巴细胞、浆细胞及嗜酸性粒细胞浸润,少量中性粒细胞,可见淋巴小结,周围肺泡腔扩张,腔内可见大量泡沫组织细胞聚集,结合临床病史,考虑肺隔离症,继发支气管扩张及慢性非特异性炎症。

【问题9】　该患者术后需注意哪些情况?

患者术后需警惕胸腔内活动性出血、肺漏气等情况。术后常规使用抗生素预防感染。

(刘彦国)

第二节 肺 大 疱

首次门诊病历摘要

患者男性，63岁。主因"活动后喘息10余年，加重10天"来医院门诊就诊。患者近10年来无明显诱因出现重体力活动后喘息，偶有慢性咳嗽、咳白色黏痰，未予治疗。两年前患者上述症状略加重，常于爬楼、重体力活动后出现呼吸困难。10天前患者"上呼吸道感染"后出现静息状态下胸闷、喘息，无胸痛，无咯血，无低热、盗汗等，就诊于外院，行胸部X线片检查提示：双肺纹理增重，双肺野可见多发囊状透亮影，右肺下野为著。血常规提示：白细胞计数 $11.70×10^9/L$，中性粒细胞计数 $9.40×10^9/L$，中性粒细胞百分比 80.1%。诊断"肺气肿合并肺部感染"，给予吸氧、抗感染等治疗后症状缓解不明显。既往体健，否认结核、哮喘、肺炎病史，吸烟40年，1包/d，未戒烟。体格检查：体温 37.2℃，脉搏 80次/min，呼吸 24次/min，血压 140/80mmHg。胸廓呈轻度桶状胸表现，肋间隙增宽，胸壁静脉无曲张。双侧呼吸运动度对称，右侧叩诊鼓音，右肺呼吸音低，双肺未闻及干湿啰音。心脏腹部查体无异常。

【问题1】 通过上述问诊，该患者的诊断是什么？

根据患者的主诉、症状、既往史、辅助检查结果，考虑肺气肿合并肺大疱可能性大。

思路1：较小的、数目少的单纯肺大疱可无任何症状，有时只是在胸片或CT检查时偶然被发现。体积大或多发性肺大疱可有胸闷、气短等症状。体积超过一侧胸腔容积1/2的巨型肺大疱，或合并有慢性阻塞性肺疾病的患者常会有明显胸闷、气短等症状。该患者符合后者表现。

思路2：肺大疱的体格检查可以是正常的，或伴有呼吸急促、桶状胸、双侧或单侧的叩诊鼓音、呼吸音减弱等。

思路3：胸部X线片检查见双肺野多发囊状透亮影，考虑肺大疱可能性大。

> **知识点**
>
> **肺大疱的并发症**
>
> 1. 自发性气胸或血气胸 多发生于剧烈咳嗽或体力活动之后，因肺大疱破裂所致。
> 2. 继发感染 较少见，肺大疱继发感染时大疱腔被炎性物质填充，可使空腔消失，或形成液气平。患者可出现咳嗽、咳痰、寒战和高热，原有的喘憋症状加重等表现。

【问题2】 该患者的情况还需要和哪些疾病鉴别？

患者有长期活动后喘憋，不除外慢性阻塞性肺疾病、哮喘、慢性心功能不全等，问诊和查体时应当加以鉴别。

【问题3】 为明确诊断，需要进行何种影像学检查？

胸部X线检查是诊断肺大疱最常用的方法，胸部CT是有效的鉴别诊断方法，能清楚显示肺大疱的范围，有助于与自发性气胸的鉴别诊断。该患者进一步需行胸部CT检查。

> **知识点**
>
> **胸片鉴别肺大疱和气胸**
>
> 肺大疱表现为肺野内大小不等、数目不一的薄壁空腔，腔内肺纹理稀少或仅有条索状阴影，肺大疱周围可有受压致密的肺组织。大的肺大疱胸片表现类似气胸。二者的区别是气胸的胸片上局部肺野透亮度更高，完全无肺纹理，且肺组织向肺门方向压缩，其内侧是与胸壁平行的弧形线状肺边缘，弧度与肺大疱刚好相反。

第二次门诊记录

胸部 CT 结果：双肺可见多发局限性无壁及薄壁透亮影，大者位于右侧，最大范围约 18.0cm×10.0cm，局部受压明显膨胀不全，呈高密度条片影。双肺多发肺气肿、肺大疱，局部肺组织受压膨胀不全（图 3-2-1）。

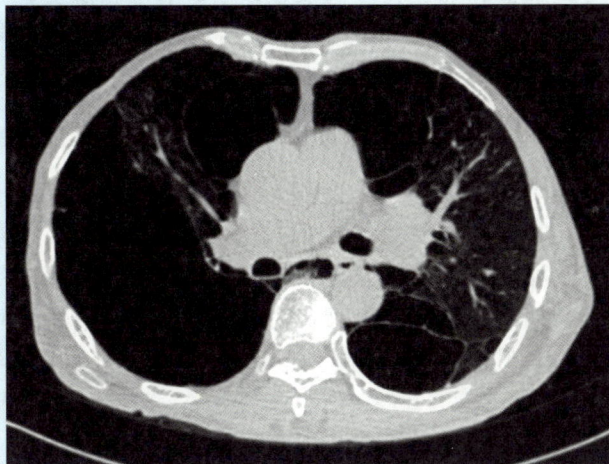

图 3-2-1　肺大疱胸部 CT 表现

【问题 4】 该患者下一步应当如何处理？

患者双侧多发肺大疱诊断明确，大疱压迫较多的功能性肺组织，造成呼吸功能不全，手术治疗指征明确，需要入院行手术治疗。

> **知识点**
>
> **肺大疱的手术适应证**
>
> 1. 巨型肺大疱（容积占据一侧胸腔容积 1/2）、大疱压迫较多的功能性肺组织，造成呼吸功能不全者，或无功能性肺组织范围呈进行性扩大者。
> 2. 合并反复发生或保守治疗无效的气胸者。
> 3. 肺大疱伴有厚壁软组织影，不能除外肿瘤者。
> 4. 肺大疱合并反复感染者。

入院后进一步检查情况

常规检查：白细胞计数 $11.70×10^9$/L，血红蛋白 142g/L，血小板计数 $145×10^9$/L。肝肾功能、电解质、凝血功能均正常。

血气分析：pH 7.390，$PaCO_2$ 33.2mmHg，PO_2 83.1mmHg，SO_2% 96.5%。

肺功能测定：FEV_1 1.32L，FEV_1/FVC 占预计值 68.4%；DLCO 占预计值 35%；通气功能重度损减，属阻塞性通气功能障碍，弥散功能降低。呼吸道阻力增高，残总比增高。

心电图：正常。超声心动：左室射血分数 59.3%。

【问题 5】 该患者需要做何种术前准备？

术前应戒烟至少 2 周，进行呼吸功能锻炼，如缩唇呼吸、腹式呼吸，提高肺通气量；超声雾化吸入促进排痰，减轻支气管内炎症。

思路 1： 术前呼吸道护理及准备对 COPD 合并肺大疱患者手术非常重要。

思路 2： 对于低肺功能的患者，术前呼吸功能训练尤其重要。

手术治疗情况

患者在全麻下行胸腔镜右侧肺大疱切除术。分离粘连后探查可见右肺多发肺大疱，其中右肺上叶可见巨型肺大疱，直径18cm×10cm，壁薄，与正常肺组织间界限不清，右肺广泛肺气肿伴有肺大疱形成，上叶与胸膜顶粘连严重。术中以电凝钩分离肺大疱与胸壁和肺组织粘连，反复检查，确定大疱基底部之后，以内镜直线切割缝合器切除位于肺周边的肺大疱，注意尽可能保留相对正常的肺组织。试水未见明显漏气后，留置胸腔闭式引流管2根，术毕。

030201

肺大疱切除术
（视频）

【问题6】 肺大疱手术处理的原则是什么？

肺大疱手术的基本原则是尽可能切除表浅的大疱，但对于肺气肿合并的弥漫肺大疱，应尽可能保留相对正常的肺组织，一般尽量不做肺叶切除。对于窄蒂的肺大疱，可钳夹蒂部后缝扎切除；宽蒂的肺大疱可于基底部正常肺组织处行肺楔形切除；较小的或靠近肺门难以完整切除的肺大疱可行结扎、缝扎或电凝灼烧等处理。合并自发性气胸的肺大疱患者，建议同期行胸膜固定术，以期产生胸膜腔粘连，预防气胸复发。

术后情况

患者术后恢复好，喘憋症状明显缓解。两根胸腔引流管分别接闭式引流瓶，术后第3天胸管液面波动明显减弱，无气泡溢出，复查胸片示双肺纹理增重、紊乱，左肺仍可见多发薄壁透亮影，右肺复张可，胸腔无明显积液、积气，拔除胸腔闭式引流前管。术后第4天，确认用力咳嗽胸管无气泡溢出，拔除胸腔闭式引流后管。术后第5天出院。

【问题7】 肺大疱患者术后护理中应重点注意哪些问题？

肺大疱患者术后应加强排痰，促进肺复张，早期肺复张能够促进肺组织与胸壁之间形成粘连，避免胸腔内残腔形成，减少术后漏气，同时有利于避免呼吸功能不全或术后肺部感染。肺大疱合并慢性阻塞性肺疾病的低肺功能患者，加强呼吸道护理、化痰、排痰尤为重要。

思路1：肺漏气是肺大疱手术后最常见的并发症。加强呼吸道护理，促使早期肺复张，消灭胸腔残腔是促进愈合，减少肺漏气的有效措施。

思路2：低肺功能的患者如肺膨胀不全，很容易造成呼吸功能不全，严重者可能需气管插管，呼吸机辅助呼吸。

（刘彦国）

第三节　支气管扩张症

首次门诊病历摘要

患者女性，29岁。主因"间断反复咳嗽、咳痰5年，咯血3个月"就诊。患者5年前于受凉后出现发热、咳嗽、咳痰，为黄痰，无咯血，无胸闷、气短。经抗炎治疗后症状好转。此后上述症状经常出现，每年8～10次，多于受凉或劳累后发生，经抗炎治疗后可缓解。平素常有灰白色浓痰。3个月前患者劳累后出现咯血，量约30ml，色鲜红。在当地医院行抗炎及止血药物治疗后好转。患者自发病来一般状况可。既往：幼年时曾患"肺炎"。4年前因"鼻中隔偏曲、鼻甲肥大"行手术治疗。无吸烟史。

【问题1】 通过上述病史，该患者的诊断是什么？

根据患者的症状及病程经过，考虑为支气管扩张症可能性大。

思路1：青年女性，慢性病程，主要特点为反复出现的肺部感染症状，近期出现咯血症状。

知识点

支气管扩张症临床特点

支气管扩张症（bronchiectasis）的临床特点为慢性或反复的肺部感染，部分患者有幼时的肺部感染病史。各种病理机制导致支气管壁弹力肌层及软骨的破坏和纤维化，而后丧失对支气管周围组织回缩力，并最终导致支气管扩张。

思路2：支气管扩张症的进展阶段常常合并咯血。

知识点

支气管扩张症产生咯血的机制

轻度的咯血通常为呼吸道黏膜的损伤引起，而严重甚至致命的咯血则由于增生的支气管动脉或肺动脉-支气管动脉的异常交通受累导致。

思路3：患者慢性咳嗽、咳痰，需要与慢性支气管炎鉴别；近期咯血，需要与肺结核鉴别。

知识点

支气管扩张症的发病机制

支气管扩张症的基本致病因素为肺部的反复感染和支气管阻塞，二者形成恶性循环，进而造成支气管壁弹性组织和肌肉组织的损坏，导致局部支气管不可逆的异常扩张，常伴有支气管壁增厚。部分患者幼时曾患麻疹和百日咳。

先天性支气管扩张症可见于囊性纤维化、免疫缺陷和 Kartagener 综合征等。

思路4：幼年时有过肺部感染病史。

【问题2】为明确诊断，需进一步做何种辅助检查？

支气管扩张症传统的标准诊断方法为支气管碘油造影，但因其副作用大，目前已基本被更为方便有效的胸部高分辨率CT（high-resolution CT，HRCT）所代替，其对诊断支气管扩张症的敏感性及特异性均超过80%。

知识点

支气管扩张症CT检查的临床意义

高分辨率CT可发现支气管扩张症的典型表现，了解病变范围、程度及肺间质改变情况。急性感染控制6～8周后再行胸部CT能够更好地诊断支气管扩张症。部分患者的支气管扩张可由肺内型肺隔离症导致，为鉴别诊断，必须行增强CT，增强CT能够发现异常的来自体循环的动脉，如术前未能认真鉴别，术中可能误伤该动脉造成大出血。

第二次门诊病历摘要

胸部增强CT结果（图3-3-1）：胸廓对称，双肺支气管血管束增粗，右肺中叶内侧段、左肺上叶下舌段及左肺下叶基底段可见支气管呈柱状及囊状扩张影，局部周围可见条索状影；纵隔结构清晰，未见明显肿大淋巴结影。心脏不大，肺动脉主干不宽。双侧胸膜未见增厚，左侧胸腔内可见积液。增强扫描未见其他异常。

结论：右肺中叶内侧段、左肺上叶下舌段及左肺下叶基底段多发支扩伴感染，其中右肺病变轻微。左侧少量胸腔积液。

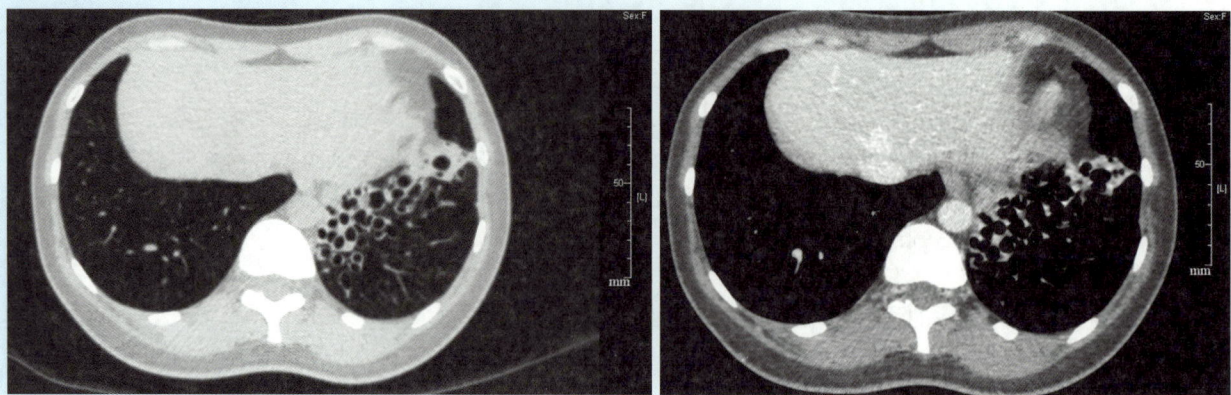

图 3-3-1 支气管扩张症胸部 CT 表现

【问题 3】 胸部 CT 提示的病变范围从形态上看，病变属于支气管扩张分类中的哪一类？

病变累及左肺下叶、左肺上叶下舌段和右肺中叶内侧段，尤以左肺下叶为著。支气管扩张的形态可分为囊状、柱状和混合状，先天性支气管扩张多为囊状，继发性病变多为柱状，该患者病变形态为混合型。

知识点

支气管扩张症好发部位

支气管扩张病灶常累及肺下叶，因其引流能力较肺上叶差，而左肺较右肺更易受累，因为左肺支气管较右肺支气管管腔更细，行程更长，左主支气管穿过主动脉弓下"隧道"时支气管周围间隙更窄，以上原因均可使左侧支气管更易出现阻塞性病变。

【问题 4】 支气管扩张症手术治疗的适应证是什么？

1. 反复发作肺部感染和 / 或咯血，充分的内科治疗无效。

2. 经高分辨率 CT 证实病变局限，可完全切除。

3. 心肺功能可耐受肺叶切除术。

【问题 5】 该患者下一步应当如何处理？

患者支气管扩张症诊断明确，有手术指征，应收入胸外科病房，完善检查，制订进一步治疗方案。

入院后进一步检查情况

常规检查未见异常，肺功能提示 FEV_1 2.26L；$FEV_1/FVC\%$ 103.2%；DLCO 68%。动脉血气分析：pH 7.36，二氧化碳分压 47.7mmHg，氧分压 66.2mmHg，氧饱和度 92.7%。超声心动图未见异常。痰培养提示甲氧西林敏感金黄色葡萄球菌（MRSA）和卡他莫拉菌。

【问题 6】 入院后的常规检查应关注哪些项目？

为评价患者心肺储备，常规行肺功能、动脉血气分析及超声心动图检查，以评估手术可行性及切除范围。术前痰培养可指导术后抗生素应用以预防围手术期感染。由于支气管扩张病灶内的肺血流状态可以用于评估病变范围和严重程度，对于有条件的单位可以行肺灌注显像或血管造影检查。

【问题 7】 患者术前准备有何特殊要求？

术前需记录患者每日痰量，注意痰液的性状。如果痰量大，应行抗感染、雾化、排痰等治疗。一般要求痰量小于 50ml/d 方可安排手术，这样可以减少术后发生肺部感染。

【问题 8】 该患者应选用何种治疗方法？

该患者肺部感染反复出现，并出现咯血。胸部 CT 提示支气管扩张病变位于左肺下叶、左肺上叶下舌段和右肺中叶内侧段，以左肺下叶为著。患者心肺功能可耐受肺叶切除。应行左肺下叶切除 + 左肺上叶下舌段切除术。

知识点

支气管扩张症的治疗

支气管扩张症的内科治疗包括根据痰细菌培养结果选择敏感抗生素、使用支气管舒张剂和胸部物理治疗，同时积极控制相关疾病，如鼻窦炎、胃食管反流等。

当出现严重的咯血时，需紧急处理，支气管镜下球囊封堵可作为紧急手段稳定患者情况，受累肺叶或肺段可行急诊手术切除。也可行支气管动脉栓塞，但该方法术后复发率较高。

对于病变广泛的终末期支气管扩张症患者，双肺移植亦是一种可以考虑的治疗选择。

手术治疗情况

患者在全麻下行胸腔镜左肺下叶切除＋上叶下舌段切除术。全麻成功后，患者取右侧卧位，取左侧腋中线第 7 肋间行胸腔镜观察口，见胸腔内少许粘连，无明显积液，于腋前线第 5 肋间做操作小切口，探查见叶裂分化尚可，左肺下叶由于长期炎症破坏，体积缩小，质地变硬，左肺上叶下舌段类似病变，但较轻。电钩锐性分离粘连，游离下肺韧带、打开前后肺门纵隔胸膜，钝锐性结合剔除血管及支气管周围淋巴结，游离下叶背段、基底段动脉，以内镜直线切割缝合器缝合切断。游离下肺静脉，同法切断。游离下叶支气管，剔除支气管周围淋巴结，以直线切割缝合器闭合，嘱麻醉医生膨肺，通气确认上叶可复张后切断。将左肺下叶完整切除，游离下舌段动脉及支气管，同法闭合离断，以切割缝合器切除病变的下舌段肺组织。标本置于标本袋中取出。加水充气确认支气管残端及肺组织无出血及漏气。充分止血，冲洗胸腔，放置 28 号胸腔引流管 1 根，关闭各切口，术毕。手术顺利，术中出血量约 20ml，术后待患者清醒后拔除气管插管，安返病房。标本送病理检查。

【问题 9】 如何确定切除的范围？

对病变的完整切除至关重要，否则易出现术后感染性并发症及支气管扩张复发。术前应结合高分辨率CT 片，仔细确认病变范围，因为术中很难判断有哪些肺段受累。

【问题 10】 手术中需注意哪些情况？

支气管扩张症患者由于长期反复感染，胸腔内结构可发生较重的炎性变化，脏壁层胸膜常粘连严重，肺动脉及其分支周围淋巴结常肿大粘连，手术时需小心分离。个别患者可由肺内型肺隔离症导致支气管扩张，游离下肺韧带时需小心操作，防止误伤异常的体循环动脉。异常增粗、迂曲的支气管动脉是该手术处理上的一个难点，需仔细辨认并妥善处理，防止术后出血。

术后情况

患者术后恢复好，第 3 天胸腔引流约 80ml，无漏气，复查胸片示肺复张良好，胸腔无积液、积气。拔除胸腔引流管。

术后病理回报：肺组织中可见支气管广泛扩张，上皮反应性增生，管腔内可见脓性分泌物，支气管周围纤维组织增生，多量淋巴细胞浸润，周围肺泡腔水肿，部分肺泡壁断裂，结合临床病史，符合支气管扩张症表现。

【问题 11】 支气管扩张症术后应注意哪些情况？

支气管扩张症术后应积极预防肺部感染，鼓励患者早期下地活动，加强镇痛以利咳嗽排痰，必要时可予以吸痰。

【问题 12】 患者下一步的治疗计划是什么？

患者术后应积极预防感染，防止右肺中叶病变继续进展，如肺部感染、咯血症状不减或好转后再次加重，视情况可行右肺中叶切除术。

（王　俊）

第四节　肺结核的外科治疗

首次门诊病历摘要

患者男性,43 岁。主因"发现右肺占位 9 个月"来医院就诊。患者 9 个月前因酗酒就诊于专科医院,行胸部 CT 检查示:右肺上叶实性占位。无特殊不适,未予诊治。后定期复查胸部 CT,提示占位逐渐增大。1 个月前胸部 CT 示:右肺上叶前段一肿物,伴长索条,增强扫描可见不均匀强化,内见低密度无强化区,病灶周边可见多发小结节。PET-CT 提示:右肺上叶高代谢肿块,肿块周围多发小结节影;右肺中叶结节伴代谢增高;纵隔 4R、7、右支气管肺门淋巴结代谢轻度增高。行 CT 引导下穿刺,病理示少量异形细胞,未能明确诊断。既往体健,否认结核密切接触史。吸烟 25 年,10 支/d,已戒烟 3 个月。查体:无特殊。

【问题 1】 该患者的主要可疑诊断是什么?

根据患者的病史及影像学检查,主要考虑肺结核可能性大,但不能除外肺癌。

思路 1: 青年男性,慢性病程。胸部影像学提示右肺上叶占位。

> **知识点**
>
> **肺结核的临床特点**
>
> 肺结核多起病缓慢,病程较长。典型的结核中毒症状为午后低热、盗汗、食欲缺乏、乏力、消瘦等;呼吸道表现有咳嗽、咳痰、咯血,胸痛、气急,严重者可出现呼吸困难。但随着生活条件改善和医疗卫生水平的提高,目前大多数患者病情较轻,缺乏典型症状。

思路 2: 影像学提示右肺上叶肿物,伴长索条影,有卫星灶,增强扫描强化不均,内部坏死。

> **知识点**
>
> **肺结核的分型及其影像学表现**
>
> 1. 原发型肺结核　多见于少年儿童。胸片表现为哑铃形阴影:原发病灶、淋巴管炎、肺门肿大淋巴结。
>
> 2. 血行播散性肺结核　可分为急性、亚急性和慢性。急性又称急性粟粒型肺结核。CT 表现为两肺弥漫性粟粒状病灶,边缘清晰,大小 1～2mm。具有分布均匀、大小均匀和密度均匀的"三均匀"特点。亚急性、慢性血行播散型肺结核,表现为双肺上、中野粟粒状或比粟粒大的阴影,大小不一、密度不等、分布不均。
>
> 3. 继发性肺结核　多见于成人,病程长,易反复,好发于上叶尖后段及下叶背段。
>
> (1) 浸润性肺结核:局限性斑片影,见于两肺上叶尖段、后段和下叶背段。
>
> (2) 大叶性干酪样肺炎:为一个肺段或肺叶呈大片致密性实变,其内可逐渐溶解出现不规则的"虫蚀样"空洞,边缘模糊。
>
> (3) 结核球:为类圆形阴影,大小在 2～4cm 之间,边缘清晰,轮廓光滑,偶有分叶,密度较高,内部常见斑点、层状或环状钙化;多数结核球有卫星灶。增强 CT 扫描常不强化或边缘轻度环状强化。
>
> (4) 结核性空洞:空洞壁薄,壁内外缘较光滑,周围常有卫星灶。
>
> (5) 慢性纤维空洞性肺结核:属于继发性肺结核晚期类型,肺组织严重破坏,形成慢性纤维空洞。空洞壁厚,内壁光整,周围可见大片渗出和干酪病变,病变肺叶收缩,患侧肺门上提,肺纹理紊乱,呈垂柳状。纵隔向患侧移位,常见胸膜粘连和代偿性肺气肿表现。
>
> 4. 结核性胸膜炎　为不同程度的胸腔积液表现,慢性者有胸膜广泛或局限性肥厚,可见胸膜钙化。

思路3: 在病史采集过程中应重点关注患者痰排菌情况、用药品种、用药量和时间、坚持规律用药的情况，复查情况等。此外应仔细询问消化道、泌尿道症状等以排除其他肺外结核，以及是否出现长期服用抗结核药物所引起的不良反应。到外科就诊的结核患者多为治疗后再次就诊病例，详细的病史采集，特别是抗结核治疗的情况对于确定下一步治疗方案有重要价值。

知识点

常用结核化疗药物及其不良反应

异烟肼（H）：周围神经炎、肝功能损害。

利福平（R）：肝功能损害、过敏反应。

链霉素（S）：耳肾毒性、眩晕。

吡嗪酰胺（Z）：高尿酸血症、关节痛、胃肠不适。

乙胺丁醇（E）：视神经炎。

【问题2】 为进一步了解病情，需要哪些检查？

思路1：体格检查。重点关注患者的一般情况，有无结核消耗，胸廓有无畸形，是否有胸腔积液，双肺有无干湿啰音。

知识点

肺结核的体征

肺结核患者根据病变的范围和程度不同可出现不同的体征：

1. 病变范围较小时可以没有任何体征。

2. 渗出性病变范围较大或干酪样坏死时，可以有肺实变体征，如触觉语颤增强、叩诊浊音、听诊闻及支气管呼吸音及细湿啰音。

3. 当有较大范围的纤维条索形成时，气管向患侧移位，患侧胸廓塌陷、叩诊浊音、听诊呼吸音减弱并可闻及湿啰音。

4. 结核性胸膜炎有胸腔积液体征，气管向健侧移位，患侧胸廓视诊饱满、触觉语颤减弱、叩诊实音、听诊呼吸音减弱。

长期的结核消耗可出现消瘦、营养状况差，贫血。

思路2：辅助检查。可通过痰涂片找结核菌、痰培养、PPD试验、t-spot、薄层胸部CT以及气管镜检查来协助诊断和鉴别诊断，了解目前的结核病情。

知识点

肺结核的辅助检查

1. 痰涂片　痰中找到结核分枝杆菌是确诊肺结核的主要依据，抗酸杆菌阳性，肺结核诊断基本成立。痰菌阳性表明病灶是开放的，具有传染性。

2. 痰培养　较涂片更为精确，特异性高，但耗时长。除能了解细菌有无生长繁殖力外，还可作药物敏感试验与菌型鉴定，是诊断结核的金标准。

3. PPD（结核菌素试验）　≤4mm为阴性；5～9mm为弱阳性；10～19mm为阳性；≥20mm或虽<20mm但局部出现水疱和淋巴管炎为强阳性反应。有助于判断有无结核菌感染，阳性反应仅表示曾有结核感染，并不一定患病。若呈强阳性反应，常提示为活动性肺结核。

4. 气管镜检查　有利于鉴别诊断，明确咯血来源以及是否合并支气管内膜结核。

另外，血常规白细胞正常或轻度升高，血沉增快，胸腔积液腺苷脱氨酶（ADA）含量升高也有助于诊断。

第二次门诊记录

痰涂片，痰培养，PPD 试验均为阴性。胸部 CT（图 3-4-1）：右肺中上叶可见分叶肿块状影，范围约 5.3cm×3.2cm，周围可见长毛刺，病灶跨越水平裂生长，相应段支气管阻塞，增强扫描明显不均匀强化；右肺中叶内侧段见不规则结节影，范围约 0.8cm×0.7cm，增强扫描轻度强化；纵隔及右肺门可见少许小淋巴结影，较大者短径约 0.8cm，增强扫描轻度强化；余未见异常。

气管镜检查：气管、双侧主支气管、叶、段及亚段支气管管腔通畅，黏膜光滑，腔内未见新生物及积痰、积血。

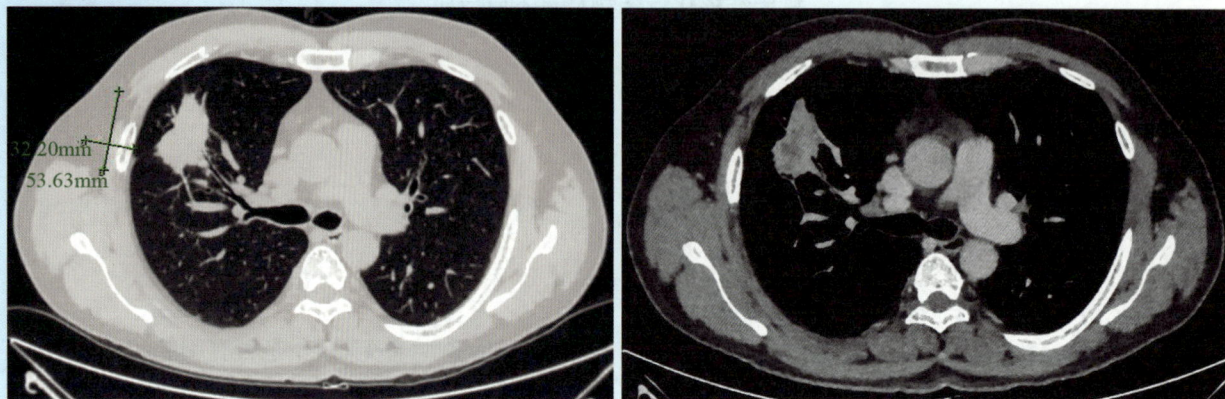

图 3-4-1　肺结核球的胸部 CT 表现

【问题 3】　怎样评估患者目前的结核病情？

患者目前无明显咳嗽、咳痰及咯血，无发热、盗汗及胸痛，查体浅表淋巴结未触及，影像学提示右肺中上叶肿物，伴长毛刺，中心坏死，周围可见卫星灶，考虑肺结核可能性大，无排菌，属于稳定期肺结核。但也不能完全除外肺部肿瘤可能。

【问题 4】　该患者下一步如何处理？

收住院，行手术治疗。

思路：患者病变体积较大，且近期仍逐渐增大，并伴有段支气管阻塞，考虑不除外肿瘤，结核相关检查未找到诊断肺结核的直接证据，不适合试验性抗结核治疗，且单纯药物治疗可能无法有效控制病变，若不及时外科干预存在耽误肿瘤治疗或结核发展的可能，遂考虑手术治疗。

知识点

肺结核外科治疗的适应证

1. 体积较大（>3cm），有临床症状，已局限、持久的空洞型肺结核。
2. 合理药物治疗后无效、多重耐药的厚壁空洞。
3. 已毁损的肺叶或一侧全肺。
4. 支气管狭窄、支气管结核。
5. 大咯血，结核性脓胸。
6. 不能除外恶性肿瘤。

入院后进一步检查情况

常规检查：血、尿、粪常规，凝血功能，生化系列，传染病筛查，心电图检查均未见明显异常。肺功能测定：FVC 4.45L，FEV_1 3.60L，FEV_1/FVC 80.90%，TLCO SB（实/预）85.2%。

【问题 5】　需要重点关注哪些检查项目？

可疑肺结核的患者要多次查痰菌，除外开放性肺结核，血常规中应注意血红蛋白水平，有无贫血。通过血清白蛋白水平了解患者的营养状况,肺功能测定对于评估肺储备功能,评估患者是否能耐受手术治疗有重要意义。另外,还应注意其心功能、肝肾功能是否有异常。

【问题6】 需要完成哪些术前准备?

戒烟、呼吸功能锻炼、咳嗽训练等。

手术治疗情况

患者在全麻下行胸腔镜右肺上叶 + 中叶切除术。探查可见右侧胸腔少量条索样粘连,无明显胸腔积液,右肺上叶前段近叶裂肿物,直径约 5cm,质韧,表面胸膜无凹陷,下方累及右中叶;右肺中叶外侧段近肺门处另可触及一质硬结节,直径约 0.5cm,表面胸膜无凹陷。术中进一步探查见病灶距离肺门较近,无法行楔形切除或单一肺叶切除,遂决定行中上叶切除。分别游离上叶及中叶的肺动脉、静脉和支气管后,以内镜直线切割缝合器闭合离断,将上叶及中叶完整切除。冷冻病理:肉芽肿性炎伴干酪样坏死,未见肿瘤细胞。清洗胸腔后放置胸腔引流管 1 根,术毕。

【问题7】 手术方式的选择有哪些?

理论上讲,良性病变应尽可能局部切除,避免做肺叶切除。但该患者病变位于右肺上叶,跨水平裂生长,累及右肺中叶,且病变较大,距肺门较近,术中反复尝试,局部切除困难,故选择行上叶 + 中叶复合肺叶切除。

【问题8】 手术中需要注意什么问题?

肺结核有时会形成紧密的胸膜腔粘连,并可引起胸膜增厚形成纤维瘢痕,故游离粘连时应十分谨慎。在薄壁病灶邻近肺表面时,不能使病灶破损污染胸腔,同时也不应残留病灶组织或切除过多正常组织。肺结核患者支气管肺门淋巴结常因结核钙化或侵蚀血管壁而造成淋巴结与血管的致密粘连,故拟行肺叶切除者,游离肺血管时应倍加小心。

术后情况

患者术后恢复良好,当天即开始给予三联口服抗结核治疗,术后第 3 天胸腔积液引流量为 90ml,咳嗽时胸管无气泡逸出,复查胸片示肺复张良好,胸腔无明显积液、积气,予以拔除胸腔引流管。第 4 天出院。

术后病理结果示:右肺上叶肺组织可见肉芽肿性病变,可见干酪样坏死及多核巨细胞反应,散在淋巴细胞浸润。特殊染色结果:抗酸(可找见阳性杆菌),六胺银(−),组织形态学符合结核;支气管周围淋巴结 1 枚可见肉芽肿性病变伴变性、坏死;右肺中叶肺组织可见肉芽肿性病变,可见干酪样坏死,散在淋巴细胞浸润,组织形态学符合结核。

【问题9】 术后应注意患者的哪些情况?

1. 第一时间开始口服抗结核药物治疗。

2. 注意胸腔引流液的量和性状,警惕术后出血。

3. 加强呼吸道护理,重视咳嗽、排痰,关注患者肺复张的情况。

4. 密切关注患者体温,警惕术后发生结核播散或其他感染。

【问题10】 术后的后续治疗是什么?

确诊后应及时填报传染病卡,出院时向患者强调继续抗结核治疗至少半年,并到当地结核病防治机构复诊复查,确定结核病已被有效控制才能停药。

(王　俊)

第五节　肺　　癌

首次门诊病历摘要

患者男性,56 岁。主因"体检发现左肺上叶占位 1 个月"就诊。患者 1 个月前常规体检时行胸片,发现左肺上叶占位性病变。无咳嗽、咳痰、咯血，无胸闷、气短、发热、胸痛，无声音嘶哑、饮水呛咳，无头面部肿胀。于当地医院查胸部 CT 提示左肺上叶尖后段软组织密度影，大小约 3.3cm×2.0cm×1.5cm，形态欠规整，周围可见磨玻璃样改变，可见分叶征及胸膜牵拉征；增强扫描肿物呈不均匀强化；未见胸腔积液（图 3-5-1）。为进一步诊疗就诊于门诊。患者发病以来一般情况可，大小便正常，体重无明显变化。既往体健。个人史、家族史无特殊。近 1 个月体重下降 2kg。

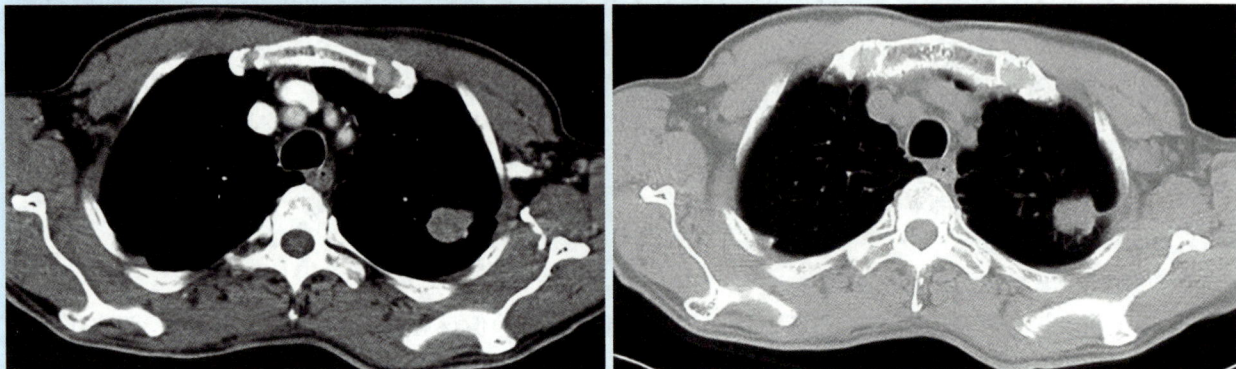

图 3-5-1　肺癌胸部 CT 表现

【问题 1】　通过上述病史及影像学检查，初步怀疑的临床诊断是什么？

结合患者的症状、个人史、家族史以及影像学表现，高度怀疑肺癌。

思路 1： 目前临床上遇到的肺癌有很多都是查体发现的，没有症状的，该患者中年男性，体检胸片提示左肺上叶占位，胸部 CT 明确左肺上叶实性占位，有分叶征及胸膜牵拉征，伴支气管肺门淋巴结肿大，首先考虑肺癌可能。

知识点

肺癌流行病学

肺癌（lung cancer）是目前致死率最高的恶性肿瘤。据 GLOBOCAN 2019 年的数据显示，肺癌每年新发病例约占全球新发恶性肿瘤的 13%，死亡病例约占全球癌症死亡的 23%。其中发病率分列居男、女性肿瘤第二位，仅次于前列腺癌及乳腺癌，死亡率居男、女恶性肿瘤第一位。我国男性肺癌年发病率为 74.31/10 万，死亡率 61.10/10 万；女性肺癌年发病率为 34.08/10 万，死亡率 29.71/10 万；高峰发病年龄 55~65 岁；平均 5 年生存率仅为 18%。

思路 2： 呼吸道症状，如咳嗽、咳痰、咯血是肺癌最常见的临床表现，采集病史时还需注意患者有无胸痛、发热、盗汗、喘憋、体重下降、副瘤综合征等临床表现；注意有无其他肺部疾病史以及慢性呼吸系统症状。

知识点

肺癌的临床表现

早期肺癌可无明显临床表现。肺癌的临床症状与肿瘤的部位、大小、是否侵犯周围器官组织、有无转移等情况密切相关。肺癌分为：①周围型肺癌，肿瘤起源于肺段支气管开口及以下，位于肺周围部分者；②中央型肺癌，肿瘤起源于肺段支气管以上，位置靠近肺门者。

1. 肺部表现　咳嗽、咳痰、咯血或痰中带血，胸痛，支气管阻塞综合征（发热、寒战、脓痰等肺部感染表现）。

---

2. 局部晚期表现 胸痛、胸闷或呼吸困难、吞咽困难、恶性胸腔积液、心包积液、上腔静脉阻塞综合征、声音嘶哑、Horner 综合征、Pancoast 综合征。

3. 远处转移症状 骨痛、脊椎痛、肢体瘫痪；头痛、昏迷、神经定位症状；肝区疼痛；皮下结节；淋巴结肿大（锁骨上淋巴结多见）。

4. 副瘤综合征 骨关节病综合征（杵状指、骨关节炎等）；神经 - 肌肉损害如肌无力综合征；皮肤损害（类天疱疮等）；异源性内分泌综合征（SIADH 综合征、Cushing 综合征）；类癌综合征等。

思路 3：肺癌的发病机制尚不完全明确，但吸烟与肺癌的发生有着明确的相关性；同时慢性肺疾病史、肺癌家族史都与肺癌的发生相关。

知识点

肺癌的病因

目前尚不清楚。吸烟是肺癌的最主要危险因素，尤其是肺鳞癌及小细胞肺癌，与吸烟的关系最为密切。被动吸烟也可增加罹患肺癌的风险。除吸烟外，空气污染，建材污染，职业石棉、粉尘及放射性物质接触，肺部慢性疾病（肺结核、硅沉着病、肺尘埃沉着病）及遗传因素均可能与肺癌相关。

思路 4：肺癌的早期筛查及疑似诊断均需参考对就诊者罹患肺癌的危险因素评估。肺癌高危因素包括：①年龄≥45 岁；②吸烟史（吸烟指数>400）；③致癌物质接触史；④肺癌家族；⑤慢性肺部感染病史、肺结核病瘢痕等。

知识点

肺癌组织学分类

非小细胞肺癌（non-small cell lung cancer，NSCLC）：

1. 腺癌（adenocarcinoma） 是目前最常见的病理类型，约占肺癌总数的接近一半。多数起源于较小的支气管上皮或肺泡上皮，周围型多见。肺腺癌组织学亚型较多，常存在驱动基因突变，预后与亚型和驱动基因突变类型密切相关。

2. 鳞状细胞癌（squamous cell carcinoma） 第二常见的病理类型，原发于较大的支气管上皮，以中心型常见，肿瘤较大时常伴有空洞坏死，多见于老年男性吸烟者。生长较缓慢，较晚发生远处转移。

3. 大细胞癌（large cell carcinoma） 属于未分化恶性上皮肿瘤，肿瘤细胞形态较大。多为周围型肺癌，大细胞肺癌可有神经内分泌分化表现。侵袭力强，较早出现远处转移。

4. 其他类型非小细胞肺癌 如类癌、腺鳞癌、肉瘤样癌等。

小细胞肺癌（small cell lung cancer，SCLC）：占肺癌总数的15%～20%，是支气管上皮发生的未分化、伴有神经内分泌分化的一种高度恶性肿瘤，约90%起源于肺门区支气管，肿瘤生长速度迅速，容易浸润周围肺组织及淋巴结。常在支气管壁内生长并与周围淋巴结融合而导致管腔狭窄。小细胞肺癌预后明显差于其他类型肺癌，较早发生转移，治疗策略多选择化疗、放疗。

【问题 2】 肺癌的胸部影像学检查有哪些？其意义分别是什么？

1. 胸部 X 线 典型肺癌的 X 线表现为：孤立性类圆形结节影，肿物内部密度均匀，较少出现钙化点，边缘多不规则伴有毛刺，较大肿块可呈分叶或切迹；肿物阻塞支气管时可见远端节段性肺不张或节段性肺炎。肿物中心液化坏死平片可见厚壁偏心空洞表现。但是直径小于 10mm 的实性结节或是磨玻璃结节（ground glass opacity，GGO）很难在 X 线片显示。随着 CT 的普及，胸片在肺癌筛查及诊断中的作用日益下降。

2. **胸部 CT 扫描** 能够清楚显示肿瘤的位置、大小、形态、密度、瘤内结构、周围组织关系以及淋巴结受累情况等。肺癌常见的 CT 征象包括分叶、毛刺、空泡、支气管截断、血管集束、胸膜凹陷或胸膜牵拉、偏心空洞等,既往肺大疱壁增厚也高度提示恶性病变可能。间接征象包括支气管受压、阻塞,节段性肺炎、肺不张,胸腔积液。增强扫描有助于实性、部分实性结节或磨玻璃影的诊断和鉴别诊断,也有助于判断肺门血管与淋巴结之间的位置关系,协助手术风险评估和方案制订。增强后肺癌的 CT 净增值 20～80Hu,多呈不均匀强化。

3. **胸部 MRI** 并非肺癌诊断常用的检查手段,但对于侵犯胸壁、锁骨下血管和臂丛神经、心脏大血管、脊柱脊髓等情况,MRI 能够提供更准确的诊断信息。

4. **PET-CT** 利用肿瘤细胞对 18F- 脱氧葡萄糖的高摄取进行示踪显像,为肺内肿物鉴别诊断、肺癌术前分期、转移灶检查、术后肿瘤复发监测等提供依据。在无创术前分期评价中,PET-CT 作为指南推荐的首选方法,以 SUVmax 值≥2.5 为阳性界值,诊断的准确性为 79%(95%CI:69%～86%)。PET-CT 对于磨玻璃结节的诊断价值不大,评估方法尚在探索中。

【问题3】 肺癌应当与何种疾病进行鉴别诊断?

1. **肺部良性肿瘤** 如肺硬化性血管瘤、肺错构瘤、肺炎性假瘤、肺软骨瘤等。肺部良性肿瘤多无明显临床症状,病程较长,影像学上多为类圆形占位影,直径较小,边缘光滑,轮廓较为规则,密度均匀,可以有钙化点。对于临床考虑肺良性肿瘤的患者,可定期复查胸片或胸部 CT,监测病灶变化情况,若短期内增大明显,则需要尽早手术切除及病理明确诊断。

2. **肺结核** 该病常见于 40 岁以下的年轻人,一般病程较长,多有结核病史或接触史。部分患者可以出现结核中毒症状,发病部位多见于双肺上叶尖后段或下叶背段。影像学上肺结核球多边缘光滑、密度均匀,多伴有钙化灶,肺内常另有散在结核卫星灶;偶有病变出现干酪样坏死排空,形成薄壁中心型空洞,内壁较为光滑。对于诊断困难的病例,应当考虑在胸腔镜下行肿物楔形切除术并送检冷冻病理,以决定进一步的处理措施。

3. **肺炎性病变** ①肺癌性空洞需要与肺脓肿相鉴别:该病在急性期常有明显的感染中毒症状,痰量较多,呈脓性。影像学多表现为中心型空洞,周围伴有炎症(如胸膜增厚),常有液平面。②肺癌合并阻塞性肺炎需要与支气管肺炎相鉴别:支气管肺炎常有上呼吸道感染史,起病较急,感染症状较重。X 线表现为边界模糊片状影或斑点状阴影,密度不均,CT 可见不局限于一个肺段或肺叶肺部实变影。

4. **其他疾病** 肺占位性病变尚需要鉴别肺癌、肺真菌感染、肺内结节病、纵隔淋巴瘤、肺内转移瘤等。

【问题4】 为进一步明确诊断,需要进行何种检查?

思路1:注重体格检查及呼吸系统专科查体。

患者一般状况:注意有无贫血、消瘦等慢性消耗症状;注意患者皮肤、四肢肌肉、骨骼情况,关注可能出现的副瘤综合征表现;注意可能存在的转移病灶,如锁骨上淋巴结的触诊,上腹部触、叩诊等。呼吸系统专科查体:需要注意患者胸部有无压痛,叩诊及听诊音性质的改变有助于发现可能存在的胸腔积液、肺不张或局部气管阻塞等情况。

思路2:进一步辅助检查:患者胸部 CT 检查提示左肺上叶实性占位,伴支气管肺门淋巴结肿大,高度怀疑肺癌可能性,进一步首先应行 PET-CT+ 头颅磁共振扫描,或腹部 B 超 + 全身骨显像 + 头颅磁共振扫描判断临床分期,并行纵隔淋巴结活检明确病理诊断。

第 2 次门诊记录

PET-CT:左肺上叶尖后段不规则软组织密度影,放射性摄取不均匀增高,SUVmax=6.3,纵隔及双肺门未见明显肿大淋巴结或异常放射性凝聚灶;考虑左肺癌。全身其他脏器未见转移。

心脏功能评估:心电图、超声心动未见异常。

肺功能:FEV_1 1.92L、FEV_1/FVC 80%、DLCO% 83%。

头颅磁共振:未见转移。

【问题5】 肺癌患者术前检查应该包括哪些方面?

思路1:明确诊断。①明确病变部位及与周围组织关系:胸部 CT、支气管镜。②术前病理学评估:痰找瘤细胞、经皮肤肺穿刺活检术、支气管镜下活检术;纵隔镜、支气管内超声引导下针吸活检术(EBUS-TBNA)

检查；胸腔镜下肺组织活检。③其他检查：血清肿瘤标志物检测。

思路2：除外远处转移。临床分期（cTNM）是决定肺癌患者治疗策略和判断预后至关重要的因素，存在远处转移的患者（肺癌Ⅳ期）无手术治疗指征，术前常用除外远处转移的影像学技术包括：①全身PET-CT；②常规头颅磁共振扫描；③腹部CT（或腹部B超）；④全身骨显像；⑤其他影像学检查：如锁骨上淋巴结B超等。

思路3：评估身体状况及手术耐受性。

常规实验室检查：血常规、肝肾功能、电解质、凝血分析、血气分析、传染病筛查（乙肝、丙肝、梅毒及艾滋病）等血液检查；尿常规、便常规检查等。

肺功能评估：①肺叶切除术适应证，术前$FEV_1>1.5L$（或$FEV_1>80\%$预测值）；②全肺切除术适应证，术前$FEV_1>2.0L$（或$FEV_1>80\%$预测值）；③对于不符合上述肺功能指标的患者，还需要评估FEV_1/FVC值、弥散功能（DLCO）、静息条件下血气分析、肺灌注扫描等综合评估手术适应证。

心脏功能评估：①心电图；②超声心动；③血压监测；④其他评估心脏功能检查，包括24小时动态心电图检查；运动平板试验、冠状动脉CT扫描或冠状动脉造影等检查。

入院后进一步相关检查

常规检查：血常规、生化、电解质、凝血分析、传染病筛查、血气分析均正常。

肿瘤标志物：CEA、CA12-5、CA19-9、NSE、Cyfra21-1、SCC未见明显增高。

纤维支气管镜检查：未见异常。

知识点

肺癌常用的病理取材手段

1. 痰找瘤细胞　连续3天留取清晨深咳后的痰液进行痰细胞学涂片检查，中心型肺癌、肿瘤累及支气管腔的患者阳性率较高。

2. 纤维支气管镜检查术　临床怀疑肺癌的患者应常规行支气管镜检查术，支气管镜能够清晰地观察支气管腔内的病变。在直视下通过钳取、刷检、肺泡灌洗等方法取得病理能够明确肺癌病理分型。支气管镜下能够准确定位管腔内受累的支气管肺癌，并为手术切除范围、手术方式提供依据。

3. 支气管内超声引导下针吸活检术（EBUS-TBNA）　该项技术是在支气管镜内B超图像引导下对可疑纵隔淋巴结进行穿刺活检，在肺癌纵隔淋巴结分期中具有很高的特异性和准确性，特别是对CT淋巴结阳性者（短径≥1cm）。

4. 纵隔镜　可直接观察气管前隆突下淋巴结以及两侧气管旁淋巴结情况，并对纵隔淋巴结进行采样活检，曾是目前临床评价肺癌纵隔淋巴结状态的金标准，目前多被创伤更小的EBUS-TBNA技术所取代。

5. 胸腔镜检查　胸腔镜可以准确地进行肺癌诊断和分期，对其他病理学检查方法无法诊断的患者（如肺部微小结节）在胸腔镜下切除病灶送检病理，即可以明确诊断；对于中晚期肺癌，胸腔镜下淋巴结、胸膜、心包等活检能够为肺癌分期提供明确证据。

【问题6】　该患者治疗方案的选择有哪些？

肺癌治疗方案的参考依据为：肿瘤病理学类型、临床分期（cTNM）以及身体状态。目前肺癌的治疗包括手术治疗、放射治疗、化疗、靶向药物治疗、免疫检查点抑制剂治疗以及中医中药治疗等。采取多学科综合治疗模式、合理选择治疗方式能够最大限度地控制肿瘤、改善生活质量、延长患者的生存期。

该患者考虑术前诊断：左肺上叶占位，肺癌可能性大。术前临床分期：$cT_{2a}N_0M_0$（ⅠB期），术前完善心功能、肺功能等评估未见手术禁忌，因此考虑行左肺上叶切除术＋纵隔淋巴结清扫术治疗，根据术后病理分期决定是否给予术后辅助治疗。

手术治疗情况

患者在全麻下行胸腔镜左肺上叶切除术＋纵隔淋巴结清扫术。胸腔镜观察口在腋后线第7肋间，操作切口位于腋前线第 4 肋间，探查左侧胸腔，见无明显粘连及积液，脏壁层胸膜光滑，未及结节，肿物位于左肺上叶尖后段，大小约 3cm，质韧，表面脏胸膜无明显皱缩。术中打开叶间裂，依次游离并以内镜直线切割缝合器闭合离断左肺上叶舌段、后段动脉，上叶静脉，上叶支气管及尖前段动脉。清扫第 5、6、7、9、10、11、12、13 组淋巴结。确认支气管、血管残端及肺组织无出血及漏气，清洗胸腔后放置胸腔引流管 1 根，术毕。

【问题 7】　肺癌外科手术治疗包括哪几种术式？

传统的肺癌外科采用开胸手术，随着技术进步，胸腔镜下的肺叶切除术 + 纵隔淋巴结清扫术已成为肺癌外科治疗的主流术式。胸腔镜手术不仅能够达到和开胸手术相同的治疗效果，而且减小了手术创伤，缩短了恢复时间。

肺癌手术最常用的标准术式为肺叶切除 + 淋巴结清扫术。部分早期周围型肺癌可采用亚肺叶切除：包括肺楔形切除术和肺段切除术；肿瘤浸润范围广者，可行复合肺叶切除或全肺切除术；若肿瘤累及叶支气管开口，为保留更多肺组织，需行支气管袖式肺叶切除术；若肿瘤同时累及肺动脉主干，需要行支气管肺动脉联合袖式肺叶切除术；若肿瘤侵犯胸壁组织、心包、大血管等邻近组织则需行扩大性肺切除术。

最近研究显示，对于肿瘤位于肺外周 1/3、直径小于 2cm、术前影像学和术中冰冻均证实无淋巴结转移的肺癌，可采用亚肺叶切除（包括肺段切除和肺楔形切除），能够达到与肺叶切除一样的治疗效果。

【问题 8】　肺癌标准手术清扫纵隔淋巴结包括哪几组？

纵隔淋巴结清扫：左肺手术清扫范围为：4L、5、6、7、8、9 组淋巴结及周围脂肪组织；右肺清扫范围为：2R、4R、7、8、9 组淋巴结及周围脂肪组织。纵隔淋巴结清扫需包含至少 3 组纵隔淋巴结。

术后情况

患者术后给予以下治疗：①心电监测；②持续低流量吸氧（鼻导管 2L/min）；③呼吸道护理、咳嗽促进痰液排出；④雾化吸入、静脉给予化痰治疗；⑤静脉输注抗生素预防感染；⑥止痛治疗；⑦胸腔闭式引流。术后第 4 天：患者全天胸腔闭式引流量约 150ml，为清亮淡黄色液，胸片提示肺复张良好，未见明显胸腔积液。用力咳嗽时胸腔闭式引流无气泡逸出。遂拔除闭式引流管，术后第 5 天出院。

术后病理：左肺上叶浸润性腺癌，实性型为主，大小约 3.5cm×2.0cm×1.5cm，可见脉管内癌栓。脏胸膜未见明显受累，支气管断端未见癌。13 组淋巴结可见癌转移（2/2），5、6、7、9、10、11、12 组淋巴结未见癌转移。免疫组化染色结果：CK（+），Vimentin（−），CK7（局灶 +），CK20（−），CK5/6（−），p63（−），Syn（灶状 +），CgA（−），CD56（−），Ki-67（+40%），TTF-1（+）。术后病理分期：$pT_{2a}N_1M_0$，ⅡB 期。

【问题 9】　肺叶切除术后应当注意患者的哪些临床问题？

1. 监测生命体征　肺叶切除术后相关并发症出现常常表现为生命体征不平稳，如呼吸困难伴有体温明显增高（T≥39℃）时，需要警惕肺部感染、脓胸、支气管胸膜瘘等术后并发症。术后心血管并发症可表现为血压、脉搏异常，如术后心房颤动、心肌梗死等。

2. 呼吸运动与排痰　术后应鼓励患者做深呼吸运动及咳痰，将支气管内积痰、积血咯出，这样利于肺复张及胸腔引流，避免肺内继发感染。鼓励咳嗽的同时，应当辅助以湿化呼吸道、促进排痰、适当镇痛等治疗。对于排痰不畅、感染风险较高的患者需要给予吸痰管或纤维支气管镜吸痰。

3. 胸腔闭式引流　是观察术后恢复的重要窗口。肺切除术后 24 小时内，胸腔可有 100～400ml 的淡血性胸腔引流液流出，引流液的量会逐渐减少，颜色也会逐渐变淡。若引流液量多且颜色深红，需要警惕胸腔内有无活动性出血，需要严密监测患者有无血容量不足表现，注意复查血常规及胸部 X 线片，高度怀疑胸腔出血时需要急诊手术。若术中损伤胸导管，术后可出现乳糜胸表现，需要给予禁食、静脉营养支持，并保持胸腔闭式引流通畅，若每日乳糜样引流液≥500ml 则需低位结扎胸导管。

4. 肺复张及胸腔漏气　肺切除术后第 1 天，常规行床旁胸部 X 线检查肺复张情况，同时需要关注胸腔闭式引流瓶有无持续漏气表现。术后肺不张、肺组织切缘漏气常在复查胸片时表现为残腔的存在，需要给予相应的处理。若患者持续漏气，并出现持续高热、咳出脓痰、呼吸困难等，则需警惕支气管胸膜瘘的可能。

知识点

肺叶切除术围手术期常见并发症

1. 严重并发症　肺部感染、呼吸衰竭、支气管胸膜瘘、脓胸、心力衰竭、出血、心肌梗死、肺栓塞、严重乳糜胸。

2. 非严重并发症　心律失常、肺不张、持续性漏气（漏气>7天）、喉返神经损伤、伤口感染、皮下气肿。

知识点

第8版国际抗癌联盟（UICC）非小细胞肺癌TNM分期（2017年）

T 原发肿瘤

T_x　　原发肿瘤无法评估，或痰脱落细胞、支气管灌洗液找到癌细胞但影像学或支气管镜无肿瘤证据。

T_0　　无原发肿瘤的证据。

T_{is}　　原位癌。

　　　原位鳞状细胞癌（SCIS）。

　　　原位腺癌（AIS）：肿瘤细胞沿肺泡壁呈鳞屑样生长，最大径≤3cm。

T_1　　肿瘤最大径≤3cm，周围被肺或脏胸膜所包绕，气管镜下肿瘤侵犯没有超出叶支气管近端（即没有累及主支气管）。

T_{1mi}　微浸润性腺癌：主要呈鳞屑样生长的腺癌（最大径≤3cm），且最大浸润深度≤5mm。

T_{1a}　肿瘤最大径≤1cm；表浅扩散型肿瘤，浸润成分局限于支气管壁内，可向近端累及主支气管，不论大小，也认为是T_{1a}，但此类病变不常见。

T_{1b}　肿瘤最大径>1cm但≤2cm。

T_{1c}　肿瘤最大径>2cm但≤3cm。

T_2　　肿瘤最大径>3cm但≤5cm或肿瘤具备以下任意一个特征者：

　　（1）不考虑肿瘤距隆突距离，累及主支气管，未累及隆突。

　　（2）侵犯脏胸膜（PL_1或PL_2）。

　　（3）伴有扩展到肺门区的肺不张或者阻塞性肺炎，累及部分或者全肺。

T_{2a}　肿瘤最大径>3cm但≤4cm。

T_{2b}　肿瘤最大径>4cm但≤5cm。

T_3　　肿瘤最大径>5cm但≤7cm或肿瘤直接侵犯了下述结构之一：壁层胸膜（PL_3）、胸壁（包括壁层胸膜和肺上沟瘤）、膈神经、心包壁层；或同一肺叶内出现散在的单个或者多个肿瘤结节。

T_4　　肿瘤>7cm或不论肿瘤大小侵犯了下述结构之一：膈肌、纵隔、心脏、大血管、气管、喉返神经、食管、椎体、隆突；同侧其他肺叶出现散在的单个或者多个肿瘤结节 a 大多数肺癌患者的胸腔积液（心包积液）由肿瘤引起。但是有极少数患者的胸腔积液（心包积液）为非血性，亦非渗出性，且多次细胞学病理检查肿瘤细胞均为阴性。如综合以上这些因素，临床考虑积液与肿瘤无关，那么积液将不作为分期依据。

N　　区域淋巴结

N_x　　区域淋巴结无法评估。

N_0　　无区域淋巴结转移。

N_1　　转移至同侧支气管旁和/或同侧支气管肺门淋巴结、肺内淋巴结，包括肿瘤直接侵犯。

N$_2$	转移至同侧纵隔和/或隆突下淋巴结。	
N$_3$	转移至对侧纵隔、对侧肺门、同侧或对侧斜角肌或锁骨上淋巴结。	
M	远处转移	
M$_x$	远处转移无法评估。	
M$_0$	无远处转移。	
M$_1$	有远处转移。	
M$_{1a}$	对侧肺叶出现散在的单个或者多个肿瘤结节；肿瘤伴有胸膜或心包结节；恶性胸腔积液或心包积液。	
M$_{1b}$	胸腔外单个器官的单发转移（包括单个非区域淋巴结受累）。	
M$_{1c}$	胸腔外单个或多个器官的多发转移。	

知识点

非小细胞肺癌 TNM 分期与数字分期对照表

	N$_0$	N$_1$	N$_2$	N$_3$	M$_{1a}$	M$_{1b}$	M$_{1c}$
T$_{1a}$	ⅠA1	ⅡB	ⅢA	ⅢB	ⅣA	ⅣA	ⅣB
T$_{1b}$	ⅠA2	ⅡB	ⅢA	ⅢB	ⅣA	ⅣA	ⅣB
T$_{1c}$	ⅠA3	ⅡB	ⅢA	ⅢB	ⅣA	ⅣA	ⅣB
T$_{2a}$	ⅠB	ⅡB	ⅢA	ⅢB	ⅣA	ⅣA	ⅣB
T$_{2b}$	ⅡA	ⅡB	ⅢA	ⅢB	ⅣA	ⅣA	ⅣB
T$_3$	ⅡB	ⅢA	ⅢB	ⅢC	ⅣA	ⅣA	ⅣB
T$_4$	ⅢA	ⅢA	ⅢB	ⅢC	ⅣA	ⅣA	ⅣB

补充：T$_{is}$N$_0$M$_0$ 为 0 期，T$_1$miN$_0$M$_0$ 为ⅠA1 期。

【问题 10】 该患者手术后是否需要其他方式的治疗？

患者术后病理诊断为左肺上叶腺癌（T$_{2a}$N$_1$M$_0$；ⅡB 期），有脉管癌栓，支气管残端阴性。术后建议行肿瘤基因检测及 PD-L1 检测，根据结果确定辅助治疗方案。

知识点

肺癌术后辅助治疗方法

1. 辅助化疗 ⅡA 期及以上的非小细胞肺癌术后均推荐辅助化疗，共 4 周期；ⅠB 期合并高危因素建议辅助化疗。高危因素包括低分化肿瘤、脉管侵犯、楔形切除、脏胸膜受累、淋巴结状态不明（Nx）。

2. 辅助靶向治疗 对于合并 *EGFR* 基因敏感突变（19 外显子缺失突变或 21 外显子 *L858R* 突变）的ⅠB-ⅢA 期非小细胞肺癌，术后建议奥希替尼辅助靶向治疗 3 年（无论是否接受辅助化疗）。

3. 辅助免疫治疗 对于驱动基因阴性的患者，如 PD-L1 阳性（TC≥1%）的ⅡA-ⅢA 非小细胞肺癌，术后建议辅助化疗后，以阿替利珠单抗辅助免疫治疗 1 年。

【问题 11】 肺癌化疗需要注意哪些问题？

肺癌化疗分为系统化疗、辅助化疗和新辅助化疗，应当严格掌握临床适应证，包括患者肿瘤类型、病理分期、体力状况、不良反应、生活质量及患者意愿。避免治疗过度或治疗不足。在化疗过程中应当及时评估化疗疗效，密切监测及防治不良反应，并酌情调整药物种类及药物剂量。

知识点

晚期非小细胞肺癌的治疗原则

对于存在驱动基因突变的患者，优先使用靶向治疗药物。常用的靶向治疗的靶基因包括：*EGFR* 敏感突变，*ALK* 融合基因，*ROS1* 融合基因，*BRAFV600E* 突变，*NTRK* 融合基因等。随着免疫检查点抑制剂药物的迅猛发展，目前指南的一线治疗中已推荐对无禁忌的患者使用化疗与免疫检查点抑制剂联合的方案。但对于存在免疫检查点抑制剂禁忌的患者，化疗（联合或不联合抗血管生成药物）仍是治疗的基石。

知识点

常用非小细胞肺癌一线化疗方案

方案	药物	用药时间	给药计划
NP 方案	长春瑞滨（25mg/m^2）	第 1 天，第 8 天	每 21 天 / 周期
	顺铂（75mg/m^2）	第 1 天	化疗 4 周期
TP 方案	紫杉醇（135～175mg/m^2）	第 1 天	每 21 天 / 周期
	顺铂（75mg/m^2）	第 1 天	化疗 4 周期
GP 方案	吉西他滨（1 250mg/m^2）	第 1 天，第 8 天	每 21 天 / 周期
	顺铂（75mg/m^2）	第 1 天	化疗 4 周期
DP 方案	多西他赛（75mg/m^2）	第 1 天	每 21 天 / 周期
	顺铂（75mg/m^2）	第 1 天	化疗 4 周期
PEM 方案	培美曲塞（500mg/m^2）	第 1 天	每 21 天 / 周期
	顺铂（75mg/m^2）	第 1 天	化疗 4 周期

【问题 12】 患者术后随访及复查周期如何？

对于手术治疗后的新发肺癌患者应当定期随访和进行相应检查。具体检查方法包括病史、体检、血液学检查、影像学检查（包括胸部 CT 平扫）、远处脏器检查（包括腹部 B 超、头颅磁共振扫描、骨扫描或单纯行 PET-CT 全身扫描），旨在监测疾病复发或治疗相关不良反应、评估生活质量等。随访频率为治疗后 2 年内每 3～6 个月随访一次，2～5 年内每 6 个月随访一次，5 年后每年随访一次。

（王　俊）

第四章 食 管 疾 病

第一节 贲门失弛缓症

首次门诊病历摘要

男性，35 岁。主因"间断吞咽困难伴进食后反流 10 余年"收住院。患者 10 余年前无明显诱因出现吞咽困难，需服水帮助吞咽，伴有食物反流。6 年前患者上述症状加重，同时伴有进食后不能平卧，就诊当地医院，诊断为反流性食管炎，给予枸橼酸莫沙必利、奥美拉唑等治疗，症状有所好转。8 个月前患者因上呼吸道感染，影像检查发现"食管局限性狭窄"，未予特殊治疗。患者发病以来无呕血、黑便，无声音嘶哑、饮水呛咳等症状。精神、睡眠可，大小便无明显异常。

既往史：否认高血压、冠心病、糖尿病病史，否认肝炎、结核病史。否认外伤、手术、输血史，无过敏史。个人史：无吸烟、饮酒史。家族史：否认家族性及遗传性疾病史。

【问题 1】 通过上述病史，该患者可疑的诊断是什么？

根据患者的病史和查体发现，应高度怀疑贲门失弛缓症。

思路 1：间断性吞咽不畅，病史 10 年。

> **知识点**
>
> **贲门失弛缓症简述**
>
> 贲门失弛缓症系食管神经源性疾病之一，是食管神经肌肉的功能失调。

> **知识点**
>
> **贲门失弛缓症基本特点**
>
> 贲门失弛缓症常见于 30~50 岁之间的青中年患者，发病率居食管疾病的第二位，仅次于食管癌及贲门癌，占食管疾病的 2%～20%。在食管良性疾病中占第一位。本病一般发病缓慢，病程较长，多为数月至数年，甚至达数十年之久。

思路 2：可以引起吞咽困难的疾病很多，但不同的疾病导致的吞咽困难特点不同，因此问诊时应注意详细询问相关症状，特别是症状属于偶然发作或间断发作或进行性加重，这对鉴别诊断很有帮助。

> **知识点**
>
> **贲门失弛缓症临床特点（1）**
>
> 本病一般发病缓慢，病程较长，多为数月至数年，甚至达数 10 年之久。

吞咽困难是发生最早和最多见的症状,约 80.9% 的患者有此症状。在疾病的早期阶段,吞咽困难是间歇性或一过性的发作,有时为无任何原因的突然发作,不经任何治疗也可缓解。然而,随着病程的延长,由间歇性发作变为持续性,常伴有胸骨后不适或食管滞留感。这种吞咽困难可在暴饮暴食后或吃过冷过热饮食后发作,与精神情绪有一定关系,有时甚至吞咽流食也有困难。在症状缓解期,即便进干硬食物也顺利。因长期反复发作,患者为维持生活需要,往往自己找出一种使食物顺利通过的方法。

思路 3:体重下降。

知识点

贲门失弛缓症临床特点(2)

贲门失弛缓症患者有吞咽困难时多影响进食或营养,尤其是有长期明显食管扩张的患者,引起营养障碍,出现体重下降。有的患者明显贫血,小儿则产生发育不良、消瘦以及维生素 D 缺乏症。

【问题 2】 为进一步明确诊断,需要进行哪些检查?

思路 1:食管钡餐检查,是诊断贲门失弛缓症的主要依据,它能准确地反映本病的特征。

思路 2:纤维胃镜检查,贲门失弛缓症的食管镜检查无特殊征象,特别是对无食管扩张的病例,食管镜下多为正常的食管黏膜,而贲门在镜端通过时虽有阻力但用力扩张贲门多数能通过。

知识点

贲门失弛缓症病变特点

按病程发展程度可分为三期:

1. **早期** 食管轻度扩张,以下半部较明显。往往食管中下段正常蠕动波减弱或消失,代之以许多无规律的、紊乱的环肌收缩运动,使食管边缘呈锯齿状改变。食管下括约肌不松弛及开放,因此下端逐渐变细,呈"纺锤形"或"鸟嘴状"进入膈下,狭窄段长 2~5cm,边缘光滑,管壁柔软,可略有扭曲,腔内有细而平行的黏膜存在。

2. **中期** 食管中度扩张,内有较多潴留物,食管中下段的不规则运动较前减少,食管下端呈倒圆形或漏斗状狭窄,狭窄对称,边缘光滑。由于梗阻而胃泡内常没有空气,因此胃内气泡常消失。

3. **晚期** 食管高度扩张伴有延长和迂曲,严重时食管可扩张到正常横径的 4~5 倍,形成巨大食管。在直立位及卧位钡剂几乎均潴留,食管内可见到液气面。食管下段扩大呈袋状,横卧于横膈面上,有时扩张的食管下段可通过裂孔,疝入腹内贲门的上方。

入院后检查记录

食管钡餐造影结果:食管下端钡剂通过受阻,食管蠕动减少,食管下段变细狭窄,呈"萝卜根"样显著狭窄,边缘光滑,其上段食管显著扩张。局部管壁尚柔软,黏膜规则、连续,管腔内未见明确龛影及占位征象。食管中段明显扩张,其内可见钡剂残留。贲门通过受阻,黏膜规则。诊断符合贲门失弛缓症(图 4-1-1)。

纤维胃镜结果:食管腔内可见大量食管残渣和黏液,吸净后见食管黏膜充血水肿,无明显糜烂,未见新生物,管腔明显扩张。贲门部高度狭窄,镜端通过受阻,但仍可通过。胃黏膜正常,未见溃疡及新生物,幽门开放正常(图 4-1-2)。

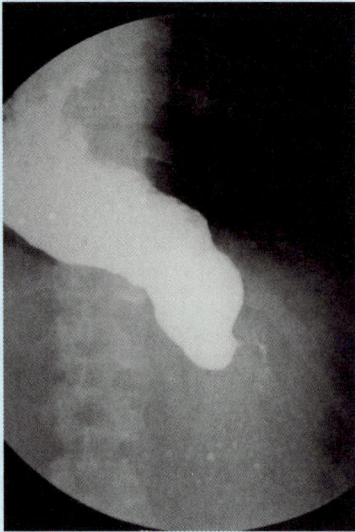

图 4-1-1　贲门失弛缓症的上消化道造影表现

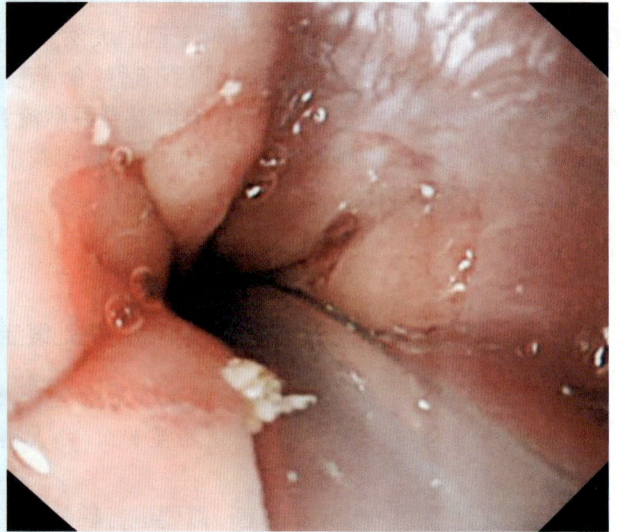

图 4-1-2　贲门失弛缓症的胃镜表现

【问题 3】 贲门失弛缓症的病因是什么?

贲门失弛缓症的病因及发病机制迄今仍不清楚,但由于应用了食管腔内测压研究及动物实验等生理学、组织学及病理学的研究后,建立了食管下括约肌弛缓不良的学说。

知识点

贲门失弛缓症的病因

对贲门失弛缓症命名的改变也反映了人们对本病认识的发展过程,至今先后有 10 余种名称,如食管失蠕动、巨食管症(megaesophagus)、特发性食管扩张症(idiopathic dilatation of the esophagus)、食管扩张运动异常综合征、贲门痉挛(cardiospasm)、贲门狭窄症等。近 30 年来,通过食管腔内测压的研究,发现人体正常食管在吞咽动作时,食管下括约肌呈现松弛状态,当食管收缩波通过后即关闭。从食管测压结果来看,患者的食管下括约肌并非痉挛而是弛缓不良,因此称之为贲门失弛缓症(achalasia)更符合病理生理改变。

【问题 4】 为了进行鉴别诊断,还应进行哪项检查?

胸部 CT 扫描:贲门失弛缓症 CT 扫描唯一的表现是可见中 - 重度食管扩张(平均直径 4.0cm),内含有潴留液,但食管壁的厚度正常。

知识点

贲门失弛缓症 CT 扫描临床意义

CT 扫描不能作为贲门失弛缓症的诊断依据,但可用于除外合并其他食管疾病,特别是食管肿瘤,因此临床不作为贲门失弛缓症的常规检查(图 4-1-3)。

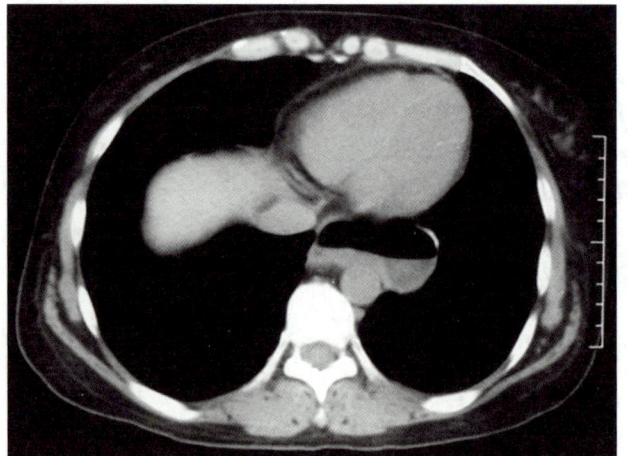

图 4-1-3　贲门失弛缓症的胸部 CT 表现

【问题5】 患者下一步应当如何处理?

患者贲门失弛缓症诊断基本明确,应收入胸外科病房进行进一步检查评估,以确定治疗方案。

入院后进一步检查情况

血常规、生化、凝血等实验室检查无明显异常。腹部超声:脂肪肝、胆囊息肉样病变;心电图:完善右束支传导阻滞;肺功能、心脏彩超、下肢血管超声无异常。

【问题6】 贲门失弛缓症诊断的金标准是什么?

食管测压检查是诊断贲门失弛缓症金标准。

> **知识点**
>
> **贲门失弛缓症的食管测压特征**
>
> 1. 吞咽后食管体部正常蠕动消失 吞咽时食管体部原发蠕动丧失是诊断贲门失弛缓症的必要条件,代替原发蠕动的是低振幅收缩,食管全长的压力波同步发生和反复发生。
>
> 2. 食管下括约肌不松弛或松弛不完全 应用导管灌注测压系统,食管下括约肌压力可正常或升高,但括约肌松弛不全或消失。
>
> 3. 食管内静息压正常或上升 食管内的静息压正常情况下在大气压以下,等于胸膜腔内的压力。贲门失弛缓症患者的静息压高于正常,约等于或高于胃内压。

【问题7】 术前还应做哪些鉴别诊断?

贲门失弛缓症常易与以下疾病混淆,临床诊治过程中应予以鉴别。

1. 弥漫性食管痉挛 这是一种病因不明的原发性食管神经肌肉紊乱疾病之一,多见于中年人或有神经质的女性。其病变特点很像贲门失弛缓症,病变范围常累及食管下 2/3 部分并引起严重的运动障碍,但食管连接部分是正常的,而且该部对吞咽动作弛缓反应良好。食管造影显示食管中下 2/3 部分呈节段性痉挛收缩,无食管扩张现象。发作时食管可呈螺旋状。食管测压检查的特点是食管上 1/3 蠕动正常,而下部蠕动波被一个延长的升高波代替,但很多患者的上、下括约肌对吞咽动作的弛缓是正常的。

2. 贲门癌或食管下段癌 在一般情况下鉴别并不困难,但是,有时浸润型癌引起的狭窄段较为光滑规则,可造成和本病鉴别的困难。诊断上主要依靠食管镜检查和活检。

3. 假性贲门失弛缓症 这是一种吞咽困难综合征。X 线检查有食管扩张,远端括约肌不能松弛,测压检查可发现贲门失弛缓症的特征,如食管体部无蠕动。X 线检查无蠕动波。最常见的原因是胃癌浸润。

【问题8】 手术治疗前的准备工作应关注什么问题?

贲门失弛缓症还可以并发其他疾病,术前应予以纠正。

1. 肺部并发症 贲门失弛缓症在扩张的食管内常有大量潴留液,由于反流或呕吐后反复误吸呼吸道内,发生肺部并发症,包括支气管炎、肺炎、肺脓肿、肺纤维化及支气管扩张等。治疗除采取抗炎和支持疗法外,解除食管疾病非常必要,一旦病因解除后,肺部并发症随之好转。但是,如遇有长期肺部并发症而引起不可逆病变时,如支气管扩张、肺脓肿等,亦可在做 Heller 手术的同时行肺切除术。

> **知识点**
>
> 肺部并发症的发生原因可能有以下 3 个:①食管腔内潴留液吸入支气管内;②扩张的食管压迫呼吸道,致使引流、排痰障碍;③食管与气管或支气管发生瘘。
>
> 贲门失弛缓症并发肺部并发症的发生率约为 10%,患者可出现相应症状,如咳嗽、咯脓痰、咯血、发热、气短以及呛咳等。若此时患者贲门失弛缓症的症状表现不明显,往往会误诊为单纯肺部疾病。诊断主要依靠病史、临床症状及胸部 CT 检查。

2. 食管癌　根据国内外文献报道,贲门失弛缓症并发食管癌的发生率平均 3%～4.5%。贲门失弛缓症并发食管癌的发病年龄比一般单纯食管癌患者为轻。由于患者有贲门失弛缓症病史,因此诊断常被延误,确诊时多为中、晚期。最常见的提示症状是体重下降,吞咽困难由间歇性变为进行性加重,还可出现黑便和贫血。因此,手术的切除率较低,而且预后不良。

> **知识点**
>
> 关于贲门失弛缓症并发食管癌的因素有以下几种可能:①食管黏膜受到潴留物的刺激;②黏膜溃疡;③黏膜修复;④上皮增生;⑤乳头样增生。

【问题9】　贲门失弛缓症的治疗方法有哪些?
贲门失弛缓症的治疗方法包括保守疗法(饮食疗法、药物及精神疗法)、贲门扩张术、食管下括约肌内肉毒杆菌毒素注射和手术疗法。

> **知识点**
>
> 贲门失弛缓症的治疗目的是缓解吞咽困难的症状,改善胃排空。目前仍无一种治疗方法被认为可以根治贲门失弛缓症,任何方法都是姑息治疗,因为食管下括约肌的功能是不能完全恢复的。

【问题10】　本例患者应选择何种治疗方法?
根据本例患者的情况,临床选择手术治疗。

> **知识点**
>
> **贲门失弛缓症手术适应证**
>
> 手术适应证:①小儿及青少年贲门失弛缓症;②重症贲门失弛缓症,食管明显扩张且屈曲明显;③有反复性吸入性肺炎病史;④精神性贲门失弛缓症,长期保守治疗无效者;⑤无法行扩张者或扩张失败者;⑥与贲门癌无法鉴别者。

【问题11】　术前应进行哪些必要的准备?
1. 加强营养,尽量纠正因长期进食困难所造成的负氮平衡,必要时输血。纠正水、电解质平衡紊乱。
2. 充分治疗肺部并发症,防止术后炎症扩大。
3. 术前3天开始每日进流质食物,每晚用3%盐水冲洗食管一次。
4. 术晨置胃管,应选择较粗和口径较大者,以备术中吸引食管内潴留液或肌层切开时,经胃管注气使食管黏膜膨胀,以便检查黏膜有无破裂及肌层是否完全彻底切开。此外,有效的胃肠减压,防止术中、术后呕吐误吸,对减少肺部并发症也有一定的作用。

手术治疗过程

全麻成功后,患者取仰卧位,常规消毒、铺单,取脐上缘做一长 1cm 切口建立气腹并置入腹腔镜,另取双侧锁骨中线肋缘下及脐线上 5cm 处分别作 3 个 0.5cm 长小切口和 1 个 1.0cm 切口,置入操作器械,以超声刀打开肝胃韧带和膈胃韧带,游离食管裂孔周围,注意保护双侧膈肌脚及迷走神经前后干,显露食管下段约 8cm 长。在胃镜辅助下自食管胃交界部以上 5cm 开始逐层切开食管下段纵行及环形肌层达黏膜肌层外,并向两侧钝性剥离肌层,使食管黏膜充分暴露达 180°,并向下延伸达到胃食管交界部远端(胃前壁)达 2cm。胃镜下观察见贲门口通畅,齿状线周围菊花样黏膜皱襞消失,胃镜充气状态下局部黏膜膨出充分,无破损及漏气。将胃底大弯侧向右牵拉,于食管下段前方将胃壁与切开的两侧食管侧壁肌层分别以丝线单纯间断缝合三针,形成 180° 的折叠。并将胃底向右与右侧膈肌脚缝合固定,最后将双侧膈肌脚以丝线单纯间断固定一针。再次胃镜下检查,见食管黏膜完整,无漏气,腔内无血迹,贲门口通畅。彻底止血,确认无出血后,关闭各切口。术毕。手术顺利,术中出血 20ml。

【问题 12】　除了腹腔镜入路外，贲门失弛缓症手术还有哪些手术入路？

还可采用开胸或胸腔镜入路。

> **知识点**
>
> 关于经胸（腹）腔镜 Heller 手术与传统 Heller 手术的疗效差别，研究结果发现两组均无严重并发症和手术死亡，术后食管下括约肌压力均明显下降，但腔镜组术后疼痛轻，住院时间短。因此目前经胸腔镜或腹腔镜的食管肌层切开术已被越来越多的胸外科医师和患者所接受，基本替代了常规开胸手术。

【问题 13】　手术操作的关键步骤是什么？

1. 相对长的贲门肌层切开（2～3cm）能够减少术后吞咽困难症状和"复发性"贲门失弛缓症的出现。游离食管前壁的脂肪组织可以精确地辨认胃食管交界部，并使至少 2cm 长的贲门肌层切得以完成。

2. 术中内镜检查非常重要，一旦发现黏膜破损，应在腔镜下修补，有时需要中转开胸（腹）手术。应尽量减少缝合修补黏膜的针数（1～2 针），因为缝合操作容易扩大黏膜损伤。如果黏膜穿孔发生在肌层切开的过程中，可以考虑行前壁部分胃底折叠术（Dor 术），既能起到抗反流的作用，又能强化黏膜穿孔修补，减少潜在的术后食管瘘。

> **知识点**
>
> Heller 手术具有术式合理，操作简单、安全可靠、术后并发症少、死亡率低及疗效满意等优点，因此一直延用到今天，已成为贲门失弛缓症外科治疗的首选方法。

术后情况

胃肠减压管通畅，减压量 100～200ml，术后第 3 天行食管造影未见造影剂外漏，于是拔除胃肠减压管，开始进清流食，从第 4 天开始流食。术后第 6 天出院。

食管造影结果：食管术后改变，内可见胃管，造影剂通过食管顺利，管壁柔软，蠕动未见明显异常，黏膜规则、连续，腔内未见明确龛影及占位征象，未见造影剂外溢。贲门开放正常，黏膜规则。

【问题 14】　术后最常见的并发症是什么？

1. 黏膜破裂　Heller 术后较常见的并发症为黏膜破裂而术中未发现或修补不佳所并发的食管瘘、脓胸，约占手术的 10%。这种病例一旦发生则按脓胸处理，除用抗生素外，应早期做闭式引流术，禁食，加强支持治疗，一般黏膜裂口可于 2 周左右愈合。如食管瘘长期不愈，亦可考虑做瘘修补或食管部分切除及胃食管吻合术。

2. 胃食管反流　Heller 术后另一并发症为反流性食管炎，它多于在术后晚期发生。造成这种并发症的原因主要为术中较长的肌层切开破坏了食管下括约肌，以及广泛游离贲门周围的支持组织而形成术后裂孔疝。此外，术中损伤迷走神经导致胃排空不良也增加了反流。研究还发现经腹 Heller 手术后胃食管反流发生率较经胸入路为高。此外，肌层切开的长度也与反流的发生有关，长度超过 10cm 反流增加。

3. 症状复发　约 16% 患者术后吞咽困难症状复发，手术失败的原因有以下几种：①肌层切开不完全，长度不够，残留环形肌纤维或黏膜外血管未分断，贲门狭窄部分未完全松解；②肌层切缘剥离得不够宽，没有超过食管周径的 1/3 以上或止血不充分，留有血肿机化，促使切缘粘连愈合，造成术后瘢痕性狭窄；③食管周围炎症后易形成瘢痕；④反流性食管炎长期不愈而并发狭窄；⑤术中误伤迷走神经导致幽门痉挛，产生胃流出道功能紊乱；⑥食管体高度迂曲扩张呈 S 形，因此排空困难，食管清除能力下降。

4. 膈疝　Heller 术后 5%～10% 发生裂孔疝。若术前诊断有食管裂孔疝，则应在贲门肌切开的同时予以修补。若肌层切开时食管裂孔附着部不予切断，则术后发生膈疝的概率减少。

5. 肺部并发症　可按肺部疾病的性质进行处理。

【问题 15】 术后管理要点是什么?

1. 术后行钡剂食管造影检查。确认无食管瘘,开始进清流食。

2. 如术中食管黏膜破裂予以修补则应术后禁食 3~4 天,并观察胸腔引流颜色性状。

(李 辉)

第二节 食 管 癌

首次门诊病历摘要

患者男性,62 岁,河南籍。主因"进行性吞咽困难 3 个月"就诊。偶伴有嗳气、胸骨后疼痛、上腹部饱胀感,近 3 个月体重下降 5kg。吸烟 20 支 /d×40 年,已戒烟 2 个月余;喜烫食、饮烈酒,半斤 /d×30 年,未戒酒。父亲 65 岁时因患"食管癌"去世。

【问题 1】 该患者最可能临床诊断?

根据患者主诉症状,考虑上消化道系统疾病。结合长期烟酒嗜好、籍贯及家族史,罹患食管癌可能性大。

思路 1: 患者为老年男性,临床症状以进行性吞咽困难为主要特征,长期烟酒嗜好,籍贯为食管癌高发区,存在食管癌家族史,应高度怀疑食管癌的可能性。

知识点

食管癌的流行病特点

我国食管癌流行病学特点:发病率男性高于女性,农村高于城市;高发区主要集中在太行山脉附近区域(河南、河北、山西、山东、安徽);其他高发区域与中原移民有关,包括四川西北部、江苏北部、广东潮汕、福建福州等地区。据 2017 年中国最新癌症数据统计,食管癌的发病率约为 20.35/10 万,死亡率约为 15.17/10 万。发病率及死亡率分别位列全部恶性肿瘤的第六及第四位。

思路 2: 食管癌高危因素及高危人群:

1. **高危因素** 年龄 40 岁以上,长期饮酒史、吸烟史,直系家属有食管癌及其他消化道恶性肿瘤病史者。

2. **高危人群** 具有上述高危因素的人群,尤其生活在食管癌高发区,年龄在 40 岁以上,存在食管癌家族史者。

知识点

食管癌的临床表现

早期食管癌易被忽略,常见临床症状包括进食后哽噎感、食物停滞感、上腹部饱胀感、胸骨后烧灼感等,可间断性发作并进行性加重数月;进展期食管癌临床表现为进行性吞咽困难,起初为固体普食,渐至不能下咽半流质及流质饮食,局部食管黏膜水肿及神经肌肉反应可使吞咽困难加重,症状可重于食管"良性"狭窄。

思路 3: 食管癌的鉴别诊断。

1. **食管良性肿瘤** 包括平滑肌瘤、腺瘤、脂肪瘤、乳头状瘤、血管瘤等;瘤样病变包括息肉、囊肿、弥漫性平滑肌瘤病和异位症等,其中以食管平滑肌瘤最常见(占 50%~70%)。

2. **食管憩室或憩室炎** 好发于食管颈段及胸上段,咽食管憩室(Zenker 憩室)最为常见。

3. **食管良性狭窄** 即除恶性肿瘤以外的食管瘢痕性狭窄,通常患者有误服强酸或强碱、食管异物或外伤、反流性食管炎所致的食管黏膜瘢痕性收缩,良性狭窄多位于食管生理狭窄区的近端,以食管下段最为常见。

4. **食管裂孔疝** 是膈疝最常见的一种,发病多在 50 岁以后,女性多于男性,肥胖者居多,常合并长期腹腔内压力增高因素存在(例如妊娠、便秘、慢性咳嗽、腹部受压等)。

5. **食管功能性障碍** 包括贲门失弛缓症、缺铁性吞咽困难(又称 Plummer-Vinson 综合征)、年龄相关性弥漫性食管痉挛等,其中以贲门失弛缓症最常见,患者多在年轻时起病,有长期间断性进食下咽困难的病史;食管造影检查显示贲门区上方食管呈对称性狭窄,狭窄段食管壁光滑呈"漏斗状"或"鸟嘴状",其上方近端食管扩张明显。

6. **食管结核** 比较少见,患者发病年龄较轻,食管结核感染途径可有:①由喉或咽部结核向下蔓延;②结核菌通过肺结核痰液下咽时直接侵入食管黏膜;③脊柱结核外侵及食管;④结核菌感染通过血行播散至食管壁内;⑤食管旁纵隔淋巴结核干酪性变侵蚀食管(临床最为常见),好发于气管分叉处附近食管。

问诊时应询问有无误服强酸或强碱的病史;症状出现的时间,如为解剖发育异常,则多在出生后即已存在,症状持续数年之久,是否伴有全身其他部位感染灶,例如结核灶等。

> **知识点**
>
> **局部晚期食管癌的特殊表现**
>
> 局部晚期食管癌由于肿瘤外侵或压迫周围脏器、区域淋巴结转移导致一系列临床特征表现,例如浸透食管壁全层侵犯后纵隔胸膜引发持续性剧烈胸背疼痛;压迫气管引发刺激性干咳或呼吸困难;恶性食管 - 气管/纵隔瘘可引发纵隔炎、肺部感染、肺脓肿、脓胸;侵犯喉返神经引起声音嘶哑或饮水呛咳;侵犯膈神经导致膈肌麻痹,表现为伴有膈肌反常运动的呼吸困难;巨块肿瘤破溃或侵犯胸主动脉可引发致命性呕血;锁骨上淋巴结转移可表现为颈根部扪及质硬性包块等。

【问题 2】 该患者应进一步做哪些检查?

在解剖学上,食管深处胸腔内的后纵隔区域,食管癌发病初期无法通过常规体检发现阳性体征,故对于可疑食管癌患者应重症状、重检查、轻查体。该患者应行下列检查:①定性诊断,食管/胃镜检查及活检术;②分期诊断,包含上腹部区域扫描的胸部增强 CT、双侧锁骨上区及腹部超声检查、超声胃镜及上消化道钡餐造影检查,必要时行全身 PET/CT 扫描评估。

> **知识点**
>
> **食管癌的临床检查方法**
>
> 胃镜检查是首选,对于定性、定位诊断及手术方案设计均具有重要意义。镜下可观察食管腔内肿瘤生长类型、解剖定位、分布范围(单灶或多灶)、获取病理组织明确诊断;还可评估残余正常食管及胃内情况;通过胃镜下 Lugol 碘染色可提高早期食管癌的检出率。
>
> 食管内镜超声检查(EUS)是术前评估食管癌临床 T 分期的重要方法之一。通过 EUS 可了解食管壁内肿瘤的浸润深度、侵犯周围脏器情况及淋巴结转移,借此对早期浅表型食管癌可评估内镜下切除可能性。
>
> 胸部增强 CT(包含上腹部区域)对食管癌临床分期、可切除性评价、手术路径的选择和术后随访均有较高的价值,但对于病变局限于黏膜内的早期食管癌诊断价值不高,易漏诊。
>
> 食管钡餐造影检查是诊断食管癌最常用、最简单和无创的检查方法,可确定病灶位置、长度及肿瘤是否穿孔。此外,对于判断颈段食管癌肿瘤上缘位置,确定可切除性帮助很大。
>
> 双锁骨上区及腹部超声检查可辨别检查区域重要脏器或淋巴结是否转移,必要时可结合穿刺活检获取细胞或组织病理诊断。

全身正电子发射计算机断层扫描显像（PET/CT）可确定食管癌原发灶范围，是否存在周围淋巴结转移及远隔脏器转移，有助于更精确地开展术前临床分期。

上述临床检查方法各有特点，优势互补，应该强调综合运用，全面评估。

第二次门诊记录

胃镜检查（图 4-2-1）：食管距门齿 26～32cm 处见隆起型肿物，侵及管壁 1/2 周，表面黏膜充血糜烂，钳取活检病理结果：中分化鳞状细胞癌。

食管内镜超声检查（EUS）（图 4-2-2）：食管距门齿 26～32cm 处低回声病变侵及 1～4 层，局部第 5 层模糊伴毛粗糙改变，病变与主动脉及气管界限清晰，食管纵隔内多发小淋巴结，直径约 0.7cm。

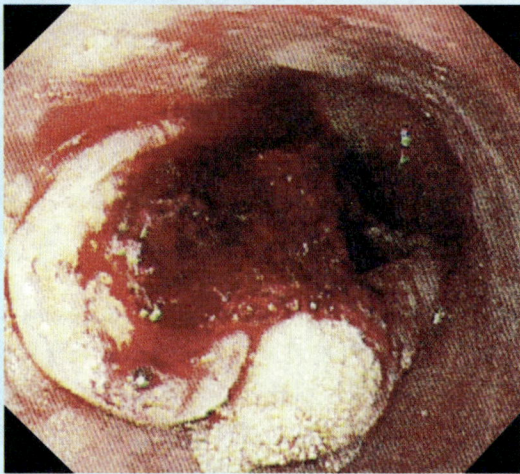

图 4-2-1　食管癌胃镜下表现

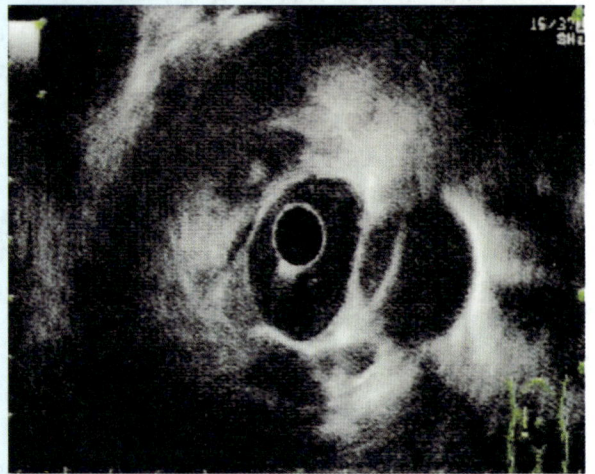

图 4-2-2　食管癌超声内镜下表现

胸部增强 CT（图 4-2-3）：食管胸中段管壁增厚，较厚处约 10mm，外膜面不光滑，与胸主动脉分界尚可，纵隔 7、8 组见小淋巴结，较大者约 14mm×9mm，双侧肺门、锁骨上区未见肿大淋巴结。

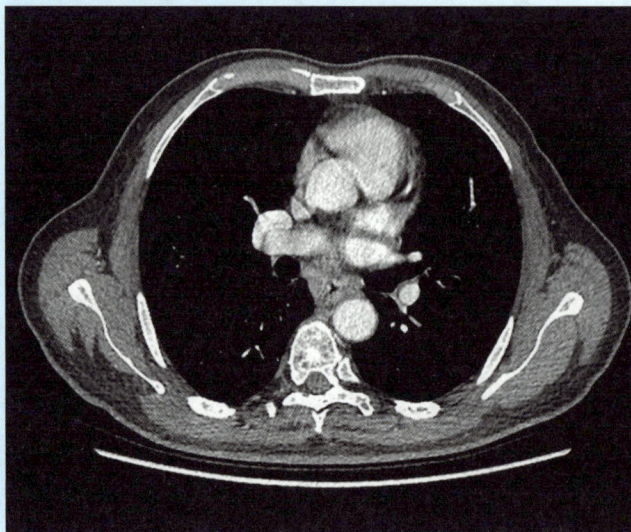

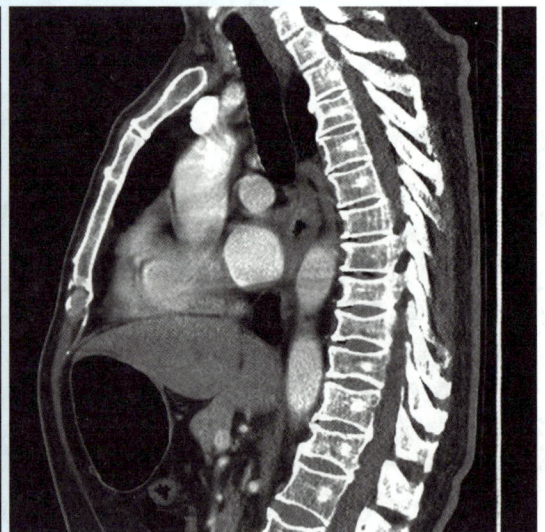

图 4-2-3　食管癌胸部增强 CT 表现

全身 PET/CT（图 4-2-4）：食管胸中下段管壁增厚，较厚处约 1.5cm，伴异常放射性浓聚，SUVmax 11.5，累及长度约 6.0cm；右上气管食管沟、病变食管旁及贲门区见数个小淋巴结，未见明显放射性高摄取，较大者约 1.3cm×0.8cm。

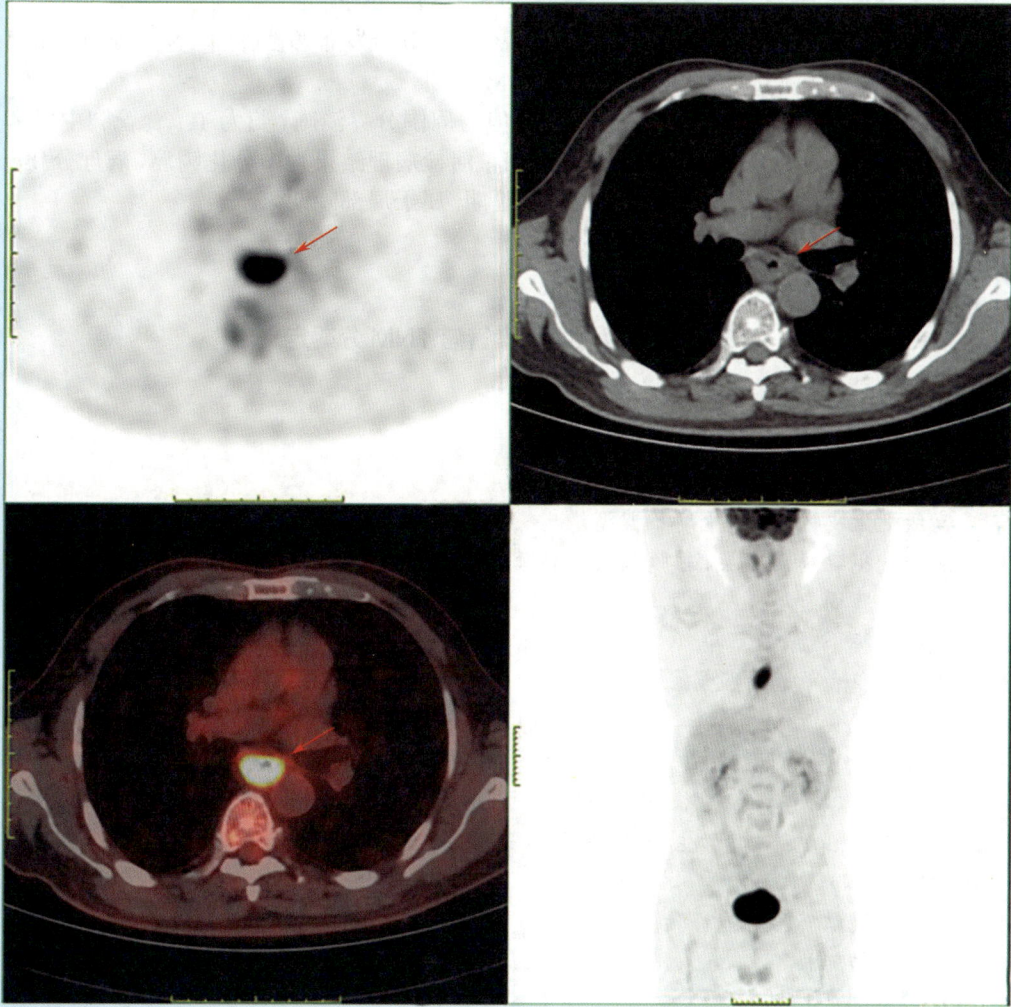

图 4-2-4　食管癌全身 PET/CT 表现

食管钡餐造影（图 4-2-5）：食管胸中下段可见一充盈缺损，黏膜结构紊乱、破坏，内见龛影；病变环周受累，受累范围约长 6.0cm；管腔轻度狭窄，钡剂通过轻度受阻。

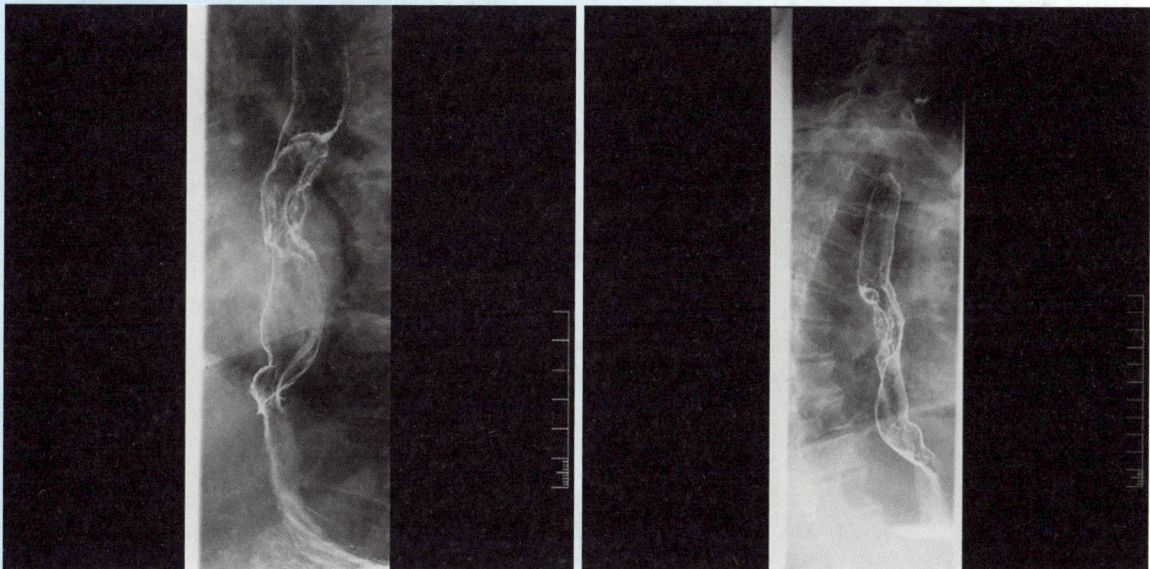

图 4-2-5　食管癌食管钡剂造影表现

【问题3】 病理诊断明确为鳞状细胞癌后，食管癌临床分期如何确定？

1987年国际抗癌联盟（UICC）与美国癌症联合会（AJCC）联合发布恶性肿瘤TNM分期标准。当前最新版本采用2017年颁布的第8版UICC/AJCC食管癌TNM分期。

该患者临床评估食管管壁全层受侵，纤维膜中断但与周围分界清晰，归为T_3；食管胸中段旁见小淋巴结，直径0.7cm，EUS标准分为N_1；未见远处转移为M_0；活检病理结果为中分化鳞癌，病理分化分级为G_2。肿瘤位于食管胸中段，最后的临床分期为$cT_3N_1M_0G_2$，Ⅲ期，属于局部晚期。

知识点

第8版UICC/AJCC食管癌TNM分期定义

1. 原发肿瘤（T）

T_x：　原发肿瘤不能评估

T_0：　无原发肿瘤证据

T_{is}：　高级别上皮内瘤变/重度不典型增生

T_1：　肿瘤侵犯黏膜固有层、黏膜肌层或黏膜下层

　T_{1a}：　侵犯黏膜固有层或黏膜肌层

　T_{1b}：　侵犯黏膜下层

T_2：　肿瘤侵犯食管固有肌层

T_3：　肿瘤侵犯食管纤维膜

T_4：　肿瘤侵犯食管周围结构

　T_{4a}：　侵犯胸膜、心包、奇静脉、膈肌或腹膜

　T_{4b}：　侵犯其他邻近结构，如主动脉、椎体或气管等

2. 区域淋巴结（N）

N_x：　区域淋巴结转移不能评估

N_0：　无淋巴结转移

N_1：　1～2枚淋巴结转移

N_2：　3～6枚淋巴结转移

N_3：　≥7枚淋巴结转移

3. 远处转移（M）

M_0：　无远处转移

M_1：　有远处转移

4. 组织分化程度（G）

G_x：　分化程度不能评估

G_1：　高分化

G_2：　中分化

G_3：　低分化或未分化

5. 食管病变位置（食管鳞癌）

X：　病变位置不明确

上段：　颈段食管至奇静脉下缘

中段：　奇静脉下缘至下肺静脉下缘

下段：　下肺静脉下缘至贲门，包括食管胃交界部

注释：　病变位置以肿瘤中心为准

知识点

食管鳞癌临床 cTNM 分期

项目	cT	cN	M
0	is	0	0
I	1	0～1	0
II	2	0～1	0
	3	0	0
III	3	1	0
	1～3	2	0
IVA	4	0～2	0
	任何 T	3	0
IVB	任何 T	任何 N	1

【问题 4】 食管癌如何分段?

食管按解剖分为颈、胸、腹三段,各段肿瘤的治疗策略不尽相同。上段以放疗为主,中、下段以手术为主;中段手术时应行食管次全切除、颈部吻合术,而下段则可行食管大部切除、胸腔内吻合,因而需要分段。

该患者属于胸中段食管癌。

知识点

食管的解剖分段

1. 颈段食管 上接下咽,向下至胸骨切迹平面的胸廓上口,内镜下测量距门齿 15～20cm。

2. 胸上段食管 上自胸廓上口,下至奇静脉弓下缘水平,内镜下测量距门齿 20～25cm。

3. 胸中段食管 上自奇静脉弓下缘,下至下肺静脉下缘,内镜下测量距门齿 25～30cm。

4. 胸下段食管及食管胃交界部 上缘起自下肺静脉水平,向下止于胃,包括了食管胃交界部,该段食管穿过膈肌,在腹腔走行距离长短不一,在某些情况如食管裂孔疝时,腹段食管可消失,故腹段食管包括在胸下段食管中,内镜下测量距门齿 30～40cm。

食管癌发生在胸中段较多,约占 50%,下段食管癌占 30%,上段食管癌占 10%～20%,颈段食管癌约占 5%。

【问题 5】 食管癌病理学如何分类?

我国食管癌以鳞状细胞癌为主,而食管胃交界癌以腺癌为主。鳞癌预后较腺癌好,对化疗及放疗的敏感性也优于腺癌。在我国食管鳞癌约占 95%,腺癌约占 4%,神经内分泌癌、黏液表皮样癌、未分化癌较罕见。

【问题 6】 中晚期食管癌的病理学大体分型? 该患者属于何种分型?

中晚期食管癌的病理学大体类型分为 5 型。①髓质型:最常见,约占 60%,侵及全层,同时向腔内外生长,呈中重度梗阻,造影可见充盈缺损及狭窄,病变晚期时切除困难。②蕈伞型:约占 15%,向管腔内突出,如蘑菇状,梗阻症状较轻,造影见食管肿块上下缘形成圆形隆起的充盈缺损,易切除。③溃疡型:约占 10%,形成凹陷的溃疡,侵及食管壁并向管壁外层生长,梗阻症状轻,常伴有疼痛,造影可见溃疡龛影,易穿孔。④缩窄型:约占 10%,呈环形或短管型狭窄,狭窄上方食管明显扩张,切除率低。⑤息肉型(腔内型):较少见,占 2%～5%,呈息肉样向食管腔内突出,易切除。

该病变大体病理分型属于髓质型。

入院后情况

①血、尿、便常规及生化实验室检查;②心电图、心脏超声、肺功能、运动心肺功能评估;③营养风险筛查。

该患者如上检查基本正常,营养风险筛查有许多参考量表,经评估后该患者属于中度营养风险,应在初次就诊时即予以营养教育与干预。

【问题7】　食管癌的治疗原则?

临床上建议采用手术为主导的个体化综合治疗原则,即根据患者的身体状况、合并疾病情况、肿瘤病理类型及临床分期,以外科治疗为中心,有计划地、合理地应用现有化疗及放疗等综合治疗方案,以期最大幅度地根治、控制肿瘤,以提高食管癌治愈率,改善食管癌患者的生活质量。围术期免疫治疗正在探索当中。

对于病变范围局限(直径≤2cm),侵犯深度不超过食管黏膜层,并且不伴有区域淋巴结转移者,可考虑内镜下治疗,如内镜下黏膜切除术(EMR)或内镜下黏膜层剥离术(ESD),术后无需辅助放疗或化疗;对于中晚期食管癌应采取以手术为主的综合治疗手段,包括新辅助化疗或放化疗,对非根治性切除者应补充术后放疗。

思路:手术治疗是食管鳞癌的首选治疗。然而,我国70%的食管癌患者就诊时已属中晚期,失去根治性手术切除的机会。术前诱导治疗的优势在于:①消灭潜在的微小转移病灶;②可使肿瘤局部降期,以增加根治性切除率;③可评估化疗方案是否有效;④术前易于耐受,便于完成治疗计划;⑤与营养治疗及营养教育同时进行,从而达到改善远期疗效的目的。

目前对于临床评估为中晚期的可手术食管癌患者,推荐新辅助化疗或同步放化疗(推荐剂量95%PTV 41.4～50.4Gy/1.8～2.0Gy,每日1次,每周5次)联合手术或根治性同步放化疗推荐剂量(95%PTV 50.4Gy/1.8～2.0Gy,每日1次,每周5次)。

本例患者为局部晚期食管癌(cT_3N_1),肿瘤学评估可以手术切除,无严重合并症,因而可行新辅助化疗或同步放化疗。

【问题8】　新辅助化疗方案选择?

新辅助化疗方案自20世纪80年代开始,多种药物联合化疗主要以铂类为基础,多以联合氟尿嘧啶(PF方案)为基本方案,也有联合多西他赛、长春新碱、伊立替康、表柔比星、卡培他滨、亚叶酸钙等双药方案,通常应用2～4周期,据文献报道临床有效率为30%～50%,患者一般可以耐受,主要不良反应为中性粒细胞减少及消化道黏膜炎,严重不良反应发生率分别为29%及25%,新辅助化疗相关死亡率低于2%;目前我国针对食管鳞癌以顺铂联合紫杉醇(TP方案)最常见,具体给药剂量为:紫杉醇175mg/m^2,D1;顺铂75mg/m^2,D1,Q3W重复,化疗后需注意重复影像学评效。化疗联合免疫治疗也正在探索当中。

【问题9】　术前诱导治疗疗效如何评估?

诱导治疗疗效评估可依靠如下方法:①症状改善程度评级;②胸部增强CT;③食管超声内镜;④食管钡餐造影;⑤全身PET/CT。

新辅助化疗结果

该患者经2周期新辅助化疗后评估:吞咽困难症状减轻,能进普食。胸部增强CT(图4-2-6)示食管胸中下段管壁增厚较前减轻,现较厚处约0.8cm;复查EUS提示食管胸中段病变仍累及全层,周围淋巴结缩小;

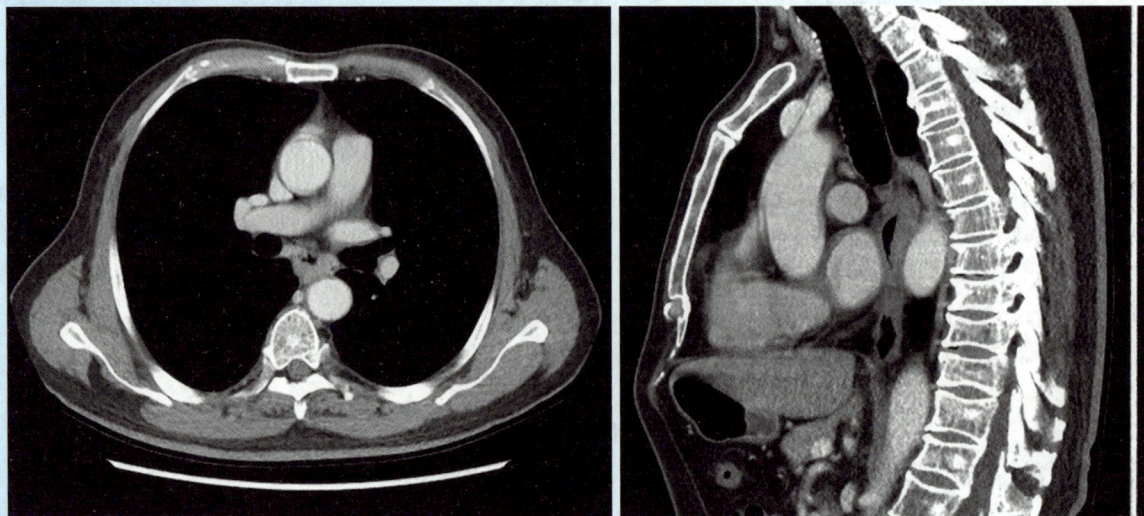

图4-2-6　食管癌新辅助化疗后胸部增强CT表现

食管钡餐造影（图4-2-7）提示食管胸中下段黏膜破坏较前减轻，充盈缺损较前缩小，累及长度现约4.0cm。

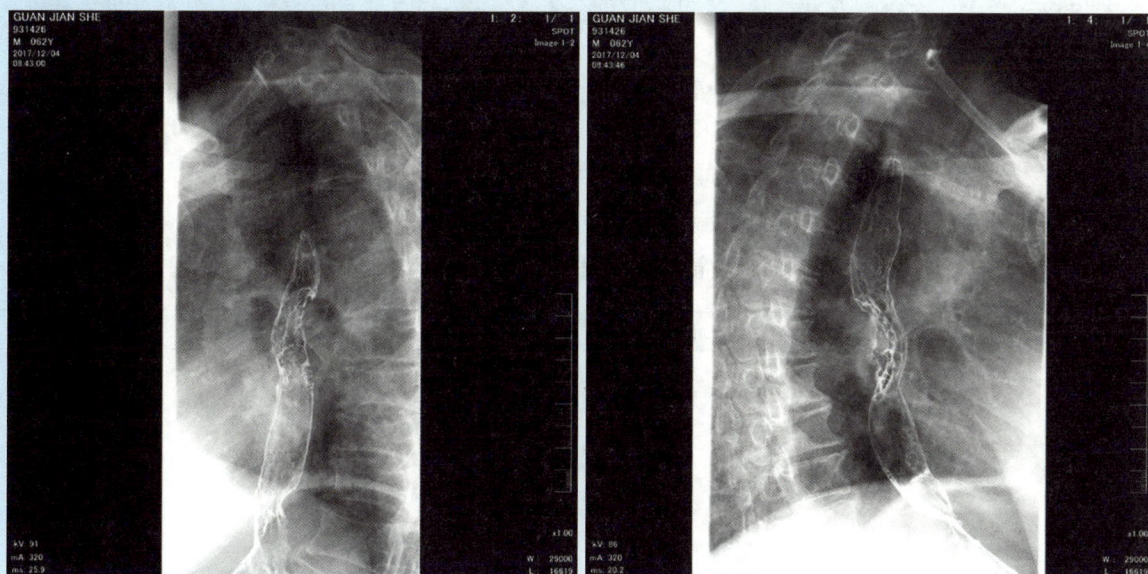

图4-2-7　食管癌新辅助化疗后钡剂造影表现

手术过程

该患者接受胸腹腔镜联合，左颈、右胸、腹三切口食管次全切除，胃部分切除，食管胃左颈部吻合术（McKeown术式）。患者先左侧俯卧位，胸腔镜进胸探查，无胸腔积液及胸膜转移表现，肿瘤位于食管胸中段，长约4.0cm，活动度差，经术中评估可完整切除。打开上纵隔胸膜，游离上段食管至颈部；清扫双侧喉返神经旁淋巴结及右侧颈部食管旁淋巴结；向下游离中下段食管至膈肌食管裂孔；一并切除食管旁及隆突下等区域淋巴结；留置胸腔闭式引流管后关胸。

变换为平卧位，腹腔镜进腹探查，无腹腔转移表现。打开小网膜囊，结扎切断胃右血管；向上游离显露胃左血管，清扫腹腔干及胃左血管旁淋巴结，结扎切断胃左血管；向上继续游离，打开膈肌食管裂孔并处理胃后及胃短血管，处理大弯侧血管并保留胃网膜右血管；由胃底至幽门裁制管状胃，留置十二指肠营养管；检查腹腔无活动性出血后，将管状胃拉至颈部。

转至左颈部，行左侧胸锁乳突肌前缘切口，由颈鞘前方间隙进入探及食管，切断颈段食管并近端预留荷包线；以吻合器行食管胃端-侧吻合，放置好胃管、营养管后，闭合胃残端，间断浆肌层包埋；逐层缝合腹膜、腹直肌、皮下组织及皮肤，关腹。同法缝合颈部切口。术毕。

标本肉眼所见：切除食管长12.5cm，见髓质隆起型肿物，大小约4.0cm×3.0cm，距一断端5.5cm，另一断端3.0cm，切面灰白色、实性、质硬，肉眼侵至食管肌层外脂肪组织。

食管癌手术
（视频）

知识点

常见食管癌手术方式

食管癌手术方式已逐渐由传统的开胸开腹手术向微创手术（包括胸、腹腔镜手术、机器人手术等）转变，新的手术方式及器械使得食管癌手术更加安全、高效，但其根本的传统术式并没有太大改变，常用术式包括以下：

1. McKeown手术　颈、胸、腹三切口，右侧经胸游离食管，食管胃左颈部吻合，便于暴露、切除食管病变及淋巴结清扫，必要时易于完成三野淋巴结清扫，适用于中、上段食管癌的手术治疗。

2. Ivor-Lewis手术　右胸、腹两切口，胸内吻合，便于病变切除，可达到二野淋巴结清扫，适用于下段食管癌及食管胃交界腺癌。

3. Sweet 手术　左剖胸及其变体，适用于下段食管癌，一个切口完成所有操作，但难以完成标准胸内淋巴结清扫。

4. 经食管裂孔食管内翻拔脱手术　不开胸，创伤小，但无法清扫胸腔内淋巴结。

知识点

食管鳞癌病理 pTNM 分期

项目	pT	pN	M	G	部位
0	is（HGD）	0	0	任何分化	任何位置
ⅠA	1a	0	0	高分化	任何位置
	1a	0	0	不能评估	任何位置
ⅠB	1a	0	0	中或低分化	任何位置
	1b	0	0	任何分化	任何位置
	1b	0	0	不能评估	任何位置
	2	0	0	高分化	任何位置
ⅡA	2	0	0	中或低分化	任何位置
	2	0	0	不能评估	任何位置
	3	0	0	任何分化	下段
	3	0	0	高分化	上或中段
ⅡB	3	0	0	中或低分化	上或中段
	3	0	0	不能评估	任何位置
	3	0	0	任何分化	不明确
	1	1	0	任何分化	任何位置
ⅢA	1	2	0	任何分化	任何位置
	2	1	0	任何分化	任何位置
ⅢB	2	2	0	任何分化	任何位置
	3	1～2	0	任何分化	任何位置
	4a	0～1	0	任何分化	任何位置
ⅣA	4a	2	0	任何分化	任何位置
	4b	0～2	0	任何分化	任何位置
	任何 T	3	0	任何分化	任何位置
ⅣB	任何 T	任何 N	1	任何分化	任何位置

HGD：high-grade dysplasia 重度不典型增生

知识点

食管鳞癌诱导治疗后病理 ypTNM 分期

项目	ypT	ypN	M
Ⅰ	0～2	0	0
Ⅱ	3	0	0
ⅢA	0～2	1	0
ⅢB	3	1	0

续表

项目	ypT	ypN	M
	0~3	2	0
	4a	0	0
ⅣA	4a	1~2	0
	4a	X	0
	4b	0~2	0
	任何 T	3	0
ⅣB	任何 T	任何 N	1

术后管理

食管癌根治术是大型外科手术,创伤大,风险高,围手术期并发症及死亡率风险较高,尤其需要重视围手术期管理细节。

【问题 10】 常见术后近期并发症及处理原则?

术后近期,尤其是术后 24 小时内需密切关注患者循环及呼吸系统稳定情况,需要连续监测血压、血氧、呼吸及胸腔引流的量及性状。

循环系统意外情况:易出现在术后 24 小时内,要及时注意是否有术野出血,常见临床表现包括心率快、血压低、胸腔引流量多并且呈新鲜血性特征。常见的出血来源为胸腔内原食管床创面,包括食管固有动脉、支气管动脉,管状胃网膜血管分支残端或“胃代食管”侧端残血管出血,鲜有奇静脉、肋间血管甚至主动脉来源。一旦确认或高度可疑,无需犹豫即应立即二次手术止血,多能挽救生命。当吻合口或胃残端出血时,除循环不稳定外,常有呕血或胃肠减压引流出新鲜血性液,可尝试胃镜下止血,但要随时准备再手术止血,不可犹豫。

呼吸系统意外情况:手术过程中及结束时应需麻醉师定期清理呼吸道,完全清醒后再拔除插管,对个别自主呼吸恢复较差者应带气管插管转入 ICU 科继续维持机械通气。对术后已超过 48 小时,因肺损伤、感染、肺不张等导致 ARDS 者,应及时发现并再次插管予以机械通气呼吸支持。

吻合口瘘:早期瘘可出现在术后 3 天内,迟发瘘也可出现于术后 2 周甚至 1 个月后,但最常见于术后 1 周左右。根据严重程度不同分为轻、中、重度。轻度者常无明显临床症状,于术后造影透视检查中偶然发现,延后经口进食即可愈合;中度者(<10%)常见临床表现为全身感染中毒症状,胃镜、造影、胸部 CT 等辅助检查可明确诊断,需积极外科引流、抗感染药物、增加肠内营养支持等治疗。重度者(10%~50%)临床症状较危重,有生命危险,常需要进行内镜下置管引流、介入手段参与或二次手术修补。若在吻合瘘的基础上合并代食管 - 气管瘘,一旦发现应及时行带膜支架置入封堵处理。

乳糜胸:术后胸腔引流量多,以淡血性为主,或淡黄色血浆样,甚至有乳糜样引出时临床应警惕。乳糜胸一旦发生,若每日胸腔引流量维持在 1 000ml 以内并且循环稳定者,可持续禁食同时全静脉营养等予以保守治疗;若保守治疗 1 周无改善者则需再次手术予以胸导管结扎。乳糜胸预防重于治疗,可在术前 4 小时口服高脂类液体(如橄榄油、全脂牛奶等),使得胸导管在术中清晰显露,避免误伤。

【问题 11】 常见术后晚期并发症与处理原则?

食管癌术后晚期并发症包括吻合口狭窄、反流、误吸、排空障碍及倾倒综合征等。

食管癌根治术后康复出院者,部分可能出现晚期并发症,临床症状多表现为吞咽困难、呛咳、呼吸窘迫等。建议首先行上消化道造影检查确认是否有吻合口狭窄及狭窄程度;吞咽困难症状并非全都与吻合口狭窄(或狭窄程度)相关,而与术后咽喉部吞咽运动相关肌群无力有关。经过持续性肠内营养支持、吞咽运动功能锻炼后,上述临床症状多可缓解甚至痊愈。对确有严重器质性吻合口狭窄患者应予以内镜下扩张或置入食管支架处理。频发反流、误吸、排空障碍症状之间互为因果,除术中认真操作,注意代食管“整形”“重建”外,还应重视术后营养支持、等待、休息及锻炼,通常即可获得疗效。倾倒综合征可表现有各种上消化道系统症状以及血管扩张性症状,除注意饮食黏稠度、进食速度、含糖浓度以外,辅以奥曲肽药物治疗常可获得疗效。

(陈克能)

第三节　食管平滑肌瘤

门诊病历摘要

男性,41 岁。主因"发现咽部不适感 3 个月余"来我院门诊就诊。患者 3 个月前无明显诱因出现咽部不适感,伴轻微胸痛,不伴反酸、嗳气、咳嗽、咯血等。就诊于当地医院行超声内镜示:食管黏膜下隆起,考虑食管黏膜下肿物。患者自发病以来,精神、食欲、睡眠好,大小便如常,体重未见明显变化。平时偶有呃逆,无明显进食哽噎感,无反酸、恶心、呕吐,无胸闷、胸痛,无腹胀、腹泻。既往:高血压 3 年,最高达 180/140mmHg,目前口服缬沙坦治疗,血压控制可。既往原发性肺结核病史,已痊愈。无肝炎病史及其密切接触史,无手术史,无外伤史,无血制品输注史,无过敏史,预防接种史按计划进行。

外院胃镜示:距门齿 33～35cm 食管中段见半圆形隆起,累及约 2/3 环周,食管黏膜光滑,管腔稍狭窄,内镜可通过。超声内镜提示肿物隆起起源于食管固有肌层,呈偏低回声,边界不清晰,内部回声不均匀,可见多发强回声钙化,CDFI 未引出血流,此处黏膜层、黏膜下层及外膜层回声连续完整(图 4-3-1、图 4-3-2)。

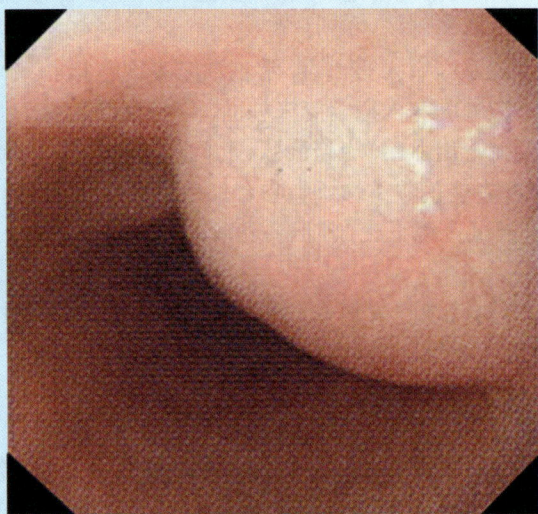

图 4-3-1　食管平滑肌瘤胃镜表现

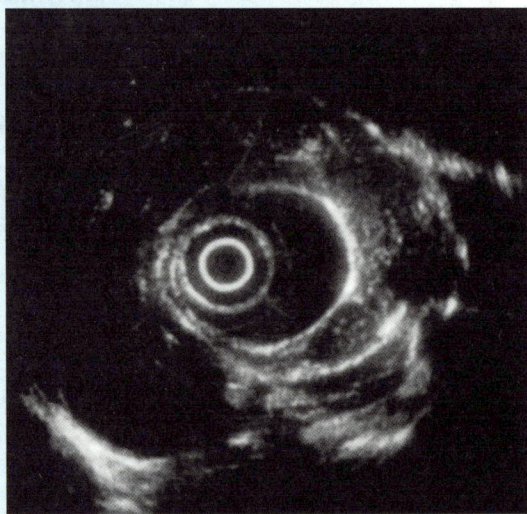

图 4-3-2　食管平滑肌瘤超声内镜表现

【问题 1】　通过上述病史,该患者可疑的诊断是什么?

根据患者的病史和查体发现,应高度怀疑"食管黏膜下良性肿瘤"的可能。

思路 1:轻微自觉症状,超声内镜发现食管黏膜下肿物。

> **知识点**
>
> **食管良性肿瘤概述**
>
> 食管良性肿瘤相对少见,发病率明显低于食管恶性肿瘤,文献统计占全部食管肿瘤的 1%～10%。在外科切除的食管肿瘤中仅有不到 10% 的病例被确认为良性肿瘤。

思路 2:食管腔内的占位病变根据肿瘤大小、病变性质会产生不同的临床症状,轻者可无任何症状,重者会表现为进食哽噎。问诊时应注意询问相关症状,特别是症状是偶然发作或间断发作或进行性加重,这对鉴别诊断很有帮助。

知识点

食管良性肿瘤临床特点

食管良性肿瘤的临床表现多样,壁内型肿瘤因瘤体较小多无症状,约 20% 为体检发现。实质性肿瘤可引起吞咽困难、呕吐,部分患者有胸骨后疼痛或烧灼感,伴体重减轻。肿瘤位于上段食管或瘤体较大者可引起咳嗽、胸闷等呼吸道症状。腔内型肿瘤易引起吞咽困难、呕吐和体重减轻。

【问题2】 为进一步明确诊断和确定治疗方案,需要进行哪些检查?
　　思路1:食管钡餐检查。

知识点

食管平滑肌瘤钡餐检查表现

食管钡餐检查是诊断食管平滑肌瘤最常用的检查方法。典型表现是在食道造影见到充盈缺损但黏膜保持完整。食管呈现光滑的半月状压迹,轮廓清晰,肿物影与食管壁近端及远端呈现锐角。突入食管腔内的肿瘤表面黏膜皱襞消失,但其对侧的黏膜正常,被称为涂抹征或瀑布征。一定角度下,肿瘤的轮廓因其表面光滑、钡剂缺失所完全显现出来,呈环形征。同时钡餐检查还可发现一些合并症如食管憩室或食管裂孔疝等。

　　思路2:胸部 CT 检查对诊断食管良性肿瘤非常重要。

知识点

食管良性肿瘤的 CT 表现

胸部 CT 检查可以帮助确定食管良性肿瘤的部位、形态以及大小,尤其对于判断肿瘤的范围和与周围结构的关系非常重要,这对于外科手术选择手术入路及术式很有帮助。在复杂病例时行 CT 还可以帮助鉴别良、恶性病变,以指导手术治疗。

住院后检查结果

1. 上消化道钡餐造影　双侧梨状窝对称,会厌谷清晰,钡剂通过食管顺利,食管中段可见新月形充盈缺损,环周范围>1/2,边缘尚光滑,上下范围约 3.7cm,腔内压迹最深处约 1.1cm,中段食管腔狭窄,余食管壁柔软,黏膜规则,未见异常扩张,未见胃食管反流。胃形态未见异常,未见空腹滞留液,蠕动扩张可,壁柔软,黏膜正常,未见明显充盈缺损及龛影,幽门未见明显异常。十二指肠壶腹部形态规则,肠曲不大,造影剂通过顺利。诊断结论:食管中段外压性狭窄,倾向良性,食管平滑肌瘤可能大(图 4-3-3)。

2. 胸部增强 CT 检查结果　食管中段可见类椭圆形软组织密度影,边界清楚,内可见多发高密度钙化灶,相应部位食管腔狭窄,未突破食管壁,肿物大小约 2.0cm×4.5cm×3.1cm,增强扫描未见明显强化。影像学结论:食管中段外压性狭窄,考虑食管平滑肌瘤可能,请结合相关检查(图 4-3-4)。

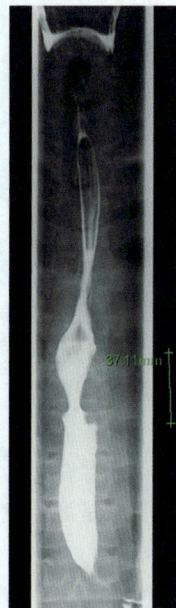

图 4-3-3　食管平滑肌瘤上消化道造影表现

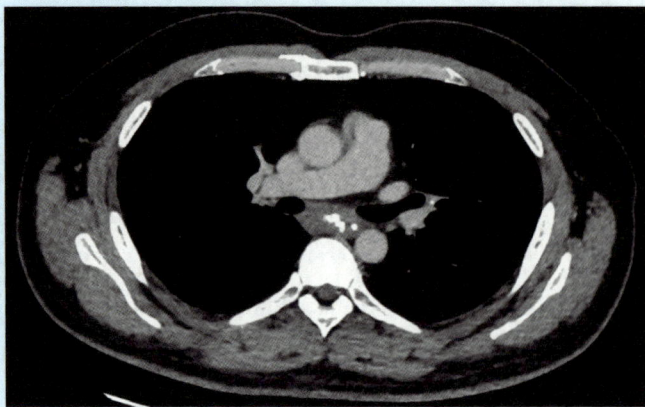

图 4-3-4　食管平滑肌瘤胸部增强 CT 表现

【问题 3】 食管良性肿瘤的病理类型有哪些?

食管良性肿瘤的类型较多,按病理组织学可分为上皮性肿瘤、非上皮性肿瘤和异位组织三类。

知识点

食管良性肿瘤的病理分类

1. 上皮性肿瘤　①鳞状上皮:乳头状瘤,囊肿;②腺上皮:腺瘤,息肉。
2. 非上皮性肿瘤　①肌瘤:平滑肌瘤,纤维肌瘤,脂肪肌瘤,纤维瘤;②血管来源:毛细血管瘤,淋巴管瘤;③中胚叶及其它肿瘤:网织内皮瘤,脂肪瘤,黏液纤维瘤,巨细胞瘤,神经纤维瘤,骨软骨瘤。
3. 异位组织　来源于先天性异位组织的肿瘤,如来源于胃黏膜,皮脂腺,色素母细胞瘤,胰腺,甲状腺结节,颗粒母细胞等。

【问题 4】 临床上食管良性肿瘤有哪些类型?

临床上根据食管肿瘤的所在部位可分为黏膜内型和黏膜外型。

知识点

食管良性肿瘤的分型

腔内型:此类肿瘤发生于食管黏膜或黏膜下层组织,向食管腔内生长,多有蒂,如发生在食管颈段且有长蒂,有时可呕出至口腔。这类包括食管息肉,腺瘤,乳头状瘤等。

壁内型:肿瘤发生于黏膜外肌层,一般没有瘤蒂,最常见的为食管平滑肌瘤,囊肿。

【问题 5】 食管良性肿瘤有哪些病理特点?

食管良性肿瘤的病理特点可以概述如下:①肿瘤有完整的包膜。②肿瘤大多生长在黏膜下层或肌层与外膜间的管壁内,称为壁间型;少数因瘤体较大,连同部分黏膜呈息肉状向管腔内生长称为腔内型。③肿瘤四周为疏松结缔组织,具有一定活动度。④肿瘤部位黏膜光滑,隆起具有正常色泽。⑤肿瘤部位即使压迫管壁或占据整个食管腔,但未累及的管壁或管腔有代偿性扩张,因此临床吞咽困难症状不严重。

【问题 6】 何谓食管平滑肌瘤?

食管平滑肌瘤是源于食管平滑肌组织的良性肿瘤,极少恶性变。

知识点

食管平滑肌瘤是最常见的食管良性肿瘤,占食管良性肿瘤的 60%~80%。

【问题 7】　本例患者的病变属于哪种？

本患者属于壁内型食管良性肿瘤。

【问题 8】　患者下一步应当如何处理？

患者食管良性肿瘤诊断明确，应收入胸外科病房进行进一步检查评估，以确定治疗方案。

知识点

食管良性肿瘤治疗原则

对于一些小的，无症状，确诊为食管良性肿瘤的病例，可随诊观察。大部分食管良性肿瘤应采取积极的治疗手段。治疗的方法取决于肿瘤位置、大小以及涉及正常食管的范围。

入院后进一步检查情况

血常规、生化、凝血等实验室检查无明显异常。腹部超声：轻度脂肪肝；心电图：大致正常；肺功能、心脏彩超、下肢血管超声无异常。

【问题 9】　术前还应做哪些鉴别诊断？

与食管平滑肌瘤相鉴别的疾病主要有食管恶性肿瘤，如食管癌、食管平滑肌肉瘤，以及引起食管外压性改变的疾病，如纵隔肿大淋巴结、纵隔肿瘤、主动脉瘤等。

	食管平滑肌瘤	食管恶性肿瘤	邻近外压病变
发病年龄	30～60 岁	40～65 岁	各个年龄段
病史	长	较短	不定
主要症状	吞咽困难或胸骨后不适	进行性吞咽困难、消瘦	除吞咽不适外可有原发病症状：发热、胸痛等
钡餐透视	瘤体表面黏膜无破坏，有典型的涂抹征等	黏膜破坏，食管僵硬，梗阻等	似平滑肌瘤的表现
食管镜检查	黏膜局限性隆起，黏膜光滑	黏膜破坏，可见溃疡，糜烂	似平滑肌瘤的表现
胸部 CT	质均食管壁内肿瘤，纵隔无肿大淋巴结	食管内占位，可见纵隔肿大淋巴结	可见纵隔内原发病的影像。如肿大淋巴结，纵隔肿瘤等
食管超声	均匀低回声黏膜完整	欠均匀低回声，黏膜破坏，局部淋巴结肿大	主动脉瘤可用多普勒技术鉴别，肿大淋巴结位于食管外

【问题 10】　手术治疗前的准备工作应关注什么问题？

1. 食管平滑肌瘤的诊断需首先排除恶性肿瘤，食管钡餐造影是最常用和简易的诊断和鉴别诊断方法，而食管镜和食管超声内镜检查（EUS）则是确定诊断的金标准。镜下可见食管黏膜完整光滑，呈外压性改变。黏膜下肿物质硬光滑，活动度好，超声提示食管肌层内的实性低回声灶，边界清楚，表面黏膜完整。镜检时特别需注意的是，应避免不必要的活检，以免造成黏膜损伤或与黏膜下组织粘连，增加手术难度和黏膜穿孔的发生率。

2. 手术前应作好充分的检查以明确病变的准确位置。内镜下确定肿瘤距门齿距离可以帮助初步定位。术前置胃管可以帮助术中明确肿瘤与管腔间的关系。

知识点

食管平滑肌瘤手术入路选择

位于颈段食管的平滑肌瘤可经颈部切口；位于胸段食管的平滑肌瘤，目前最长用的手术方法是胸腔镜手术切除。总之，手术入路选择应根据情况选择，以方便操作为原则。

【问题 11】 该患者应选择何种治疗方法?

食管平滑肌瘤多采用手术治疗。但手术适应证的选择有所争议。传统观点认为除直径在 2cm 以下或身体条件不适宜手术者可以定期观察外,其余均适宜行手术治疗。但鉴于食管平滑肌瘤生长缓慢、发病年龄较食管癌年轻,发生恶性变概率很小,很多患者没有不适主诉,且手术治疗本身所造成的创伤较大,有人提出应慎重选择手术,认为肿瘤直径小于 5cm 且无临床不适症状的患者可以定期观察,有临床症状出现或肿瘤出现增长加快征象时方考虑手术治疗。而有症状的平滑肌瘤无论大小均适宜手术。

知识点

食管平滑肌瘤的手术方式选择

食管平滑肌瘤手术方式的选择可以有平滑肌瘤摘除术、食管部分切除食管重建术及经胸腔镜平滑肌瘤摘除术。游离出食管后在肿瘤表面切开肌层,钝性分离多可摘除肿瘤。但要注意避免损伤黏膜层。

手术治疗过程

患者在全麻双腔气管插管下行胸腔镜食管平滑肌瘤摘除术(图 4-3-5)。手术过程记录如下:左侧 15°～30°前倾卧位,经右胸入路。胸腔镜观察孔选择在腋后线第 7 肋间,主操作孔选择锁骨中线第 4 肋间。手术步骤:术中探查胸腔内无明显粘连、积液。以电钩切断下肺韧带,可及中段食管壁内占位,位置紧邻隆突下,直径约 3.5cm,质硬、活动。术中胃镜辅助定位。肿物表面打开食管肌层,显露瘤体质硬呈白色。显示肿瘤与黏膜关系密切。完整剥除。术中联合胃镜检查,食管黏膜光滑完整,未见破损及出血。胸腔内注入无菌生理盐水,经胃镜食管内充气,未见气泡溢出,食管黏膜完整性良好。丝线间断缝合食管肌层。清洗胸腔,充分止血,确认无活动性出血后于第 7 肋间放置 28 号胸腔引流管一根,逐层关胸。术中出血 20ml,术后待患者清醒后拔除气管插管,安返病房。

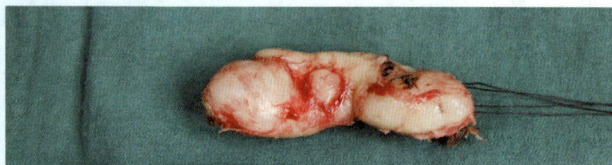

图 4-3-5 食管平滑肌瘤大体标本

【问题 12】 术中遇到什么情况应考虑改行食管切除 + 胃食管重建术?

食管平滑肌瘤患者,遇有以下情况,可以考虑行食管(胃)部分切除、食管胃吻合术:①巨大的食管平滑肌瘤累及一大段食管肌层,使之萎缩或破坏,切除后而无法修补。②术中大片食管黏膜破损而不能作局部缝合修补。③多发性或弥漫性食管平滑肌瘤,或术中冷冻切片检查证实平滑肌瘤恶性变者。④肿瘤累及食管-胃结合部,单纯摘除肿瘤有困难。⑤因肿瘤与食管黏膜有广泛、严重的粘连而不能单纯游离、摘除肿瘤者。

术后情况

患者术后恢复好,胸腔闭式引流无漏气,波动好,引流液为淡血性,每天 50～100ml 并逐渐减少,术后第 2 天拔出胸腔闭式引流管。胃肠减压管通畅,减压量 100～200ml,术后第 3 天行食管造影未见造影剂外漏,于是拔除胃肠减压管,开始进清流食,从第四天开始流食。术后第六天出院。

术后病理结果回报:食管肿物大小 4cm×2cm×1.8cm,切面灰白质韧。食管肌壁间梭形细胞肿瘤,细胞未见异型性,核分裂象罕见,局灶嗜酸性粒细胞浸润。免疫组化结果:SMA(+),Desmin(+),s-100(−),CD34(血管 +),CD117(散在 +),Ki67<1%。结合免疫表型诊断为平滑肌瘤。

【问题 13】 术后最常见的并发症是什么?

术后最常见的并发症为食管黏膜穿孔。通常为术中摘除平滑肌瘤时误伤食管黏膜所致。

食管黏膜穿孔的处理原则

如术中就发现了食管黏膜破裂应予以细丝线进行修补,术后禁食3~4天,并观察胸腔引流颜色及性状,如无异常则逐渐恢复饮食。患者如在术后出现高热、呼吸困难、脉快、胸腔积液或液气胸,多提示并发食管瘘,应行食管造影检查,或口服美蓝溶液后进行胸腔穿刺检查,便能证实诊断,并根据具体情况进行相应处理。

【问题14】 食管平滑肌瘤与食管间质瘤有何区别?

由于食管间质瘤与平滑肌瘤在临床病理学和分子生物学上有许多不同的特点,以往通过普通 H-E 染色和光镜诊断为"平滑肌瘤"的肿瘤,现在可以通过免疫组化进一步细分为平滑肌瘤、间质瘤、神经纤维瘤、施万瘤、自主神经瘤等。目前国际上对胃肠道间质瘤有严格的定义,因此在诊断过程中必须采用免疫组化或其他方法才能准确区分食管间质瘤与其他类型的食管肿瘤。食管间质瘤通常有 CD117 和 CD34 的表达,而食管平滑肌瘤表达波形蛋白和肌动蛋白。

知识点

近年来,随着免疫组织化学和分子生物学方法及电镜在病理诊断学上的广泛应用,胃肠道间质瘤(gastrointestinal stromal tumor,GIST)的概念逐渐被临床接受。GIST 起源于胃肠道肌壁间质的非上皮性及梭形细胞为主要成分的间叶性组织,多发于胃和小肠,发生在食管、结(直)肠的不到10%。

(李 辉)

第四节 食 管 憩 室

门诊病历摘要

男性,47岁。主因"胸背疼痛5年,近1年进食后呛咳"来门诊就诊。患者5年前出现间断发作的胸背部疼痛,并伴有胸内饱胀感,常于少量呕吐后症状缓解。近1年来,症状发作较频繁。发病以来无呕血、黑便,无声音嘶哑等症状。精神、睡眠可,大小便无明显异常。既往史:否认高血压、冠心病、糖尿病病史,否认肝炎、结核病史。否认外伤及输血史,无过敏史。个人史:既往吸烟20年,戒烟5年,无饮酒史。家族史:否认家族性及遗传性疾病史。

上消化道钡餐造影显示:食管下段左侧壁可见憩室影突出管壁轮廓外,大小约 2cm×2cm,其壁及黏膜与食管相延续,边缘尚光滑,腔内可见造影剂滞留征象;余部食管钡剂通过顺利,管壁光滑、柔软,黏膜皱襞规整,未见明显充盈缺损和狭窄;贲门通畅,未见钡剂绕行及阶梯状分流征象。胃呈钩型,胃下极位于髂嵴上方(图4-4-1)。

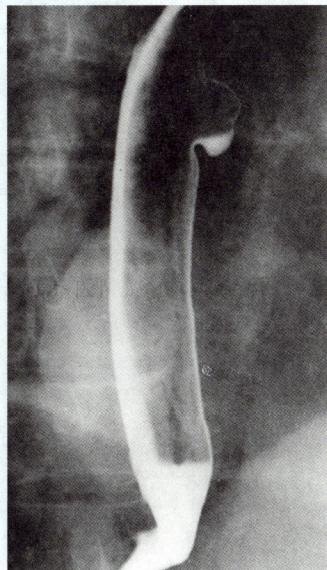

图 4-4-1 食管憩室上消化道钡餐造影表现

【问题1】 通过上述病史及食管造影结果,该患者可疑的诊断是什么?

根据患者的病史和食管造影结果,应高度怀疑"食管憩室"的可能。

知识点

食管憩室是指食管壁的一层或多层由食管腔内向外突出,形成与食管腔相通的囊状突起。牵引型憩室由于其开口大,容易排空而很少有食物潴留,不易引起炎症及发生食管梗阻,故一般无症状。若合并憩室炎,患者可感吞咽疼痛和吞咽阻挡感,胸背部或胸骨后疼痛,胸内饱满感或少量呕吐等临床症状。

【问题2】 为进一步明确诊断,需要进行哪些检查?

1. 纤维胃镜检查。
2. 胸部CT检查。

知识点

纤维胃镜检查可明确憩室有无炎症、溃疡、肿瘤或梗阻的程度及原因,如有出血可确定出血来源。大的憩室可使食管移位,食管镜检查有发生憩室穿孔之危险。

【问题3】 患者下一步应当如何处理?

患者食管憩室诊断明确,应收入胸外科病房进行进一步检查评估,以确定治疗方案。

知识点

无症状的食管中段牵引型憩室应对症治疗,定期复查。症状明显和不易排空的囊袋状憩室,或并发穿孔、癌变以及瘢痕狭窄者,应行手术治疗。

入院后进一步检查情况

血常规、生化、凝血等实验室检查无明显异常。腹部超声未见异常。心电图:ST段轻度升高。肺功能、心脏彩超、下肢血管超声无异常。

纤维胃镜结果:食管舒缩好,距门齿28cm处食管左侧壁可见一个囊袋样改变,直径2～3cm,内有少量食物残渣。贲门开闭好,E-G线清楚。诊断符合食管憩室表现(图4-4-2)。

胸部CT结果:食管中段可见直径约3.3cm薄壁囊状结构膨出,与食管相通,内可见液平及高密度影,与食管相通处缺口约2.0cm。诊断:食管中段憩室;双肺微小结节灶;双下肺陈旧病变。

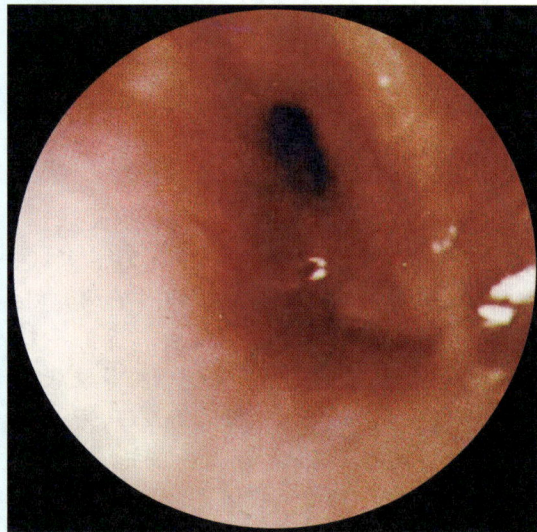

图4-4-2 食管憩室胃镜表现

【问题4】 食管中段憩室的特点是什么?

食管中段憩室较常见,据文献报道,其发病率占食管憩室的16.5%～76.8%。食管中段的牵引型憩室通常较小,内径一般不超过2cm,多为单发,多发生于气管分叉后方的食管侧壁。

知识点

食管中段憩室可分为3种:①牵引型憩室,通常较小,具有完整的肌层,为真性憩室,特点是颈部宽而底部狭窄。②膨出型憩室,憩室囊底部宽和颈部狭窄,囊壁为黏膜及黏膜下层构成,缺乏肌层,又称为假性憩室。③先天性憩室,罕见,发生于食管中段(或下段),逐渐长大。食管周围组织,特别是隆突下或气管支气管旁淋巴结发生炎症后与食管壁相粘连,炎症消退后形成瘢痕组织收缩,造成向外牵拉食管壁,形成食管侧壁的小囊袋,即憩室。

【问题5】 除食管中段憩室外,食管憩室还可发生于哪些部位?

食管憩室按发生部位分类,可分为咽食管憩室(咽食管连接处,又称为 Zenker 憩室)、食管中段憩室(气管分叉水平)、膈上食管憩室(膈上4~10cm 处)、膈下食管憩室(膈下腹段食管)及食管壁内假性憩室(食管腔内黏膜下)5类。

【问题6】 食管中段憩室可出现哪些并发症?

食管憩室若形成瘘管通向周围脏器,可发生相应症状,出现相应并发症。例如异物入内憩室可造成憩室穿孔及食管周围脓肿。憩室反复感染穿孔形成脓肿亦可穿孔进入呼吸道,如瘘管较小,可不发生症状,瘘管扩大时在吞咽流食时可引起阵发性剧烈咳嗽,也可发生肺脓肿。

【问题7】 本例患者的治疗方法是什么?

本例患者临床症状明显且属于不易排空的囊袋状憩室,应首选手术治疗。

手术治疗过程

患者于全麻双腔气管插管下行胸腔镜食管憩室切除术。经右胸入路,胸腔镜从肩胛下角线第8肋间置入。操作孔位置取决于病灶定位,并使各操作孔之间构成三角形。第1操作孔位于腋后线第8或9肋间隙。第2操作孔位于腋前线第4肋间隙。第3操作孔位于肩胛下角后方。术中在食管镜的协助下首先进行憩室定位。于憩室下方正常处游离食管全周并套带牵引。憩室底部与纵隔淋巴结紧密粘连,采用钝性+锐性方法仔细分离出整个憩室,其间注意勿损伤支气管膜部。用卵圆钳提起憩室底部,使用内镜缝合切开器自憩室颈部将其完整切除。最后,胸腔内注入生理盐水,食管充气,确认食管黏膜无破损,同时食管镜了解管腔有无狭窄。留置胸腔闭式引流管后结束手术。

【问题8】 食管憩室的手术适应证是什么?

1. 憩室较大,排空不畅,有较严重的憩室炎或食管炎的症状,为防止发生出血、穿孔等严重并发症,应予以手术治疗。

2. 食管中段憩室形成食管气管瘘或食管支气管瘘者。

3. 憩室逐渐增大,经X线检查或食管镜检查,怀疑有恶性变者,应及时手术治疗。

【问题9】 本例为何采用经右胸入路?

根据食管的解剖特点,食管中段偏向右侧胸腔,因此经右胸入路食管暴露最佳。

知识点

食管的走行并非呈直线状,而是具有一定的弯曲度。当从人体正面观察,食管基本上居人体的中线,但有两处轻度偏离中线,解剖学上称为两个弯曲。食管自正中起始,向下行轻度左偏达颈根部和胸腔的上部形成第1弯曲,以第4~5胸椎高度最明显。此后食管又逐渐向右,至第五胸椎处已复位于正中平面。在相当于第7~8胸椎高度,食管再次左偏2~3cm,继而向前穿过膈肌食管裂孔,形成第2弯曲。食管的弯曲有重要的外科学意义,根据食管弯曲的位置可以决定手术的入路,如颈部食管手术时最好经左侧入路,上中段食管手术经右胸入路,而下段食管或贲门手术则经左胸或胸腹联合入路。

术后情况

患者术后恢复好,胸腔闭式引流无漏气,波动好,引流液为淡血性,每天50~100ml 并逐渐减少,术后第3天拔除胸腔闭式引流管。胃肠减压管通畅,减压量100~200ml,术后第1天行食管造影未见造影剂外漏,于是拔除胃肠减压管,开始进清流食,从第2天开始流食。

食管造影结果:食管术后改变,内可见胃管,造影剂通过食管顺利,管壁柔软,蠕动未见明显异常,黏膜规则、连续，腔内未见明确龛影及占位征象，未见造影剂外溢。贲门开放正常，黏膜规则。

术后病理结果：管状组织一段。长 3cm，直径 2cm，黏膜灰白光滑。镜检：被覆鳞状上皮的管壁组织，灶性鳞状上皮黏膜糜烂伴上皮增生及轻度不典型增生，区域鳞状上皮未见异型性，管壁各层可见淋巴细胞及少量中性粒细胞浸润，灶性淋巴组织增生伴淋巴小结形成。外膜可见血管增生伴血管扩张充血、淤血。管周可见淋巴结 2 枚呈反应性增生。诊断符合食管憩室。

【问题 10】 手术最常见的并发症是什么？

1. 黏膜损伤 术中游离憩室时可能造成黏膜损伤。如果黏膜破口在切割缝合范围内，则破损对预后无显著影响，仅需适当控制术野污染。如果肌层切开或切割缝合处出现食管黏膜穿通，应以细的可吸收缝线做单纯修补。修补处再用肌瓣强化。首选开胸时游离的肋间肌瓣。在无张力的条件下，用细丝线缝合固定于邻近的肌层纤维。有时可用心包片或胸膜片进行强化修补。

2. 迷走神经损伤 单侧迷走神经损伤常无重要临床意义。双侧迷走神经损伤，可导致胃出口梗阻。有继发症状的病例，应行引流手术治疗（如幽门成形术）。

3. 食管狭窄 切除黏膜过多偶可引起食管狭窄，但只要术中仔细操作，尤其有内镜辅助，此并发症当可避免。

【问题 11】 术后管理要点是什么？

1. 术后第 1 天行钡剂食管造影检查。确认无食管瘘，开始进清流食。

2. 如术中食管黏膜破裂予以修补则应术后禁食 3～4 天，并注意观察胸腔引流颜色性状。

（李 辉）

第五章　纵隔疾病

第一节　纵隔畸胎瘤

首次门诊病历摘要

患者女性，17岁。因"突发右胸痛伴咳嗽2天"来医院门诊就诊。患者在2天前无明显诱因突发右前胸痛，疼痛呈针刺样，深呼吸时加剧，休息后无明显缓解，伴刺激性咳嗽，无咳痰、咯血，无畏寒、发热。就诊当地医院行胸部CT检查（图5-1-1）提示：右前上纵隔肿物，未予诊治，建议转上级医院治疗，今为进一步诊治来医院就诊。平素身体健康，无手术及外伤史。门诊查体示：T 36.8℃，P 90次/min，神志清楚，口唇无发绀，气管居中，胸壁无触痛，双肺触觉语颤正常，双肺呼吸音清，未闻及干湿啰音。心率90次/min，律齐，各瓣音区心音正常，未闻及病理性杂音。

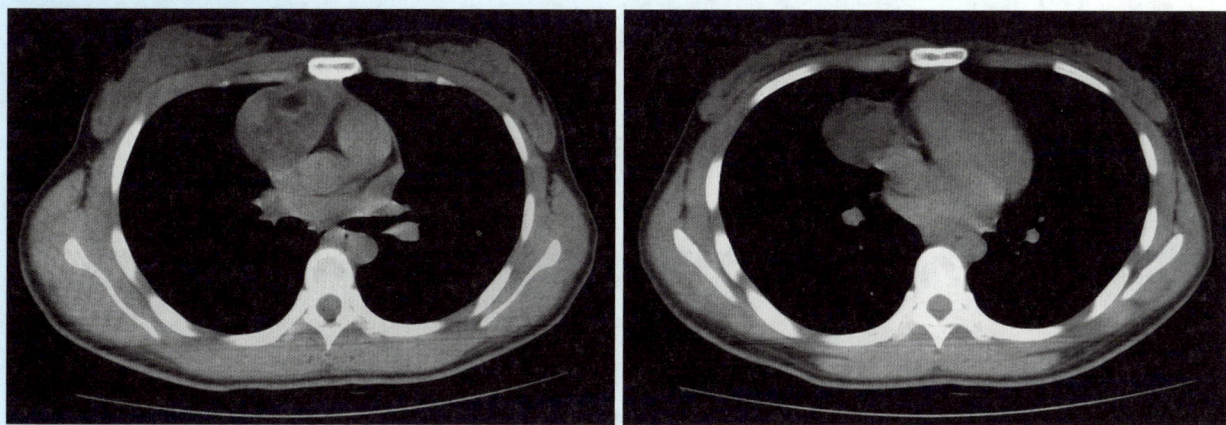

图5-1-1　患者胸部CT表现

【问题1】　通过上述摘要，该患者可疑的诊断是什么？

根据患者的病史、查体以及CT检查所见，应高度怀疑"右前纵隔畸胎瘤"可能。

思路1：青年、女性患者。

> **知识点**
>
> **畸胎瘤概述**
>
> 畸胎瘤是纵隔生殖源性肿瘤中最多见的类型。绝大多数为20～40岁。男女发病率相似，但恶性者男性占绝大多数。

思路2：突发右胸痛伴咳嗽。

> **知识点**
>
> ### 纵隔畸胎瘤的临床表现
>
> 纵隔畸胎瘤患者即使肿瘤巨大仍可无任何不适，多数患者于体检发现后就诊。症状主要有胸痛、咳嗽和呼吸困难。肿瘤压迫气管和支气管除造成咳嗽和呼吸困难外也容易出现肺不张、肺炎等症状。肿瘤压迫喉返神经出现声音嘶哑、肿瘤压迫上腔静脉会出现上腔静脉综合征。偶尔肿瘤破裂穿入气管支气管树，囊内容物可咳出，常为豆渣样皮脂甚至有毛发及牙齿。肿瘤穿破心包可出现急性心脏压塞症状。穿破纵隔胸膜由于内容物对胸膜刺激出现突发胸部剧烈疼痛同时还造成胸腔积液。

思路 3：胸部 CT 检查提示：右前纵隔可见一 5.5cm×4.0cm 密度不均的肿块影。

> **知识点**
>
> ### 纵隔畸胎瘤的 CT 表现
>
> CT 是纵隔畸胎瘤最好的检查手段，通过 CT 扫描显示出密度不同的脂肪、肌肉、骨骼和囊性结构。典型表现是肿块中脂肪部分居于上方，而液体部分在下方，两者之间有脂肪 - 液面，在此界面处可见线状或索状混杂密度的圆形影为毛发团。大约四分之一的患者可见肿块中或边缘有钙化。

第二次门诊记录

胸部 CT 增强提示（图 5-1-2）：右前上纵隔见斑片状稍低密度影，边界清，其内可见斑片状更低密度及稍高密度影，未见明显钙化，增强扫描可见部分轻度强化，大小约 5.4cm×4.0cm，双肺纹理清晰，未见明显实质性病变。影像学诊断："右前上纵隔占位，考虑畸胎瘤可能性大"。

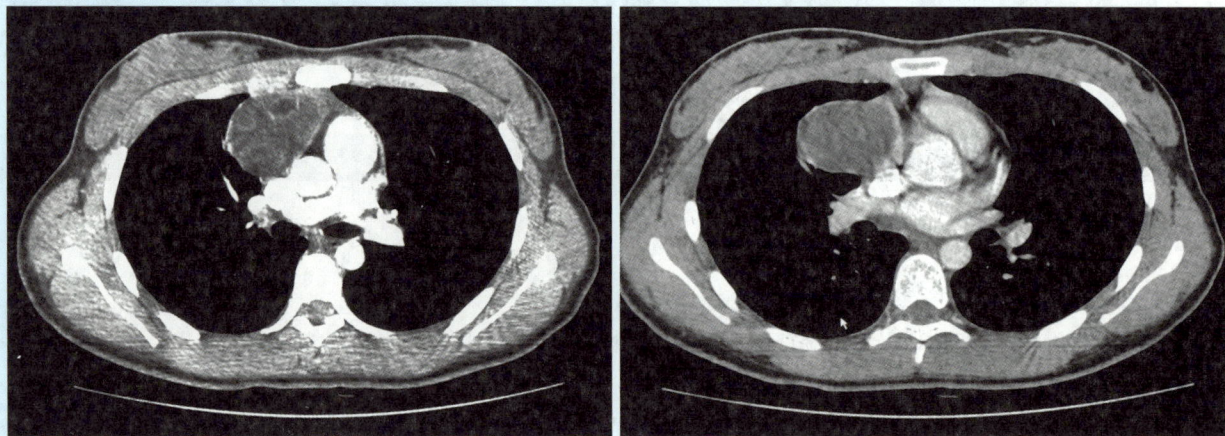

图 5-1-2　纵隔畸胎瘤患者胸部增强 CT 表现

【问题 2】　为何行胸部增强 CT 检查？患者还需完善哪些辅助检查？

1. 胸部 CT 增强扫描　肿瘤继发感染时周围有炎性粘连及胸膜增厚，其轮廓模糊。CT 增强扫描可大致明确肿瘤与周围组织，尤其心脏和大血管的关系。

2. 超声心动图　肿瘤有时累及心包甚至侵及心脏，此项检查有助于判断肿瘤与心脏的关系。

3. 肿瘤标志物检测　如 AFP、HCG、LDH 或 CA19-9 等。

> **知识点**
>
> **畸胎瘤的肿瘤标志物检测**
>
> 　　良性畸胎瘤肿瘤标志物检测为阴性，但有恶性组织成分的畸胎瘤特别是含有胚胎性成分的畸胎瘤可以表现为肿瘤标志物阳性，如 AFP、HCG、LDH 或 CA19-9，且在肿瘤切除后上述指标滴定度下降。

入院后进一步检查结果

　　常规检查：WBC $9.9×10^9$/L，Hb 140g/L，PLT $350×10^9$/L，β-HCG 0.21mIU/ml，AFP 2.54ng/ml，CEA 1.2ng/ml，CA19-9 113.50U/ml。

　　心电图：窦性心律不齐，心率：72 次 /min。

　　超声心动图：各房室内径正常大小，心室壁厚度正常，主动脉及肺动脉内径正常大小，左心室整体收缩功能正常，房间隔及室间隔连续性完整，大血管位置关系正常，主 - 肺动脉无沟通。

【问题 3】 需要与主要诊断相鉴别的疾病有哪些？

　　1. 胸腺瘤　是原发于胸腺的肿瘤，CT 检查肿瘤常呈圆形或卵圆形边缘清晰锐利，或有分叶，位于前上纵隔心底部，贴近于胸骨后，可合并重症肌无力。而畸胎瘤可能位置略低于胸腺瘤，单侧性较多，肿块中或边缘有钙化可以鉴别。

　　2. 胸内甲状腺肿　多位于前上纵隔，其来源多为颈部甲状腺肿经胸骨后间隙坠入前上纵隔，或是胚胎期残存的组织或异位甲状腺逐渐发展而来。在透视下可见肿块随吞咽运动而上下移动。CT、放射性核素扫描等检查有助诊断。

　　3. 纵隔淋巴瘤　临床上常有发热和其他部位浅表淋巴结肿大，CT 显示一侧或双侧上纵隔和支气管肺门淋巴结增大，并且融合成分叶状、波浪状突入肺野，邻近血管被推移或包绕、脂肪间隙消失。

　　4. 纵隔囊肿　主要是前纵隔囊肿，比较常见的有胸腺囊肿及囊状淋巴管瘤，诊断主要依据 CT 检查，表现为壁较薄的低密度占位，边缘光滑清晰，呈半圆形或圆形。但有时与囊性畸胎瘤发生混淆，手术前不能确诊。

　　5. 胸主动脉瘤　动脉瘤患者有典型的症状和体征如胸前震颤和杂音，气管牵拉，喉返神经麻痹和 X 线透视见搏动肿块等易于鉴别，对可疑患者应当行心脏血管造影明确诊断。

　　6. 其他生殖源性肿瘤　其他生殖源性的肿瘤主要为精原细胞瘤、卵黄囊瘤等。其一般无特异症状，X 线胸片及 CT 检查可见前纵隔巨大占位。纵隔精原细胞瘤血清 LDH 明显升高，AFP 多正常，是与非精原细胞性生殖细胞肿瘤鉴别的主要指标。因卵黄囊瘤可以产生 AFP，故血清中 AFP 水平的测定对诊断、治疗及预后有指导意义。

【问题 4】 该患者首选何种治疗方法？

　　该患者首选手术治疗。

　　思路 1：纵隔畸胎瘤为什么要手术？

> **知识点**
>
> **纵隔畸胎瘤的手术指征**
>
> 　　1. 纵隔畸胎瘤有较高的恶性变倾向。
>
> 　　2. 容易继发感染。
>
> 　　3. 体积较大时压迫邻近重要脏器或结构。
>
> 　　4. 畸胎瘤可破溃至心包、胸膜腔、支气管和肺内。有病程越长手术越困难的特点，因此一经诊断应尽早择期手术切除。

　　思路 2：纵隔畸胎瘤手术时机如何选择？

纵隔畸胎瘤手术时机的选择

1. 畸胎型瘤合并感染者,应在感染控制后手术。

2. 畸胎瘤破入心包腔发生急性心脏压塞者应急诊手术,如未合并感染,可一期肿瘤切除;如已合并感染,则应先行心包引流,待感染控制后再行肿瘤切除。

3. 畸胎瘤破入胸膜腔者,如未合并感染,行一期肿瘤摘除;如已合并感染,则应先引流,待感染控制后再行肿瘤切除,可同时或分期处理脓胸。

4. 畸胎瘤破入支气管或肺内者,可合并肺脓肿、支气管扩张等,多数情况下应感染控制后再行肿瘤及肺切除。

术中情况

入院完善各项检查后,在全麻下行"经剑突下入路完全电视胸腔镜下右前纵隔肿物切除术"。手术过程如下:剑突下及左、右侧锁骨中线肋弓下作切口,大小分别为 1.0cm、0.5cm、0.5cm,镜下探查见右侧胸腔无粘连,无胸腔积液,肿瘤位于右前上纵隔,大小约 5.5cm×5.0cm×4.0cm,形状不规则,与右肺门及心包关系密切,肿瘤周围胸膜明显增厚,以超声刀及电钩配合使用,打开纵隔胸膜,钝性＋锐性分离肿瘤,注意保护膈神经及肺血管,仔细剥离肿瘤周围组织,完整切除肿瘤及部分心包。术毕冲洗胸腔,并彻底止血,清点器械、纱布无误后,留置胸腔引流管,逐层关胸。

纵隔畸胎瘤手术
（视频）

【问题5】 纵隔畸胎瘤手术过程中应注意哪些事项?

1. 手术切口的选择　根据肿瘤的位置,一般可取胸骨正中劈开或患侧胸部前外侧切口;肿瘤体积巨大或向两侧生长者,可在肿瘤较大的一侧取胸部前外侧切口,再横断胸骨,可获得良好的术野显露;必要时可取双侧前胸横切口。随着微创外科的发展,经侧胸入路或经剑突入路胸腔镜下操作,对部分病例可完整切除,是一种新的选择。

2. 良性畸胎瘤切除时应紧贴其表面进行分离,以免损伤周围组织,有恶性变者应予广泛切除。

3. 肿瘤与胸内大血管紧密粘连,分离困难时,可从囊内清除囊内容物,保留部分囊壁,估计残留囊壁有分泌功能者用 2% 碘酊或苯酚涂灼囊壁,破坏其上皮。因为这不影响患者的预后。切忌勉强分离而损伤血管,造成大出血。

4. 肿瘤巨大,手术显露不良时,可先切开肿瘤,清除其部分或全部内容物,使肿瘤得以减压并改善显露后,再切除剩余囊壁。

术后情况

患者术后恢复顺利,术后摄胸片提示:双肺膨胀良好,双侧胸腔未见明显积液、积气。第 3 天拔除胸腔引流管,并于术后第 4 天出院。术后病理报告:(右前纵隔肿物)成熟畸胎瘤。

【问题6】 纵隔畸胎瘤病理特点与分型有哪些?

纵隔畸胎瘤由 2 个或 3 个胚层的几种不同类型的组织构成,这些组织可由成熟的、非成熟的或混合形成分所组成,偶尔也可由 1 个胚层组织成分占优势。其可分为成熟型、未成熟型和恶性三种。

纵隔畸胎瘤的病理分型

从病理角度看,成熟畸胎瘤多为囊性,在完整包膜上可有钙化。囊壁内层由成熟的多层鳞状上皮构成,囊内含有各种组织成分包括:胸上皮或支气管上皮、骨、软骨、神经组织、分泌腺等,其中一些组织具有功能。未成熟畸胎瘤表现各异,内含来自三个胚层的各种成熟或未成熟组织,主要成分通常是神经源性。恶性畸胎瘤一般都是由成熟或未成熟畸胎瘤发展为精原细胞瘤、胚胎瘤、绒毛膜上皮癌以及内胚窦瘤所致。它们的病理学特性取决于恶性肿瘤的组成成分。

【问题7】 纵隔恶性畸胎瘤的临床特点是什么?

恶性畸胎瘤在就诊时大部分患者有转移无法切除,即使切除主要也是为了活检以明确诊断,而且患者大多在半年内复发或转移而死亡。临床上,这种患者主要采取以非手术治疗为主,目前多采用放化疗,但疗效不佳。如果已实施恶性肿瘤部分切除,术中应做好标记以便术后放疗。放化疗后肿瘤如明显缩小可再行手术切除。如再复发可再化疗,化疗一般采用以顺铂为主的联合化疗方案。

【问题8】 纵隔畸胎瘤预后如何?

良性畸胎瘤手术可完全治愈,预后好。恶性畸胎瘤手术预后差,多在2年内死亡,死因多为侵犯周围组织,如侵犯肺、支气管和心包;远处转移如淋巴结、肺、心脏、骨骼、脑等。

(陈 椿)

第二节 胸内甲状腺肿

首次门诊病历摘要

患者男性,46岁。因"体检发现左侧颈胸交界处肿物1周"就诊。患者1周前体检行颈部彩超检查发现左侧颈胸交界处肿物(具体不详),无多饮、多食、怕热、多汗、消瘦、性格情绪改变,无疼痛、发热、声音嘶哑、呛咳、吞咽困难,无胸闷、胸痛、气促,无四肢水肿等不适。未进一步诊治。今为进一步诊治来医院就诊。既往身体健康,无手术及外伤史。门诊查体示T 36.8℃,P 83次/min,神志清楚,左侧甲状腺肿大,下极无法触及,表面皮肤无红肿溃破,未见颈静脉充盈或怒张。颈软,气管居中,咳嗽时左侧颈部可触及一肿物,向胸骨后延伸,肿物上缘直径约1.5cm,质中、边界尚清、表面光滑,无压痛,未触及震颤或波动感。右侧甲状腺未触及明显结节,双侧颈部及锁骨上未触及明显肿大淋巴结。颈前区未闻及血管杂音。双肺呼吸音清,未闻及干湿啰音。心率83次/min,律齐,各瓣音区心音正常,未闻及病理性杂音。

门诊颈部彩超检查提示:①左侧甲状腺下部下方(左锁胸关节深面)低回声不均团块;②双侧颈部未见明显肿大淋巴结。

【问题1】 通过上述摘要,该患者可疑的诊断是什么?

根据患者的病史、查体以及颈部彩超检查所见,应考虑"左胸内甲状腺肿"可能。

思路1:患者男性,46岁,体检发现左侧颈胸交界处肿物1周,无诉不适。

知识点

胸内甲状腺肿的分类

胸内甲状腺肿分为三类:①小部分甲状腺肿物位于胸骨后,而大部分仍位于颈部;②大部分甲状腺肿物位于胸腔内;③甲状腺肿物完全位于胸腔内。

知识点

胸内甲状腺肿的临床表现

30%胸内甲状腺肿患者无症状,临床症状的发生主要是由于肿块压迫周围器官引起。肿瘤压迫气管引起呼吸困难、喘鸣，长期压迫气管导致软化甚至有窒息感，这些症状可在仰卧或头移向患侧时加重；压迫上腔静脉引起上胸部及颈部表浅静脉怒张，上肢水肿等上腔静脉综合征；压迫食管引起吞咽困难；压迫喉返神经可致声音嘶哑，通常提示胸内甲状腺肿恶性变；肿瘤下降至后纵隔压迫交感神经可致Horner综合征，但不多见。伴有心慌、气急、盗汗、高血压等，提示有甲状腺功能亢进的可能。

思路2：查体：咳嗽时左侧颈部可触及一肿物，向胸骨后延伸。

> **知识点**
>
> **胸内甲状腺肿的体征**
>
> 坠入性胸内甲状腺肿可在颈部触及肿大的甲状腺，并向胸内延伸，往往触不到下极。既往有甲状腺手术史的及完全性胸骨后甲状腺肿患者，颈部很难触及肿块。体检时应注意颈部甲状腺与胸内甲状腺的关系，肿物与吞咽活动的关系以及下界扣及情况和甲状腺肿瘤向胸内延伸的情况。

入院后进一步检查情况

血清甲状腺功能：T_3 4.20pmmol/L，T_4 10.76mmol/L，TSH 1.50mIU/L。

颈胸部CT扫描＋重建（图5-2-1）：左上纵隔可见软组织肿块影，大小约3.5cm×3.0cm×4.0cm，与左颈部甲状腺疑似连续，肿块边界清楚，推挤主气管稍向右后方移位，病灶内密度不均匀，增强扫描实质性部分强化明显，内见散在斑片状散在低密度影，周围纵隔血管显示清楚，未见明显侵犯。

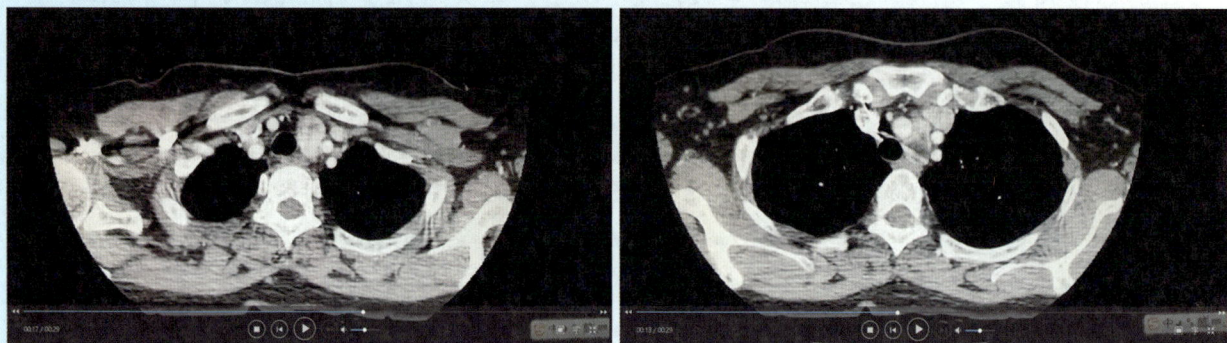

图5-2-1 胸内甲状腺肿患者胸部CT表现

【问题2】 术前通过哪些检查可诊断为胸内甲状腺肿？

1. **X线表现** 大多数病例气管的左或右上方可见肿块影，80%～95%以上有气管移位。与胸内其他病变所致气管移位不同，胸内甲状腺引起的气管移位多为颈段气管移位。肿块阴影多呈圆形或卵圆形，在透视下可见肿块随吞咽动作而上下移动。

2. **CT扫描** 其特点有：①胸内肿块与颈部甲状腺之间有明显而清晰的连接或延续现象；②胸内包块边界清楚；③肿块可见有点状的或粗糙的或环状的钙化影；④肿块内可见密度不均及散在的低密度区，可能是由于甲状腺滤泡扩张、破裂及出血等原因所造成。

3. **MRI检查** 胸内甲状腺肿一般不需要做MRI检查。但是此项检查可以清楚显示肿块与胸内大血管之间的关系和肿块与颈部甲状腺的连接关系。当胸内甲状腺肿发生液化或囊性变时，在MRI图像上肿块呈不均匀性信号改变。

甲状腺放射性核素扫描：此项检查可用^{99m}Tc、^{131}I或^{123}I进行，它对胸内甲状腺肿的诊断有重要价值，可以显示甲状腺的位置、大小和有无病变，根据甲状腺吸收^{131}I的情况，还能判断甲状腺的功能。当肿瘤发生囊性变或无内分泌功能时，放射性核素扫描为阴性。

【问题3】 胸内甲状腺肿应与哪些疾病相鉴别？

1. 胸内甲状腺肿如向右上突出时，应与无名动脉瘤、奇静脉叶鉴别，向左纵隔突出时，应与主动脉瘤相鉴别。

2. 胸内甲状腺肿如位于后上纵隔者,应与神经源性肿瘤鉴别。

3. 胸腺瘤也位于前纵隔,但位置较胸内甲状腺肿偏低,应注意鉴别。

【问题4】 患者首选何种治疗方法?

胸内甲状腺肿有恶性变可能,公认的治疗方法是采用外科手术切除。禁忌用放射性碘治疗,因为放射性碘不但能加重已有的气管受压症状,而且几乎不可能减轻体积较大的多发甲状腺肿造成的气管移位或受压。

术中情况

全麻下行"左颈部切口联合剑突下切口左侧胸骨后甲状腺腺叶切除术"。取剑突下1.5cm纵切口为腔镜观察并手术操作孔,于左侧锁骨中线肋缘下做0.5cm切口为操作孔,采用超声刀游离胸骨后间隙,同时打开左右纵隔胸膜,探查见:肿物位于颈胸交界处,大小约4.0cm×3.5cm×3.0cm,表面光滑,质地韧,边界尚清,活动度欠佳。遂采用左颈部联合切口操作。于左颈部切口做一长约3cm斜形切口,探查见:左侧甲状腺下方可触及肿物,直径约4.5cm,质韧,肿物上极与左侧甲状腺相连续,周围血供丰富,肿物位于颈胸交界水平。结合术前检查结果,诊断"左侧胸内甲状腺"明确。显露保护左侧喉返神经,结扎并切断肿物上极血管,充分游离肿物上极。胸腔镜下以超声刀游离肿物下极,完整游离肿物周围结缔组织,将肿物装入标本袋后取出。术中冷冻病理提示:"异位结节性甲状腺肿"。术毕,经左侧肋缘下切口置入14F引流管一根。清点器械、纱布无误后缝合颈部及胸部切口。

【问题5】 胸内甲状腺肿手术切口如何选择?

根据术前肿瘤与颈甲状腺关系,肿瘤是部分或是全部位于胸腔内,肿瘤是位于纵隔何部位及肿瘤对周围器官的侵犯或受压情况,可分别选择以下切口:

1. 颈部低位领状切口 适用于多数位于胸骨后前上纵隔的坠入性胸内甲状腺肿,可经此切口取出,便于术中处理来自甲状腺下动脉的营养分支血管,减少损伤喉返神经的机会,易于辨认并保护甲状腺旁腺,同时可向上游离切除颈部甲状腺组织。

2. 颈部低领状切口联合胸骨正中劈开 适应证:①巨大坠入性胸内甲状腺肿,不能从胸骨入口牵出者;②坠入性胸内甲状腺肿,位置偏下及部分血供来自胸内者;③疑有恶性变且无法确保足够切缘者;④颈部有手术史,瘢痕粘连手术困难者;⑤伴有上腔静脉综合征或气管显著受压变形有喘鸣者。

3. 颈胸联合切口 颈部与胸部切口同时施行,胸部可采用微创经胸或经剑突下切口,或者开放前外侧切口,少数采用后外侧切口。术者将甲状腺肿游离并推向颈部或者胸腔,然后切除。适应证与开胸法基本相同,但它可以减少对甲状腺下动脉及喉返神经的损伤概率。

4. 胸部切口 可采用微创经胸或经剑突下切口或者开放前外侧切口,术野宽阔,暴露良好。适用于不伴有颈部肿物的迷走性胸内甲状腺肿或诊断不明确者;对于术前已明确甲状腺肿块位于后纵隔者可选用微创经胸或开放后外侧切口。

【问题6】 胸内甲状腺肿手术要点有哪些?

1. 从颈部显露肿瘤之后,要仔细辨认甲状旁腺,至少要保留一侧甲状旁腺,而且还要确认甲状腺下动脉、静脉及喉返神经。

2. 经颈部分离纵隔内肿瘤时,应该用示指或用海绵钳夹纱球进行钝性分离。分离必须在甲状腺肿的包膜内进行,以预防损伤神经和血管。

3. 对瘤体大的胸内甲状腺肿,应避免肿瘤破碎,以减少出血,因这种出血较难控制。此外,瘤体内可能存在隐性癌,瘤体破碎后有可能导致癌细胞种植。如肿瘤已发生囊性变或术中冷冻切片检查未发现恶性变者,可吸除囊内液体,或剜除一部分囊内瘤组织,肿瘤体积随之缩小,便于切除。

4. 在切除整个胸内甲状腺肿之后,如发现气管软化,要在缝合切口之前将气管向前缝合悬吊在颈部的肌肉上或行气管切开术。

术后情况

患者术后恢复顺利,无声音嘶哑、吞咽不适,无四肢抽搐。第二天拔除胸部引流管,第三天出院。术后病理报告:(左侧颈胸交界肿物)异位结节性甲状腺肿伴腺瘤样结节形成。

【问题7】　胸内甲状腺肿术后辅助治疗有哪些?

胸内甲状腺恶性肿瘤切除不彻底,术中残留灶应进行标记,术后进行补充放射治疗,放疗量一般在55～65Gy为宜。胸内甲状腺肿和颈甲状腺肿一样,如行双侧完全切除后必须长期服用甲状腺素片,如为甲状腺恶性肿瘤术后也应服用甲状腺素片。

【问题8】　胸内甲状腺肿术后预后如何?

胸内甲状腺肿良性病变者,手术切除后效果良好,术后复发的机会小。胸内甲状腺肿瘤如为恶性,影响预后的主要因素为能否彻底切除,以及肿瘤的病理性质和类型。手术切除彻底,预后一般情况良好。

(陈　椿)

第三节　纵　隔　囊　肿

首次门诊病历摘要

患者女性,53岁。因"反复咳嗽2个月余"门诊就诊,患者2月前无明显诱因出现咳嗽,为阵发性,无时间及体位特异性,无发热、寒战,无胸闷、胸痛,无咳痰、咯血,无气促、乏力,无头晕、头痛,无恶心、呕吐,无全身骨关节疼痛等不适。入院前6天于我院门诊查胸部CT(图5-3-1)提示:左前上纵隔占位,密度均匀,CT值+10.0。当时未予重视。今为进一步诊治来医院就诊。既往身体健康,无手术及外伤史。门诊查体示:T 36.5℃,P 78次/min,神志清楚,口唇无发绀,气管居中,双肺呼吸音清,未闻及干湿啰音。心率78次/min,节律整齐,各瓣音区心音正常,未闻及病理性杂音。

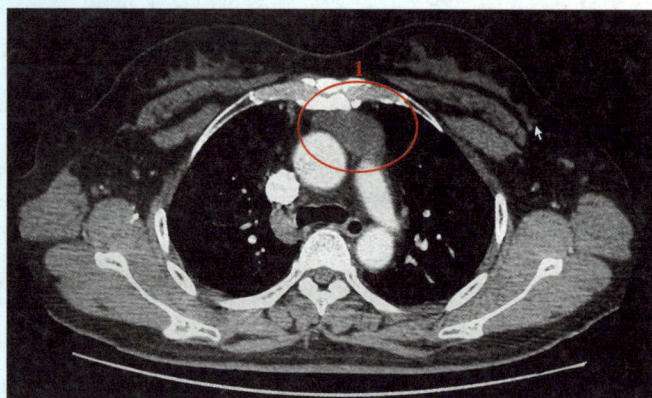

图5-3-1　患者胸部CT平扫+增强检查表现

【问题1】　通过上述摘要,该患者可疑的诊断是什么?

根据患者的病史、查体以及CT检查所见,应高度怀疑纵隔囊肿的可能。

思路1:患者为中年女性,以反复咳嗽2个月余为主诉入院,胸部CT检查左前上纵隔见一密度均匀的类圆形软组织密度影。

> **知识点**
>
> **纵隔囊肿的分类**
>
> 纵隔囊肿有气管支气管囊肿、食管囊肿、胃肠囊肿、心包囊肿、胸导管囊肿、神经管原肠囊肿、胸腺囊肿、棘球蚴囊肿等。

> **知识点**
>
> **纵隔囊肿的临床表现**
>
> 1. 气管支气管囊肿　纵隔内气管支气管囊肿的临床表现主要与其部位有关,位于隆突周围的囊肿可以在体积不大时即引起明显的临床症状,其他部位的囊肿可以长到很大而仍无明显的临床表现。常见的临床症状是继发于纵隔胸膜炎所致的胸骨后疼痛,其他包括呼吸困难、吞咽困难、持续性咳嗽、发热、咯血以及喘鸣。在新生儿、婴儿或儿童几乎都有症状,常常表现为气管支气管阻塞的症状,如呼吸窘迫、哮喘、喘息性细支气管炎等。肺实质内支气管囊肿更多表现为隐匿性,但囊肿与呼吸道相通者易

并发感染而出现发热、咳嗽、咯血等反复呼吸道感染症状。

2. 食管囊肿　多数患者无症状，少数因压迫食管而出现吞咽困难。部分患者可因慢性咳嗽而误诊为哮喘或慢性支气管炎。

3. 胃肠囊肿　男性较常见。临床症状出现较早，多于儿童期或更早就有临床表现，包括疼痛、呼吸困难、咳嗽、呕吐、消瘦、咯血等，囊内的胃黏膜上皮细胞分泌酸性物质和某些蛋白酶，使囊壁发生溃疡，并可累及邻近组织，在气管支气管和食管等部位形成瘘管，引起相应的临床症状。

4. 心包囊肿　大多数心包囊肿不引起临床症状，仅于常规体检或因其他原因行胸部 X 线检查时被发现；个别患者因囊肿过大压迫邻近结构而产生胸骨后压迫感、呼吸困难或咳嗽等症状；极个别心包囊肿继发感染者。

5. 胸腺囊肿　患者多为儿童和年轻人，大多无临床症状，仅于因其他原因行胸部 X 线检查时被发现。少数囊肿过大者可出现胸部疼痛或胀闷感、咳嗽、呼吸困难、吞咽困难、声嘶等症状。

思路 2：胸部 CT 平扫 + 增强检查提示：左前上纵隔见一类圆形软组织密度影，大小约 4.5cm×3.8cm，边界清楚，密度均匀。

知识点

纵隔囊肿的 CT 表现及好发部位

纵隔囊肿 CT 表现为圆形或椭圆形边缘清楚的占位，密度均匀，常无强化或边缘轻度强化，CT 值因囊液成分、囊壁的厚度而不同。

支气管囊肿好发部位为中纵隔上中部，在气管分叉及肺门附近，非典型部位者可能位于食管旁及椎旁沟甚至完全位于食管肌层。

食管囊肿最常位于食管的下部，常位于肌层内。

胃肠囊肿好发于后纵隔，多位于左侧。

心包囊肿好发于前纵隔靠近两侧心膈脚处，大多位于右侧。

胸腺囊肿常位于前纵隔胸腺组织内，亦可位于颈部。

入院后进一步检查情况

常规检查：WBC $4.0×10^9$/L，Hb 110g/L，PLT $220×10^9$/L，AFP 1.12ng/ml，β-HCG 0.38mIU/ml。

心电图：大致正常心电图。

胸部 X 线片检查：双肺未见明显异常。

【问题 2】 纵隔囊肿应与哪些疾病相鉴别?

纵隔囊肿主要需与纵隔肿瘤相鉴别，另外还需与胸主动脉瘤或多动脉瘤、椎旁脓肿、中央型肺癌、纵隔淋巴结核、肺化脓症、心室壁瘤等相鉴别。

【问题 3】 该患者首选何种治疗方法?

该患者考虑纵隔囊肿的可能，应首选手术治疗。

知识点

纵隔囊肿的治疗

1. 气管支气管囊肿　较大的气管支气管囊肿一般应行手术切除治疗，对于无临床表现的患者可予定期复查，若随访期间病灶增大或出现压迫、感染、恶性变征象时应手术治疗。

2. 食管囊肿　手术切除是本病的唯一治疗方法。

3. **胃肠囊肿** 外科手术切除是本病唯一的治疗方法。为避免发生气管支气管瘘、食管瘘、胸椎破坏等并发症，应争取早期明确诊断、早期手术治疗。

4. **心包囊肿** 一般不需要处理，症状明显者可手术切除。

5. **胸腺囊肿** 目前是否需要外科手术治疗仍有争议。但囊肿巨大，合并有临床症状或在观察期间囊肿体积增大、性质改变的病例，手术治疗既可切除囊肿，也有助于明确组织学诊断。

胸腺囊肿手术
（视频）

知识点

支气管囊肿为什么要手术治疗

1. **囊肿可引起压迫症状** ①小儿支气管囊肿压迫气管、支气管时，病情往往比较急，可引起呼吸道梗阻或呼吸窘迫，可危及患者的生命；②成人支气管囊肿压迫支气管时，可导致支气管狭窄和反复发作的阻塞性肺部感染；③支气管囊肿压迫食管时，可先出吞咽困难；④还有报道，囊肿因压迫左心房产生阵发性心房纤颤。有时患者的症状与体位有关，即在取平卧位或斜卧位时症状加重。

2. **囊肿可发生感染** 囊肿与支气管有相通可引起感染，如果囊肿与较大的支气管交通，患者可咳出囊肿内容物，一旦囊肿破入胸腔，可引起胸腔感染和张力性气胸。此外，纵隔镜活检或经纤维支气管镜、超声胃镜穿刺囊肿的有创检查，是引起囊肿继发性感染的诱因。

3. **囊肿有恶性变的可能** 个别支气管囊肿可发生恶性变。

术中情况

入院完善各项检查后，在全麻下行"经剑突下切口人工气胸胸腔镜下前纵隔肿物切除术"。手术过程如下：全麻下单腔气管插管，取平卧位，于剑突下正中取长约 2.0cm 纵向切口为观察孔，双侧锁骨中线肋缘下靠内侧分别作一长约 0.5cm 切口为操作孔，置入相应型号 Trocar 建立人工气胸，游离胸骨后间隙至前上纵隔，打开双侧纵隔胸膜。胸腔镜探查见：胸腔无明显粘连、积液，胸膜光滑无结节。升主动脉根部左前方见一肿物，质地稍韧，直径约 4.5cm，境界清楚。以超声刀逐步沿肿物及胸腺周围分离组织，完整切除肿物及周围脂肪组织。将肿物装入标本袋后取出。术毕彻底止血，清点器械、纱布无误后，于剑突下放置胸腔引流管 1 根至胸骨后，充分排气后拔出引流管，于双侧锁骨中线肋缘下切口分别放置引流管 1 根，外接引流袋，缝合胸壁各切口。手术顺利，术中出血量 30ml。

【问题4】 纵隔囊肿的手术方式有哪些？

手术方式由纵隔囊肿的解剖位置以及囊肿与周围组织结构的关系决定，开放手术可采用后外侧切口、前外侧切口、胸骨正中切口等入路。微创手术可采用经侧胸壁或剑突下胸腔镜入路。对于个别病例，以纵隔镜手术切除纵隔囊肿也是可行的。

术后情况

术后患者恢复良好，第二天拔除双侧胸腔引流管，进食顺畅，无咳嗽、咳痰，于第三天出院。术后病理报告：（左前上纵隔）支气管囊肿，内衬假复层纤毛柱状上皮。

知识点

纵隔囊肿的病理特征

1. **支气管囊肿** 肉眼观，其为圆形有完整光滑中等厚度的囊壁。镜下可见囊内衬以纤毛柱状上皮并有炎性细胞浸润，囊壁可见软骨巢、平滑肌、支气管腺体及神经组织。

2. 食管囊肿 肉眼观，其表面完整光滑，多数囊内含有棕色絮状浆液，如果囊肿感染，可见有脓液以及内壁坏死。镜下，囊肿内壁的上皮常有不同，从单层立方上皮到分化良好的呼吸道纤毛上皮。纤毛上皮，即使是假复层纤毛上皮，也并不一定表明就是来自呼吸道，如果存在两层固有肌层，而且没有软骨则可以证实囊肿来源于食管。

3. 心包囊肿 其表现为单房性肿物，囊液清晰。囊肿内壁衬以薄层间皮细胞。

4. 胸腺囊肿 其囊肿壁完整，呈分叶状，有一层薄的被膜。先天性者，可以为单房性病变，后天获得者，可表现为多房性。镜下，囊壁内层的鳞状上皮和残留在囊壁内的正常胸腺组织互相连续。

（陈 椿）

第四节 纵隔神经源性肿瘤

首次门诊病历摘要

患者女性，67 岁，因"体检发现纵隔占位 3 个月余"来医院门诊就诊。患者 3 个月余前外院体检查胸部 CT：右后纵隔脊柱旁占位。患者无咳嗽咳痰，无胸闷气急，无胸背痛及放射痛，无发热盗汗等，为求进一步治疗遂至我院就诊，患者起病以来，精神可，睡眠胃纳可，二便无殊，体重未见明显增减。既往高血压病史 2 年余，口服氯沙坦钾 50mg，q.d. 治疗，血压控制可。无烟酒史，无药物过敏史，无手术外伤史，无恶性肿瘤家族史。

【问题 1】 通过上述病史，该患者可疑的诊断是什么？

根据患者的病史和影像发现，应高度怀疑"后纵隔神经源性肿瘤"的可能。

思路 1：患者老年女性，体检发现病灶，无相关临床症状。

思路 2：病灶位于后纵隔，以神经源性肿瘤最为常见。

知识点

纵隔神经源性肿瘤简述

纵隔可能发生几种神经源性肿瘤。在胸部的这个区域中发生的肿瘤可以在临床上以多种不同的方式存在并且可以产生不同的病理过程。了解该区域的胚胎学和纵隔内正常结构的解剖关系对于肿块的定性至关重要。在大多数成人中，神经源性肿瘤不会引起明显的症状，并且通常在常规胸部 X 片上发现；或者偶然地，在由于其他原因进行的 MRI 或 CT 扫描中检查到。原发性纵隔神经源性肿瘤以良性多见，恶性多见于儿童。

知识点

纵隔神经源性肿瘤基本特点

1. 最常见的纵隔肿块是神经源性肿瘤（占纵隔肿瘤的 20%），通常见于后纵隔，其次是位于前纵隔的胸腺瘤（15%～20%）。

2. 发现于椎旁沟内后纵隔。

3. 儿童大约 50% 为恶性，成人约 10% 为恶性。

4. 五种组织学类型：神经鞘瘤（良性），神经纤维瘤（良性），神经肉瘤（恶性），神经节细胞瘤（良性），神经母细胞瘤（恶性）。

【问题 2】 为进一步明确诊断，需要进行哪些检查？

思路 1：胸部增强 CT 检查是诊断纵隔神经源性肿瘤的主要依据，它能准确地反映本病的特征。

思路2：胸部（纵隔）MRI检查用于位于椎旁沟的神经鞘瘤的诊断，能更准确地反映肿块向椎管内生长及纵向蔓延的范围。

思路3：血清肿瘤标志物如β-HCG、AFP等可利于鉴别诊断。

知识点

纵隔神经源性肿瘤的影像学特点

胸片可见纵隔增宽，侧位片可提示纵隔阴影。

CT上一般表现为纵隔内光滑、边界清楚、密度均匀的圆形或类圆形阴影，多位于后纵隔脊柱旁或椎旁沟内，往往呈低密度，CT值为14～20Hu，神经鞘瘤还常伴出血或囊性变。我们可通过CT观察位于椎旁区的病变是否有向椎管内蔓延扩张的征象。

MRI能从冠状、矢状面及纵向三个方向来确定肿块侵犯的范围，显示椎管内神经结构，从而区分纵隔内正常脊髓与肿块组织。增强的T_1WI和T_2WI的影像可显示：神经纤维瘤有一高密度特征性外周区和中等密度的中央区，而神经鞘瘤为不均质的高密度区。

第二次门诊记录

胸部增强CT示：后纵隔右脊柱旁见椭圆形高密度影，边界清晰，大小约18mm×15mm，增强后未见明显强化（图5-4-1）。

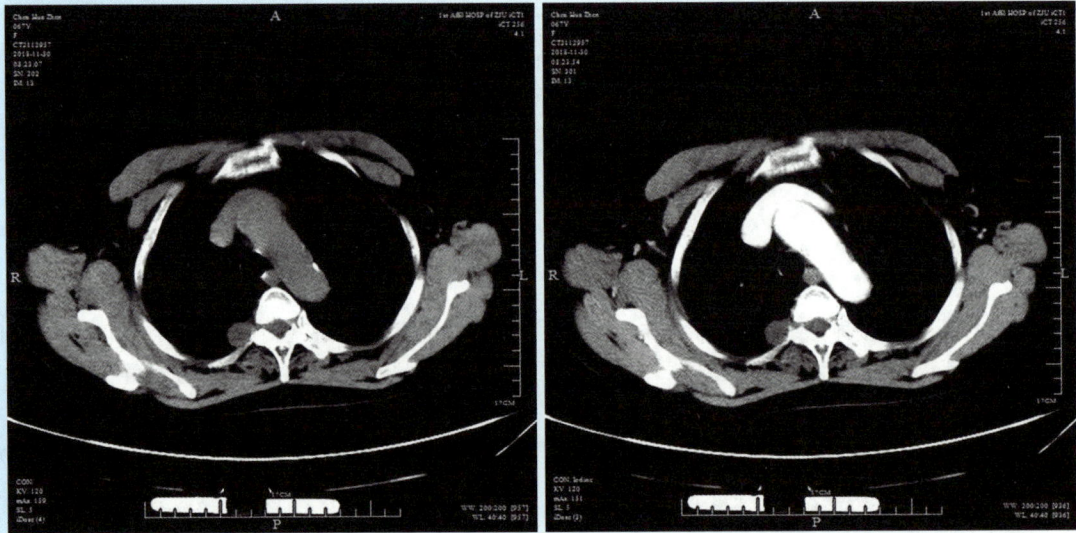

图5-4-1　患者胸部CT表现

【问题3】　患者下一步应当如何处理？

患者纵隔神经源性肿瘤诊断基本明确，应收入胸外科病房行进一步的检查评估，以确定治疗方案。

知识点

纵隔神经源性肿瘤的治疗原则

由于纵隔神经源性肿瘤往往穿刺困难，术前难以获得病理诊断，故无论患者有无症状或者肿瘤良恶性，一经诊断通常需要手术切除，术中快速冷冻可以提示肿瘤类型和良恶性。根据肿瘤大小、部位、是否粘连、是否侵入椎管选择胸腔镜或开胸手术，在切除肿瘤时应将肿瘤瘤体及包膜全部切除。对于晚期恶性纵隔神经源性肿瘤患者，除手术切除外，可能还需要化疗或放疗。一般情况较差或高龄患者，可考虑姑息放疗。

入院后进一步检查情况

血常规、生化常规、肿瘤标志物、术前四项及凝血等实验室检查无明显异常。心电图、肺功能、腹部超声、心脏彩超、下肢血管超声均未见异常。

【问题4】　纵隔神经源性肿瘤怎么诊断？

根据患者的病史，查体及影像学资料，对纵隔神经源性肿瘤进行诊断。

> 知识点
>
> **纵隔神经源性肿瘤的诊断标准**
>
> 1. 大多数患者无症状，常在体检时发现。
> 2. 大的肿瘤可出现呼吸道症状或食管压迫症状，少数可出现神经系统症状，如脊髓压迫、声音嘶哑、霍纳综合征，肋间神经痛或臂丛神经痛等。需强调的是有神经系统的症状并不意味着肿瘤是恶性。
> 3. 恶性肿瘤发展速度快，预后差，临床症状多无特异性。
> 4. CT能显示肿瘤大小，部位以及与周围组织的关系。
> 5. MRI能从三维方向显示肿瘤与周围脏器的关系，对通过肋间隙或椎间孔呈哑铃形神经鞘瘤的诊断有特殊的价值。

【问题5】　术前还应做哪些鉴别诊断？

思路1：中央型肺癌　患者可有咳嗽、痰中带血、胸痛等临床表现，CT常见分叶、毛刺、支气管截断、偏心空洞等征象，间接征象包括：支气管受压、阻塞，节段性肺炎，肺不张，胸腔积液等，增强后多呈均匀强化，可伴纵隔及支气管肺门淋巴结增大，进一步行气管镜活检或EBUS检查可辅助明确诊断。

思路2：纵隔淋巴结核　多见于儿童或青少年，常无临床症状。少数伴有低热、盗汗等轻度中毒症状。在肺门处可见到圆形或分叶状肿块，常伴有肺部结核病灶。有时在淋巴结中可见到钙化点。鉴别困难时，可做结核菌素试验，或给短期抗结核药物治疗。

思路3：主动脉瘤　多见于40岁以上的壮年人，主要表现有胸骨疼痛、压迫周围组织器官症状、心功能不全及心绞痛，DSA检查显示纵隔搏动性块状阴影，边缘清晰，有时尚可见钙化斑点，主动脉造影可确诊。

【问题6】　手术治疗前的准备工作应关注什么问题？

纵隔神经源性肿瘤术前准备工作包括：

1. 麻醉医师要仔细地评估纵隔肿瘤的患者，对呼吸道和心血管可能存在的问题要有所预料。
2. 术前要进行影像学和肺功能检查，CT扫描可以明确呼吸道受侵犯的程度，CT扫描还可以了解心脏和大血管受肿瘤压迫的程度。肺功能检查结果若是低流量曲线，呼出气流速减少50%或更多时要非常小心。
3. 如果患者纵隔肿瘤巨大，手术时术前需要备血，必要时供血血管栓塞，减少术中出血风险。

【问题7】　本例患者应选择何种治疗方法？

根据本例患者的情况，临床选择胸腔镜微创手术治疗。

思路：患者心肺功能良好，结合病史及影像学所见，考虑良性神经鞘瘤可能性大，病灶大小2cm左右，且未见明显外侵，首选胸腔镜手术。

> 知识点
>
> **纵隔神经源肿瘤胸腔镜手术适应证**
>
> 手术适应证：①后纵隔良性肿瘤，后纵隔神经纤维瘤和神经鞘瘤是胸腔镜的最佳适应证之一。②恶性神经源肿瘤，对于恶性肿瘤，胸腔镜多处活检可明确诊断并确定肿瘤分期以指导进一步治疗。对于体积较小的恶性肿瘤，如无明显外侵，可行肿瘤根治性切除，术后加行放化疗；如果肿瘤外侵明显，与纵隔内重要器官关系紧密，分离困难，则可酌情行肿瘤部分切除或活检术。③直径<5cm，无明显外侵者一般均可经胸腔镜切除；直径>5cm肿瘤，或者粘连明显、显露困难的，可辅以小切口行肿物切除。

手术治疗过程

患者全麻成功后,取左侧卧位,常规消毒铺巾。分布于第3肋间腋前线,第6肋间腋中线,第5肋间锁骨中线位置作小切口,分别为3cm、1cm、1cm,切开皮下组织,置入胸腔镜套管。改左侧单肺通气。胸腔镜探查示右侧胸腔轻度粘连,右肺叶间裂发育可。病灶位于右后纵隔,大小约2.0cm×1.5cm,质地韧,可见肋间神经进入(图5-4-2)。仔细分离并完整切除纵隔肿块。送术中冷冻病理检查:首先考虑神经鞘瘤。严密止血。冲洗术野。吸痰,鼓肺,检查无漏气。使用止血材料。予鼓肺排气,放置引流管一根。逐层缝合切口,送复苏室。

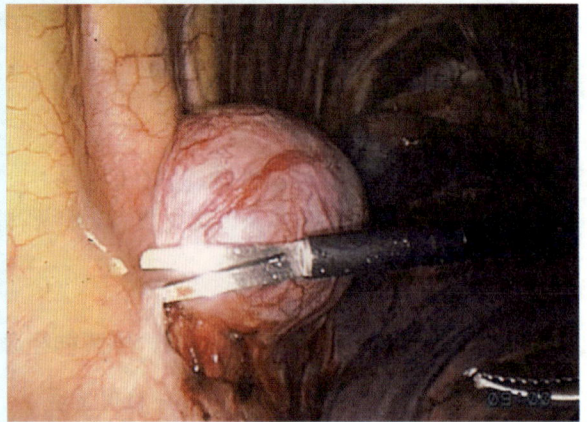

图5-4-2 神经源性肿瘤胸腔镜术中所见

知识点

纵隔神经源性肿瘤手术原则

1. 完全切除是大多数神经源性肿瘤的手术切除目标。

2. 对于直径小于5cm的肿瘤,胸腔镜切除通常是可行的。

3. 术中应仔细分离肋间血管和神经根。

4. 术中使用电刀或超声刀等能量器械时,应避免靠近椎间孔,避免能量器械所致的热传导伤。

5. 对于"哑铃状"神经源性肿瘤,应请神经外科专科医师会诊,尤其是对于可能需要椎板切除来移除肿瘤的神经源性肿瘤。

【问题8】 除了胸腔镜入路外,纵隔神经源性肿瘤手术还有哪些手术入路?

还可采用开胸入路。

术后情况

患者术后恢复好,胸腔闭式引流无漏气,波动好,引流液为淡血性,每天100~150ml并逐渐减少,术后第2天拔除胸腔闭式引流管,术后第3天顺利出院。

术后胸片结果:纵隔肿瘤切除术后改变。

术后常规病理报告示:(纵隔)神经鞘瘤 Ki-67(低),CD117(−),S-100(+),Desmin(−),CD34(−),SMA(−),DOG-1(−)。大体:送检纵隔组织,结节样物一枚,大小1.8cm×1.6cm×1.3cm;镜示:肿瘤细胞呈束状、漩涡状排列,间质可见厚壁血管及黏液变性,周围可见纤维包膜。

【问题9】 术后最常见的并发症是什么?

1. 术后出血 肿瘤巨大,手术切除难度较大,解剖创面广泛,易出现渗血。

2. 肺部并发症 可按肺部疾病的性质进行处理。

3. 哑铃形肿瘤术后可能会引起椎管内出血,压迫脊髓或直接损伤脊髓,造成严重后果。

4. 起源于膈神经和迷走神经的肿瘤,术后可能出现膈肌瘫痪和声音嘶哑。

5. 上后纵隔神经源性肿瘤术后可能出现Horner综合征,上肢麻木及发冷,面部无汗等。

6. 术后复发。

7. 其他 永久性神经损伤和运动感觉障碍等。

【问题10】 术后管理要点是什么?

1. 术后第1天密切观察胸腔闭式引流管的引流量及其性质,根据引流情况及时采取相应措施。此手术为Ⅰ类清洁切口,术后一般不需要使用抗生素。

2. 术后第 1 天开始恢复正常饮食,加强营养。

3. 鼓励患者早期下床活动,咳嗽,预防血栓形成及肺部并发症。

小 结

神经源性肿瘤是纵隔肿瘤中最常见的肿瘤,其病理类型多样,在成人中最多见的是良性神经鞘瘤,其次为神经节细胞瘤,其他类型较为罕见;以良性居多,多无特异性临床症状,大多为体检发现;诊断主要依靠术前 CT 和 MRI,一般位于后纵隔,位置及与周围脏器毗邻关系多变,需要根据术前影像结合术中解剖制定个体化手术策略。良性肿瘤预后好,恶性肿瘤预后较差。

(胡 坚)

第五节 胸腺瘤及重症肌无力的外科治疗

首次门诊病历摘要

患者女性,46 岁,因"进行性双下肢无力伴胸闷气促 1 年"来医院门诊就诊。患者 1 年前无明显诱因出现双下肢无力,伴胸闷气促,无下肢活动受限,无腰背部疼痛,无头痛头晕;无上睑下垂,无吞咽困难,无饮水呛咳,无咀嚼无力;无表情淡漠、无苦笑面容;无咳嗽咳痰,无发热盗汗,患者初未予重视,后因上述症状进行性加重至外院神经内科就诊,确诊"重症肌无力",查 CT 提示"前纵隔占位",予口服溴吡斯的明片 120mg t.i.d. 后症状好转。3 月前患者自行将溴吡斯的明片减量至 60mg t.i.d. 后症状复发,药物加量后不能改善。发病以来,睡眠饮食可,大小便正常。既往:青霉素过敏;2 年前因"子宫腺肌病"行"子宫全切术"。

【问题 1】 通过上述病史,该患者纵隔占位考虑什么诊断?

思路:患者中年女性,重症肌无力已确诊,同期发现前纵隔占位,重症肌无力患者可合并胸腺瘤,结合病史及影像学特点,该患者前纵隔占位首先考虑"胸腺瘤"。

> **知识点**
>
> ### 重症肌无力临床特点
>
> 重症肌无力是一种主要累及神经肌肉接头突触后膜上乙酰胆碱受体(acetylcholine receptor, AchR)的自身免疫性疾病。发病率为(8~20)/10 万,患病率为 50/10 万,各年龄阶段均可发病,发病率呈"双峰"现象,在 40 岁之前女性发病高于男性(男:女为 3:7),在 40~50 岁之间男女发病率相当,在 50 岁之后男性发病率略高于女性(男:女为 3:2)。重症肌无力患者常合并甲状腺功能亢进、甲状腺炎、系统性红斑狼疮、类风湿关节炎和天疱疮等其他自身免疫性疾病。在 85% 的重症肌无力患者中,可检测到抗烟碱型乙酰胆碱受体(AchR)的抗体。40%~50% 的胸腺瘤患者可合并重症肌无力,而在重症肌无力患者中,10%~20% 可合并胸腺瘤。95% 的胸腺瘤合并重症肌无力患者中可检测到 titin 和 ryanodine 两种抗体。

> **知识点**
>
> ### 重症肌无力 MGFA 分型(myasthenia gravis foundation of America,2000)
>
> | 分型 | 临床表现 |
> | --- | --- |
> | Ⅰ型 | 任何眼肌无力,可伴眼闭合无力,其他肌群肌力正常 |
> | Ⅱ型 | 无论眼肌无力程度如何,有其他肌群轻度无力 |

续表

分型	临床表现
Ⅱa 型	主要累及四肢肌和 / 或躯干肌，可有同等程度以下的咽喉肌受累
Ⅱb 型	主要累及咽喉肌和 / 或呼吸肌，可有同等程度以下的四肢肌和 / 或躯干肌受累
Ⅲ 型	无论眼肌无力程度如何，有其他肌群中度无力
Ⅲa 型	主要累及四肢肌和 / 或躯干肌，可有同等程度以下的咽喉肌受累
Ⅲb 型	主要累及咽喉肌和 / 或呼吸肌，可有同等程度以下的四肢肌和 / 或躯干肌受累
Ⅳ 型	无论眼肌无力程度如何，有其他肌群重度无力
Ⅳa 型	主要累及四肢肌和 / 或躯干肌，可有同等程度以下的咽喉肌受累
Ⅳb 型	主要累及咽喉肌和 / 或呼吸肌，可有同等程度以下的四肢肌和 / 或躯干肌受累
Ⅴ 型	气管插管，伴或不伴机械通气（除外术后常规使用），无插管或鼻饲为 Ⅳb 型

知识点

重症肌无力的诊断依据

1. 临床特征　某些特定的横纹肌群肌力表现出波动性和易疲劳性，通常以眼外肌最常受累，肌无力症状晨轻暮重，持续活动后加重，经休息后缓解。

2. 药理学特征　皮下注射胆碱酯酶抑制剂甲基硫酸新斯的明后，以改善最显著时的单项绝对分数计算相对评分，各单项相对评分中有一项阳性者，即为新斯的明试验阳性。

3. 电生理学特征　低频重复神经电刺激（RNS）示波幅递减 10 或 15 以上；单纤维肌电图（SFEMG）检测的"颤抖"增宽伴有或不伴有阻滞。

4. 血清学特征　可检测到 AchR 抗体，部分 AchR 抗体阴性的全身型 MG 患者可检测到抗 -MuSK 抗体。

【问题2】　患者目前最需要的检查有哪些？

思路：胸部（纵隔）增强 CT 检查，可进一步明确肿物的大小、范围、密度及外侵情况，并可判断囊、实性。

知识点

胸腺瘤的诊断

1. 胸部 X 线片　一般拍正侧位胸片，表现为前上纵隔的圆形或椭圆形阴影，多数边界清楚。多贴近胸骨，位于心影上部，主动脉弓附近。

2. 胸部增强 CT　可进一步明确肿物的大小、范围、密度及外侵情况，并可判断囊、实性。

3. 磁共振　通常采用 T_1 轴位、冠状位加权像。此项检查对病变涉及血管的受压和受侵情况显示较好。

4. 活组织检查　包括针吸细胞学检查、纵隔镜和胸腔镜等方法来确定病变良、恶性。

【问题3】　患者下一步应当如何处理？

患者重症肌无力合并胸腺瘤诊断基本明确，应收入胸外科病房行进一步的检查评估，以确定治疗方案。

入院后进一步检查情况

血清 AchR 抗体（+），MUSK 抗体（-），血常规、生化、甲状腺功能、肿瘤标志物、术前四项及凝血等实验室检查无明显异常；新斯的明试验阳性；腹部超声示脂肪肝；超声心动示左室舒张功能减退，二三尖瓣轻度反流；心电图示窦性心律；肺功能、下肢及颈部血管超声无异常。进一步评估纵隔占位情况，胸部增强 CT 示前上纵隔见一软组织密度影，大小约 2.8cm×2.3cm，边缘欠规则，局部紧贴上腔静脉、升主动脉前缘，病变内见斑点状钙化影，增强后呈轻度强化（图 5-5-1）。

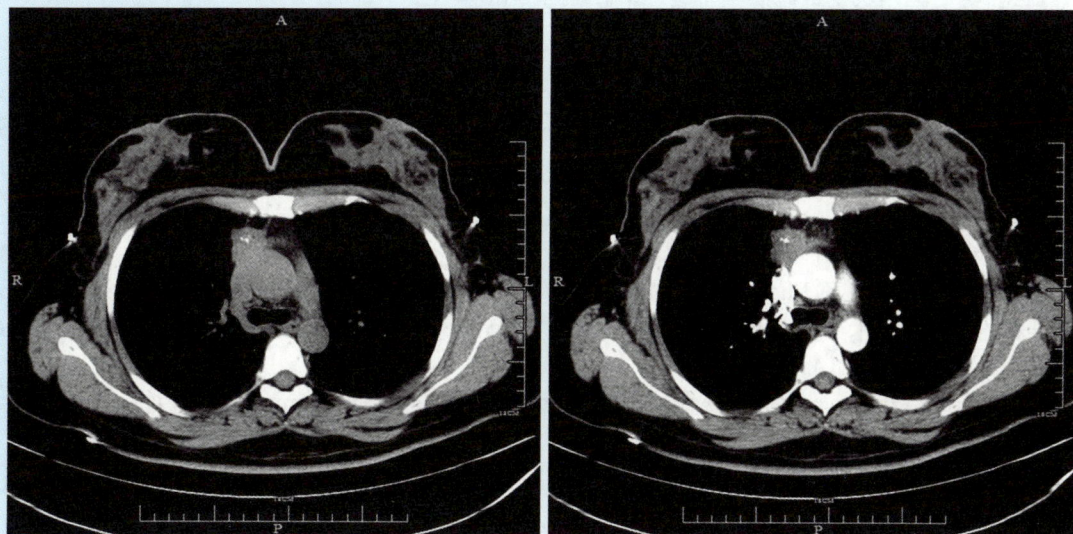

图 5-5-1　胸腺瘤胸部增强 CT 表现

【问题 4】 胸腺瘤如何诊断?

胸腺瘤往往合并其他自身免疫疾病,重要的是在治疗这些病的同时要想到胸腺瘤的可能性,作出胸腺瘤的诊断就不难了。

知识点

胸腺瘤常见合并疾病

1. 神经系统　重症肌无力、Lambert-Eaton 综合征。
2. 造血系统　纯红细胞减少性贫血、丙种球蛋白过少症、白血病、淋巴瘤、全血细胞减少症。
3. 内分泌系统　Addison 病、Cushing 病、甲状腺疾病。
4. 风湿免疫系统　系统性红斑狼疮(SLE)、多发性肌炎、干燥综合征、类风湿关节炎。
5. 消化系统　溃疡性结肠炎、Crohn 病。
6. 皮肤黏膜　脱发。

【问题 5】 胸腺瘤术前还应做哪些鉴别诊断?

胸腺瘤常易与以下疾病混淆,临床诊治过程中应予以鉴别。

1. 纵隔精原细胞瘤　原发于生殖腺外的精原细胞瘤以纵隔多见,X 线片可见偏向一侧的上纵隔阴影,呈弧形突出,密度均匀,边缘光滑,成分叶状。

2. 中央型肺癌　CT 能更准确地判断肿瘤在肺内还是肺外,纤维支气管镜检查可辅助进一步明确病理诊断。

3. 纵隔淋巴结核　有低热、潮热、盗汗、干咳、咯血、消瘦等症,发病年龄较轻。结核菌素试验阳性,抗结核治疗有效。

4. 主动脉瘤　X 线检查可出现主动脉弓增宽,主动脉局部有凸出或隆起。心脏彩超显示主动脉前后壁增宽。主动脉造影可显示有两个通道。

5. 其他　此外还要与纵隔内转移性肿瘤、巨大淋巴结增生等鉴别。

【问题 6】 重症肌无力患者围手术期应关注什么问题?

1. 重症肌无力患者术前准备工作包括:
(1)了解患者肌无力、上睑下垂、吞咽困难的症状和程度。
(2)选择合适的时机,手术应在患者肌无力症状最轻、服药剂量最少时进行。
(3)对于咳嗽无力的患者,术前需帮助训练有效的咳嗽及深呼吸。

（4）有吞咽乏力者应给予静脉营养支持，以改善营养状况。

（5）床边须准备好气管切开包和人工呼吸机。

（6）多数患者对手术有恐惧心理，紧张可加重呼吸肌无力。特别是全身型肌无力患者更应注意休息与睡眠。

（7）密切注意心电图变化情况，有心律失常要及时查找原因，对血容量不足、心衰等引起的要纠正输液量及速度，如是低钾引起及时补钾，补钾时应监测血钾水平，根据尿量调整补钾量，注意酸碱平衡和血细胞破坏对血钾水平的影响。

2. 重症肌无力患者的麻醉相关事项包括：

（1）目前最常用的麻醉方法依然是"平衡麻醉技术"，即麻醉中使用少量肌松药物，此外亦有以吸入麻醉药为主诱导和维持麻醉，术中不使用肌松药。采用全身麻醉复合胸部硬脊膜外麻醉的方法，能减少或避免使用肌松药，减少术后呼吸机的使用。

（2）如需使用肌松药物，应根据患者情况选择合适的药物种类及剂量，麻醉维持过程中在肌肉松弛监测仪的监测下可适量追加肌松药。

（3）对于重症肌无力患者应从严掌握拔除气管导管指征，一般认为患者必须完全清醒，持续抬头 5 秒，潮气量>10ml/kg，吸气压力≥25cmH$_2$O，呼吸频率<30 次 /min，肌颤搐比值 T_4/T_1>75%，方可拔除气管内导管。

3. 术后肌无力危象的识别及处理　重症肌无力危象是胸腺瘤合并重症肌无力患者术后最严重的并发症，也是围手术期死亡的首要因素，主要表现为呼吸肌严重无力导致的通气功能衰竭，因此术后要严密监护，根据临床观察及血气分析等结果，随时准备气管切开，应用呼吸机辅助呼吸。患者术后一旦出现咳痰无力、呼吸困难、口唇发绀，血氧饱和度低于 90%，即应考虑出现肌无力危象。及时行气管切开、人工呼吸机辅助呼吸是救治成功的关键，此外，需要应用激素和抗胆碱酯酶药。使用呼吸机辅助的患者，营养支持十分重要，此外需要保持呼吸道通畅，根据药敏使用抗生素预防肺部并发症发生。

【问题 7】　胸腺瘤的治疗方法有哪些?

胸腺瘤一经诊断即应外科手术切除，对于不能手术的胸腺瘤患者常采用放疗、化疗、免疫治疗及靶向治疗等非手术治疗或综合治疗。对于局部晚期胸腺瘤，首选手术治疗，术后辅助放化疗；不能手术的患者可先行诱导治疗，再予以手术治疗和术后辅助放化疗。

知识点

重症肌无力的外科治疗指征

重症肌无力合并胸腺瘤。

不伴胸腺瘤的 MGFA II 型及以上患者。

不伴胸腺瘤的 MGFA I 型患者，首选药物治疗，对于药物治疗失败，有向全身型转化风险且 AchR-Ab 阳性者可考虑手术治疗。

知识点

胸腺切除术的手术方法

1. 颈部切口胸腺切除（标准或扩大切除）。

2. 胸腔镜胸腺切除术。

- 左侧入路

- 右侧入路

- 双侧入路：有助于暴露双侧膈神经

- 剑突下入路

3. 胸部正中切口胸腺切除术。

4. 颈部联合胸部正中切口胸腺切除术。

5. 机器人辅助下胸腺切除术。

【问题8】 本例患者应选择何种治疗方法?

根据本例患者的情况,临床选择右侧入路胸腔镜微创手术治疗。

知识点

胸腺切除对重症肌无力的作用

目前尚无前瞻性随机对照试验调查胸腺切除术后肌无力患者的预后,胸腺切除术在这些患者中的作用仍然存在争议,特别是 AchR 抗体阴性的情况。但是目前的循证医学证据表明,对于有症状的肌无力患者,胸腺切除术优于保守治疗。

患者术后可能的情况是:
- 获得无药物缓解
- 重症肌无力症状缓解
- 药物剂量的减少

手术治疗过程

患者全麻成功后,取后仰 45° 左侧卧位,常规消毒铺巾。分别于右胸第 3 腋前线,第 6 肋腋中线,第 5 肋锁骨中线位置作小切口,分别为 3cm、1cm、1cm,切开皮下组织,置入胸腔镜套管。改左侧单肺通气。胸腔镜探查见右侧胸腔中度膜状粘连,病灶位于前上纵隔,累及右上肺,侵犯右侧膈神经、心包及上腔静脉。予分离胸腔粘连,沿膈神经前缘,腔静脉,左无名静脉及心包边界仔细分离右侧胸腺及心膈角脂肪,见肿瘤完全累及上述结构,离断右侧膈神经,右上肺楔形切除,切除部分心包,阻断上腔静脉、左无名静脉后行上腔静脉成形术。完整切除肿瘤、胸腺及心膈角脂肪。送术中冷冻病理提示:胸腺瘤,B2 型首先考虑。严密止血。冲洗术野。吸痰,鼓肺,检查无漏气。放置闭式引流管一根。逐层缝合切口。

胸腺瘤全胸腺扩大切除术(视频)

知识点

腔镜下全胸腺扩大切除的手术要点

1. 患者体位 后仰 45° 以利于暴露前纵隔区域解剖。
2. 胸腔镜切口位置 腋前线第 3 肋间、腋中线第 6 肋间、锁骨中线第 5 肋间
3. 一般使用超声刀游离,虽然诱导人工气胸可能有助于解剖,但并不是常规进行。
4. 纵隔胸膜沿着膈神经的前缘切开,然后游离,结扎胸腺动脉和静脉,解剖胸腺上角和下角。
5. 扩大切除包括解剖所有纵隔脂肪,其可能包含异位胸腺组织,从气管前,沿乳内动脉蒂,以及左右心包膈角的异位胸腺。
6. 将完整的胸腺在标本取出袋中取出。

术后情况

患者术后恢复好,胸腔闭式引流无漏气,波动好,引流液为淡血性,每天 120～180ml 并逐渐减少,术后第 3 天拔出胸腔闭式引流管。术后第 3 天复查血常规及血生化均未见异常。术后第 5 天出院。

术后常规病理报告:(胸腺)胸腺瘤(B2 型为主,灶性 B3 型),侵袭性生长,CK19(+)、CD3(T 细胞 +)、CD20(B 淋巴细胞 +)、CD5(T 细胞 +)、CD117(−)、PAX-8(B 淋巴细胞 +)、CgA(−)、Syn(−)、TDT(T 细胞 +)、MUC-1(−)。

大体:送检胸腺组织,大小 3.2cm×2.5cm,肿瘤与肺组织相连。镜示:肿瘤呈分叶状结构,主要由上皮样细胞和淋巴细胞组成,小灶主要由上皮细胞组成,上皮样细胞大多角形,核卵圆形,空泡状,间质纤维间隔明

显。肿瘤区域累犯包膜，浸润至周围脂肪组织，可见子结节形成。肿瘤侵犯肺组织，肺切缘阴性。送检左心膈角见脂肪组织及淋巴结 8 枚阴性并见肿瘤结节 1 枚，右心膈角见脂肪组织及淋巴结 3 枚阴性。

知识点

胸腺瘤 Masaoka 临床分期标准

Ⅰ期　肿瘤包膜完整，肉眼或镜下未见浸透肿瘤包膜。

Ⅱ期　肿瘤浸透包膜或侵犯周围脂肪。

　Ⅱa 期　镜下见肿瘤浸透包膜。

　Ⅱb 期　肉眼见肿瘤侵犯周围脂肪组织，或与纵隔胸膜、心包有粘连但未侵犯。

Ⅲ期　肿瘤侵犯邻近器官（比如心包、大血管、肺）。

　Ⅲa 期　未侵犯大血管。

　Ⅲb 期　侵犯大血管。

Ⅳ期　肿瘤出现胸膜、心包播散或淋巴、血行转移扩散。

　Ⅳa 期　胸膜或心包播散转移。

　Ⅳb 期　淋巴或血行转移，扩散到远处器官组织。

知识点

胸腺瘤 WHO 病理分型

分型	表现
A 型	主要细胞成分为梭形或者椭圆形胸腺上皮细胞，没有细胞形态学异型性，核仁不明显，淋巴细胞含量比较少。
AB 型	由 A 型胸腺瘤与富含淋巴细胞的 B 型胸腺瘤共同组成。
B1 型	具有与正常胸腺组织相似的形态，肿瘤内存在扩大区，与正常胸腺皮质难以鉴别，伴有胸腺髓质分化，胸腺小体较常见，肿瘤性上皮细胞呈卵圆形，散在分布于大量淋巴细胞之间，小至中等大小，细胞核呈圆形，可见核仁。
B2 型	肿瘤性胸腺上皮细胞是其主要的成分，肿瘤细胞散在于富有淋巴细胞的组织内，胞质丰富，可见泡状核，核仁明显，常见血管外间隙。
B3 型	肿瘤呈小叶状分布，呈浸润性生长，缺乏完整的包膜，多边形或圆形上皮细胞为主要成分。
C 型（胸腺癌）	具有明显恶性肿瘤细胞学特征，类似于其他器官发生的癌症，可存在成熟的淋巴细胞，而未成熟的淋巴细胞却是缺乏的。

【问题 9】　哪些患者不宜切除胸腺?

1. 因胸腺在免疫系统的发育中起重要作用，故儿童患者不宜采用。

2. 高血压、糖尿病、心脏病或伴发较重感染者不宜手术。

3. 病情较重或有肌无力危象者不宜做手术，待药物治疗病情缓解后仍可手术。

4. 身体虚弱的老年患者不宜行胸腺切除手术。

术后随访

术后半月，患者再发胸闷不适，平卧时明显，侧卧位及坐位可缓解，无明显四肢无力，无吞咽困难，无上睑下垂等其余不适，患者自行将溴吡斯的明片加量后症状稍缓解，至我院神经内科就诊，考虑呼吸肌受累可能，予丙种球蛋白针 27.5g q.d.×5 天，甲泼尼龙 80mg q.d. 减量至 60mg q.d.，溴吡斯的明 120mg t.i.d. 治疗，患者症状好转出院，至放疗科进一步评估。

【问题 10】 如何判断重症肌无力的疗效?

疗效判断标准:

完全缓解:无肌无力症状体征,停用各种治疗至少半年。

药物缓解:无肌无力的症状体征,但仍需服用小剂量泼尼松。

显著改善:肌无力的严重程度计分降低 2 分的稳定改善。

中度改善:肌无力的严重计分降低 1 分或不足 1 分。

不变:肌无力症状无客观改善。

【问题 11】 如何做好患者的随访工作?

胸腺瘤的预后与其病理分期、部位、组织类型、生物学行为、完整切除率以及治疗措施有关。因此,应对患者进行严格的随访,部分患者术后需要进一步辅助放化疗。通常术后 2 年内,每 3 个月门诊复查 1 次,复查的内容包括血常规、生化检查、肿瘤标志物,胸片、B 超,必要时可行胸部增强 CT 及内镜检查。术后 2~5 年,可每半年复查 1 次,5 年之后可每年复查 1 次,终生随诊。术后继续抗重症肌无力治疗,具体药物剂量到神经内科门诊调整。

小 结

重症肌无力的发生、发展与胸腺内发生的免疫应答直接相关,其中,10%~20% 的肌无力患者可合并胸腺瘤,对于这一类合并重症肌无力的胸腺瘤患者,不仅要重视胸腺瘤的治疗,术后还需要积极免疫抑制治疗,控制肌无力症状,尤其要重视预防肌无力危象的发生。

(胡 坚)

第六章　胸壁、胸膜疾病

第一节　漏　斗　胸

首次门诊病历摘要

患者男性，12岁。主因"发现前胸部凹陷畸形10年"就诊。患者2岁时发现前胸壁畸形，未诊治。近3年出现活动后心慌气短，食量少、消瘦，体重及身高发育较同龄儿童稍差。现为求诊治来医院。查体：身高150cm，体重41kg；前胸壁胸骨第4、5肋水平内陷，两侧对称，心脏叩诊浊音界左移，心音清晰有力，心律不齐，心率98次/min，未闻及心脏杂音；唇甲无发绀。

【问题1】　通过上述摘要，考虑该患者的诊断是什么？

根据患者的病史和查体发现，应考虑"漏斗胸"的诊断。

思路1：患者男性，自幼发现前胸壁凹陷畸形，查体前胸壁胸骨第4、5肋水平内陷，符合漏斗胸诊断。

> **知识点**
>
> **漏斗胸的定义及流行病学特点**
>
> 漏斗胸（pectus excavatum）是部分胸骨、肋软骨及肋骨向脊柱呈漏斗状凹陷的一种畸形，一般在剑突的上方凹陷最深。发病率国外报道在1/400～1/300，男：女约为4:1，86%的患者1岁以内就被发现。

思路2：由于胸壁畸形，部分胸骨及肋软骨内陷，心肺受压后影响心肺功能，引起相应的症状、体征。

> **知识点**
>
> **漏斗胸的临床表现**
>
> 绝大多数患者出生时或出生后不久胸部便出现浅的凹陷，多以剑突处明显。患者常有食量少、消瘦和发育不良，有些患者在轻微活动后感到疲惫、呼吸急促、心悸和/或心动过速，部分患者还有前胸的锐性疼痛、压迫感等不适。

思路3：诊断漏斗胸，需要注意患者是否合并其他发育障碍性疾病或先天性疾病。

【问题2】　为明确诊断应行哪些检查？

思路：根据病史、查体，应主要进行胸部正侧位X线和胸部CT影像学检查。

> **知识点**
>
> **漏斗胸的首选检查**
>
> 胸部X线：可显示出胸骨和相邻肋软骨有无下陷，脊柱与胸骨间距有无缩短等。

胸部 CT 扫描：用 CT 扫描能更准确地评价漏斗胸的凹陷程度、对称性、心脏受压移位程度、肺受压程度及合并的其他问题。

第二次门诊记录

胸部正侧位 X 线片检查示：正位像显示心脏左移、肺纹理增粗、脊柱侧弯，侧位像显示下段胸骨与肋软骨下陷，脊柱与胸骨间距缩短（图 6-1-1）。

胸部 CT：此断面为胸骨凹陷最深处，可见胸骨与肋软骨下陷，脊柱与胸骨间距缩短，Haller 指数为 3.25（图 6-1-2 示，Haller 指数 = 胸骨凹陷最深部胸廓最大内横径 / 胸骨后至胸椎前间距）。

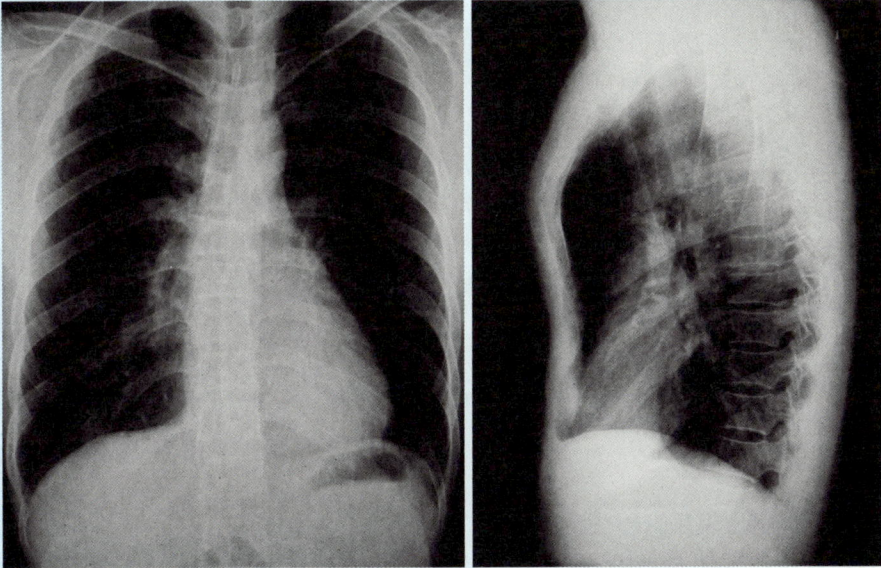

图 6-1-1　漏斗胸患者胸部 X 线片

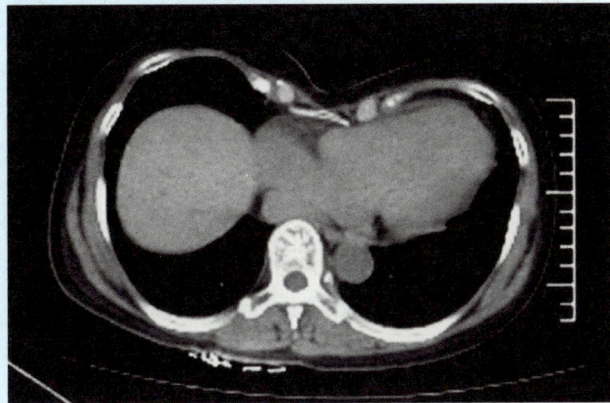

图 6-1-2　漏斗胸患者胸部 CT

入院后检查情况

行血、尿、便常规、凝血功能、肝肾功能及电解质等实验室检查未见异常；心电图提示窦性心律不齐，心率 96 次 /min，电轴左偏；心脏超声提示心脏稍左偏，心内结构及功能未见明显异常，LVEF 75%；静息肺功能提示限制性通气功能障碍：VC 78%，FVC 85%，MVV 80%，FEV_1/FVC 85%。

【问题 3】 该患者的下一步治疗计划是什么？是否需手术治疗？术式的选择以及手术并发症如何？

思路 1：漏斗胸根据 Haller 指数、漏斗指数（FI）、漏斗部注水测量水量等方法，一般分为轻、中、重三度。

该患者 Haller 指数为 3.25，属中度漏斗胸，为矫正畸形，解除对心、肺压迫，应考虑手术治疗。

思路 2： 患者青少年，中度畸形，应考虑采取创伤小、较为安全有效的术式。拟采用胸腔镜辅助置入矫形板胸骨抬举术，即 NUSS 手术。

知识点

漏斗胸的矫正术式

传统的矫正术式包括：胸骨翻转法、胸骨抬举法、肋软骨切除或切断术，这类手术损伤大、术后复发率高，现已很少使用。NUSS 手术由于具有创伤小、手术简便、效果好、胸壁的顺应性不受损失等优点，临床应用较广。

思路 3： NUSS 手术一般并发症很少，可能发生的并发症包括：①气胸；②心脏、心包损伤；③钢板移位，漏斗胸复发；④胸腔积液；⑤获得性脊柱侧弯。

手术治疗情况

患者在全麻下行 NUSS 手术：胸腔镜下建立胸骨后隧道，利用引导器将弓形钢板穿过隧道至对侧胸腔，用翻转器将钢板翻转 180°，使钢板弓背向上，两侧使用固定器固定，将胸骨和前胸壁撑起呈期望形状，放置双侧胸腔引流管。

术后情况

患者恢复顺利，术后第 5 日出院。

【问题 4】 漏斗胸患者出院后有哪些注意事项？

思路： 为防止出现术后远期并发症，观察矫正效果，应叮嘱患者注意坐姿，避免剧烈运动，如有胸部疼痛等不适要及时到医院就诊。定期进行胸部 X 线检查，了解钢板的位置。术后 2～3 年后根据情况可取出钢板，以后每年随访一次进行矫正效果评价。

（张　鹏）

第二节　脓　　胸

首次门诊病历摘要

患者男性，67 岁。"咳嗽、高热 10 天，右侧胸痛伴气促 6 天"就诊。患者 10 天前出现咳嗽、黄痰，伴有高热，最高体温 39℃，口服"阿莫西林、泰诺"治疗，6 天前出现右侧胸痛及呼吸困难，进行性加重。查体：右侧肋间隙饱满，语音震颤减弱，叩诊呈浊音，呼吸音低。患者发现血糖增高 3 年，未治疗。无结核病史，无吸烟史。

【问题 1】 通过上述资料，该患者首先考虑的诊断是什么？

根据病史及查体，应考虑肺部感染合并胸腔积液的诊断，怀疑脓胸的可能。

思路 1： 患者为老年男性，呼吸道感染后胸痛应首先考虑"肺感染，继发胸腔积液——脓胸"的可能。

知识点

脓胸的感染途径

肺部化脓感染直接扩散到胸膜腔，是脓胸最常见原因。其他原因还有胸部开放伤、肺损伤、气管及食管损伤；胸腔邻近感染灶扩散；败血症或脓毒血症细菌经血液循环到达胸膜腔；胸腔手术操作污染；纵隔畸胎瘤继发感染、破裂等。

思路 2：高热、胸痛及气促是脓胸的典型症状，呼吸音减低，叩诊浊音是脓胸常见体征。

> **知识点**
>
> ### 急性脓胸的临床表现及体征
>
> 急性脓胸患者常有高热、脉速、食欲减退、胸痛、咳嗽、咳痰及全身不适，胸腔积脓较多时，患者感胸闷、呼吸急促等，严重者可伴有发绀和休克。患侧呼吸运动减弱，肋间隙饱满，叩诊呈浊音，纵隔向健侧移位，呼吸音减弱或消失。

思路 3：问诊时应特别注意既往史及个人史，患者血糖升高，未监测治疗，是发生脓胸的危险因素。

> **知识点**
>
> ### 脓胸的危险因素
>
> 儿童和老年患者胸腔感染发病率最高，但糖尿病、免疫抑制状态、免疫缺陷、胃食管反流、酗酒和静脉药物滥用者易并发脓胸；胸腔或食管手术、创伤、食管破裂是胸腔内感染的主要原因；另有许多患者缺乏明显危险因素。

【问题 2】 为进一步明确诊断，首先需要进行何种检查？

思路：从病史看，患者存在肺部感染，应查血常规，血生化等，判断感染状态。影像学检查可查正侧位胸片，进一步检查胸部 B 超和 CT。

> **知识点**
>
> ### 诊断脓胸的首选检查
>
> 脓胸属于化脓性感染性病变，血常规检查往往提示白细胞及中性粒细胞增高。胸部 X 线检查是诊断、评价疗效和随访胸腔积液的常规方法。胸部超声也应用广泛，可以确定胸腔积液的部位和量，并可以引导诊断性穿刺。CT 可以用于诊断不明确的脓胸患者，可以鉴别胸腔积脓和肺脓肿，同时可帮助判断是否需要进行胸腔引流以及确定引流部位、引流管位置及引导引流。

第二次门诊记录

血常规：白细胞 $19.6×10^9/L$，中性粒细胞 90.3%，淋巴细胞 7%，血红蛋白 115g/L，血小板 $180×10^9/L$；血糖 18.6mmol/L；C 反应蛋白 12.3mg/dl。

后前位及侧位胸片示：右侧胸腔大片致密影（图 6-2-1）。胸部 CT 检查示：右侧胸腔大片液体密度影，局部胸膜增厚，右肺压迫性不张（图 6-2-2）。

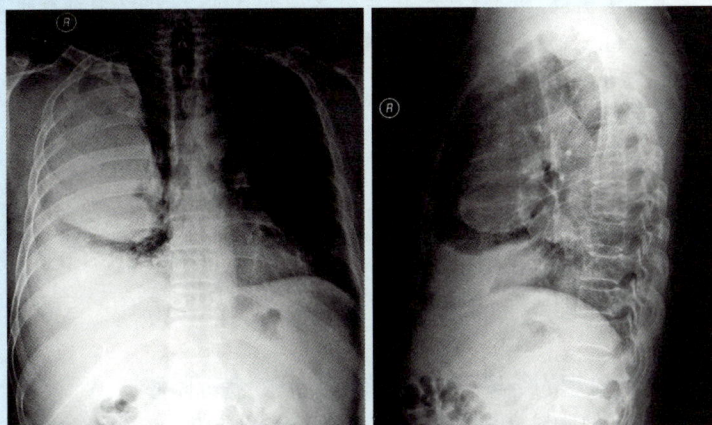

图 6-2-1　胸部正侧位 X 线片表现

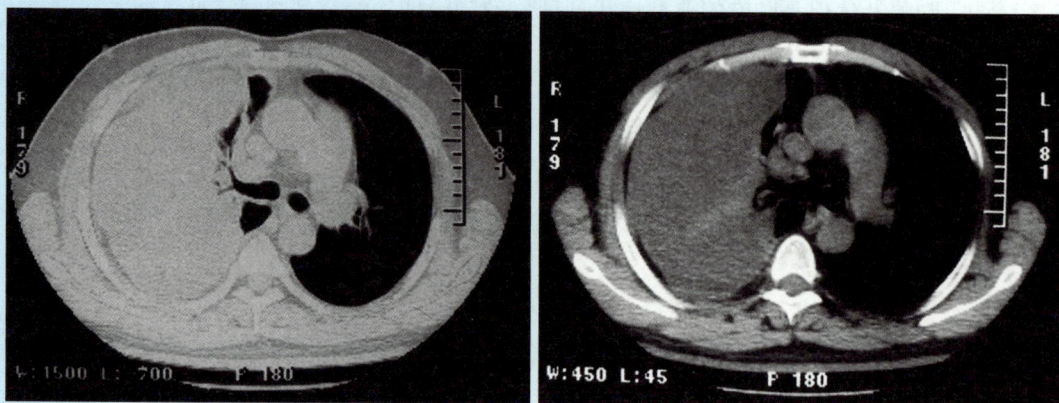

图 6-2-2　胸部 CT 表现

知识点

脓胸的影像学表现

胸部 X 线：少量积液表现为肋膈角变钝；中等量以上积液则显示内低外高的弧形致密影，呈典型的 S 形（Ellis 线）；大量积液患侧呈大片状致密阴影；包裹性脓胸呈相应部位局部阴影。胸部 CT：积液表现为位于胸腔的外围及下部的致密影，可压迫肺脏引起肺不张；包裹性胸腔积液表现为胸壁下扁丘状影，液体周围有一层软组织密度的胸膜包裹。

【问题 3】 根据以上检查是否可以确诊为脓胸，还需要做哪些检查？

思路 1： 患者白细胞及中性粒细胞增高，C 反应蛋白增高，考虑细菌感染，结合胸片及 CT 表现，高度怀疑脓胸，患者需要住院行进一步诊治。

思路 2： 患者现有资料尚不能确诊脓胸，确诊需要行胸腔诊断性穿刺，难以定位的患者，可在 B 超定位下穿刺。该患者积液量较多，可直接行胸腔穿刺。对抽取的积液要观察性状、气味、有无沉渣等，并送常规、生化、细菌学检测，如需要与结核或肿瘤鉴别还需要行抗酸染色、结核菌培养或病理学检查。

知识点

胸腔积液的实验室检查

脓胸的胸腔积液，早期为渗出液，继而脓性，厌氧菌感染可有腐烂臭味，白细胞计数达 $(10\sim15)\times10^9$/L，以中性粒细胞为主；葡萄糖（Glu）<2.2mmol/L，乳酸脱氢酶（LDH）>1 000IU/L。涂片染色镜检后，进行细菌培养确定致病菌。

胸腔积液检查结果

诊断性胸腔穿刺检查示：抽得灰白色脓性液体，有臭味，化验结果为：比重 1.026，有核细胞计数 20×10^9/L，多核细胞为主；GLU 0.9mmol/L，LDH 1 732IU/L。

【问题 4】 结合病史及以上检查的结果，判断患者脓胸所处病理阶段。

思路： 患者病史较短，10 天，但胸腔积液已经成为脓性，所以考虑为纤维化脓期。

> **知识点**
>
> ### 脓胸的病理过程
>
> 可分为三个时期。
> 1. 渗出期（Ⅰ期） 胸膜明显肿胀，有大量渗出，脓液稀薄，胸膜表面有较薄的纤维蛋白沉积。
> 2. 纤维脓性期（Ⅱ期） 随着病程发展，脓细胞及纤维蛋白增多，积液由浆液性转化为脓性，且易分隔形成多个脓腔，成为多房性脓胸。以上两期病理变化基本属于临床急性期。
> 3. 机化期（Ⅲ期） 在壁层胸膜及脏胸膜表面，大量成纤维细胞生长及胶原纤维形成，随之毛细血管长入纤维板中，增厚的纤维板束缚肺的活动，如不进行纤维板剥脱术，肺就无法膨胀。此时临床上已进入慢性脓胸期。

【问题5】 诊断为右侧脓胸（纤维化脓期），如何治疗?

思路1：脓液黏稠，量较多，首先行胸腔闭式引流手术，彻底引流脓液，促进肺复张。

> **知识点**
>
> ### 脓胸的外科引流
>
> 通过适当的外科引流清除脓液，是脓胸处理的关键所在。通过引流，不仅可以排除脓液，而且可以闭合胸膜腔，进而清除感染。胸腔闭式引流是常用的引流方法，一般通过肋间插管，对于肋间狭窄，脓液黏稠的情况，可考虑经肋骨床插管，以保证引流通畅。如果已形成分隔，可使用胸腔镜技术打开分隔，完全排出脓液，并可从肺表面剥脱纤维板，在脓腔最低点放置引流管。以下情况应积极行胸腔闭式引流：①肺脓肿或结核性空洞破裂所致的脓气胸，既有张力，又有混合感染，常有重度中毒症状，病势危急，应尽早引流；②支气管胸膜瘘或食管胸膜瘘的脓胸或脓气胸；③全脓胸脓液极多者；④包裹性脓胸脓液黏稠，穿刺不易抽出者；⑤腐败性脓胸者。
>
> 单纯胸腔穿刺只可用于积液稀薄且中毒症状已控制的情况，但是反复胸腔穿刺易使脓腔分隔，增加引流难度，导致治疗失败，故目前多不主张反复胸腔穿刺的治疗方法。

思路2：经验性选择广谱抗生素抗感染治疗，同时对脓液进行细菌培养，指导用药。

> **知识点**
>
> ### 脓胸抗生素应用原则
>
> 脓胸致病菌以肺炎球菌、链球菌、葡萄球菌多见，但由于抗生素的广泛应用，金黄色葡萄球菌及革兰氏阴性杆菌明显增多，多数脓胸为数种混合细菌感染。所选择的广谱抗生素要能很好地透过胸膜腔，且覆盖厌氧菌，常用的有青霉素、青霉素联合β内酰胺酶抑制剂、甲硝唑、头孢菌素等。尽量避免使用大环内酯类及氨基糖苷类抗生素。结合病情发展，根据细菌培养结果和药物敏感试验，调整抗生素。

思路3：患者血糖高，营养状态差，还要有效地控制血糖，加强营养支持及提高免疫力。

> **知识点**
>
> ### 脓胸的治疗原则
>
> 急性脓胸的治疗原则是控制感染，积极排尽胸膜腔积脓，尽快促进肺膨胀，以及加强支持治疗。慢性脓胸的治疗原则是改善营养，提高机体的抵抗力；去除造成慢性脓胸的病因，清除感染，闭合脓腔；尽可能地保存和恢复肺功能。

治疗经过

患者行经肋间胸腔闭式引流术,应用哌拉西林/他唑巴坦抗感染治疗2周,同时控制血糖,营养支持等治疗。患者体温于引流后次日转为正常,肺复张良好,1个月后胸腔引流减少至10ml/d,稀薄脓性。

【问题6】　此时病情转归如何?　需要注意什么问题?　什么情况下需要行纤维板剥脱?

思路1:防止急性脓胸进入慢性脓胸。

> **知识点**
>
> ### 形成慢性脓胸的主要原因
>
> 急性脓胸和慢性脓胸没有确切的分界线,一般急性脓胸的病程不超过3个月,否则即进入慢性脓胸期。形成慢性脓胸的主要原因有:①急性脓胸引流不及时,脓液未能排尽;②异物存留于胸膜腔内;③伴有支气管胸膜瘘或食管瘘;④特发性感染;⑤邻近组织有慢性感染,如肋骨骨髓炎、膈下脓肿、肝脓肿等。

思路2:患者目前病程1个月,引流通畅,肺复张良好,暂不需要行纤维板剥脱术。

> **知识点**
>
> ### 纤维板剥脱术适应证
>
> 纤维板剥脱术适用于病程短,一般情况良好,肺内无病变,因纤维板形成肺不能完全复张的脓胸。如果存在纤维板机化不完全、病程长、肺预计不能复张、肺内有空洞或活动性病灶、广泛纤维化或其他脏器合并严重疾病的情况时,不宜行该手术。

思路3:脓胸病程比较长,注意引流管的管理。

> **知识点**
>
> ### 脓胸的病程中引流管的管理
>
> 慢性脓胸的病程常超过3个月,甚至1年以上。已行胸腔闭式引流者,如脓腔大,脓液黏稠,胸腔已粘连,纵隔固定,脓液减少到50ml/d以下时,可以改为胸腔插管开放引流。脓腔容积测定小于10ml时,可以逐渐拔出引流管,使瘘管由内向外自然愈合。

(张　鹏)

第三节　胸膜间皮瘤

首次门诊病历摘要

患者男性,52岁。年轻时曾在某大型采石场采矿10年,后转行。本次因"胸痛3个月,进行性加重,喘憋1周"到门诊就诊。患者轻微咳嗽、无咯血、发热及声音嘶哑。外院给予口服止痛药物,未见明显好转。外院胸部CT示:右侧胸膜增厚,胸膜腔、肺斜裂及水平裂散在肿块影,伴中等量胸腔积液,右侧胸腔缩小,肺内未见明显肿块影。查体:体温37.1℃,呼吸15次/min,右肺呼吸音略低,左肺呼吸音清晰,HR 90次/min,心律齐,无杂音,腹部查体(-)。患者无既往肿瘤病史,无家族史。

【问题1】　通过上述摘要,该患者可疑的诊断是什么?

根据患者的病史和查体发现,怀疑恶性胸膜间皮瘤的可能。

思路1：患者男性52岁，在采石场采矿工作10年，有密切石棉接触史。

> **知识点**
>
> ### 胸膜间皮瘤的病因学
>
> 胸膜间皮瘤的发病年龄多在50岁以上，石棉是恶性胸膜间皮瘤（malignant pleural mesothelioma, MPM）发病的重要因素。接触石棉人群发病比未接触人群高很多。在男性恶性胸膜间皮瘤患者中，超过80%有石棉接触史，但在女性患者中，则很少。从石棉暴露到发病有10~40年的潜伏期。

思路2：胸痛3个月，进行性加重，气急1周，没有咳嗽痰血等症状，而且口服止痛药物未见好转。

> **知识点**
>
> ### 恶性胸膜间皮瘤的临床表现
>
> 恶性胸膜间皮瘤一般起病较为隐匿，缓慢加重，典型表现为胸痛，呼吸困难。胸痛往往较严重，一般的镇痛剂难以缓解。部分患者以呼吸困难起病，就诊时就发现大量胸腔积液。也可能出现咳嗽、痰中带血等症状。晚期可出现恶病质，呼吸衰竭等症状。本病还可以出现低血糖、杵状指、高钙血症、关节痛、血小板增多症、自身免疫性溶血性贫血等副瘤综合征。

思路3：胸部CT示：右侧胸膜增厚，胸膜腔、肺斜裂及水平裂散在肿块，伴中等量胸腔积液，右侧胸腔缩小，肺内未见明显肿块。

> **知识点**
>
> ### 恶性胸膜间皮瘤CT表现
>
> 恶性胸膜间皮瘤CT表现为弥漫性胸膜增厚或丘状凸起，中下胸部处胸膜多见，范围较广者，患侧胸廓塌陷，纵隔向患侧移位、固定，也可有肺叶间胸膜和纵隔胸膜的肿块或者增厚。常常伴有大量胸腔积液，也可见病变侵犯肺脏、膈肌或者穿破膈肌扩展至后腹膜，侵犯胸壁可致肋骨、胸骨破坏。

【问题2】 该疾病需要与哪些疾病进行鉴别？

胸膜间皮瘤的鉴别主要与结核性胸膜炎、肺部炎症、肺癌和其他转移性胸膜肿瘤鉴别。

> **知识点**
>
> ### 胸膜间皮瘤的鉴别诊断
>
> 1．结核性胸膜炎　可以有明确的结核患者密切接触，常出现低热、乏力、盗汗等结核中毒症状，PPD试验和T-sport阳性。该病往往早期出现胸痛，通常是呼吸运动引起的胸膜摩擦刺激壁层胸膜有关，早期听诊可以发现胸膜摩擦音，一旦大量胸腔积液形成，胸痛很快消失，胸腔积液往往为浅黄色。恶性胸膜间皮瘤的胸痛为进行性加重，一般的止痛药物不能缓解，胸腔积液增多胸痛不缓解，胸腔积液往往为血性胸腔积液，抽取胸腔积液后很快再长出。
>
> 2．肺部炎症　以咳嗽、咳痰为主要症状，体温升高明显，可有胸痛和气急等症状。一般为黄脓痰，伴有发热，白细胞和中性粒细胞升高，痰培养阳性，应用抗生素后症状好转，血常规恢复正常。恶性胸膜间皮瘤一般为干咳，发热以低热为主，血常规正常，应用抗生素无明显效果。
>
> 3．其他转移性胸膜肿瘤　如肺癌伴胸膜转移，肺癌伴胸膜转移在抽取胸腔积液后进行胸部CT检查往往显示肺内肿块，胸膜一般无明显增厚，有时可见转移结节，血清学检查可以发现癌胚抗原、鳞癌相关抗原、神经元特异性烯醇化酶等肿瘤标志物的增高；另外如胸腺瘤或者胸腺癌胸膜播散，也可见胸膜腔内病灶，伴有胸腔积液，但是前纵隔胸腺区往往可见原发病灶。

第二次门诊记录

患者门诊行胸腔穿刺示：抽得约 800ml 血性胸腔积液，胸腔积液化验未发现肿瘤细胞。抽取胸腔积液后行 PET-CT 检查提示：右侧膈肌、纵隔面、叶间胸膜处多发结节灶，最大 4cm 左右，SUV 值 7.5，另有少量胸腔积液。腹腔脏器、头颅、四肢均未见明显病变。检查结果提示恶性胸膜间皮瘤可能大。患者门诊行 CT 引导下肿块穿刺活检病理结果提示：恶性胸膜间皮瘤。该患者抽取胸腔积液后的 CT 图像见图 6-3-1。

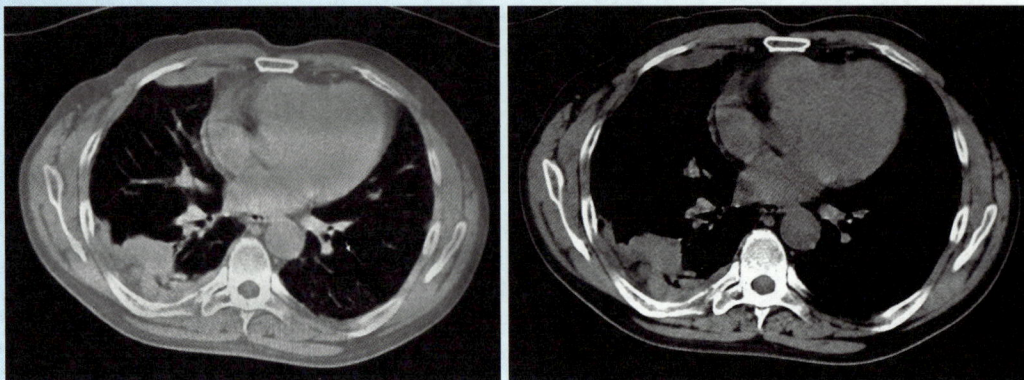

图 6-3-1　恶性胸膜间皮瘤患者胸部 CT 表现

【问题 3】　恶性胸膜间皮瘤分为哪几型？

恶性胸膜间皮瘤按细胞类型分为 3 型：上皮型、肉瘤型、混合型。

知识点

恶性胸膜间皮瘤的分型

恶性胸膜间皮瘤按细胞类型分为 3 型：上皮型、肉瘤型、混合型。上皮型较为常见，瘤细胞单层或扁平上皮，细胞大、胞质多、嗜酸性、核圆且不规则、位于中央，瘤细胞排列成乳头状、巢状、索条状、片状或假腺泡样结构；肉瘤型组织结构多样，可类似纤维肉瘤、平滑肌肉瘤、恶性纤维组织细胞瘤或多形性细胞肉瘤等，其瘤细胞丰满，核大，有不均等的核分裂现象；混合型是指上皮型和肉瘤型两种组织混合存在。

【问题 4】　哪些检查对于恶性胸膜间皮瘤的诊断具有重要价值？

1. PET-CT。
2. 胸部增强 CT。
3. 胸腔积液细胞学检查。
4. 肿块穿刺活检。
5. 胸腔镜下活检或者开胸活检。
6. 血清肿瘤标志物　血清间皮素相关蛋白（SMRP）等。

知识点

恶性胸膜间皮瘤的辅助检查

1. PET-CT　对于诊断恶性胸腔积液的敏感性在 91%，特异性为 100%。但是对于恶性胸膜间皮瘤与转移性腺癌的鉴别没有价值，二者容易混淆。另外 PET-CT 也可以发现淋巴结转移、其他脏器转移灶等情况，在疾病的分期中有一定的参考价值。

2. 胸部增强 CT　能够区别出胸腔内的胸腔积液和胸膜上的肿瘤组织，并且对胸膜上的肿瘤组织的密度进行分析，判断。

3. 胸腔积液细胞学检查　通常情况下胸腔穿刺出血性渗出液，细胞学检查的敏感性为 25%～30%。胸腔积液细胞学检查对于转移性腺癌和原发性胸膜间皮瘤的鉴别较为困难。

4. 肿块穿刺活检　CT引导下肿块穿刺活检的敏感性在60%左右，重复穿刺活检敏感性可达85%左右。

5. 胸腔镜下或者开胸活检　诊断率在90%以上，一般情况下都在上述有创检查不能诊断时才进行，需要全身麻醉住院诊断。胸腔镜可采用单孔法，操作孔的选取通常情况下远离胸膜肿块的位置，否则容易造成切口的种植。另外，操作孔的位置选取尽可能在今后手术切口的路径上，在第二次手术时尽可能切除原手术瘢痕。

6. 血清肿瘤标志物　血清间皮素相关蛋白（SMRP）有助于胸膜间皮瘤的诊断，84%的恶性胸膜间皮瘤患者SMRP水平增高。另外糖类抗原CA12-5、CA15-3和透明质酸等对于诊断也有一定的参考价值。最近研究发现骨调素（osteopontin）也是恶性胸膜间皮瘤的标志物。

【问题5】　该患者的下一步诊治方案是什么？单纯手术治疗的效果如何？
收治入院进一步评估和多学科综合治疗，任何单一的治疗方案包括手术都没有显著的效果。

知识点

恶性胸膜间皮瘤的治疗

胸膜间皮瘤的临床上主要治疗方案包括放疗、化疗、手术以及多学科的综合治疗。另外在免疫治疗、靶向治疗和基因治疗也进行着积极的探索。由于恶性胸膜间皮瘤的恶性程度较高，任何一种单独的治疗都不能产生非常显著的效果。

入院进一步检查结果

1. 血清癌胚抗原、鳞癌相关抗原、神经元特异性烯醇化酶等血清肿瘤标志物（-）　肝肾功能、血糖正常；血常规：白细胞正常、血红蛋白正常范围；肝炎、梅毒、HIV指标均（-）。

2. 肺功能　FEV_1 3.56L，占预计值99%；DLCO占预计值的98%。

3. 心电图　窦性心律。

4. 心脏超声　未见异常，EF 63%。

【问题6】　入院经过充分评估后决定先进行术前化疗，目前恶性胸膜间皮瘤的一线化疗方案是什么？
恶性胸膜间皮瘤的一线治疗方案为培美曲塞＋顺铂的联合化疗方案。

知识点

恶性胸膜间皮瘤的化疗

化疗可以在Ⅰ期、Ⅱ期恶性胸膜间皮瘤的手术前后应用，也可以用于所有不适合手术的恶性胸膜间皮瘤的治疗。一线治疗方案为培美曲塞＋顺铂的联合化疗方案，此方案是目前FDA唯一批准的恶性胸膜间皮瘤的化疗方案。

【问题7】　该患者行两次化疗后决定手术治疗，简述常见的手术方式。
胸膜外全肺切除、减瘤手术（胸膜切除/剥除）、减状手术（胸膜固定术等）。

知识点

恶性胸膜间皮瘤的手术治疗

1. 胸膜外全肺切除术　是相对最为彻底的手术方式，该手术需要完整地切除一侧壁层胸膜、肺组织、心包、膈肌、纵隔胸膜并行纵隔淋巴结清扫。该手术创伤较大、术后并发症较高。

2. 胸膜切除/剥除术 是相对胸膜全肺而言的，因为保留肺组织而对生理功能影响明显减轻，但彻底性不如胸膜全肺切除术，术后肺可能持续漏气。另外保留肺组织后造成术后放疗的剂量限制。

3. 减状手术 包括胸膜固定术、胸腔镜胸膜部分切除术。减状手术大多针对晚期患者，年老或有多种合并症者，储备功能较差不能耐受开胸手术者。

【问题8】 充分术前评估和准备后决定对该患者行胸膜外全肺切除术，该术式对患者功能的基本要求有哪些？

卡氏状态评分>70；肾功能：正常；肝功能：AST<80，总胆红素<1.9mg/dl，PT<15秒；肺功能：术后FEV_1预计值>0.8L；心电图正常，心超EF>45%；肿瘤局限于半侧胸腔，无膈下侵犯、无心包内侵犯、无广泛胸壁，骨骼侵犯。

手术情况

全身麻醉后，手术采用右后外切口，进入胸膜外间隙，在此间隙进行钝性分离，向上游离至胸顶，向下游离至膈肌，向前游离至心包，向后游离至脊柱。术中未发现肿瘤侵犯胸壁肌肉，在游离膈上胸膜时发现肿瘤侵犯膈肌肌层，但未穿透至膈下，给予一并切除膈肌。最后游离至心包附近，打开心包，在心包内切除肺血管，将标本（胸膜、膈肌、肺、心包、淋巴结）取出送病理，支气管残端用肋间肌包盖，膈肌应用人造补片进行修补以防止腹腔脏器疝出。术中出血1 000ml，输血800ml。彻底止血后放置胸管一根，逐层关胸。

【问题9】 胸膜全肺术的切除要求是什么？

胸膜全肺切除术需要完整切除一侧壁层胸膜、肺组织、心包、膈肌、纵隔胸膜并行纵隔淋巴结清扫。

【问题10】 该患者行右侧胸膜全肺切除术，该手术术中需要注意哪些重要结构？

该手术注意不要损伤的重要结构为：胸顶部的锁骨下血管、对侧的纵隔胸膜，前方的乳内血管，以及奇静脉，上腔静脉，胸导管，食管。

> **知识点**
>
> **胸膜外全肺切除术易误伤结构**
>
> 右侧胸膜外全肺切除术容易误损伤的为胸顶部的锁骨下血管、对侧的纵隔胸膜，前方的乳内血管，以及奇静脉，上腔静脉，胸导管，食管。左侧胸膜全肺注意主要有食管、主动脉、胸顶部的锁骨下血管和肋间血管等。

【问题11】 该患者的膈肌几乎完全切除，常见的修补材料是什么？

常见的膈肌修补材料为2mm的聚四氟乙烯补片（e-PTFE）补片。

【问题12】 为防止术中食管损伤，哪种措施最有效果？

术前留置胃管，方便术中探查定位，术中沿食管解剖走行仔细游离，防止食管损伤。

术后恢复情况

患者术后早期恢复良好，体温正常，术后第5天拔除胸管，并适当辅助下床活动。第8天患者突然出现刺激性咳嗽，咳出少量稀薄的痰液，浅黄色。

【问题13】 胸膜间皮瘤术后的常规治疗措施主要包括抗感染、止痛、化痰、营养支持等。针对此患者的病情，在治疗措施上需特别注意什么？

权衡补液量，既要防止肺水肿又要防止肾功能损害；密切注意化疗药物对白细胞、血小板、血红蛋白等的影响，及时处理。

胸膜全肺切除术后监测

胸膜全肺术后的患者通常情况下需要严格控制补液量和补液速度以防止急性肺水肿，一般情况下建议 1L/d 的补液量观察 3～5 天。但该患者术前铂类药物化疗，对肾脏功能有一定的影响，所以不能过分限制补液量，并且需严密观察尿量和肾功能指标。另外密切注意术前化疗药物对于患者白细胞、血小板、血红蛋白等的影响，若发现白细胞、血小板等降低，及时用药。

【问题 14】　根据病史，该患者目前可能出现什么并发症？

支气管残端瘘。

思路：肺部手术后咳出胸腔积液样稀薄痰液，考虑并发支气管残端瘘。

【问题 15】　如何确诊该并发症？

肺部手术后咳出胸腔积液样痰液是支气管胸膜瘘最典型的症状。气管镜检查可以发现支气管残端瘘口，如果瘘口较小可见到支气管残端有胸腔积液或者气泡冒出。另外，胸腔可注入亚甲蓝，如果咳出蓝色液体也确诊为支气管胸膜瘘。

【问题 16】　有哪些措施用于预防该并发症的发生？

手术中：支气管残端处理适当，不能过长；另外支气管残端可用心包脂肪垫、纵隔胸膜、带蒂肋间肌、背阔肌、前锯肌或者大网膜等包埋加固。

手术后：充分营养支持，充分排痰，防止残端感染。

【问题 17】　该患者行气管镜检查发现残端没有明显裂口，但是残端一角有少量气泡和液体冒出，胸片示对侧肺扩张良好，没有明显的感染迹象。该患者目前如何处理？

首先立即胸腔闭式引流，使胸腔积液往外引流而不会通过瘘口灌入对侧肺，同时嘱咐患者休息睡觉时术侧卧位；其次加强营养，增加患者摄入使瘘口慢慢愈合；最后预防对侧肺部感染。

继续治疗情况

确诊支气管胸膜瘘后在右侧腋中线第七或第八肋间放置胸腔闭式引流，同时给患者加强营养支持。2 周后患者瘘口愈合，拔除胸管，顺利出院。术后病理示：恶性胸膜间皮瘤，上皮型。壁层胸膜、膈胸膜、叶间胸膜、纵隔胸膜多发肿块，最大 5cm 左右，肿块侵犯但未穿透膈肌，侵犯右肺下叶部分肺实质，心包未受累及。所有淋巴结未见癌细胞转移。

【问题 18】　结合手术和病理情况，根据 NCCN 2011 年恶性胸膜间皮瘤分期，该患者的分期如何？

$T_3N_0M_0$ Ⅲ期。

恶性胸膜间皮瘤 TNM 分期（2017 AJCC 第八版）

适用于：胸部的恶性间皮瘤。

T	原发肿瘤
Tx	原发肿瘤无法评估。
T_0	无原发肿瘤证据。
T_1	局限于同侧的壁层胸膜，有/没有脏胸膜、纵隔胸膜或横膈胸膜的侵犯。
T_2	侵及同侧胸膜表面一个部位（胸膜顶，纵隔胸膜，膈胸膜，脏胸膜），并具备至少一种以下特征：侵及膈肌；侵及脏胸膜下的肺实质。
T_3	局部晚期但有潜在切除可能的肿瘤。侵及同侧胸膜表面的所有部位（胸膜顶，纵隔胸膜，膈胸膜，脏胸膜），并具备至少一种以下特征：①侵及胸内筋膜；②侵及纵隔脂肪；③侵及胸壁软组织的单个、可完整切除的病灶；④非透壁性心包浸润。

T$_4$	不可切除的局部晚期肿瘤。侵及同侧胸膜表面的所有部位（胸膜顶，纵隔胸膜，膈胸膜，脏胸膜），并具备至少一种以下特征：①胸壁的弥漫性浸润或多个病灶，有或没有肋骨破坏②直接经膈肌侵入腹腔；③直接侵及对侧胸膜；④直接侵及纵隔器官；⑤直接侵及脊柱；⑥穿透心包的内表面，有或没有心包积液，或侵犯心肌。
N	区域淋巴结
Nx	淋巴结转移情况无法评估。
N$_0$	无区域淋巴结转移。
N$_1$	转移至同侧支气管、纵隔、肺或支气管肺门淋巴结。
N$_2$	转移至对侧纵隔、同侧或对侧锁骨上淋巴结。
M	远处转移
M$_0$	无远处转移。
M$_1$	有远处转移。

该患者肿瘤累及同侧所有胸膜，侵犯膈肌和肺脏，故定义为 T$_3$；无淋巴结转移故为 N$_0$；无远处转移故为 M$_0$。T$_3$N$_0$M$_0$ 为Ⅲ期。

【问题19】 除了传统的手术、放疗、化疗，恶性胸膜间皮瘤目前有哪些较为革新的治疗方法？

术中胸腔灌洗热化疗、靶向治疗、光动力治疗、免疫治疗等。

知识点

恶性胸膜间皮瘤的治疗进展

术中胸腔灌洗热化疗的优点在于能够最大限度地避免静脉化疗的全身副作用，局部药物的浓度可以达到最高。另外，高温能够增加细胞的通透性，改变细胞的代谢，促使药物能够更好地进入细胞发挥作用。靶向治疗：目前在胸膜间皮瘤的临床试验中主要应用的抗血管生成药物主要有三种，沙利度胺、SU5416、贝伐单抗。光动力治疗：通过注入一些肿瘤特异性摄取的光敏药物后，由此种药物发射出的特定波长的光线来影响肿瘤细胞。此种光线能够催化细胞反应，产生自由基和缺血性坏死。免疫治疗：比如细胞因子白细胞介素-2 和 γ-干扰素等。

【问题20】 胸膜间皮瘤的预后如何，与哪些因素相关？

恶性胸膜间皮瘤的预后极差，一般情况下确诊后的中位生存期约 12 个月。以下情况提示预后可能不良：男性患者、疾病分期较晚、身体状况差、白细胞增高、贫血、血小板增多症、肉瘤样亚型或 PET-CT 高代谢值等。

（赵　珩）

第七章 膈肌疾病

第一节 膈膨升

首次门诊病历摘要

患者女性,52岁,20年间反复胸闷、腹胀,餐后加重,偶伴恶心、嗳气及呼吸困难。7年前胸部X线片发现左侧膈膨升,近1个月来左上腹饱胀不适及活动后呼吸困难加重。患者无发热,无咳嗽,无腹痛,大小便无特殊。既往无明确疾病史,无外伤及手术史。门诊查体示:神清,一般情况可,心率80次/min,律齐,各瓣膜区未闻及明显杂音,左下肺呼吸音低,双肺未闻及明显干湿啰音,左下肺叩诊呈鼓音。

【问题1】 通过上述摘要,该患者诊断是什么?

根据患者的病史和查体发现,应怀疑为膈膨升。

> **知识点**
>
> **膈膨升的定义**
>
> 广义的膈膨升(diaphramatic eventration)指完整膈肌的一部分位置异常升高,由膈肌麻痹、肌纤维不同程度发育不全或萎缩所致,包括先天性和后天性两类。狭义的膈膨升指先天性膈肌发育不全所致膈肌不能正常收缩导致的膈肌抬高。

思路1:患者同时具有上消化道症状及呼吸道症状。

思路2:体检发现左下肺叩诊呈鼓音,应除外包裹性气胸或左下肺巨大肺大疱。

> **知识点**
>
> **膈膨升的临床表现**
>
> 膈膨升临床表现轻重不一。通常无症状,仅在X线检查时发现。也可由于胃肠移位,产生饱胀、反胃、胸闷、气促等不适,腹腔压力增高时更明显。婴儿因膈肌抬高,腹内脏器位置升高,致使肺下叶受压,可出现厌食、恶心、呕吐、呼吸困难、发绀,甚至急性呼吸窘迫和心血管功能障碍等严重症状。

【问题2】 下一步需做何检查?

首先行胸部X线检查。

门诊辅助检查

患者胸部X线检查(图7-1-1)显示左侧膈肌明显抬高,气管及心脏明显右偏,考虑膈膨升可能性大。

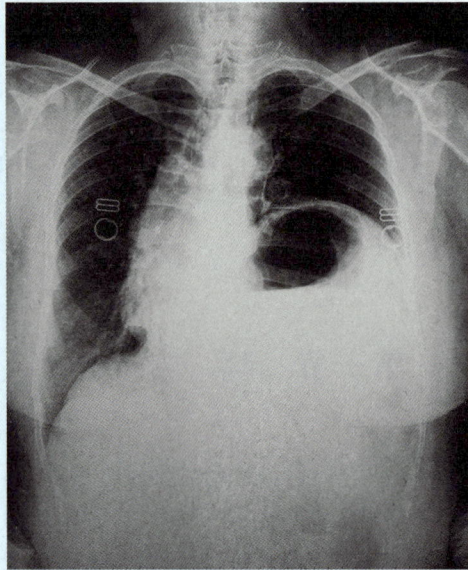

图 7-1-1　膈膨升的胸部 X 线表现

【问题3】　为明确诊断，患者还需做哪些检查？

应进一步行上消化道钡餐检查及胸部CT检查了解膈肌的活动情况及其完整性，并除外胸腹腔占位性病变。

> **知识点**
>
> **膈膨升的鉴别诊断**
>
> 　　膈膨升需和膈疝鉴别，两者最大的区别在于膈膨升患者的膈肌是完整的，而膈疝患者的膈肌有缺损或者破裂，可通过 CT 或 MRI 检查来协助判断。膈疝多发于老年患者或外伤患者，而膈膨升多见于年轻或中年患者。

第二次门诊记录

　　患者胸部 CT 检查（图 7-1-2）显示左侧膈肌明显抬高，纵隔明显右移，两肺少许慢性炎症及节段性肺不张，胸腔未见占位性病变，膈肌未见明显缺损。上消化道钡餐（图 7-1-3）同样支持左侧膈膨升的诊断。

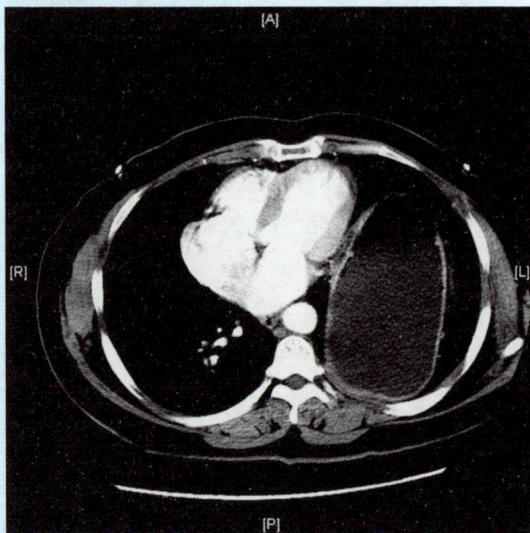

图 7-1-2　膈膨升的胸部 CT 表现

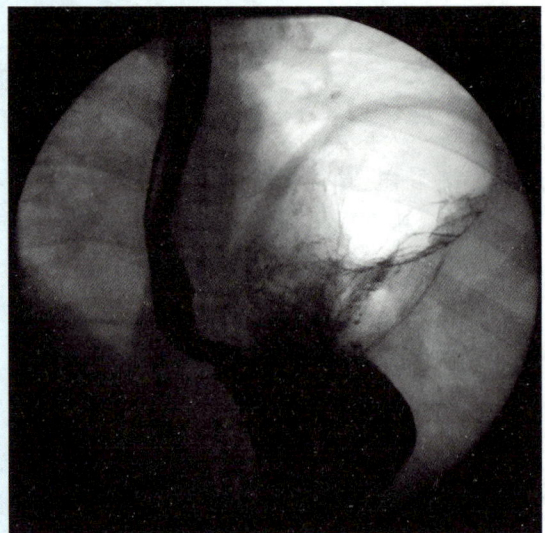

图 7-1-3　膈膨升的上消化道钡餐造影表现

【问题4】 成人的膈膨升主要是由什么原因造成的?

医源性损伤、感染、肿瘤多见,神经肌肉系统病变也可造成。临床上有相当一部分膈膨升患者无法找到确切的病因。

【问题5】 该患者应该如何治疗?

收住入院行膈肌折叠术。

知识点

膈膨升的手术适应证及方法

　　大部分膈膨升患者无需手术治疗,除非出现与膈肌抬高相关的呼吸困难或胃肠道不适等症状,则需手术干预。手术方法为膈肌折叠术。

入院后情况

血常规、尿常规、肝肾功能、电解质、凝血功能均未见异常。

肺功能:中度限制性通气功能障碍。

心电图:窦性心律,电轴右偏。

【问题6】 患者肺功能测定结果为中度限制性通气功能障碍,是否为手术禁忌证?

患者的限制性通气功能障碍为膈膨升所致,非手术禁忌,手术可改善患者的肺功能。

手术治疗情况

　　患者取右侧卧位,术野常规消毒铺巾,于腋中线第6肋间戳孔5mm置入胸腔镜,充CO_2气体,探查无胸腔粘连,无胸腔积液,见膈肌膨隆,于腋前线第6肋间5mm戳孔及腋前线第7肋间10mm戳孔进胸作为操作孔,腔镜抓钳抓持膈顶,旋转挤压膈肌至适当张力,以直线切割缝合器切除冗余膈肌,0号prolene线连续缝合加固钉仓缝线。检查无明显出血。于腋前线第6肋间置细管一根,清点纱布器械无误,逐层关闭切口。

【问题7】 术中应该注意哪些情况?

　　尽量避免损伤膈神经及其主要分支。术中可以切除或者不切除膈肌。如果膈肌非常薄弱,可覆盖合成纤维织片加固缝合。

【问题8】 膈肌折叠术主要有哪些手术入路?

　　随着腔镜技术的不断发展,目前一般通过胸腔镜进行膈肌折叠术,也有报道通过腹腔镜进行膈肌折叠术。如无法进行腔镜手术,可经第七肋上缘进胸。对于双侧膈膨升的患者,可以考虑经腹手术。

术后情况

　　该患者术后生命体征平稳,症状较前明显好转,术后第1天查床旁胸片示膈膨升好转,24小时左侧胸引量为130ml,引流液为淡黄色,无漏气,予拔除胸管,下床活动。术后第1天予半流质饮食。术后第3天复查胸片后出院。

【问题9】 术后该注意哪些问题?

术后应避免腹内压增高,如避免剧烈咳嗽及屏气动作、注意保持大小便通畅等。

（王　群）

第二节 膈 疝

知识点

膈疝的定义

膈疝(diaphragmatic herina)为腹腔内或腹膜腔后的脏器通过膈肌裂孔或缺损进入胸腔,造成解剖关系异常的一种疾病。

知识点

膈肌解剖

膈肌是由肌肉和腱膜组成的扁、薄片圆顶状隔膜,其上面凸起,分隔胸腔与腹腔。膈肌的起源有胸骨部、肋骨部和腰部三个部分。三个肌肉组成部分在中央融合形成坚牢的中心腱。膈肌上除下腔静脉孔、主动脉裂孔、食管裂孔外还另有小孔供较小的血管和神经通过。另外在膈肌三部分起点之间通常留有三角形小区,其中无肌纤维而仅有结缔组织薄膜,为膈薄弱区,其中胸骨与肋部起点之间的叫胸肋三角(Morgagni 孔);位于外侧弓状韧带上方,肋骨与腰部之间叫腰肋三角(Bochdalek 孔)。

知识点

膈疝的分类

根据膈疝的病因和发生部位,膈疝可以分为:
1. 先天性膈疝
(1) 胸腹裂孔疝(Bochdalek 孔疝)
(2) 胸骨旁膈疝(Morgagni 孔疝)
2. 食管裂孔疝
3. 创伤性膈疝 一般外伤后立即发生,少数可于伤后数月乃至数年后发现。

知识点

先天性膈疝

1. 胸腹裂孔疝(Bochdalek 孔疝) 患者多为男性,左侧多见,多数疝无疝囊,且膈肌缺损较大多见,甚者半膈缺如,而小型疝少见。妊娠第9~10周时缺损已固定,腹腔脏器即开始进入胸腔,影响肺发育。小型疝可无症状,可在儿童期或成年时查出。典型临床表现为新生儿期即出现呼吸困难、发绀,进食后上述症状加重,伴呕吐,患侧胸部膨隆,胸廓活动差,叩诊浊音,听诊呼吸音消失并可听及肠鸣音,心脏及气管移向健侧,而腹部呈空虚状,患者常伴有其他畸形。

2. 胸骨旁膈疝(Morgagni 孔疝) 患者多为成年女性、肥胖者,右侧多见。疝入器官以大网膜多见,有时为结肠。常无症状或轻度上腹部不适,少见肠梗阻表现。

病例 1

急诊病历摘要

患者,男性,28 岁。腹痛、腹胀、呕吐伴肛门停止排气排便 5 天,在外院予禁食和胃肠减压后呕吐好转,但其余症状无明显缓解。无咳嗽、发热、咯血及呕血症状。2年前有左胸刀刺伤史,当时仅予伤口缝合。查体:神清,一般情况可,左侧下胸壁一长约1.5cm陈旧性瘢痕,左下肺呼吸音低,腹胀,压痛,无反跳痛,肠鸣音亢进。

【问题1】　患者下一步应该做什么检查来明确诊断?

腹部立卧位平片及胸腹部CT检查。

思路1:患者有典型肠梗阻表现,故予行腹部立卧位平片明确,并了解梗阻部位。同时应了解腹腔内是否有占位性病变。

思路2:左胸下部有刀刺伤病史,左下肺呼吸音低,需警惕外伤性迟发性膈疝。

急诊辅助检查

腹部立卧位平片(图7-2-1)提示结肠小肠内积气积液,考虑低位性肠梗阻,同时左侧胸腔内见液平,考虑左侧膈疝肠祥疝入左侧胸腔可能大。胸腹部CT(图7-2-2)平扫未见占位性病变,可见左侧膈肌不连续,结肠疝入左侧胸腔。

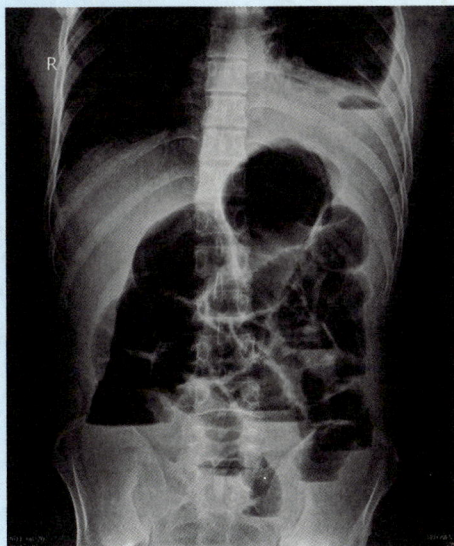

图7-2-1　膈疝腹部立位平片表现

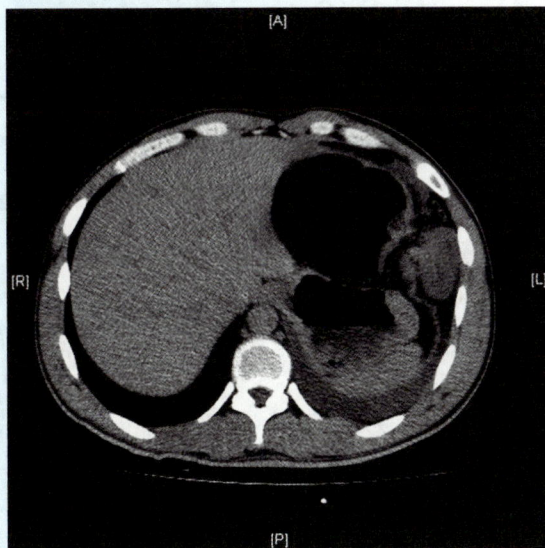

图7-2-2　膈疝胸腹部CT表现

【问题2】　该患者最可能的诊断是什么,如何处理?

该患者诊断为左侧膈疝伴肠梗阻,应收入院急诊手术治疗。

【问题3】　该患者属于哪一种类型的膈疝?

该患者属于创伤性膈疝。

进一步术前检查情况

心电图:正常心电图。

血常规:白细胞计数$15.4×10^9/L$,中性粒细胞百分比84.3%。肝肾功能、血糖、凝血功能等检查均未见异常。

手术治疗情况

麻醉满意后,患者取平卧位,常规消毒铺巾。取上腹部正中切口逐层进腹,探查腹腔内淡黄色腹腔积液约500ml,结肠及小肠胀气明显,显露困难,遂先于横结肠中部细线缝小荷包后,使用细针穿刺结肠抽气减压。同法于空肠抽气减压。探查结肠脾曲伴大网膜疝入左侧胸腔。膈肌缺损位于左侧膈肌左下方肌肉部分,缺损面积约3cm×3cm。为增加显露,将膈肌缺损往左上方切开长约3cm,分离粘连,将疝至左侧胸腔的结肠及大网膜回纳至腹腔,检查无疝囊。吸出左侧胸腔积液约 300ml,色清亮。使用 0 号丝线间断缝合关闭膈肌破口。检查回纳的结肠,由回纳时的暗红色渐恢复成鲜红色,且滋养动脉搏动良好,无明显缺血坏死征象。关腹后于左侧第 6 肋间腋中线置细胸管一根接水封瓶引流。

【问题 4】　选择经腹手术的理由?

该患者合并有肠梗阻,如果疝入的肠袢有坏死,需行肠切除术,经腹有利于行肠切除术。

【问题 5】　术中放置左胸管的目的?

发生膈疝后往往会伴有肺不张,放置左胸管有利于肺的复张及引流胸腔积液。

术后情况

术后生命体征平稳,给予胃肠减压,禁食补液、对症支持、抑酸治疗,胃管每天引流量为 150ml 左右。术后第 1 天复查床旁胸片示左肺复张好,肠无明显胀气。术后 24 小时胸腔引流量为 170ml,淡黄色,予拔除胸管。3 天后,胃肠道通气,腹胀明显缓解,复查血常规、肝肾功能、电解质,均在正常范围内,予进食半流质。术后 6 天复查胸片,术后第 7 天伤口愈合良好,拆线,出院。

【问题 6】　术后应注意什么问题?

术后短期内应注意避免屏气、剧烈运动、剧烈咳嗽,注意保持大小便通畅。

病例 2

首次门诊病历摘要

患者,女性,57 岁。反复胸骨后烧灼感 1 年余,服用奥美拉唑后能缓解。反复出现腹胀,进食后加重,但都能自行缓解。20 天前再次出现腹胀,进食后加重,未能自行缓解,且伴有黑便,活动后胸闷气促,无恶心呕吐。查体:神清,一般可,略呈贫血貌,右下肺呼吸音略低,双肺未及明显啰音。腹平软,无压痛、反跳痛。

【问题 7】　通过上述摘要,该患者可能的诊断是什么?

根据患者的病史和查体发现,应高度怀疑"食管裂孔疝"的可能。

思路 1:中老年女性,反复出现胸骨后烧灼感,口服奥美拉唑能缓解,考虑反流性食管炎可能大。进食后腹胀加重,且有胸闷气促表现,考虑食管裂孔疝导致的反流性食管炎可能。

> **知识点**
>
> **食管裂孔疝的临床表现**
>
> 食管裂孔疝主要表现为胸骨后或剑突下烧灼感、上腹饱胀、嗳气、反胃、疼痛等胃食管反流症状,以及餐后出现胸骨后或剑突下不适,或伴有疼痛,程度轻重不等,可放射至心前区、上胸部、左肩及左臂,酷似心绞痛。有些患者在急食、粗食、热食或冷食时出现下咽困难,可在呕吐后有所缓解。咽下困难乃由于"疝胃"的排空延缓、食管末端痉挛、弥漫性食管痉挛或食管末端扭转所致。当疝囊较大压迫心肺、纵隔时,可产生气急、心悸、咳嗽、发绀等症状。

思路 2:患者有黑便且伴有贫血,需考虑食管裂孔疝所致的食管炎或者胃绞窄所致的上消化道出血。

【问题 8】　有哪些疾病需要与该主要诊断相鉴别?

本病需与心绞痛、食管下段癌和胃食管交界处恶性肿瘤、慢性胃炎、胆管疾病相鉴别。尤其是有胸痛的患者,应先除外心绞痛。

【问题 9】　为明确诊断应考虑实施哪些辅助检查?

疑为食管裂孔疝,还需行胃镜、上消化道钡餐造影及胸部 CT 检查、食管测压、24 小时食管 pH 监测,心电图等。

第二次门诊记录

胃镜检查示食管距门齿32cm见齿状线，齿状线清晰，下端见部分胃腔进入食管，胃腔结构扭转明显，胃窦方向反转，须于倒镜状态下方能窥视，幽门无法伸入，考虑疝囊存在嵌顿可能，胃镜所见胃黏膜无明显异常。上消化道钡餐造影（图7-2-3）示食管裂孔疝（胃体大部疝入膈上），伴胃扭转可能和胃食管反流。胸部CT（图7-2-4）示食管裂孔疝，胃大部疝入右侧胸腔伴右下肺部分不张。心电图未见明显异常。血常规示血红蛋白89g/L，粪隐血+。

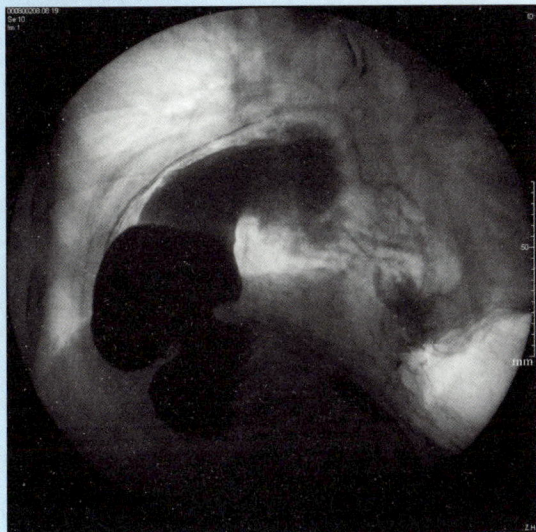

图7-2-3　食管裂孔疝上消化道钡餐造影表现

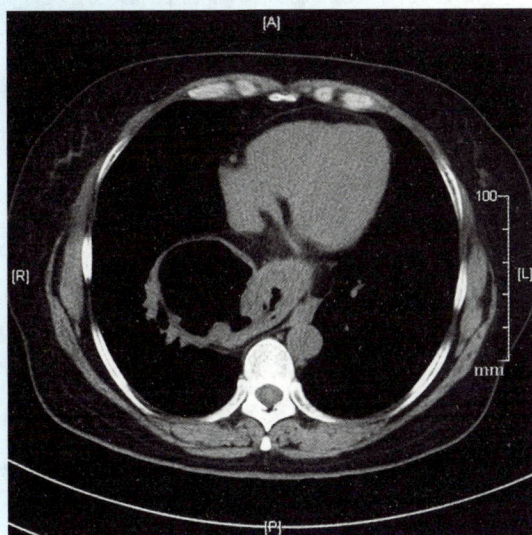

图7-2-4　食管裂孔疝胸部CT表现

【问题10】　**该患者下一步应该如何治疗？**

根据上消化道钡餐显示，诊断为混合性食管裂孔疝伴有胃扭转，建议收住入院行手术治疗。

知识点

食管裂孔疝的分类

根据解剖学特征，食管裂孔疝可以分为4种类型：①滑动型食管裂孔疝；②食管旁疝；③混合型裂孔疝；④先天性短食管性裂孔疝。

【问题11】　**食管裂孔疝的手术指征？**

1. 食管裂孔疝合并反流性食管炎，内科治疗效果不佳。
2. 食管裂孔疝同时存在幽门梗阻，十二指肠淤滞。
3. 食管裂孔旁疝和巨大裂孔疝。
4. 食管裂孔疝怀疑有癌变。

【问题12】　**手术治疗前的准备工作应关注哪些项目？**

入院后完善各项检查，包括血尿常规、肝肾功能、电解质、血糖、凝血功能；胸外科术前大多需检查肺功能，但对食管裂孔疝患者一般不予检查以防症状加重。

手术治疗情况

麻醉满意后，患者取平卧位，常规消毒铺巾。脐上方戳孔放置腹腔镜，于剑突下、双侧锁骨中线肋弓下、脐右上方约3cm处各做一切口放入5mm鞘卡。探查见食管裂孔大约6cm，部分胃组织疝入纵隔内，给予疝囊回纳复位，检查胃无缺血坏死。游离疝囊壁并切除，下段食管套带牵拉，于食管后方间断缝合左右膈肌脚4针，之后行胃底前壁覆盖折叠术（Dor折叠术），逐层关腹。

食管裂孔疝手术（视频）

【问题 13】 术中需注意哪些情况?

1. 疝内容物回纳后应该观察胃等器官是否有缺血坏死。

2. 在解剖分离食管胃结合部时,需仔细清除食管胃结合部和胃底表面的脂肪垫,使胃底浆膜面与食管肌层紧密相贴,促进愈合。

3. 行胃底折叠手术时,缝针必须穿过食管纵行肌和环形肌,以增加牢固度。

4. 在手术过程中注意保护食管周围重要结构,如迷走神经,胸导管。

5. 在缝合两侧膈肌脚时,需将食管裂孔设计好,使重建的食管裂孔大小合适,修补后裂孔能容纳一指。

知识点

食管裂孔疝的手术原则

1. 复位疝内容物。
2. 修补松弛薄弱的食管裂孔。
3. 防治胃食管反流。
4. 保持胃流出道通畅。
5. 兼治并存的并发症。

术后情况

术后生命体征平稳,给予胃肠减压、禁食补液、对症支持、抑酸治疗。术后 24 小时胃管引流量为 100ml 左右,黄绿色。术后第 1 天复查床旁胸片示疝囊消失,肺复张良好。术后第 2 天,肛门排气后予口服复方泛影葡胺后透视检查示食管下段无狭窄,造影剂顺利进入胃内,胃无明显扩张,通过幽门通畅。予拔除胃管,半流质饮食。术后第 3 天予出院。

【问题 14】 术后注意事项?

术后需观察患者有无恶心、呕吐、反酸,条件许可建议行透视检查,明确有无食管狭窄,同时评估胃动力恢复情况;恢复进食后短期内仍需少食多餐,逐渐过渡至正常饮食。建议术后口服质子泵抑制剂药物 1 月。术后注意防止腹内压增高的因素,保持大小便通畅等。

（王 群）

第二篇
心外科疾病

第八章　总　论

随着我国人口老龄化的加剧和人民生活方式的改变，包括高血压、血脂异常、糖尿病、吸烟、肥胖、体力活动不足等多种心血管疾病危险因素流行趋势明显，我国心血管疾病患病率仍处于持续上升阶段。根据《中国心血管健康与疾病报告2021》的报道，目前我国心血管病患者3.3亿，其中高血压病2.45亿，冠心病1 139万，心力衰竭890万，肺心病500万，风湿性心脏病（风心病）250万，先天性心脏病（先心病）200万。2019年农村、城市心血管病分别占死因的46.74%和44.26%，为我国居民死亡的第一病因。心血管疾病已成为公共卫生领域的沉重负担。我国心血管疾病发病率、死亡率的拐点仍未到来，在未来一段时间内，患者群体还有进一步扩大的趋势。

与之相应，心血管外科手术已经成为具有一定普及程度的手术，我国心血管外科手术量虽保持逐年增加的态势，其增长率较10年前已明显放缓。中国生物医学工程学会体外循环分会公布的数据显示，2004—2012年手术量增长率在10%左右，而2013年之后，年增长率仅为3%左右。最新的《中国心外科手术及体外循环数据白皮书》显示，2021年725家医院共开展心血管外科手术量为278 056例，体外循环下手术总量176 496例，较2012年分别增长35.6%和17.0%。但由于我国各省市心脏外科发展极不平衡，心外科手术的开展还主要集中于一些较大的医疗中心，地、县级医院开展很少，年手术量低于100例的388家医院仅完成了全国年手术量的6.37%，仍然难以满足患者数量快速增长的客观需求。因此，心血管外科目前仍是我国临床外科各学科中亟待进一步普及和发展的一个学科。

心脏外科疾病主要包括先天性心脏病、冠状动脉粥样硬化性心脏病、各类瓣膜疾病、主动脉疾病、心房颤动、感染和肿瘤等，在心血管疾病患者总体持续增加的同时，不同病种又呈现出不同的变化趋势。《中国心外科手术及体外循环数据白皮书》数据显示，瓣膜病、先天性心脏病、冠心病为占比前三位的病种，占据总手术量的七成以上。随着我国老龄化进程加剧，瓣膜病占比逐年升高，其中退行性心脏瓣膜病比例升高明显，而风湿性心脏瓣膜病比例则呈现下降趋势。2020年瓣膜病超越先天性心脏病，成为我国心血管外科手术治疗病种数量的第一位。先天性心脏病在2020年之前一直为心血管手术占比最高病种，1997年占比达57%。近年随着我国出生人口数量下降、产前诊断和产前筛查的普及，先天性心脏病占比逐步下降，2021年占比为25.8%，为心血管手术病种第二位。冠心病手术近年一直保持缓慢增长趋势，占据心血管手术病种第三位。2021年冠心病手术占比为21.5%。这在一定程度上反映了中国内地心脏外科治疗谱的演变趋势。

后天性心脏瓣膜病是心外科常见疾病，2021年我国心脏瓣膜手术77 077例，占总手术量比例27.7%。风湿性心脏病仍是我国心脏瓣膜病的主要病因，其中二尖瓣病变最为常见，主动脉瓣疾患次之。近年来随着全国其是边远地区对风湿热的早期干预，风湿性心脏瓣膜病的发病率呈现下降趋势。2021年一项研究显示，我国瓣膜性心脏病总体加权患病率为3.8%，其中风湿性瓣膜病变占55.1%。另一大类瓣膜病变为退行性心脏瓣膜病，所占比例虽低于风湿性瓣膜病变，但其发病率的增长趋势明显。在广州地区开展的研究表明，退行性瓣膜病是高龄人群中瓣膜性心脏病最常见的原因，其患病率随年龄增长而增加。由于这一患者群体普遍具有高龄、重要脏器储备功能差、合并症多等特点，传统外科手术风险高甚至难以实施。因此，包括经导管支架性主动脉瓣植入术（TAVI）在内的新型微创化治疗方式具有广泛的前景。

先天性心脏病（简称先心病）是我国主要的先天畸形，在全国多地均位于新生儿出生缺陷的首位，严重影响人口素质和生存质量。多项先天性心脏病流行病学调查显示，我国先天性心脏病检出率在2.9‰~16‰之间，存在地区差异。据估算，我国每年要出生9万~15万例先天性心脏病新生儿；而其中50%~60%为简单型先天性心脏病，通过心血管外科手术能取得良好的疗效，社会效益巨大。2010年原卫生部将先天性心脏病首先纳入了"新农村合作医疗"试点治疗的疾病，也是唯一外科治疗类的病种。随着技术的进步，越来越多的简单先天性心脏病可以依靠介入或杂交技术治疗，因此外科医师面临的复杂畸形和姑息性手术后再次返院手术的患者比例将逐渐增高。另一方面，随着先天性心脏病治疗模式的变化，我国成人先天性心脏病手术例数逐年增高。2020 年我国年龄≥18 岁先天性心脏病手术患者数量为 25 039 例，占全部先天性心脏病手术例数的 39.9%，较 2019 年增加 6.5%，较 2018 年增加 9.8%。成人先天性心脏病占比的增高为我国先天性心脏病外科治疗提出了新的挑战，同时也是新的发展机遇。

随着我国社会老龄化趋势日益明显，近年来冠心病发病率和患者数显著增加，已成为成人心脏病死亡的主要病因。根据《中国卫生健康统计年鉴 2020》数据显示 2019 年我国城市居民冠心病病死率 121.59/10 万，农村为 130.14/10 万，均保持近年连续上升趋势，且其中男性病死率均高于女性，形势严峻。2013 年中国第五次卫生服务调查显示，中国内地≥15 岁人口冠心病的患病率为 10.2‰，60 岁以上冠心患者群患病率为 27.8‰。据此估算，我国目前冠心病患者数量约为 1 139 万人。因此，冠状动脉粥样硬化性心脏病是未来中国心外科医师将面对的主要病种之一。

此外，其他心血管疾病，包括大血管疾病、心肌病、心力衰竭等，也越来越多引起人们的关注。大血管疾病手术数量近年呈连续快速增长趋势，2021 年大血管手术数 37 179 例，较 2020 年增加 7 370 例（24.7%），占总心血管总手术数量的 13.4%。我国心肌病的人群抽样调查数据显示，我国肥厚型心肌病（HCM）人群患病率为 80/10 万，扩张型心肌病（DCM）患病率 19/10 万，多家医院数据分析显示，心肌病门诊总人次及住院总人次均呈逐年增长的趋势。而作为各种心脏病的终末期阶段，心力衰竭的估测患病人数超过 890 万，其中 65 岁以上患者超过 400 万。随着各类外科治疗手段，如心脏移植、左室辅助等技术的进步，外科治疗将在心力衰竭患者的治疗中起到越来越重要的作用。

因此，在当前的一段历史时期，我国的心血管疾病谱正在发生深刻的变化，并逐渐呈现出病种多元、不同疾病增减趋势明显的特点，与我国经济社会总体发展水平和人民生活水平相一致。中国的心脏外科经过数十年的发展，目前已经具备解决绝大部分心血管外科疾病的能力。立足现在，把握未来发展趋势，有助于中国的心脏外科医生引领医疗模式和医疗理念的创新，从而推动面向未来的医疗新技术的发展，更好地造福广大患者。

（胡盛寿）

第九章 体外循环

一、基本概念

1. 广义的体外循环（extra-corporeal circulation，ECC）　将人体血液由体内引至体外，经过物理和化学处理后再注入体内，主要用于生命支持、器官替代和功能调控等。

2. 狭义的体外循环（cardio pulmonary bypass，CPB）　又称心肺转流，是利用一系列特殊人工装置将回心静脉血引流到体外，经人工方法进行气体交换，调节温度和过滤后，输回体内动脉系统的生命支持技术。主要用于心脏直视手术。

二、基本构成原理和基本类型

1. 体外循环的构成　人工心肺机由人工心（血泵）、人工肺（氧合器）、变温器、管道、滤器、操纵台及电子仪器等部分组成。

2. 体外循环的基本原理　在实施心脏直视手术时，通过人工心肺机暂时代替整个或部分心肺功能，提供有效的循环和呼吸支持，维持全身组织器官的血液供应。

3. 体外循环的基本类型　可分为完全性或部分性。完全性体外循环指心脏停止跳动，全部静脉血引流至体外氧合再注入体内，主要应用于心脏手术，目的是形成良好的手术视野；部分性体外循环指心脏跳动时，一部分血液引流至体外再注入体内，主要用于心肺支持，目的是减轻心肺负担，促进其功能恢复。

病历摘要

患者男性，53 岁，高血压病史。突发背疼两天。门诊查体：体重 84kg；心率 90 次/min，心律齐。超声印象：主动脉夹层主动脉瘤，主动脉瓣关闭不全（重度）。CT 提示：主动脉夹层动脉瘤（DeBakey I 型）。

外科拟施手术：主动脉瓣置换术，全主动脉弓置换＋支架象鼻术。

【问题 1】　通过上述摘要，体外循环需要做哪些准备？

思路 1：了解该患者的体外循环方式及操作方法

通常会采用深低温停循环体外循环＋选择性脑灌注。

体外循环操作方法：

1. 麻醉诱导后头置冰帽，变温毯体表降温。

2. 右腋动脉或股动脉插管灌注，右房或经股静脉插腔房管引流。

3. 并行循环降温期间进行主动脉根部处理，鼻咽温度降至 25℃，直肠或肛胱温降至 27℃，准备停循环；目标温度根据手术团队操作熟练程度可适度增减。

4. 深低温停循环体外循环＋选择性脑灌注：头低位，减流量至 5～10ml/（kg·min），下半身停循环，选择性脑灌注，可根据脑氧饱和度监测适度调整流量。

5. 远端吻合结束时单泵双管上、下半身同时灌注，逐渐恢复体外循环至 2/3 流量。

6. 左颈总动脉吻合结束后，混合静脉血氧饱和度升高至 80% 以上开始复温，直至停机的目标温度。在此期间可进行人工肾超滤，滤除体内多余水分，提高血细胞比容。

思路 2：该患者体外循环的准备，概括为器械准备和耗材药品准备。

设备准备：

1．配备有五个泵头体外循环机，分别为主泵，心内吸引泵，停跳液泵各一个，心外吸引泵两个。因为此手术创面大，大出血的概率高。

2．变温水箱及变温毯。

3．血氧饱和度仪，以静脉监测最为重要。

4．自体血液回收机。

5．脑灌注监测设备，脑氧饱和度仪等。

耗材准备：

1．膜式氧合器　具有高效的气体交换和温度交换的能力。

2．动脉插管　两根，因为要采用单泵双管灌注。

3．静脉插管　双级心房插管即可，因为此手术右心腔为封闭状态。

4．管道包　准备可以实施单泵双管灌注的管道包。

5．心内引流管一根，心外吸引头三根（一根为自体血回收专用，其他两根用于心外吸引）。

6．动脉微栓滤器。

7．停跳液液灌注装置及冠状动脉直视灌注管。

8．血液浓缩器。

9．液体和药品准备　复方电解质注射液；人工胶体；白蛋白；碳酸氢钠；停跳液；肝素、硫酸镁注射液；氯化钾注射液；葡萄糖酸钙注射液，呋塞米；甘露醇；糖皮质激素；利多卡因等。

【问题2】 此患者如何安全有效地进行体外循环？

思路1： 什么时候可以开始体外循环？

1．体外循环前，血液必须经过肝素抗凝，ACT达标方可行体外循环。体外循环中定期检查（每小时一次），ACT不达标应追加肝素。

2．体外循环机、变温水箱及相关设备运转正常，调试准确。

3．体外循环管道连接及预充无误。

4．体外循环电源、气源、水管正确连接。

5．台上物品及相关药品准备齐全。

6．动静脉插管及与体外循环管道连接，外科医生体外循环人员核对无误。

思路2： 保证患者在手术中的组织灌注。

1．适当的血液稀释：体外循环中降温期间，为保证微循环良好的血液灌注，血液应进行一定的稀释，血细胞比容（HCT）在21%～27%。复温期间，对血液进行浓缩，使HCT在27%以上，保证血液的携氧能力。

2．低温：低温下氧耗量降低，可减少灌流量，延长循环暂停时间来进行大血管手术，不至于损害脑及其他脏器的功能。

3．适宜的灌注流量：降温及复温期间灌注流量应维持在$1.8\sim2.4L/(min\cdot m^2)$，全身停循环选择性脑灌注时，流量为$5\sim10ml/(kg\cdot min)$。人工血管远端吻合结束后，单泵双管上、下半身同时灌注，逐步恢复体外循环全流量。明确外科的手术步骤，采取相应的配合。

思路3： 什么时候停止体外循环？

满足下列条可考虑停止体外循环：

1．确认心脏血管外科手术满意；心脏和大血管无明显出血。

2．减低体外循环灌注流量至正常体外循环20%时能维持满意的动脉压。

3．血容量基本补足，中心静脉压满意。

4．鼻咽温36～37℃，直肠温度35℃以上。

5．血红蛋白浓度达到8.0～9.0g/dl。

6．血气、电解质基本正常。

7．心律经药物、安装起搏器已调整到满意程度。

8．血管活性药或正性肌力药已准备就绪或已开始输入。

9．呼吸道和麻醉机工作正常，双肺给氧通气满意。

鱼精蛋白拮抗肝素，血液恢复正常的凝血状态。此时手术野的血液不能回收自体外循环系统内，血液需通过洗血细胞机的处理方可回输给患者。

【问题3】 如何为外科提供良好的手术条件?

思路1：心脏停搏

1. 心脏停搏的目的是为心脏手术提供静态的手术野。心脏在冠脉循环阻断后，对心肌灌注停跳液，动作电位不能形成和传播，心脏处于舒张期停搏，有效保存心肌的能量，保持心肌细胞结构和功能在恢复血供后的完整性。低温环境下可以进一步降低心肌的基础代谢，减少氧和能量的消耗。

2. 目前临床使用的停跳液主要有含血停跳液、St.Thomas 停跳液、HTK 停跳液。HTK 停跳液维持停跳时间较长(2～3 小时)，其价格贵，易发生低钠血症。

思路2：清晰手术野

1. 心脏清晰的术野通过阻断冠脉循环和心内引流而实现。心内引流管的常用插管部位为房间沟下部或房间隔，其他插管部位有右上肺静脉、升主动脉、肺动脉和左心室等。主动脉瓣关闭不全的患者在心脏停搏前一定要插好心内吸引管。否则心脏停搏，血液倒流至左心腔，进而心脏过度膨胀，心纤维过度牵拉，超微结构严重破坏。

2. 心脏外部的清晰的术野通过心外吸引实现。大血管的清晰的术野可通过低温低流量或低温停循环来实现。

3. 心内吸引，心外吸引的前提是血液必须通过肝素化抗凝。

【问题4】 体外循环的主要脏器保护有哪些?

思路1：心脏保护

1. 心肌保护涉及整个围手术期，术前主要为改善心脏功能和增加心肌能量储备；术中保证心肌氧供／氧耗的平衡、减轻心肌缺血损伤和维护心脏功能；术后维持血流动力学稳定和促进心肌功能的恢复。

2. 心脏手术时的心肌保护，主要是低温心肌停跳液对心肌的保护。其基本特点是心脏的电机械活动停止，并处于低温状态。如果在冠脉循环阻断期间，仍有心肌电活动，一定要及时地发现问题和解决问题。

3. 冠脉循环恢复后，加强心腔排气，避免气栓进入冠脉；此外避免心脏前负荷过重，改善心肌灌注，促进心脏功能恢复。

4. 心脏手术后心功能不全原因是多方面，不要一味地使用正性肌力药和血管活性药。此类药物大量长时间的使用可加重心肌损伤。及时为心功能不全查找原因，并根据原因进行不同的处理。

思路2：脑保护

1. 保证灌注　大血管手术中要竭尽全力保障脑组织的血液灌注。深低温停循环原则是：能不停尽量不停；如要停尽量短停；如停循环时间较长，应分时段停。停循环时选择性脑灌注可减轻或避免缺血再灌注损伤。

2. 低温　低温下氧耗量降低，可减少灌流量，延长循环暂停时间来进行大血管手术，减轻损害脑及其他脏器的功能。

3. 预防栓塞　栓子主要为固体和气体两类。固体栓子可通过肝素抗凝预防，或各种滤器来处理。气体栓子可通过头低位，积极排气，手术野二氧化碳吹气等方法进行预防。

4. 避免静脉引流不畅颅内静脉压升高导致脑淤血和水肿。

5. 停循环中的患者可用皮质激素，甘露醇等药物，减轻脑组织损伤。

思路3：血液保护

1. 血液保护是指保护和保存患者的血液，防止其丢失、破坏；预防输血并发症及输血传播性疾病。

2. 血液保护的目的是减少血液破坏、减少血液丢失、不输血、输好血和自体输血。

3. 外科创面的严格止血是血液保护的关键环节。在温度低于 $36℃$，血液稀释未纠正，有明显出血的情况下，不要急于用鱼精蛋白拮抗肝素。否则可造成血液的大量丢失。

4. 积极回收手术中的每一滴血液。体外循环前后使用自体血回收，体外循环管道的余血可回输给患者，再用鱼精蛋白拮抗肝素。

5. 体外循环使用优质耗材，缩短体外循环管路，减少血液稀释和激活有助于血液保护。

6. 输血的原则是根据实验室检查，缺什么补什么，按照输血阈值执行输血。

（吉冰洋）

第十章　心脏外科急诊概述

随着体外循环技术及围手术期诊疗技术的提高，我国心脏外科近年快速发展，其中危重心脏病患者急诊手术比例不断增加。有计划规范地开展急诊手术，不仅可扩大手术范围，而且能及时挽救生命，促进我国心脏外科以及多学科的发展，缩小和国外的差距。

一、先天性心脏病急诊手术

先天性心脏病（简称"先心病"）患者约半数在出生 1 年内会表现不同程度的症状，严重者在新生儿阶段出现危及生命的征象。对于这些高风险的患者，需要尽早明确诊断，实施急诊手术，拖延时间等于失去治疗机会和死亡。目前认为，先天性心脏病患者有危及生命的病情，如反复肺炎、顽固性心力衰竭，呼吸衰竭或反复持续缺氧发作，经内科治疗效果较差或无效，需持续心血管正性肌力药物应用、呼吸机辅助呼吸或短期内危重情况再次出现，应行急诊手术。

需要考虑急诊处理的常见先天性心脏病有完全大动脉转位、完全肺静脉异位引流等。完全型大动脉转位由于其解剖上表现为心室与大动脉连接不一致，相应的病理生理学上表现为，回流到右心室的体静脉血泵到了体循环，而回流到左心室的肺静脉血泵到肺动脉，肺动脉的血氧饱和度高于主动脉，出现严重的低氧血症。室间隔完整的完全型大动脉转位患者应在生后 2 周内行动脉调转术。完全肺静脉异位引流（TAPVC）为左右肺静脉直接或间接与右心房相连接，使肺静脉血回流至右心房，和上下腔静脉血在右心房内混合后通过房间隔缺损进入左心房。由于肺静脉氧合血的回流全部进入右心房，必须通过房间隔缺损才能进入左心房，因此其影响因素取决于房间隔缺损大小、肺静脉回流是否梗阻和心房内分流量的大小。特别是梗阻性 TAPVC 在生后早期就出现肺动脉压力增高、肺水肿，导致进行性低氧血症、酸中毒，应立即手术。

一些先天性心脏病因在出生后早期即可出现重度肺动脉高压，进一步发展至不可逆的肺血管阻塞性病变而容易延误治疗，如永存动脉干、主肺间隔缺损、完全心内膜垫缺损等，这几种先天性心脏病一经诊断，除外不可逆的肺血管阻塞性病变均应在出生后尽早手术治疗。

二、瓣膜性心脏病急诊手术

瓣膜性心脏病是瓣膜结构（瓣叶、瓣环、腱索、乳头肌）的解剖或功能异常，表现为心脏瓣膜瓣口狭窄和 / 或关闭不全所致的心脏病。病因包括风湿、先天畸形、缺血、退行性病变及感染等。病变可发生于一个瓣膜，常见病变包括二尖瓣狭窄、二尖瓣关闭不全、主动脉瓣狭窄、主动脉瓣关闭不全。也可多个瓣膜同时发生病变，称之为联合瓣膜病。最常见的联合瓣膜病是二尖瓣狭窄伴主动脉瓣关闭不全或狭窄，其表现及病程取决于每一种病变的严重程度及病变进展程度。狭窄性瓣膜病变如二尖瓣或主动脉瓣狭窄，一般病程较长，可长时间无症状，至有症状阶段多合并右心功能不全、重度肺动脉高压，一般情况较差，内科药物治疗效果差，如内科治疗无效，应尽早外科手术行人工瓣膜置换。而瓣膜反流性病变可分为慢性和急性病变两种。慢性反流性瓣膜病，病程较长，至有症状时一般心脏扩大明显，心功能多处于失代偿阶段，易在慢性心衰的基础上发生急性心功能不全，需要在急性心功能不全纠正及心功能稳定后尽快手术。而严重的急性瓣膜反流，如急性主动脉瓣关闭不全或二尖瓣关闭不全可引起心脏容量负荷的急剧增加，而心脏无适应性扩大及顺应性增加，左室舒张末压显著上升，导致急性心功能不全，重者表现为心源性休克，多需急诊手术行瓣膜修复或置换。

对活动性心内膜炎所致的瓣膜性心脏病患者，内科抗感染治疗无效和 / 或心力衰竭不能控制时，应积极及早行外科手术治疗，手术既解决了心瓣膜失功能问题，同时也去除了感染灶和达到清创的作用，一味片面地强调术前心功能状况改善和控制感染，会延误手术时机，死亡率很高。

冠心病急性心肌缺血梗死所致的急性缺血性二尖瓣关闭不全，一般是乳头肌断裂所致，多为后乳头肌，一般发生于心肌梗死后 2～5 天，二尖瓣结构的整体性丧失，从而导致严重二尖瓣反流，可以表现为严重肺水肿、休克甚至死亡，通常需要紧急外科手术，在冠脉血运重建的同时行二尖瓣修复或置换。

三、冠状动脉粥样硬化性心脏病急诊手术

冠状动脉粥样硬化性心脏病（简称"冠心病"）是最常见的冠状动脉性心脏病，主要病变是冠状动脉内膜脂质沉着，形成粥样硬化斑块，造成冠状动脉管壁增厚、管腔狭窄或阻塞，从而引起心肌缺血，表现为心绞痛症状，长时间心肌严重缺血可导致心肌细胞坏死，造成急性心肌梗死，引起严重的心律失常、心源性休克、心力衰竭或心室壁破裂等。心肌梗死还可累及乳头肌或腱索坏死断裂，产生二尖瓣关闭不全；累及室间隔可造成室间隔穿孔，均预后不良。

对急性心肌梗死及急性冠脉综合征患者，如果经过内科治疗，心肌缺血不能改善，血流动力学难以稳定，或为了防止猝死等严重并发症的发生，则行急诊冠状动脉旁路移植术（CABG）是挽救生命的有效手段。急诊 CABG 的手术指征主要包括三种：①频繁发作的顽固性心绞痛并发多支多处严重病变、左主干病变或相当于左主干病变，内科治疗不能纠正的患者；②严重急性心肌梗死后心源性休克；③介入治疗的急性并发症。

四、主动脉大血管急诊手术

主动脉夹层是最常见而且极为凶险的主动脉大血管急症之一，主动脉壁内膜破裂，血液在主动脉压力的作用下，在中层内形成血肿并主要向远处延伸形成主动脉夹层。其形成的假腔可向血管内压迫导致主动脉真腔严重缩小，导致心脏射血受阻、急性心功能不全，也可累及头颈部、腹腔干及肾脏等重要脏器血管，造成重要器官供血不足，还可向外穿破入心包腔、胸腔、纵隔或腹腔引起出血死亡。破口位于升主动脉的 A 型主动脉夹层病变可能累及主动脉瓣、冠状动脉及主动脉弓各分支，易出现严重的心脏和脑部并发症，或因夹层动脉瘤破裂而死亡。急性主动脉夹层如治疗不及时者，33% 的患者在发病 24 小时内死亡，36%～72% 的患者在 48 小时内死亡。一旦确诊为主动脉夹层，原则上应尽早治疗。尤其是对合并有下列情况的应行紧急手术：①有主动脉夹层破裂先兆，如心包积液中等量至大量或心脏压塞；②急性心力衰竭；③远端器官灌注不良。手术原则是消除假腔，置换病变血管，重建分支血管血供，防止夹层继续剥离，降低主动脉破裂和急性左心衰竭的发生率。

除主动脉夹层外，感染、外伤、手术、溃疡破裂等原因导致的假性动脉瘤，表现为主动脉内膜及中层破裂，虽然外层通过外膜、疏松纤维组织或血块包绕保持完整，但极易破裂导致大出血死亡，亦是需要急诊手术处理的大血管急症。

五、心脏、大血管创伤

心脏、大血管创伤是胸部创伤的危急重症，分为穿透性和闭合性两种，多数死于伤后运转途中。主要死因为大量出血和急性心脏压塞。能生存到达医院的病例 62%～84% 有获救机会，短时间内入院者预后良好。准确及时判断伤情，按不同致伤原因和类型处理，尽早手术是提高心脏、大血管损伤生存率的关键。紧急剖胸心包腔减压和心脏修补是挽救患者生命的最有效治疗措施。对高度怀疑心脏创伤且病情突然恶化者应积极剖胸探查，及时手术止血是抢救成功的关键。

随着心血管介入治疗技术的发展及普及，由于心血管介入治疗所致的各种医源性心血管损伤并发症亦不少见，如冠状动脉支架术中的冠状动脉损伤出血、心房颤动射频消融术所致的心脏损伤出血、心脏压塞以及先天性心脏病介入封堵手术后封堵伞脱落等，多需外科急诊手术处理。

六、心血管手术相关并发症的急诊处理

心脏外科急诊还包括心血管外科手术后并发症的急诊处理，如术后大出血、心脏畸形矫治不满意、急性瓣膜功能障碍、桥血管急性闭塞等，多需急诊再次手术。心血管手术后由于血管活动性出血、心脏破裂等原因所致的术后大出血，可表现为低血压、休克、急性心脏压塞等，需要紧急手术开胸探查止血。而先天性心

脏病的矫治手术可能由于畸形矫治不满意导致循环不易维持、严重低氧血症不能脱离呼吸机等也需要急诊再次手术充分矫治畸形。对于人工瓣膜置换术后的急性人工瓣膜功能障碍，表现为瓣膜的急性狭窄或反流，对血流动力学影响较大，需要急诊手术处理。而冠状动脉旁路移植术后早期桥血管闭塞，可能导致围手术期急性心肌梗死，表现为心源性休克、恶性心律失常等，有时需要急诊再次手术处理。

（董念国）

第十一章 先天性心脏病

第一节 房间隔缺损

首次门诊病历摘要

男性，3岁，因"发现心脏杂音2年"来我院门诊就诊。患者在1周岁时因"感冒、肺炎"在当地医院治疗，查体发现心脏杂音，但未对此详查。平素活动可，无发绀、晕厥史。体重及身高发育较同龄儿童稍差，易感冒。门诊查体示：体重14kg；心率90次/min，心律整齐。心前区稍隆起，心脏冲动增强。心音清晰有力，胸骨左缘2～3肋间闻及2/6级吹风样收缩期杂音，肺动脉区第二心音亢进并有固定分裂。双肺呼吸音清，未闻及干、湿啰音。唇甲无发绀。

【问题1】 通过上述摘要，该患者可疑的诊断是什么？

根据患者的病史和查体发现，应高度怀疑"先天性心脏病：房间隔缺损"的可能。

思路1： 自幼发现杂音，平素易感冒、肺炎，生长发育较同龄儿稍差。

> **知识点**
>
> 房间隔缺损（atrial septal defect，ASD）指由于胚胎期心房间隔发育不良，造成左右心房间血流异常交通的一种先天性心脏畸形。它是先天性心脏病中最常见的类型之一，仅次于室间隔缺损，发生率占所有先天性心脏病的20%～30%。

> **知识点**
>
> 大多数单纯ASD由于分流量有限，除在婴儿期易患感冒外，多没有明显临床症状，而仅在查体时发现心脏杂音。极少数患者在婴幼儿期会出现呼吸急促、多汗、活动受限，但充血性心力衰竭罕见。

思路2： 心脏听诊示：胸骨左缘2～3肋间闻及柔和的2/6级吹风样收缩期杂音，肺动脉区第二心音亢进并有固定分裂。

> **知识点**
>
> ASD大者可见心前区隆起，心脏冲动增强。听诊发现胸骨左缘第2～3肋间柔和的收缩期杂音，其响度一般不超过3/6级，以及肺动脉瓣区第二心音固定分裂为ASD的典型杂音。肺动脉压力增高者可有肺动脉瓣区第二心音亢进，缺损较大的患者可有相对性三尖瓣狭窄所致的舒张期隆隆样杂音。

【问题2】 为明确诊断应考虑实施哪些辅助检查？

疑为ASD者，需进行下列辅助检查：

1. 心电图 大部分单纯ASD的患者心电图检查正常。但有部分患者会出现心电轴右偏，右心室肥厚；且可并发室上性心律失常。

2. 胸部X线片 肺血增多，部分患者肺动脉段突出，右房和右室增大。

3. 超声心动图 此项检查可以明确诊断。可以清楚描述缺损的大小、部位，确定肺静脉的位置，并明确ASD血流的分流方向，估测肺动脉压力。

知识点

对合并出现严重肺动脉高压的 ASD 患者，需行右心导管检查。该检查可以明确血液经缺损的分流方向以及分流量大小，并可计算出肺血管阻力，从而帮助判断患者是否具有手术治疗指征。

【问题3】　需要与ASD相鉴别的疾病有哪些?

本病需与以下疾病相鉴别:

1. 单纯肺动脉瓣狭窄　因该症患者跨肺动脉瓣的血流压差较 ASD 大，故胸骨左缘 2~3 肋间的杂音为全收缩期、响亮、喷射样，肺动脉瓣第二心音不清楚。胸部 X 线片示肺血正常或减少，但主肺动脉段扩张明显。

2. 室间隔缺损　症状常出现较早，且严重。心脏杂音较粗糙，一般位置相对低，但高位室间隔缺损杂音最响位置也可在胸骨左缘 2、3 肋间。超声心动图检查可以明确诊断。

3. 部分型肺静脉异位引流　多无明显症状，仅在查体时发现和 ASD 相似的杂音。超声心动图检查可以帮助诊断，并明确肺静脉回流入心房的位置。

第二次门诊记录

该患者 X 线片示:肺血增多，右房和右室增大，肺动脉段稍突出(图 11-1-1)。超声心动图检查示:房间隔延续中断，房间隔中部回声缺失 24mm，血液左向右分流。缺损下缘紧邻下腔静脉入右房处，无明显分隔。四根肺静脉回流至左房。估测平均肺动脉压力 32mmHg。其余心内结构未见明显异常。超声诊断:先天性心脏病，继发孔型 ASD(图 11-1-2)。

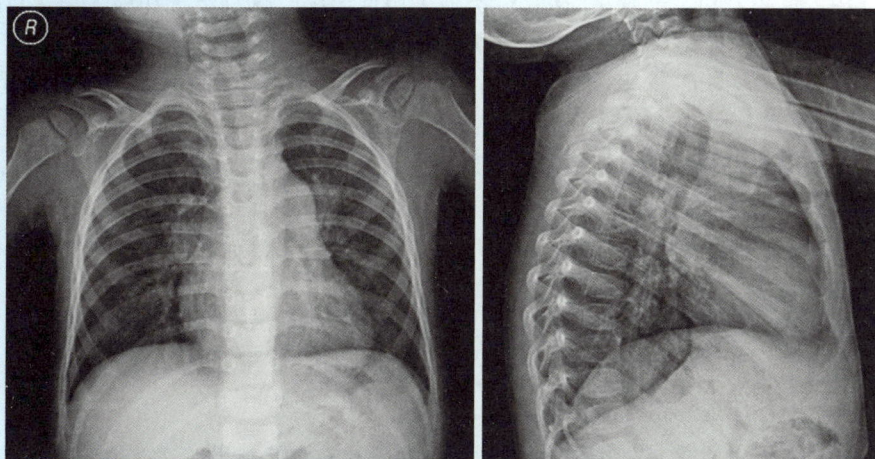

图 11-1-1　ASD 的胸部 X 线表现

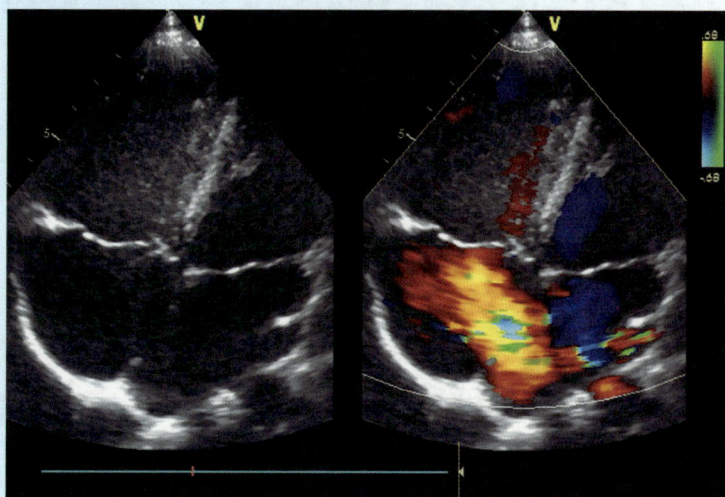

图 11-1-2　ASD 的超声心动图表现

【问题4】 ASD 如何分类?

根据 ASD 组织胚胎发育起源的不同,ASD 主要分为三型:继发孔型 ASD(80%)、静脉窦型 ASD(10%)和原发孔型 ASD(10%)(图 11-1-3):

1. 继发孔型 ASD 限于卵圆窝,也称Ⅱ孔 ASD,是由于原发隔缺损所致,大小不一,小到针尖,大到下缘缺失。

2. 静脉窦型 ASD 典型的静脉窦型 ASD 发生于上腔静脉与右心房连接处,多并发右上肺静脉异位连接,称为"上部的静脉窦型 ASD";静脉窦型 ASD 也可偶发于下腔静脉开口附近,可能并发右下肺静脉异位连接,称为"下部的静脉窦型 ASD"。

3. 原发孔型 ASD 或称Ⅰ孔 ASD,位于房间隔的下部,紧邻房室瓣,新月状,常合并有二尖瓣前叶裂,又称为部分型房室间隔缺损,将在专门章节讨论。

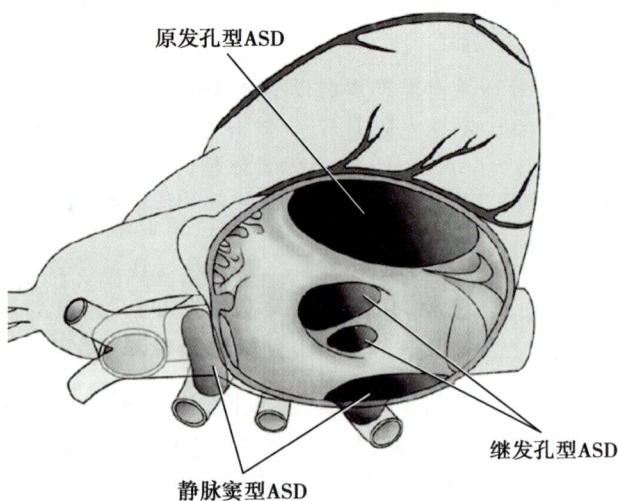

图 11-1-3 ASD 分型示意图

【问题5】 ASD 引发的主要病理生理改变是什么?

左房压力通常高于右房压力,且左心室顺应性小于右心室,有 ASD 时,左心房的血液经缺损向右心房分流,导致右心房、右心室和肺部的血流量远较左心为多,形成典型的右心系统舒张期负荷过重及肺血管床的病理改变。左心房、左心室和主动脉相应缩小,类似失用性萎缩。这种情况在成人巨大 ASD 病例中表现尤为明显。但在大多数情况下,患者左心室大小正常。

分流量的多少取决于心房间压力阶差、缺损的大小和左右心室充盈阻力的大小。初生婴儿两侧心室的厚度和顺应性大致相同,缺损几无分流。随着肺动脉压力下降,左向右分流逐渐增加,可达到循环血流量的 2～4 倍。由于左向右分流的持续存在,病情进展。ASD 患者的肺小动脉发生痉挛,以后逐渐产生内膜增生和中层增厚,引起管腔狭窄和阻力增高,形成肺动脉高压,右心室、右心房心肌肥厚,压力升高,经缺损的分流量逐渐减少。当右心房压力高于左心房时,出现右向左分流,引起发绀,称为艾森门格综合征(Eisenmenger's syndrome)。

【问题6】 该患者下一步的治疗计划是什么?

应当收住院,考虑实施手术治疗。

思路1: ASD 手术的适应证和治疗时机的选择。

知识点

ASD 诊断明确,辅助检查提示右心容量负荷增加,肺血增多;或者心导管检查提示肺循环与体循环血流比(Qp/Qs)>1.5 需要手术治疗。

1 岁以内的 ASD 患者由于分流量小而无症状,自行闭合的机会仍有 40% 左右,除极个别病例外,一般不主张手术治疗。1 岁以上患者自行闭合机会小,因此有部分学者主张明确诊断后即手术治疗,但低龄、低体重手术患者会增加围手术期及术后恢复管理方面的难度,也相应地增加治疗费用,因此大多数学者认为理想的手术年龄为 2～4 岁的学龄前期。

思路2: ASD 手术的禁忌证。

知识点

ASD 手术治疗的禁忌证是患者出现不可逆的肺动脉高压,临床表现有发绀和右心衰竭。主要依据右心导管检查显示全肺血管阻力 $>10U/m^2$(U 为 Wood 单位),Qp/Qs<1.2。

部分 ASD 由于位置邻近下腔静脉,同时合并中 - 大量三尖瓣反流,临床上患者也会出现发绀,需仔细判断。必要时需行右心导管检查协助鉴别有无手术治疗指征。

入院后检查情况

四肢经皮血氧饱和度：左上肢99%，右上肢100%，左下肢100%，右下肢99%。血液、尿液、大便常规，肝肾功能，凝血功能检查正常。

【问题7】　手术治疗方法的选择？

对于该患者，决定选用胸骨正中切口，体外循环辅助下的ASD直视修补术。

思路：该患者的缺损偏大，且缺损下缘与下腔静脉入口无明显分隔。

> **知识点**
>
> ASD的治疗方法随着技术的进步和医用材料的完善而不断发展变化。
>
> 1. ASD直视修补术　此方法为ASD经典治疗手段，成功率高，疗效确切。适用于各种类型的ASD患者。需在体外循环辅助下完成手术，多取仰卧位胸骨正中切口，也可选用左侧卧位采用右腋下切口实施手术。
>
> 2. ASD封堵术　此方法对缺损边缘明确的继发孔型ASD的治疗效果良好。目前在年龄大于3岁，体重大于10kg的单纯ASD患者中开展较多，包括DSA引导下经皮介入ASD封堵术和超声引导下经皮介入ASD封堵术。ASD封堵术没有切口、无需体外循环、创伤小、恢复快，对于条件适宜的ASD可作为首选治疗方案。
>
> 实施封堵手术，ASD的局部解剖结构需满足以下条件：缺损的最大伸展直径小于4cm；继发孔ASD至少有4mm边缘，特别是离上腔静脉、下腔静脉、冠状静脉窦口和肺静脉开口要有足够的距离；房间隔直径大于缺损14～16mm。
>
> 对儿童患者实施封堵治疗时应特别注意：儿童期心脏体积明显小于成人，儿童期发现ASD的患者又多属于大型缺损，因此术前应当仔细计算心房最大径与缺损的关系。

手术治疗情况

患者在全麻体外循环辅助下行ASD直视修补术。手术治疗情况记录如下：

术中所见：右房右室增大，主动脉与肺动脉直径比值约1∶1.3，肺动脉根部可扪及轻微震颤。ASD为继发孔型，大小为2.5cm×2cm，下腔静脉构成缺损下缘。四根肺静脉均回流至左心房。三尖瓣叶形态及活动正常，无明显反流。室间隔完整，右室流出道及肺动脉瓣未见异常。

手术经过：仰卧位，常规消毒铺无菌巾。胸骨正中切口，纵锯胸骨，剪开心包，显露心脏，完成心外探查。升主动脉及上、下腔静脉插管建立体外循环。阻断升主动脉灌注心肌保护液。切开右心房，心内探查完毕后，截取适当大小的自体心包片，以5-0聚丙烯线连续缝合将心包片缝补于ASD处。开放升主动脉阻断钳，心脏自动复跳。心脏跳动下探查缺损修补完整。缝闭右心房切口。顺利终止体外循环辅助。彻底止血，清点器械、纱布无误后，留置引流，逐层关胸。

【问题8】　ASD直视修补时缺损修补方式和材料的选择？

对于缺损大小适中、估计直接闭合后张力不高的继发孔型ASD，可直接缝闭缺损，而不使用补片材料。缺损过大、直接闭合后张力过高的继发孔型ASD，以及静脉窦型ASD，应选择补片材料修补缺损。补片材料可选用编织涤纶片或自体心包片。涤纶片的优点是易于缝合操作。自体心包片则柔软服贴，在薄弱组织处应用不易导致该处组织变形。

【问题9】　ASD手术治疗的可能并发症？

1. 直视修补手术的可能并发症

（1）残余分流：常由闭合不严密或组织缝线撕脱所致。

（2）心律失常：少数病例术后可出现传导阻滞、心房纤颤或室上性心动过速，大多经过处理后均能自行恢复正常心律。术中若发生顽固性心律失常可能是由于冠脉内气栓、左心发育不全、心肌保护不完全或缺损缘的缝线过分紧张所致。

（3）神经系统并发症：主要是由于空气栓塞而引起的脑组织损害。典型表现有两种：一是术后不苏醒，伴有抽搐、双侧瞳孔不等大的表现，这源于术中心脏内排气不充分，开放阻断钳后气体进入脑血管。另一种是手术过程顺利，术后患者清醒，但在体位突然改变后（如拔除气管插管后坐起），患者发作抽搐、昏迷。可能是心腔内残存气体在改变体位时被排出而进入脑血管。因此术中在开放升主动脉阻断前充分排净心腔内残存气体非常关键，应予以足够重视。

（4）医源性腔静脉异位引流：因手术误操作导致，属于少见性的错误。手术中将下腔静脉瓣当作缺损的边缘缝合，从而使下腔静脉血流进入左房，或使下腔静脉开口变窄及移位。当上腔静脉引流管直接从上腔静脉插入时，若 ASD 过大，未能认真辨析，可能误将上腔静脉开口当作 ASD 的上缘而缝合，导致术后上腔静脉异位引流。

（5）迟发性心包积液：多见于成人 ASD 修补术后患者。对术前心脏明显增大、有心功能不全表现的成人患者，尤其要重视术后强心、利尿治疗，并定期复查超声心动图。当发现多量心包积液时，需积极处理，充分引流。

2. ASD 封堵术的可能并发症

（1）冠状动脉气栓：主要是导管操作过程中，气体进入体内到达左心房，在患者处于卧位的情况下进入右冠状动脉。需紧急对症处理。

（2）血栓形成：术中或术后抗凝药物使用不合适。在患者出现血栓栓塞的临床表现时，还应警惕是否有颅脑内出血的可能，尤其是合并高血压或高龄患者。

（3）封堵器脱落、移位：需立即进行手术或通过介入的方法取出封堵器。

（4）心脏压塞：患者感到突发心脏疼痛（心包穿破瞬间）、血压下降、心率增快，超声心动图可直接探及出血量的多少。需紧急处理。

（5）远期封堵器致冠状动脉窦壁破损：为罕见并发症，与封堵器规格过大和植入位置不当有关，可导致血液从主动脉至右房分流。一旦发生立即外科手术治疗。

术后情况

患者术毕进入术后监护室，血流动力学平稳。术后 3 小时完全清醒，拔除气管插管。术后第一天转回普通病房，正常饮食。引流液为淡血性液体，逐渐减少，于术后 48 小时拔除。术后复查超声心动图示：ASD 修补完整，无残余分流；心包腔无积液。

【问题 10】　术后常规检查项目及出院医嘱？

患者术后应复查血常规、心电图、胸片及超声心动图。检查切口愈合情况。术前心脏明显增大、有心功能不全表现的患者，术后应强心、利尿治疗 3 个月以上。所有患者分别在术后 3～6 个月和术后 1 年于门诊复查心电图、胸片和超声心动图。

实施封堵治疗的患者应进行抗血小板治疗，口服阿司匹林 6 个月。术后早期应避免剧烈运动，以防封堵器脱落或移位。

【问题 11】　ASD 的治疗效果及远期预后？

ASD 的自然预后较其他先天性心脏病为佳，平均寿命 35 岁，半数患者可生存到 50 岁以上。但患者在 35 岁以后病情进展会加快。

ASD 修补术的手术效果非常满意，在技术成熟的心脏中心，手术死亡率接近于零。儿童患者，缺损修补术后远期效果良好，心功能正常。患者心脏功能改善程度与患者手术时的年龄相关，手术越早，改善越明显。考虑到心脏手术本身对患者造成的心理影响，一般建议在患者学龄前阶段完成治疗。

小　　结

房间隔缺损是常见的先天性心脏病之一，是第一种经手术修补的先天性心脏缺损，是最先应用体外循环的先天性心脏病，也是最先在心导管实验室内用装置关闭的心内病变，其纠治史是先天性心脏病外科治疗 60 年进展的体现和见证。根据心脏杂音的部位和性质,结合超声心动图等检查,房间隔缺损的诊断并不困难。手术和介入治疗效果均极好,大多数患者无残留畸形,预计寿命正常,生活质量良好。

(杨一峰)

第二节　室间隔缺损

首次门诊病历摘要

女性,2 岁,因"发现心脏杂音 2 年"来我院门诊就诊。患者出生时在当地医院常规体格检查时发现心脏杂音,但未对此详查。平素易感冒,已患过 3 次肺炎。活动可,无发绀、晕厥史。体重、身高等身体发育情况较同龄儿童稍差。门诊查体示:体重 10kg。心前区稍隆起,可扪及收缩期震颤。心率 98 次/min,心律齐。心音清晰有力,胸骨左缘 3~4 肋间闻及 3/6 级全收缩期粗糙杂音,肺动脉瓣区第二心音亢进。双肺呼吸音清,未闻及干、湿啰音。唇甲无发绀。

【问题 1】 通过上述摘要,该患者可疑的诊断是什么?

根据患者的病史和查体发现,应高度怀疑"先天性心脏病:室间隔缺损"的可能。

思路 1:自幼发现杂音,平素易感冒、肺炎,生长发育较同龄儿稍差。

> **知识点**
>
> 室间隔缺损(ventricular septal defect,VSD)指在室间隔上存在开口,造成左右心室间血流异常交通的一种先天性心脏畸形。单纯性 VSD 是最常见的先天性心脏病。

> **知识点**
>
> VSD 患者的临床病程存在很大的变化,极大程度地取决于缺损的大小、左向右分流的程度和肺血管阻力。
>
> 大多数 VSD 是限制性的,直径在 5mm 以内或小于主动脉开口直径一半,由于分流量有限,除在婴儿期易患感冒外,多数没有明显临床症状,而仅在查体时发现心脏杂音。
>
> 在大型 VSD 患者中,随着新生儿肺血管高阻力的降低,所以在出生后很快就产生症状。充血性心力衰竭的表现是呼吸困难、反复肺部感染、肝脏肿大、多汗和发育停滞,通常药物治疗有效,但症状可能还是会持续存在。随着年龄的增长,高压性肺血管病变的恶化造成肺血管阻力升高,患者面临 1~2 岁后发生不可逆性肺血管病变的风险。这个病程可能会导致 Eisenmenger 综合征,其特征是肺血管阻力高于体血管阻力,反向心室分流并因此造成发绀,以及最终的右心室功能衰竭。

思路 2:心脏听诊:胸骨左缘 3~4 肋间闻及 3/6 级全收缩期粗糙杂音,肺动脉瓣区第二心音亢进。

> **知识点**
>
> VSD 杂音响度变异较大,与缺损大小负相关,与心室间压差正相关。小型 VSD 主要的临床体征为胸骨左缘 3、4 肋间闻及全收缩期响亮杂音,常伴有震颤,很少见心前区隆起及搏动强烈。但 VSD 的位置对杂音的变化可产生一定的影响:如肌小梁部 VSD,其直径随心肌收缩而变化,杂音最响部位常偏低,可在心尖部,收缩晚期可消失;双动脉下 VSD,杂音最响部位偏高,可出现在胸骨左缘 2、3 肋间。大型 VSD 随着病程变化,杂音将短促、柔和、限制在收缩早期,也可以完全消失,多无震颤,可听到亢进的第二心音提示肺动脉高压,甚至出现肝脏增大、颈静脉怒张。

【问题2】　为明确诊断应考虑实施哪些辅助检查?

疑为VSD者,需进行下列辅助检查:

1. 心电图　可能表现正常,也可能左、右或双心室肥大。

2. 胸部X线　表现与左向右分流量有关,包括不同程度的肺充血和双室大。

3. 超声心动图　此项检查可以明确诊断。各种切面可显示VSD的位置、大小、心室流出道形态、主动脉瓣及房室瓣腱索附着情况,并估测肺动脉压力。

> **知识点**
>
> 　　随着心脏外科整体技术的提高,手术趋于低龄化,诊断性检查手段已由心导管转变为超声心动图检查。对于少数并发重度肺动脉高压的儿童或年轻成人,其肺血管阻力可能增高,心导管检查有助于决定是否可关闭VSD。

【问题3】　需要与VSD相鉴别的疾病有哪些?

本病需与以下疾病相鉴别:

1. 房间隔缺损　症状常出现较晚较轻,甚至无症状。心脏杂音较柔和,且位置相对高。超声心动图检查可以明确诊断。

2. 完全型房室间隔缺损　症状明显且出现早,除胸骨左缘闻及VSD分流杂音外,在心尖部常可闻及由于二尖瓣反流而引起的收缩期杂音。超声心动图检查有助于鉴别。

3. 法洛四联症　唇甲有不同程度的发绀,特征性收缩期杂音来源于流出道梗阻,强度中等,震颤少见,第二心音较弱且单一。超声心动图检查可以帮助诊断。

第二次门诊记录

该患者的X线胸片示:肺血增多,左心室增大,肺动脉段稍突出(图11-2-1)。超声心动图检查示:室间隔延续中断,室间隔膜周部回声缺失8mm,血液左向右分流。估测平均肺动脉压力35mmHg。主动脉瓣右冠瓣稍有脱垂并部分遮挡VSD,主动脉瓣无明显反流。其余心内结构未见明显异常。超声诊断:先天性心脏病,室间隔缺损(图11-2-2)。

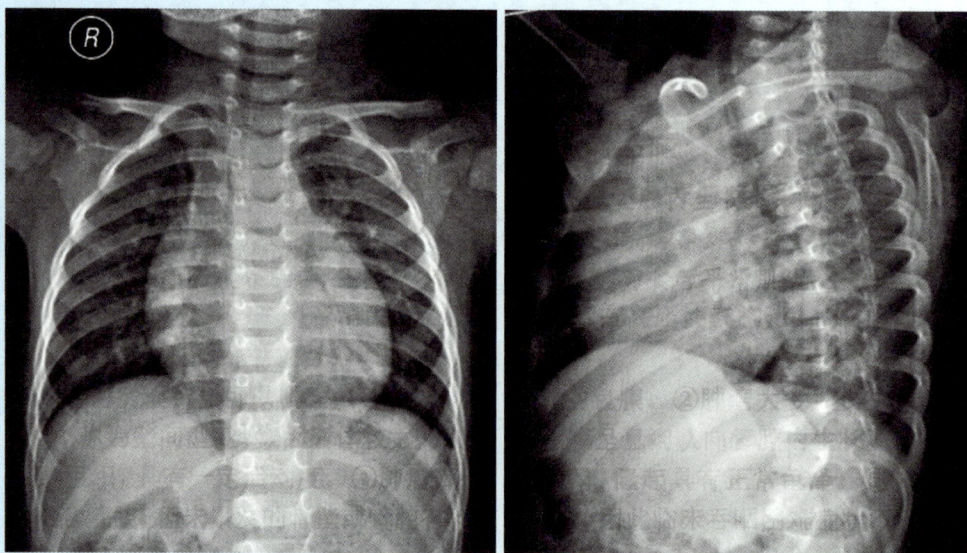

图11-2-1　VSD的胸部X线表现

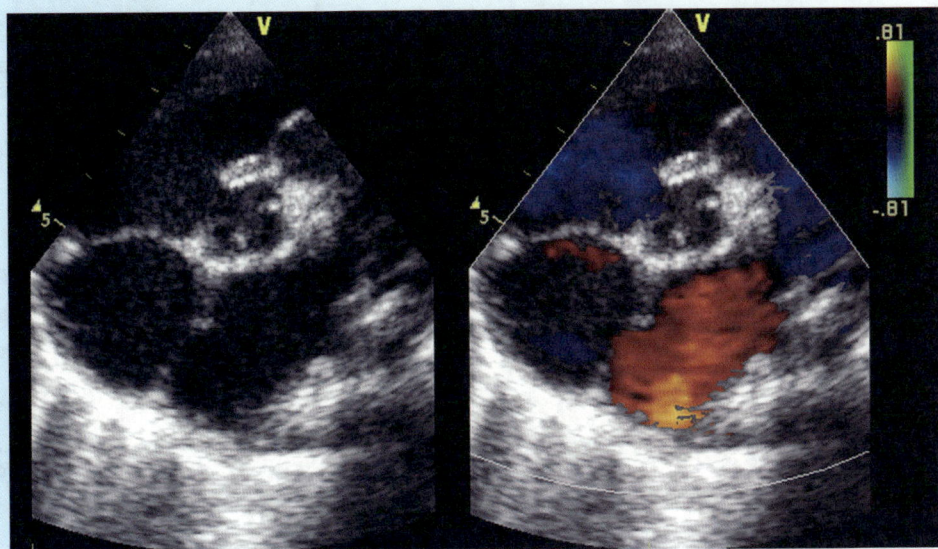

图 11-2-2 VSD 的超声心动图表现

【问题 4】 VSD 如何分类?

室间隔任何部位几乎均可发生 VSD，病理解剖变化多样，病理分型也较为复杂，国际上有多种分类方法，被多数外科医师广泛采用的是 Anderson 分类法（图 11-2-3）：

1. 膜周型 VSD 房室瓣与主动脉瓣的连接直接构成缺损边缘的一部分。膜周型 VSD 又根据缺损的长轴朝向分为膜周偏流入道、偏小梁部、偏流出道。

2. 肌部型 VSD 缺损的边缘均为肌性组织。

3. 双动脉下型 VSD 主动脉瓣与肺动脉瓣的纤维连接构成缺损边缘的一部分。

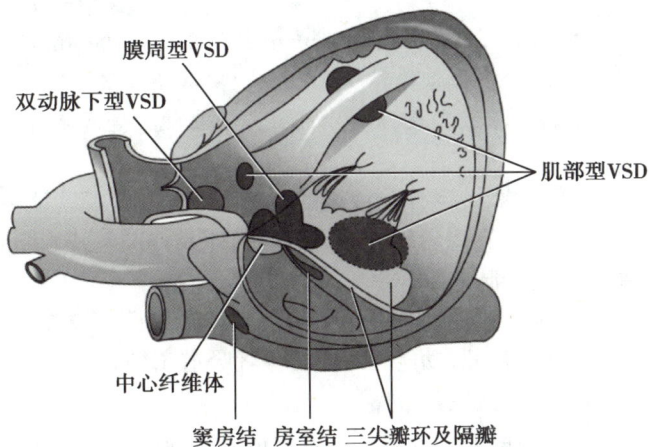

图 11-2-3 VSD 的 Anderson 分型示意图

【问题 5】 VSD 引发的主要病理生理改变是什么?

VSD 左向右分流量取决于缺损的大小和肺血管阻力，其他因素还包括心室顺应性、左心室或右心室流出道是否有梗阻。小型 VSD 缺损较小，限制了左、右心室间的压力和能量传递，因此分流量较小，肺动脉阻力能较长期地保持正常水平，一般认为肺血管阻塞性病变 1～2 岁内不会发生，也称为限制性 VSD。大型 VSD 缺损口径之大已不足以限制左、右心室间的压力和能量传递，左右心室间的压力已较为接近，其分流量大小及方向主要取决于肺血管阻力的变化，也称为非限制性 VSD。另外，VSD 的病理生理变化还有年龄依赖性。刚出生时由于肺血管阻力较高，限制左向右分流，会掩盖一些症状。数周到数月后，肺血管阻力逐渐下降，分流量增大，杂音也随之明显，出现充血性心力衰竭，表现为呼吸急促、喂养困难、反复上呼吸道感染、生长发育迟缓。肺小动脉壁增厚最早可在出生后几个月内出现，一般在 2～3 岁时病变加剧以至于出现不可逆性肺血管阻塞性病变。当肺血管阻力进一步升高，接近或高于体外循环阻力时，心室间出现双向分流或右向左分流，进展为艾森门格综合征，临床上出现发绀、右心衰竭甚至死亡。

【问题 6】 该患者下一步的治疗计划是什么?

应当收住院，考虑实施手术治疗。

思路 1: VSD 手术的适应证和治疗时机的选择。

知识点

手术患者的选择要考虑 VSD 的大小和类型、自然史、临床症状和并发症等因素。

1. 小型 VSD　这类患者很少或不需要药物治疗,应随访以期 VSD 可能变小或自然闭合。1 岁以后定期评价无症状的膜周或肌部 VSD 患者的生理和解剖指标,出现心室扩张、主动脉瓣脱垂者应及时手术治疗;无明显自然闭合可能性的患者,多在 3 岁前建议其手术。

2. 大型 VSD　表现为严重难治性充血性心力衰竭的大型 VSD 婴儿一般应在出生后 3 个月内手术矫治。部分对药物治疗有效者可推迟到 6 个月后,在这以后自然闭合的可能性几乎为零,而肺血管阻塞性病变会进行性加重,故应尽早手术。

3. 双动脉下型 VSD　由于其合并主动脉瓣脱垂的概率较高,一经确诊,均应尽早手术治疗。

思路 2: VSD 手术的禁忌证。

知识点

治疗的禁忌证是患者出现不可逆的肺动脉高压,临床表现有发绀和右心衰竭。主要依据右心导管检查显示全肺血管阻力 $>10U/m^2$(U 为 Wood 单位),对肺血管扩张剂无反应。

入院后检查情况

四肢血压:左上肢 100/60mmHg,右上肢 95/60mmHg,左下肢 110/65mmHg,右下肢 115/65mmHg。
四肢经皮血氧饱和度:左上肢 99%,右上肢 99%,左下肢 100%,右下肢 99%。
血液、尿液常规、肝肾功能、凝血功能检查正常。

【问题 7】　手术治疗前的准备工作应关注哪些项目?

术前所有患者均应测量四肢血压及四肢经皮血氧饱和度,以除外可能合并的主动脉畸形,如主动脉弓中断和主动脉缩窄。

病情严重的婴幼儿患者应注意术前的营养支持治疗。合并充血性心力衰竭患者,应首先考虑强心、利尿治疗改善心脏功能。反复发生呼吸道感染患者,应详细评估肺部情况,必要时祛痰止咳,有细菌感染证据者术前可予抗生素治疗。

重度肺动脉高压患者,术前应给予间断吸氧治疗,同时应用血管扩张药物。以利于降低全肺阻力,为手术治疗创造条件。

【问题 8】　手术治疗方法的选择?

对于该患者,决定选用胸骨正中切口,体外循环辅助下的 VSD 直视修补术。

思路: 该患者的缺损偏大,且主动脉瓣右冠瓣部分脱垂套入 VSD。

知识点

VSD 的治疗方法随着技术的进步和医用材料的完善而不断发展变化。

1. VSD 直视修补术　此方法为 VSD 经典治疗手段,成功率高,疗效确切,适用于各种类型的室间隔缺损患者,取胸骨正中切口在体外循环下完成手术。

2. 经胸小切口 VSD 封堵术　适用于肌部 VSD 和无主动脉瓣反流的膜周小型 VSD。经胸骨下段小切口显露右心室,在食管超声心动图的引导下,经右室表面穿刺建立轨道,直接将封堵器置于缺损处。

3. 经皮介入导管 VSD 封堵术　膜周小型 VSD、缺损边缘明确者效果较好,在大于 3 岁、体重超过 10kg 的患者中应用较多。

手术治疗情况

患者在全麻体外循环辅助下行 VSD 直视修补术。手术治疗情况记录如下:

术中所见:左室增大,右心不大。主动脉与肺动脉直径比值约 1:1.4,右室表面扪及收缩期震颤。三尖瓣叶形态及活动正常，无反流。VSD 位于膜周偏流出道，直径约 8mm。主动脉瓣右冠瓣部分脱垂并套入 VSD，无主动脉瓣反流。右室流出道及肺动脉瓣未见异常。

手术经过：仰卧位，消毒铺巾。胸骨正中切口，纵锯胸骨，剪开心包，显露心脏，完成心外探查。升主动脉及上、下腔静脉插管建立体外循环。切开右心房，阻断升主动脉，灌注心肌保护液，心表敷冰泥。心内探查结果如前述。采用 4-0 带垫片双头针间断褥式缝合 6 针，将适当大小的 Teflon 补片缝合于离 VSD 边缘 2～3mm 处。开放升主动脉阻断钳，心脏自动复跳。心脏跳动下探查缺损修补完整。缝闭右心房切口。顺利终止体外循环辅助。彻底止血，清点器械、纱布无误后，留置引流，逐层关胸。

【问题 9】 VSD 直视修补手术路径的选择？

术前 VSD 的类型决定手术时取何种心脏切口，以便显露缺损、避免损伤传导束以及在周围有房室瓣或半月瓣时缝合 VSD。一般有 5 种路径：①经右心房路径最常用，适用于膜周、肌部 VSD；②经肺动脉路径常用于双动脉下型 VSD；③在修补 VSD 的同时需要纠治主动脉瓣脱垂、主动脉瓣或瓣下狭窄时采用经主动脉路径；④经右心室路径适用于修补多发性 VSD，包括心室直切口和横切口两种方法；⑤经左心室路径较少采用，仅限于小梁部多发型 VSD。

【问题 10】 VSD 手术治疗的可能并发症？

1. 直视修补手术常见并发症

（1）残余分流：常由缝合位置不当、缝线间距不当或打结力度不当导致闭合不严密而产生，也可能由于组织缝线撕脱所致。

（2）三尖瓣或主动脉瓣反流：可由自身疾病所致或手术损伤造成。常见手术损伤包括直接损伤瓣叶、缝线过度牵拉瓣环或补片压迫三尖瓣腱索。

（3）心律失常：缝针、修补材料瘢痕形成、血肿纤维化、缺氧损伤均可分别或同时导致房室结、左右穿透支损伤而导致房室传导阻滞；术中操作粗暴直接导致传导束受压或水肿也可引起房室或室内传导阻滞。

（4）神经系统并发症：是体外循环手术的固有并发症，原因和表现见"房间隔缺损"相关介绍。

2. VSD 封堵术常见并发症

（1）三尖瓣或主动脉瓣反流：可能由于封堵器影响瓣环结构、瓣叶塑形或压迫腱索造成，可尝试改用较小号或偏心型封堵器，若仍无改善，则须改行直视修补手术。

（2）残余分流：若无法通过改变封堵器型号和类型消除或减轻至可接受范围，则改行直视修补手术。

（3）心律失常：封堵器压迫心肌导致传导束受压或水肿可引起房室或室内传导阻滞，一经发现应在体外循环下取出封堵器并手术修补 VSD。

（4）封堵器脱落、移位：需立即进行手术或通过介入的方法取出封堵器。

术后情况

患者术毕进入术后监护室，血流动力学平稳。术后 4 小时完全清醒，拔除气管插管。术后第一天转回普通病房，正常饮食。引流液为淡血性液体，逐渐减少，于术后 24 小时拔除。术后复查超声心动图示：室间隔缺损修补完整，无残余分流；主动脉瓣及三尖瓣无反流，心包腔无积液。

【问题 11】 术后常规检查项目及出院医嘱？

患者术后应复查血常规、心电图、胸片及超声心动图。检查切口愈合情况。术前心脏明显增大、有心功能不全表现的患者，术后应强心、利尿治疗 3 个月以上。所有患者分别在术后 1 个月和术后 6 个月于门诊复查心电图、胸片和超声心动图。

实施封堵治疗的患者应进行抗血小板治疗，口服阿司匹林 6 个月。术后早期应避免剧烈运动，以防封堵器脱落或移位。

【问题 12】 VSD 的治疗效果及远期预后？

随着体外循环、心肌保护、术后监护技术的提高，近年来 VSD 修补的死亡率已明显下降。手术结果的主要影响因素有患者年龄、肺动脉压力、肺血管阻力和心内合并畸形等。单纯的 VSD 手术效果良好，死亡率低于 1%。主要并发症如房室传导阻滞需要植入起搏器、急诊再手术、明显残余漏的发生率各约为 1%。VSD 患者手术治疗后,95% 以上有良好的生活质量。

小 结

VSD 是临床上最常见的先天性心内畸形,可以单独存在,或者合并其他心脏畸形。VSD 的病理生理和临床表现均取决于缺损的大小。根据杂音的部位和性质,结合超声心动图、X 线检查和心电图表现,VSD 不难确诊。VSD 的手术适应证及手术时机与缺损的大小和部位直接相关。体外循环下直视修补手术仍然是 VSD 的主导治疗方法,其效果良好,总体死亡率低于 1%。DSA 引导下经皮介入导管 VSD 封堵术和食管超声引导下经胸小切口 VSD 封堵术等治疗新技术的应用虽日益增多,但疗效尚需进一步观察。

(杨一峰)

第三节 动脉导管未闭

首次门诊病历摘要

患者女性,10 岁。因"发现心脏连续性杂音 6 年"来医院门诊就诊。患者在 6 年前因发热到医院体检发现有连续性杂音。平素易患感冒,活动可,无发绀、晕厥史。体重、身高及发育等较同龄儿童稍差。门诊查体示:体重 26kg;心前区搏动性增强,心率 84 次 /min,心律齐。胸骨左缘 2～3 肋间可闻及收缩期加强的连续性机械样杂音,向左侧锁骨下传导,肺动脉区第二心音亢进。平素偶有呼吸困难,活动耐力稍差。双肺呼吸音清,未闻及干、湿啰音。唇甲无发绀。

【问题 1】 通过上述摘要,该患者可疑的诊断是什么?

根据患者的病史、查体发现,高度怀疑为:"先天性心脏病:动脉导管未闭"。

思路 1:患者在生后就发现有连续性机械样杂音,杂音最响处位于胸骨左缘 2～3 肋间。

> **知识点**
>
> 动脉导管是胚胎期连接胎儿肺动脉与主动脉的生理性血流通道。胚胎期肺尚未行使呼吸功能,肺血管床未开放,来自右心室的肺动脉血经动脉导管进入降主动脉,而左心室的血液则进入升主动脉,故动脉导管为胎儿特殊循环方式所必需。通常位于主动脉峡部和肺总动脉分叉偏左肺动脉侧,体表解剖多数位于胸骨左缘 2～3 肋间。少数右位主动脉弓患者可位于无名动脉根部远端的主动脉和右肺动脉之间。

> **知识点**
>
> 动脉导管一般在出生后 48 小时内即因失用而自行闭合,并逐渐形成动脉韧带。部分患者可在出生 6 个月左右完成闭合,1 岁以后闭合者所占比例极小。如未能如期闭合,即称为动脉导未闭(PDA),是先天性心脏病中最常见的类型之一,也是外科治疗最早、治疗效果最好的一种先天性心脏病。占所有先天性心脏病的 15%～21%。

思路 2:患者肺动脉区第二心音亢进。患者易患感冒、肺炎等,平素偶有呼吸困难,活动耐力及身体发育较同龄者差。

> **知识点**
>
> 动脉导管未闭发生的原因与妊娠时间的长短,导管壁平滑肌的多少,平滑肌对氧的敏感性,血液循环中前列腺素浓度以及遗传因素等多种因素有关(图 11-3-1)。心脏杂音是由分流引起的。由于导管内

径、体循环阻力和肺血管阻力等的不同而影响分流量,进而产生不同的杂音:连续性杂音、收缩期和舒张期的双期杂音,单纯收缩期杂音或几乎无任何杂音。长期左向右分流可使左心扩大,左室肥厚甚至衰竭。生长发育也受影响。肺血增多使患者易感冒或肺炎等,甚至导致严重的肺动脉高压(图 11-3-2)。

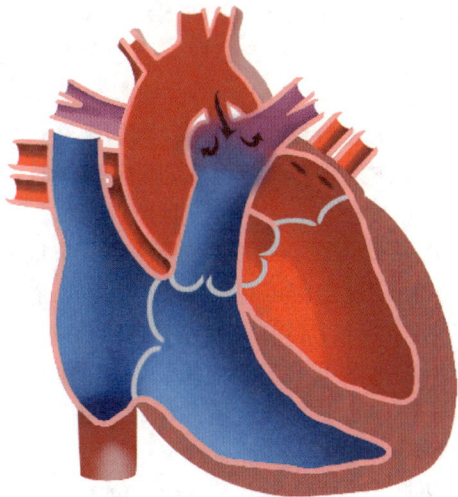

图 11-3-1 动脉导管未闭

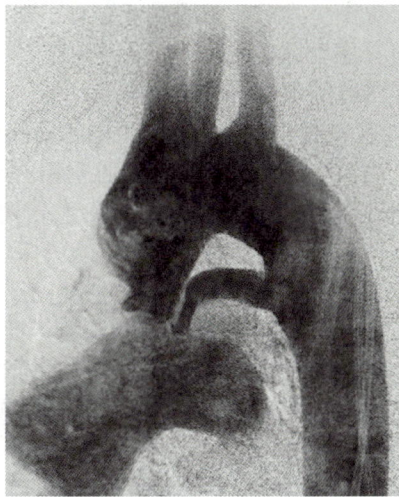

图 11-3-2 主动脉造影显示的动脉导管

思路3: 患者双肺呼吸音清,未闻及干、湿啰音。唇甲无发绀。

知识点

最初患者无发绀,但是当肺动脉压力逐渐升高并超过主动脉压力时,肺动脉内血液会向主动脉分流,即所谓右向左分流,临床上出现发绀,右心衰。值得注意的是发生右向左分流时,静脉血由动脉导管分流至降主动脉,再分布到下半身,因而临床上出现下肢发绀较上半身明显,称为差异性发绀。

【问题2】 为明确诊断应考虑实施哪些辅助检查?

怀疑为动脉导管未闭的患者应该进行如下检查:

1. 心电图 近 1/3 患者心电图正常。部分患者中可见程度不同的左心室、双心室或右心室肥大。其中左室高电压和左心室肥大往往提示主动脉向肺动脉大量分流,双心室肥厚提示中度以上肺动脉高压。而电轴右偏则表明右心室肥厚或劳损,提示为严重肺动脉高压。

2. 胸部 X 线检查 直径 0.5cm 以下的动脉导管,胸部 X 线检查通常可正常或轻度改变,肺纹理清晰,肺血稍增多。直径 0.5～1.0cm 的动脉导管可看到心影明显增大,主动脉结增宽,肺动脉段隆突,肺血明显增多,肺纹理紊乱。

3. 超声心动图 超声心动图是动脉导管未闭主要并较可靠的检查手段,在作出明确诊断的同时还可以测得动脉导管的内径和长度。彩色多普勒可以观察肺动脉内异常血流方向并计算流经动脉导管的分流量,评估肺动脉压力情况,以及提示是否患有其他合并畸形。

知识点

右心导管检查现在已经不是一个常规检查项目,但对于需要测定肺动脉压力,计算血液分流量和肺血管阻力大小的患者仍有需求。对于个别疑难病例、复杂畸形等,还可以进行升主动脉造影以进一步明确诊断。

动脉导管未闭的
超声影像(视频)

【问题3】 需要与本病相鉴别的疾病有哪些?

本病需与以下疾病相鉴别:

1. **主动脉-肺动脉间隔缺损** 即主-肺动脉窗。是胚胎期发育不全而导致主动脉和肺动脉之间的窗样异常交通。罕见且血流动力学改变严重。患者往往反复出现充血性心力衰竭和难以控制的上呼吸道及肺部感染。发育迟缓。若出现发绀，则为全身性，与本症的差异性发绀不同。其心前区杂音可是连续性、双期或单纯收缩期杂音，以后者所占比例较大，早期就会出现严重的肺动脉高压。杂音位置较低，一般以第3肋间为中心。心电图多为双心室肥厚或右心室肥厚；X线检查示心脏扩大，肺血多，主动脉结多偏小。二维超声心动图则可见主动脉-肺动脉交通部位在升主动脉和肺动脉主干之间，其他右心导管检查和升主动脉造影也可证实异常通的部位而确诊本病。

2. **主动脉窦瘤破入右心腔** 主动脉窦瘤是由主动脉窦局限性憩室样膨突而形成，窦瘤破溃可以形成连续性杂音。破入心腔的患者中以右心室和右心房为多见。发病往往突然，可伴有突发胸痛、胸闷，继之而来的就是充血性心力衰竭，病程进展快。胸前可有连续性杂音，舒张期较强，杂音表浅且位置较低并伴有细震颤。超声心动图可见主动脉窦部突出的瘤体，破口大小。彩色多普勒可观察到血液分流部位、方向并测算分流量大小，同时还可以了解合并畸形情况以及心脏受累程度。升主动脉造影可观察到窦瘤破入心腔的部位。

3. **冠状动脉右心瘘或冠状动静脉瘘** 此类病的患者常无明显症状，心前区往往有连续性杂音，舒张期更明显，位置较低且偏右，表浅，多伴有连续性震颤。二维超声心动图可见迂曲增粗的冠状动脉，彩色多普勒可见冠状动脉进入心腔的部位、瘘口大小和分流量。右心导管有助于明确分流部位。升主动脉，尤其选择性冠状动脉造影仍为重要手段，对明确部位、瘘口数量和指导手术方式选择都有意义。

4. **室间隔缺损并主动脉瓣关闭不全** 杂音为收缩、舒张双期性质，不连续。杂音部位常位于胸骨左第3～4肋间。二维超声心动图显示室间隔缺损部位及大小，主动脉瓣则可见主动脉瓣叶脱垂，彩色多普勒看到彩色血流自主动脉经主动脉瓣口向左心室内反流。升主动脉造影可见升主动脉显影时造影剂经主动脉瓣口反流入左心室。

第二次门诊病历

患者经完善上述相关检查，已经明确诊断为先天性心脏病，动脉导管未闭，肺动脉高压。决定入院进一步治疗，已收入院。

【问题4】 动脉导管有哪些常见形态及分型？

病理性动脉导管未闭中，多数动脉导管的直径可达数毫米至1～2cm不等。根据其解剖形态，可将其分成管形，漏斗形、窗形、哑铃形及动脉瘤形5种。其中漏斗形动脉导管最多见的，管形手术中分离、结扎相对最容易，而窗形和动脉瘤形的动脉导管最少见，手术操作也最困难和危险。

【问题5】 患者入院后要继续完善哪些检查项目，如何进行术前准备？

患者入院后还要进行一些手术相关术的前检查和准备，术前检查包括：

1. **相关的实验室检查** 血液分析、尿常规、便常规、出凝血时间、肝肾功能检查，传染病检查、血型检查等。

2. **备血以及签署手术知情同意书等。**

3. 对于诊断不明确者还应该行增强型CT、磁共振等检查以明确诊断排除主动脉缩窄、主动脉弓中断等其他合并畸形，50岁以上的成人患者还应行冠状动脉造影以明确冠脉情况。

4. 测量四肢血压，出现发绀者应测量四肢的经皮血氧饱和度。

相应的术前准备包括：①全面细致询问病史，明确有无合并畸形和并发症，根据结果确定手术方案。②合并有严重的肺动脉高压，甚至已出现右向左分流的患者术前可给予吸氧治疗（30分/次，每天2次）和血管扩张药，以有利于肺血管阻力下降。部分患者用药2周后可重复右心导管检查，以明确药物治疗效果，对预测术后远期效果有较大价值。③合并心衰给予积极强心、利尿治疗。合并感染的患者应给予有效抗感染治疗，待感染彻底治愈后再行手术治疗。

【问题6】 本病的治疗方案有哪些？

动脉导管未闭是已经获得FDA批准，可以进行介入封堵治疗的疾病之一。封堵术具有创伤小，手术风险相对低，住院时间短，术后患者痛苦少等优点。特别对于动脉导管有明显扩张、导管壁菲薄或钙化等高危患者尤其有益。只要外周血管条件允许，经皮介入封堵应列为首选。但对于尚未开展此项业务的地区、部分患有感染性心内膜炎而需要尽快治疗的患者、体重较小的婴幼儿、同时合并有其他心脏疾病需行开胸手术的患者以及不适宜行介入手术的患者等,进行外科 PDA 结扎手术治疗仍有一定价值。对于有自愈可能的早产儿,则可通过静脉应用前列腺素抑制剂如吲哚美辛(0.2mg/kg)等以促进动脉导管的闭合。

知识点

手术方式一:PDA 经皮介入封堵术。

患者平卧位,常规消毒、铺巾、局麻。穿刺右股动、静脉,分别植入 6F 血管鞘,送入猪尾导管至升主动脉,造影显示未闭动脉导管的主动脉 - 肺动脉分流。退出猪尾导管,将一 JR3.5 导管送至主动脉弓,加长导丝经动脉导管送至肺动脉。经股静脉送入另一 JR3.5 导管至肺动脉水平,经导管送入抓捕器至肺动脉,抓捕长导丝后建立动静脉通道。动脉导管封堵器 8~10mm 经由输送系统送至主动脉,回撤并打开封堵伞,固定于动脉导管主动脉端。猪尾导管主动脉弓再次造影未见明显残余分流。释放封堵伞,再次造影无残余分流。术毕,拔除动静脉鞘,局部加压包扎止血。术中使用肝素 2 000IU。

动脉导管未闭经皮介入封堵术(视频)

知识点

手术方式二:PDA 结扎术(图 11-3-3)。

患者男性,4 个月。因"出生后发现心脏连续性杂音"来医院门诊就诊。患者出生后发现连续性杂音,因反复肺部感染入院治疗 2 次,吃奶差,无发绀、晕厥史。查体:体重 5kg,心率 150 次 /min,心律齐。胸骨左缘 2~3 肋间可闻及连续性机械样杂音。双肺呼吸音粗,可闻及少量干、湿啰音。心脏超声提示降主动脉与肺动脉分叉处可见一异常通道,内径 4mm。诊断先天性心脏病动脉导管未闭。

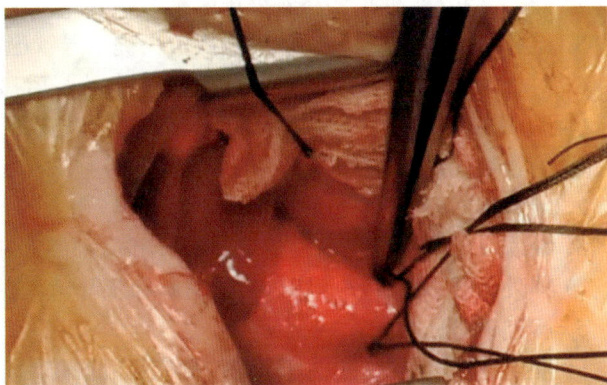

图 11-3-3　动脉导管未闭结扎术

气管内插管,静脉复合麻醉的全麻方式手术治疗。体位采用右侧卧位,右腋下放软垫垫高,左胸后外侧切口。经第 4 肋间进胸后请麻醉医师适当减小通气量,将左肺上叶自肺尖向前下牵压,在主动脉峡部可见一膨出部并向肺动脉侧延伸,局部表面可以触及震颤。此即动脉导管所在的部位。在此处沿降主动脉纵轴中线切开纵隔胸膜,上至左锁骨下动脉根部,下至肺门。清楚显露导管的肺动脉端、主动脉端、迷走神经与膈神经等的解剖关系后,按照先前壁,再下缘、上缘,最后是后壁的顺序分离导管。然后用直角钳将 2 根 10 号线绕过导管,先结扎肺动脉侧,再结扎主动脉侧。随后冲洗胸腔,充分止血、放置引流管,逐层关胸。

【问题 7】　本症的手术时机、手术适应证及禁忌证有哪些?

患有动脉导管未闭的儿童或成人远期自然预后不佳,且有并发感染性心内膜炎的危险,因此除症状不明显的幼儿可延期手术以等待自愈外,一般情况下一经确诊即应尽快接受治疗。较理想的手术年龄是 3~5 岁,对于出现充血性心力衰竭而应用药物治疗不易控制者,应考虑尽早及时手术。

知识点

手术适应证

1. 幼儿以上年龄组患者一经确诊,即可以手术治疗,且不受年龄限制。只要肺血管的继发性病理改变尚处于可逆阶段,血流动力学仍以左向右分流为主,皆可考虑手术治疗。

2. 一旦出现严重肺动脉高压,右向左分流明显者,手术死亡率亦显著增高,且术后症状改善有限。

3. 合并感染性心内膜炎者,应做细菌培养和药物敏感试验,采用有效抗生素治疗,以控制感染,待感染控制后再行手术治疗。对感染控制不利，尤其有赘生物形成，甚或赘生物脱落形成动脉栓塞以及有假性动脉瘤形成的病例应限期手术。

手术禁忌证

1. 合并严重肺动脉高压，已形成右向左分流为主，临床上出现明显发绀和杵状指/趾者。

2. 在复杂先天性心脏病中，动脉导管未闭的动脉导管作为代偿通道而存在，如法洛四联症、主动脉弓中断等，在复杂先天性心脏病根治手术之前，动脉导管不能单独闭合。

【问题8】　导管结扎手术危险的并发症是什么？有哪些预防措施？

动脉导管未闭结扎手术最危险的并发症就是结扎导管时导管破裂，引发大出血，有可能导致患者死亡。主要的预防措施如下：

1. 开始分离导管前一定要清楚地显露导管周围的解剖关系。

2. 分离时应适当降压，收缩压控制在 90mmHg 以下。

3. 结扎导管的 10 号线可以事先浸湿，以避免结扎线过于干涩。

4. 开始结扎导管时，要将收缩压降至 70mmHg 左右。

5. 结扎时适当用力，肺动脉端震颤消失提示导管已经闭合。

6. 对于比较粗大的导管可以加用垫卷来防止导管破裂。

【问题9】　外科手术总共有几种闭合导管的方式？

1. 导管结扎术，适用于绝大多数的患者。

2. 导管切断缝合术，多适用于成年患者，较粗大的导管合并有严重肺动脉高压的情况。

3. 经前纵隔导管结扎术，主要应用于同时合并心内畸形的患者。

4. 体外循环下经肺动脉切口封闭动脉导管开口，主要针对成人导管有严重钙化或导管术后再通者。

5. 胸腔镜下闭合导管。

【问题10】　本手术主要有哪些并发症及哪些防治方法？

1. 动脉导管破裂出血　防止出血的关键在于分离导管和结扎时降压确实，操作动作轻柔、稳妥。

2. 喉返神经损伤　防止损伤措施主要在于弄清局部解剖，操作中注意保护，少做不必要的分离。

3. 乳糜胸　在左锁骨下动脉根部和导管上窝分离时，要注意避免损伤乳白色小管状组织，可疑者给予妥善结扎。

【问题11】　该患者手术后还需要哪些治疗？

患者可以在手术室拔出气管插管，因此不一定需要回到监护病房。术后要注意保持引流管通畅，防止感染，观察有无声音嘶哑、饮水呛咳并发症出现等。一旦出现可给予对症治疗。

【问题12】　动脉导管未闭手术治疗效果如何？

单纯动脉导管未闭的外科手术治疗是先天性心脏病中安全且效果最好的病种之一，其手术死亡率在 1% 以下，通常手术后可享受正常人的生活质量和寿命。但是在合并心衰、严重肺动脉高压的患者，特别是已出现右向左分流者，即使经过手术治疗，仍有一部分患者由于肺血管的不可逆改变而效果不佳。

第四节　肺动脉狭窄

右心室与肺动脉之间存在的先天性狭窄的畸形，称为肺动脉狭窄（pulmonary stenosis，PS）。依据发生狭窄的部位与肺动脉瓣的关系，狭窄可以分为瓣下、瓣和瓣上水平等三类。具体可以分为：右心室出口部狭窄（right ventricle outlet portion stenosis）、肺动脉瓣狭窄（pulmonary valve stenosis，PVS）、肺动脉干狭窄（pulmonary artery trunk stenosis）、左肺动脉干狭窄（left pulmonary artery stenosis）或右肺动脉干狭窄（right pulmonary artery stenosis）。这些病变既可以孤立地存在，又可以随机组合，成为复杂性先天性心脏病中病变的一部分。

肺动脉瓣狭窄最常见，表现为瓣叶扭曲增厚，瓣叶之间融合，瓣膜开口呈鱼嘴状突入肺动脉内，肺动脉干多存在狭窄后扩张。瓣下狭窄常由于右心室流出道膜性狭窄或管状狭窄引起，形成右心室流出道梗阻（right ventricle outflow tract obstruction，RVOTO）。瓣上狭窄通常是指窦管交界至肺动脉干远侧的狭窄，常常发生在窦管交界，或者在肺动脉树内任何一处或多处。

在本节，我们主要讨论肺动脉瓣狭窄。

首次门诊病历摘要

男性，23 岁。主因"劳累后气促 1 年"来我院门诊就诊。患者一年前因劳累后气促到当地医院查体时发现心脏杂音。平时静息时无症状，爬三楼时自觉气促明显，无伴咳嗽、咳痰，无头晕头痛、胸痛和心悸等。当地医院就诊，考虑为"先天性心脏病"，当时未予特殊治疗，建议转到心脏专科医院就诊。发病以来，患者饮食好，夜间睡眠可，体重无明显变化，大、小便正常。查体：体重 65kg；心率 80 次 /min，心律齐。心前区无明显隆起，心脏冲动强。心音清晰有力，胸骨左缘第 2 肋间响亮的喷射性收缩期杂音，肺动脉第二心音减弱，伴收缩期震颤。双肺呼吸音清，未闻及明显干、湿啰音。

【问题 1】 通过上述摘要，该患者怀疑的诊断是什么？

思路 1：患者出现心脏杂音的原因有哪些？

根据患者的病史和查体，应怀疑"先天性心脏病、肺动脉瓣狭窄"的可能。体检发现心脏杂音，有劳累后气促的病史。心脏听诊示：胸骨左缘 2～3 肋间响亮而粗糙的收缩早中期喷射样杂音，肺动脉区第二心音减弱，伴收缩期震颤。

思路 2：根据可能的病因，重点询问哪些病史？不能忽视哪些重要体征和常规检查？

问诊时应着重询问发现心脏杂音的时间；是否有感染性疾病史、服药史，是否有乏力、低热、盗汗、体重下降等症状。查体时应注意有无淋巴结、肝、脾大等体征。血常规是否异常。排除后天风湿性心脏瓣膜病的诊断。

【问题 2】 为明确诊断应考虑实施哪些辅助检查？

疑为肺动脉狭窄者，需进行下列辅助检查：

1. 心电图 电轴右偏，右心室肥大，T 波倒置和 P 波高尖等。

2. 胸部 X 线检查 肺血减少，右心房、右心室增大，心尖圆钝。瓣膜狭窄者因狭窄后扩张，肺动脉段突出。

3. 心脏超声 诊断准确性高，能明确狭窄的部位和程度，并初步估算跨瓣压。

【问题 3】 需要与主要诊断相鉴别的疾病有哪些？

本病需与以下疾病相鉴别：

1. 房间隔缺损 房间隔缺损较大者，可出现心前区隆起，心脏冲动增强；听诊为胸骨左缘第 2～3 肋间吹风样收缩期杂音，肺动脉瓣第二心音亢进伴固定分裂。心脏超声可明确诊断。

2. 室间隔缺损 症状常出现较早，并且严重。胸骨左缘第 2～4 肋间闻及Ⅲ级以上粗糙、响亮的全收缩期杂音，常伴收缩期震颤。可合并肺动脉高压，听诊 P2 亢进。心脏超声可以明确诊断。

3. 动脉导管未闭 中等大小的动脉导管未闭，患者表现为反复呼吸道感染、脉压大、心脏冲动强，听诊可闻及胸骨左缘 2 肋间粗糙的连续性机器样杂音，以收缩末期最为响亮，向颈背部传导，常扪及连续性震颤。心脏超声可以明确诊断。

4. 法洛四联症 生长发育迟缓、口唇、眼结膜和肢端发绀，杵状指 / 趾。胸骨左缘第 2～4 肋间可闻及Ⅱ～Ⅲ级喷射性收缩期杂音，肺动脉瓣区第二心音减弱或消失。心脏超声可以明确诊断。

知识点

肺动脉瓣狭窄概况

肺动脉瓣狭窄（PVS）指由于胚胎期动脉瓣发育异常，造成肺动脉瓣叶之间融合呈穹顶形，瓣叶活动受限，留下瓣膜中心开放，引起右心室向肺动脉干排血受阻。

肺动脉瓣狭窄的临床表现与狭窄程度相关。轻度狭窄者可长期无症状。中重度狭窄者表现为活动后胸闷、气短、心悸甚至晕厥，活动耐量差，易疲劳。症状随年龄增长而加重，晚期出现肝大、下肢水肿、腹水等有心衰竭表现。

肺动脉瓣狭窄的听诊特点：胸骨左缘第2肋间响亮的喷射性收缩期杂音，肺动脉第二心音减弱，伴收缩期震颤。对于部分肺动脉狭窄，如若合并动脉导管未闭，可因其连续性杂音掩盖，而缺乏较为典型的肺动脉狭窄杂音。少数情况下，三尖瓣反流收缩早期的响亮杂音，可能成为部分肺动脉狭窄患者的听诊特点。

心脏超声检查可以评估狭窄的血流压差，为临床提供合适的干预时机。对于那些肺动脉瓣发育不良患者，超声心动图可以较为准确评估瓣叶增厚程度和活动度、肺动脉狭窄后扩张情况，并同时检查其他心内畸形。对严重的肺动脉狭窄患者，需要进一步评估右心室壁厚度、右心室心腔容积大小、右心室活动度以及三尖瓣瓣环大小、瓣叶活动度、反流等情况，以便为进行肺动脉狭窄矫治同期行心室肥厚肌束切除或瓣膜成形提供综合的治疗策略。

第二次门诊记录

该患者的超声心动图检查示：房间隔中断，大小：5.8mm，双向分流。三尖瓣瓣叶增厚，血流速度稍增快，反流面积：3.35cm²，估测右室收缩压：97mmHg。右室扩大，室壁肥厚，流入部、窦部及流出部均存在；室间隔完整。肺动脉瓣瓣叶明显增厚，反射增强，开放受限，开放口径：5.0mm，Vmax：5.5m/s，跨瓣压差：120mmHg，瓣环径：20mm，Z值：-0.5。主肺动脉狭窄后扩张，左、右肺动脉发育好；主动脉正常，主动脉弓及降主动脉完整。右室流出道可见肥厚肌束，此处血流加速，Vmax：3.0m/s。超声诊断：肺动脉瓣狭窄（重度）；房间隔缺损（继发孔型，双向分流）；三尖瓣反流（轻-中度）；右室流出道肥厚肌束。

【问题4】 肺动脉狭窄如何分类？

先天性肺动脉狭窄，根据其狭窄的部位，主要分为肺动脉瓣狭窄、肺动脉及其分支狭窄、肺动脉瓣下（出口部）狭窄。

1. 肺动脉瓣狭窄 最常见，表现为瓣叶扭曲增厚，瓣叶之间融合，留下瓣膜中心开放，瓣膜开口呈鱼嘴状突入肺动脉内，瓣叶活动受限，肺动脉干多存在狭窄后扩张。

2. 肺动脉及其分支狭窄 瓣膜和瓣环发育正常，窦管交界至肺动脉干远侧的狭窄，常常发生在窦管交界，或者在肺动脉树内任何一处或多处。

3. 肺动脉瓣下（出口部）狭窄 瓣下狭窄常由于右心室流出道膜性狭窄或管状狭窄引起，形成右心室流出道梗阻（RVOTO）。

本例患者诊断为：肺动脉瓣狭窄、右心室流出道梗阻。

【问题5】 肺动脉狭窄引发的主要病理生理改变是什么？

肺动脉瓣狭窄导致右心室向肺动脉排血受阻，右心室必须增强收缩，提高右心室腔内压才能完成泵血，长期压力超负荷引起右心室肥厚，右心室腔变小，加重右心室流出道狭窄。同时部分患者因右心室压力高，乳头肌移位引起三尖瓣反流。晚期右心室心肌收缩力下降三尖瓣关闭不全可致心力衰竭。静脉回心血流受阻和血流淤滞，可出现周围性发绀。严重肺动脉口狭窄或合并心房或心室间隔水平的缺损，可因右向左分流出现中央性发绀。

知识点

肺动脉瓣狭窄的严重程度分级

右心室与肺动脉的压力阶差反映肺动脉瓣狭窄程度，正常压差不超过5mmHg，压差小于40mmHg为轻度狭窄；40～100mmHg为中度狭窄；大于100mmHg者为重度狭窄。

【问题6】 该患者下一步的治疗计划是什么？

考虑实施手术治疗。拟行肺动脉瓣狭窄直视矫治术、右心室流出道梗阻拓宽术。

思路：肺动脉狭窄手术适应证和治疗时机的选择。

手术适应证：轻度肺动脉瓣狭窄患者无明显症状，可存活到青年或成年，不需手术，定期随访观察。中度以上狭窄，有明显临床症状、心电图显示右心室肥厚、右心室与肺动脉压力阶差>50mmHg时，应择期手术。重度狭窄者出现晕厥或继发性右心室流出道梗阻，应尽早手术。

入院后检查情况

四肢血压：左上肢 101/64mmHg，右上肢 97/54mmHg，左下肢 112/74mmHg，右下肢 119/75mmHg。

四肢经皮血氧饱和度：左上肢 99%，右上肢 99%，左下肢 98%，右下肢 100%。

血液、尿常规、肝肾功能、凝血功能、传染病检查等正常。

【问题7】 手术治疗前的准备工作应关注哪些项目？

术前应完成血液、尿液常规检查；肝肾功能、凝血功能检查及感染学筛查，胸部 X 线片及心电图为术前常规检查。所有患者均应接受心脏超声检查，以排除可能合并的其他心脏畸形，包括主动脉弓中断和主动脉缩窄等左心病变。

【问题8】 手术治疗方法的选择有哪些？

思路：该患者肺动脉瓣狭窄严重，且合并明显的临床症状，并且合并右室流出道继发心肌肥厚，继发孔房间隔缺损，需要尽可能在保留肺动脉瓣环完整性下，解除肺动脉梗阻，并切断或切除继发的右室流出道肥厚心肌束。三尖瓣反流病变为右室高压改变，探查后如无器质性病变，可不处理。房间隔缺损常规修补。

对于该患者，决定选用胸骨正中切口，体外并行循环辅助下肺动脉狭窄直视矫治术。

知识点

肺动脉瓣狭窄的治疗手段

肺动脉狭窄的治疗方法随着技术的进步和医用材料的完善而不断发展变化。

1. 肺动脉瓣狭窄直视矫治术　最为常用的外科直视矫治术，手术成功率高，疗效确切。适用于各种类型的肺动脉狭窄，可以同时矫治瓣下、瓣上狭窄以及位置较高的室间隔缺损。通常通过肺动脉切口，进行瓣叶交界切开。

2. 经胸肺动脉瓣球囊扩张术　食管超声引导下经左胸第2肋间小切口，穿刺右室流出道，球囊扩大狭窄肺动脉瓣口，主要适用于年龄小、体重轻、狭窄严重患者。此法创伤小、恢复快。但部分病例扩张效果不确切，可因瓣叶撕裂发生肺动脉瓣关闭不全。

3. 经皮肺动脉瓣球囊扩张术　经股静脉插入导管至肺动脉口，通过球囊充气扩大狭窄的瓣膜开口，适用于单纯瓣膜狭窄且瓣叶病变较轻者。

手术治疗情况

患者在全麻、体外循环下行肺动脉瓣成形，右室流出道肥厚肌束切断，房间隔缺损修补术。手术过程如下：麻醉满意后，平卧位，常规消毒铺巾，显露胸前术野。胸骨正中切口开胸，切开心包，暴露心脏。取心包片戊二醛固定备用。肝素化后行主动脉及右房、下腔静脉插管，常规建立CPB。转流，自然降温，心脏保持搏动。阻断上下腔静脉。主动脉插管下方荷包缝合，留置穿刺排气孔。纵向切开主肺动脉，探查左右肺动脉。病变瓣叶行交界切开，增厚的瓣叶予削薄成形，恢复其柔韧性及活动度；通过肺动脉瓣口，切断右心室流出道肥厚肌肉，疏通右室流出道。通过右房，探查三尖瓣，并常规修补房间隔缺损。缝合肺动脉，右房。开放主动脉。逐渐停CPB。拔除管道。鱼精蛋白中和肝素。彻底止血，清点器械、纱布无误后，置心包引流管一条。逐层关胸。术毕。

肺动脉瓣狭窄直视矫治术　右心室流出道狭窄拓宽术(视频)

【问题9】 肺动脉狭窄直视矫治术的手术方式有哪些？

对于单纯的肺动脉瓣狭窄，仅切开粘连瓣膜交界，即可达到满意的矫治。成年患者，长期高速血流的冲击,肺动脉瓣叶增厚明显,需仔细削薄,恢复其活动及功能。对于瓣环较小、狭窄较为严重的病例,需要跨肺动脉瓣环补片(图11-4-1)以扩大瓣环;部分病例需要进行补片的接合,以扩大肺动脉主干和分支。

【问题 10】　肺动脉狭窄手术治疗的可能并发症是什么?

外科手术治疗并发症:

1. 残余狭窄　肺动脉瓣交界切开不充分、切口长度过短、补片过小等,造成肺动脉残余狭窄,术后复查示狭窄前后仍存在较大的压力阶差。继发的右室流出道肥厚肌肉切除不够,也可能残余流出道肌性狭窄。

2. 肺动脉瓣反流　由于切口过长或采用跨环补片时,造成肺动脉反流,这种结果在对于较大的跨环补片治疗时较为常见。

3. 右心室功能不全　行跨环切口时,对肺动脉瓣下狭窄解除、肥厚肌束切除较多,影响右心室泵血功能,导致术后右心室功能不全。

4. 神经系统并发症　主要因为空气栓塞造成,对于并行循环下的直视肺动脉狭窄矫正术,术中排气不满意,造成医源性的空气栓塞,患者表现为术后长时间不苏醒,伴有抽搐、瞳孔不等大、发热等。

5. 冠状动脉损伤　少部分病例,心脏冠状动脉的粗大圆锥支异位走行,横跨右心室流出道。在做跨肺动脉瓣环切口时,意外损伤冠状动脉,造成心肌功能不全。

6. 其他　迟发性心包积液、肺水肿等。

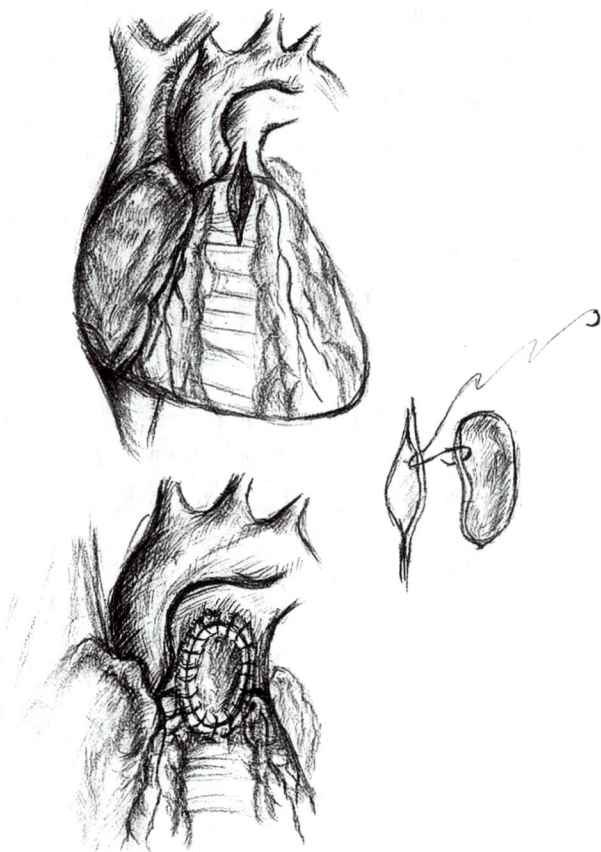

图 11-4-1　跨肺动脉瓣环补片

术后情况

患者术毕进入术后监护室。血流动力学平稳,术后3小时完全清醒,予药物镇静,呼吸机辅助通气;术后8小时顺利拔除气管插管;术后第2天转回普通病房,正常饮食。引流液为淡血性液体,量不多,手术后第3天予以拔除。术后复查超声心动图示:肺动脉瓣狭窄矫治术后,右室流出道通畅,肺动脉瓣处血流不快,未见反流束;三尖瓣无反流,心房修补处未见分流。无心包腔积液。

【问题 11】　术后常规检查项目及出院医嘱是什么?

患者术后应复查血常规、心电图、胸片及超声心动图。检查切口愈合情况。

【问题 12】　肺动脉瓣狭窄外科矫治术效果及远期预后如何?

对于单纯的肺动脉狭窄,矫治效果较好,手术死亡率接近于0。年龄已经不再成为治疗的危险因素。而对于新生儿的重症肺动脉狭窄,其疗效不一,取决于干预的时机和患者的基础身体状况。成年患者如术前合并右室心肌重度肥厚并右心力衰竭的,预后较差。单纯肺动脉狭窄矫治术,0～4岁患者术后25年生存率93%,4～10岁患者术后25年生存率机会达到99%,11～20岁患者术后25年生存率可达92%。

【问题 13】　针对特殊类型的肺动脉狭窄的治疗策略

1. 分支、外周肺动脉狭窄　对于分支或外周肺动脉狭窄,外科直视手术较为困难,而使用支架扩张狭窄的肺动脉,可以较为简易地解除不同水平的狭窄尤其是外科手术难以暴露的位置,肺动脉支架已经逐渐成为临床使用热门材料。

2. 成人肺动脉狭窄　随着成人先天性心脏病治疗逐渐成为心脏外科的热点,成人的肺动脉狭窄矫治已经逐渐受到重视,包括①对于先天性肺动脉狭窄在成人期的矫治;②经过心脏矫治术后,需要再次对肺动脉狭窄进行干预的大龄、成人患者。

随着介入技术发展，经皮肺动脉瓣膜植入、二次瓣膜植入"瓣中瓣"、右室流出道支架、高压球囊成形等介入相关技术也将在临床逐步推广，以适用于不同的病例。

知识点

肺动脉狭窄矫正术后监护要点

患者术后主要问题是右心功能不全，术后需严密监测血流动力学指标，保持心、肺功能稳定。常规X线胸片和超声心动图可及时发现心脏矫治后心内结构情况。术后并发症并予以及时处理。对于术后出现残余梗阻患者，可根据具体梗阻情况（如压差、反流）、患者状况等，决定是否还需再次干预。

（庄　建）

第五节　法洛四联症

首次门诊病历摘要

患者男性，2岁。因"生后3个月出现发绀，发现心前区心脏杂音1年"来医院门诊就诊。患者口唇、指/趾甲等发绀，在哭闹和活动时发绀程度加重，安静后略减轻。平素喜蹲踞，举止缓慢，有呼吸困难，无晕厥及缺氧抽搐史。体重、身高及发育等较同龄儿童稍差。查体可见杵状指/趾，听诊心律齐，心率120次/min，胸骨左缘3、4肋间可闻及收缩期喷射性杂音。肺动脉瓣区第二心音减弱。

【问题1】 通过上述摘要，该患者可疑的诊断是什么？

根据患者的病史、查体发现，高度怀疑为"先天性心脏病，发绀型，法洛四联症"。

思路1：患者生后3个月出现发绀，平素喜蹲踞，发育等较同龄儿童稍差。

知识点

法洛四联症（tetralogy of Fallot，TOF）属于圆锥动脉干畸形，含有4种同族的血管畸形，包括漏斗部狭窄在内的右心室流出道狭窄，对位异常的室间隔缺损，主动脉骑跨以及继发性右心室肥厚。TOF是最常见的发绀型先天性心脏病之一，占全部先天性心脏病的5%～7%，在儿童发绀型心脏畸形中则居首位，占50%～90%。在此畸形中，单纯法洛四联症占85%～90%，合并肺动脉闭锁、肺动脉瓣缺如和完全房室间隔缺损的复杂法洛四联症占10%～15%。本患者为单纯性法洛四联症。

知识点

在本症的四种解剖畸形中，右心室流出道狭窄和室间隔缺损是主要病变，前者可以包括右心室漏斗部狭窄、肺动脉瓣及其瓣环和/或肺动脉干及其分支等多处狭窄。室间隔缺损通常也比较巨大，甚至与主动脉开口相当。由于本症肺动脉狭窄相当严重和室间隔缺损巨大，导致两心室高峰收缩压力相等和肺动脉压力低于正常。而主动脉骑跨和继发性右心室肥厚为次要病变，通常认为四联症的主动脉横跨范围在15%～95%之间，但无论横跨的程度多大，只要有主动脉瓣和二尖瓣的纤维连接，均称为法洛四联症，这是与右心室双出口鉴别的主要标志。

知识点

TOF患者肺动脉狭窄的严重程度对血流动力学和患者的临床表现起决定性作用。典型的四联症患者右心室流出道阻塞相当严重，心内分流往往是自右心室到主动脉产生大量右到左分流、肺血流减少、慢性缺氧而致的红细胞增多和肺部侧支循环血管增多等。

蹲踞是四联症患者的特征性姿态。患者蹲踞时股动脉成角和受压而致体循环血管阻力增加，右向左分流减少，并且下肢重度未饱和的静脉回心血流减少，肺部血流增多和动脉血氧饱和度上升，患者发绀和呼吸困难减轻，因而临床中发现任何原因引起患者肺部血流减少时，患者均可自动出现蹲踞现象。

思路 2： 查体提示：患者可见发绀、杵状指 / 趾。胸骨左缘 3、4 肋间闻及收缩期喷射性杂音，肺动脉瓣区第二心音减弱。

知识点

发绀是四联症患者的主要症状，大多数在生后 3～6 个月出现发绀，这与漏斗部狭窄的进行性加重有关，发绀在哭闹和活动时加重，平静时减轻。大多数四联症患者都会自觉呼吸困难，喂养困难。由于组织缺氧，患者的体力和活动耐力均较同龄人差。一般举止缓慢，爱清静。组织缺氧导致末梢结缔组织增生，出现杵状指 / 趾。严重者甚至可引起腕和踝关节肿大（肥厚性肺骨关节病）。法洛四联症患者在临床上很少出现心力衰竭。仅见于婴儿的肺动脉狭窄程度很轻，而伴有大量左到右分流或者是各种因素导致单纯右心室压力增高，超过左心室压力，而产生右心衰竭。在严重发绀的四联症患者中，肾脏长期缺氧引起肾素分泌增多，可以导致严重的高血压，但一般情况下术后高血压可以消失。偶尔有因侧支循环血管破裂而出现大咯血的症状。四联症患者因血液高度浓缩可以导致脑血栓栓塞，甚至引起脑脓肿。个别患者出现急性或亚急性心内膜炎。右心室肥厚可致部分患者鸡胸。

本症听诊的特征为肺动脉低压而产生肺动脉瓣区第二心音减弱，甚至消失。右心室流出道阻塞产生的收缩期射血性杂音。杂音的高低和长短可以反映出肺动脉狭窄的严重程度。杂音愈响和愈长，则肺动脉狭窄愈轻，反之亦然。室间隔缺损不产生杂音。

【问题 2】 为明确诊断应考虑实施哪些辅助检查？

疑为法洛四联症的患者应进行如下辅助检查：

1. 心电图　本症的特征性表现是有电轴右偏和右心室肥厚，往往伴有右心房肥大，有不完全右束支传导阻滞者约占 20%。

2. 胸部 X 线检查　胸部后前位显示"靴形心"和肺部血管纹理细小，是本症的典型特征。心腰凹陷是肺动脉窄小的结果。心腰凹陷愈深和肺部纹理愈细，则肺动脉干及其分支发育愈差。心影近乎正常和左心肺动脉段突出者多为单纯漏斗部狭窄，并且右心室流出道较大和肺动脉发育良好。两侧肺门和肺部血管纹理不对称，提示四联症伴有一侧肺动脉缺如或一侧肺动脉起源于主动脉或其分支。

3. 超声心动图　超声心动图和彩色血流多普勒对四联症的诊断具有重要价值，在一定程度上已经可以替代心血管造影。通过多个超声切面可以观察到肺动脉狭窄的部位和严重程度、两侧肺动脉的发育情况、室间隔缺损的类型和大小、主动脉横跨的百分比、可能的合并畸形以及计算左心室容量和功能等。超声心动图的缺点在于不能观察肺段以下周围肺动脉发育情况。如此点存有疑问则应该行心血管造影。

4. 心导管术和选择性右心室造影　目前法洛四联症患者无需常规进行心导管术和选择性右心室造影，仅有少数患者诊断尚不明确或疑有周围肺动脉和左心室发育不良及冠状动脉和双主动脉弓畸形。成人患者 50 岁以上的患者应行冠状动脉造影检查以明确冠脉情况。

5. 多层螺旋 CT 血管造影　CT 扫描能够确定法洛四联症伴肺动脉狭窄的诊断同时，还可清晰显示主动脉骑跨程度，主动脉和二尖瓣的纤维连接，以及左心室大小和肺动脉发育情况。

知识点

目前 TOF 患者进行心导管检查和造影仅针对少数诊断不明确或疑有周围肺动脉发育不全、冠状动脉和双主动脉弓畸形者。选择性右心室造影可以明确显示 TOF 患者室间隔缺损类型、肺动脉发育情况、冠状动脉畸形和肺部侧支循环血管等。

【问题3】 需要与本病相鉴别的疾病有哪些?

本病需要与以下疾病相鉴别:室间隔缺损合并单纯肺动脉狭窄、室间隔完整的肺动脉闭锁、三尖瓣闭锁、右心室双出口、室间隔缺损合并艾森门格综合征、完全性大动脉转位等。上述均属相对复杂的先天性心脏病,本书另章讨论,在此不再赘述。

门诊病历续

本患者经完善上述相关检查,已经明确诊断为先天性心脏病,发绀型法洛四联症。决定入院进一步手术治疗,已收入院。

【问题4】 患者在入院后突然发生缺氧发作,应该如何处理?

重度缺氧发作状态常见于单纯漏斗部狭窄的婴幼儿。发作多发生在清晨和活动后,其特点为呼吸困难和呼吸频率加快,发绀加重,有时甚至昏厥、抽搐而致命。这与体循环血管阻力下降或右心室漏斗部收缩而致肺部血流骤然减少有关。严重者漏斗部因痉挛而产生完全堵塞,使肺部血流突然中断而引起心搏骤停,如不及时抢救,患者死亡。此时应该尽量使患者安静,静脉补液避免脱水,补充碳酸氢钠纠正酸中毒等。将患者屈膝屈髋位,吸氧,必要时还可以给予普萘洛尔口服。反复重度发绀发作是四联症急诊手术的适应证,即使在新生儿期也应行手术治疗。

【问题5】 患者入院后要完善哪些检查项目? 如何积极进行术前准备?

1. 抽血完善相关术前检查项目　血液分析、尿常规、便常规、出凝血时间、肝肾功能检查,传染病检查、查血型、备血以及签署手术知情同意书等。

2. TOF 患者往往有红细胞增多症,血红蛋白可达 250g/L,血细胞比容最高可致 90%。血液黏稠度明显增加,要尽量避免出现血管内血栓形成、体循环系统栓塞和脑脓肿等神经系统并发症。动脉血氧饱和度也各有不同,常见为 50%~70%,活动后可降至 25%。重度发绀患者的血小板计数和全血纤维蛋白原均明显减少,血小板收缩功能差,因而凝血和凝血酶原时间延长。对这类患者在进行体外循环手术前要尽量纠正,可适当补充新鲜冰冻血浆或血浆代用品,直至患者凝血机制恢复正常,防止术中出血过多和术后渗血。成人 TOF 患者可产生支气管侧支循环的扩张和血管破裂,可出现威胁生命的大咯血,应准备积极抢救的措施。

3. 在新生儿应用前列腺素 E_1　延长动脉导管开放时间。口服普萘洛尔,防止重度发绀发作。TOF 患者有严重高血压和尿蛋白阳性者,易出现卒中、肾衰竭和心力衰竭。有心力衰竭者则应用洋地黄、利尿药和间断吸氧治疗。对严重发绀伴有心力衰竭的成人,有时需内科治疗 2~3 个月,甚至长达半年,如遇心搏骤停,应积极进行心脏复苏,待血流动力学平稳后施行急诊手术。

4. 患者在咯血时,应用垂体后叶素和适当镇静。有贫血者则应补铁。心内膜炎是术后严重的并发症,术前应防止一切可能会引起感染的可能。

【问题6】 本症的手术适应证和禁忌证有哪些?

目前多数单位主张对有症状的患者,包括新生儿均应尽早行一期矫治手术。进行四联症矫治手术需有 2 个必备条件,一是左心室容量的大小要足够大,二是肺动脉的发育较好。

左心室容量大小:通常应用超声心动图测得左心室舒张末期容量,并求得其指数来代表左心室发育情况。左心室舒张末期容量指数的正常值在男性为 58ml/m²,女性 50ml/m²,平均 55ml/m²。绝大多数 TOF 患者左心室发育偏小。根据临床经验和多数学者意见,左心室舒张末期容量指数≥30ml/m²,也即约为正常值的 60% 以上方能进行四联症的一期矫治手术。如左心室舒张末期容量指数<30ml/m² 则必须进行分期手术,否则术后将产生严重的低心排血量综合征,甚至不能脱离体外循环而导致患者死亡。

肺动脉发育情况:有 2 个客观指标可反映两侧肺动脉发育情况,一为 McGoon 比值,二为肺动脉指数或 Nakata 指数。McGoon 比值要在心血管造影后前位影像中测量心包外两侧肺动脉的直径之和除以膈肌平面降主动脉直径,计算其比值。McGoon 比值的正常值为>2.0。单纯四联症病例的一期矫治手术的 McGoon 比值要>1.2,术后血流动力学满意,右心室/左心室收缩期比值<0.5。如此比值≤1.0,估计术后右心室/左心室收缩压比值将≥0.7 或 0.75,术后往往出现严重低心排血量综合征,甚至死亡。肺动脉指数又称 Nakata 指数。为心血管造影后前位影像中测量心包外两侧肺动脉横切面积之和除以体表面积,肺动脉指数正常值为≥330mm²/m²。肺动脉指数≥150mm²/m² 适合进行四联症一期矫治手术,术后血流动力学满意。肺动脉指数<150mm²/m²,术后低心

排血量的发生率较高,此指数<120mm/m² 代表两侧动脉发育不良,不适合进行一期矫治手术。

禁忌证:①有顽固性心力衰竭和 / 或呼吸衰竭的患者,经洋地黄、利尿药等治疗无效;②有广泛的肺动脉及其分支严重狭窄,无法进行体 - 肺动脉分流术;③有严重肝肾功能损害者。

【问题 7】　手术中有可能遇到哪些合并的心脏畸形?

四联症修复手术中的最常见的合并畸形为房间隔缺损和 / 或卵圆孔未闭,其次为右位主动脉弓、双上腔静脉和动脉导管未闭。少见的有主肺动脉隔缺损,双腔右心室、部分或完全性肺动脉异位连接、三房心,右心室憩室、Ebstein 心脏畸形、三尖瓣或主动脉瓣关闭不全以及双主动脉弓等。

> **手术治疗情况**
>
> 患者使用气管内插管,静脉复合麻醉的全麻方式手术治疗。体位采用仰卧位。常规建立体外循环后行一期根治手术,即分别疏通右心室流出道、修补室间隔缺损、加宽右心室流出道等。

【问题 8】　手术中应该注意哪些事项?

1. 心脏探查。主要探查两侧肺动脉和左心室发育情况,进一步核实手术适应证。如肺动脉太窄或左心室过小,应改做中心分流术。常规探查是否合并畸形。

2. 术中务必充分解除右心室流出道梗阻,完全闭合室间隔缺损。

3. 术中应仔细寻找侧支循环血管。

4. 不能停止体外循环机的原因往往发生在两侧肺动脉或周围肺动脉发育不全的病例。术中测定右心室和 / 或肺动脉收缩压均高于左心室,应再次转流做室间隔缺损补片开窗术。如为心功能不全,则须用正性肌力药物、主动脉内气囊反搏或辅助循环等。

5. 一旦发生房室传导阻滞,应及时安放暂时心脏起搏器。

6. 严密止血。

【问题 9】　术后处理要点有哪些?

1. 四联症患者手术后至少严密监护 24 小时,有时需要 2～3 天。

2. 常规应用机械性辅助呼吸 2～3 小时,定期检查血气,待患者循环和呼吸稳定后,即可尝试脱离呼吸机。

3. 注意水、电解质的平衡。尿少时给予小剂量利尿剂。对于心功能较差的患者可以给予一定的正性肌力药物支持。加强呼吸道管理,注意协助排痰,保持呼吸道通畅。

【问题 10】　除上述根治手术外,还有哪些姑息手术方式?

目前多数单位对此症伴有左前降支冠状动脉起源于右冠状动脉、多发性室间隔缺损以左心室或肺动脉发育不全者,选用姑息手术。常用的姑息手术有标准或改良锁骨下动脉与肺动脉分流术(改良 B-T 分流、目前临床应用最广泛),中心分流术以及右室流出道补片加宽。将主动脉与左肺动脉分流术(Pott 手术)和升主动脉与右肺动脉分流术(Waterston 手术)已被临床弃用。

【问题 11】　手术后容易出现哪些并发症?

1. 低心排血量综合征。

2. 室间隔缺损残余漏。

3. 灌注肺(急性左心衰)。

4. 心律失常。

5. 乳糜胸。

(王辉山)

第六节　复杂先天性心脏病概论

本节仅对复杂的先天性心脏病进行简要的概述,并未涵盖所有类型的复杂先天性心脏病,针对常见、多发的病理类型做简要的概述,对各类型具有代表性的先天性心脏病危重症处理做初步的介绍,对于其治疗手段和最新的相关进展,将不做详细讨论。复杂先天性心脏病种类繁多、病理生理复杂,需要结合临床实际情况和患者的具体状况进行分析、处理。

一、右心室双出口

右心室双出口（double-outlet of right ventricle，DORV），病理解剖是主动脉和肺动脉均完全或主要起源于形态右心室。DORV 的临床发生率约占先天性心脏病的 0.75%，占先天性心脏病手术总数的 1%～2%。典型的 DORV 有三个特征：

1. 主动脉和肺动脉均起源于右心室。

2. 室间隔缺损为左心室的唯一的出口。

3. 有主动脉瓣下圆锥存在，主动脉和二尖瓣间有肌肉组织分割，没有纤维连接。主要病理类型有：①主动脉瓣下室间隔缺损；②肺动脉瓣下室间隔缺损（Taussig-Bing anomaly）；③双动脉下室间隔缺损；④室间隔缺损远离型。

【危重症处理】

1. 发绀严重者要适当限制活动，给予吸氧治疗，小婴儿肺动脉严重狭窄者可考虑先行 B-T 分流术。

2. 心力衰竭患者，应镇静、吸氧、强心、利尿治疗，为尽早手术矫治准备条件；必要时应考虑先行肺动脉环缩术以限制肺血流。

【手术方法】

1. DORV 伴主动脉下或两动脉下室间隔缺损　无肺动脉狭窄的患者常发生肺动脉高压、充血性心力衰竭和肺动脉高压，2 岁前即可发生肺血管病变，故主张早期手术治疗。采用室间隔缺损 - 主动脉建立心室内隧道，同时保证右心室 - 肺动脉血流顺畅。

2. DORV 伴肺动脉下室间隔缺损　这类患者较早即发生心力衰竭和肺血管的病变，一旦确诊应尽早手术；若病情不允许一期根治的危重患者，先行姑息手术，及肺动脉环缩术。根治手术方式包括多种，现主要采用大动脉调转术（arterial switch operation，ASO）和室间隔缺损修补。

3. 远离型 DORV　①部分病例可行心室内隧道修补；②对于远离型室间隔缺损且相对靠近肺动脉，可通过室间隔缺损修补将左心室血液隔入肺动脉，再行动脉调转术。

二、完全大动脉转位

完全性大动脉转位（transposition of the great arteries，TGA）是较常见的发绀型心脏畸形，发病率占先天性心脏病总数的 10%。治疗不及时，50% 会在出生后 1 个月死亡，出生后 1 年的死亡率达 90% 以上。主要的解剖特点为：主动脉起源于右心室，位于肺动脉前方，偏右；肺动脉起源解剖左心室，位于主动脉后方，偏左；主动脉与肺动脉也可呈正前正后排列。体循环和肺循环成为两个并列的循环，肺动脉内为氧合的血液，主动脉内为未氧合的静脉血液。

临床上，室间隔完整型（TGA/IVS），占 50%，合并 VSD 占 25%，合并 VSD+ 肺动脉狭窄占 25%。其他心内畸形还包括主动脉弓狭窄或主动脉弓中断、冠状动脉畸形等。

【危重症处理】

该类疾病的处理方式，主要取决于解剖亚型，是否合并室间隔缺损、动脉导管未闭。

1. TGA/IVS　对于室间隔完整的大动脉转位，心室水平缺乏有效的分流，需要依靠未闭的动脉导管，由肺动脉向体循环提供氧合血液。如果动脉导管逐渐关闭，患者氧合将受到限制，缺氧逐渐加重。对于此类患者，需要避免吸氧，因为较高浓度的氧合血液会促进动脉导管的关闭，进一步加重临床缺氧症状，产生严重后果；此类患者需要持续泵入前列腺素，维持动脉导管的开放，以维持体循环足够的氧合血液。如果缺氧严重，需要行急诊手术。

2. TGA/VSD　大动脉转位和室间隔缺损（非限制性）患者，由于室水平存在足够的分流，充分混合的血液可以供给体循环，这类患者一般无明显的缺氧症状；一般合并肺动脉高压。

【手术方法】

1. 室间隔完整的 TGA　应该在生后 3 周内行解剖矫治——动脉调转手术（artery switch operation，ASO）；如果就诊时间超过 1 个月，且超声已提示左心室退化的表现，则应分期手术：一期行肺动脉环缩术，或同时加做 B-T 分流术，以训练左心室，7～10 天完成二期 ASO。

2. 合并大 VSD 或 PDA 的 TGA　患者左心室功能可以很好地保持，但肺动脉高压进展快，也应尽早行动脉 ASO。

3．TGA 合并 VSD 及左心室流出道梗阻患者的外科治疗方法取决于肺动脉狭窄严重程度、类型，以及 VSD 的大小及位置。依就诊年龄的不同，选择 Rastelli 手术、REV 手术或 Nikaidoh 手术、双根部调转（double root translocation，DRT）术。

三、肺动脉闭锁伴室间隔缺损

肺动脉闭锁（pulmonary atresia，PA/VSD）是指肺动脉完全闭锁，右心室和肺循环之间无直接连接，且存在室间隔缺损的先天性心脏病。

根据肺动脉的畸形，本病分为 4 型。Ⅰ型：右心室流出道和肺动脉瓣闭锁，肺动脉其余部位发育良好。Ⅱ型：肺动脉主干闭锁，中央共汇存在，左、右肺动脉发育良好。Ⅲ型：肺动脉主干闭锁，中央共汇存在，但左、右肺动脉及其远端发育不好，肺血管直径较细。Ⅳ型：无中央共汇，左、右肺动脉发育良好。

【病理生理】

其病理生理类似法洛四联症（tetralogy of Fallot，TOF），但右心室流出道血流几近或完全缺乏。右心室流出道狭窄（right ventricle outflow track obstruction，RVOTO）造成右室代偿性肥厚，造成肺血减少，同时，主动脉骑跨接受来自左心室和右心室混合血，心室水平出现右向左分流，因此出现体循环血氧饱和度下降、发绀。慢性的缺氧过程，造成体 - 肺动脉侧支循环（main aortopulmonary collateral arteries，MAPCAs）的形成，以满足机体氧合的需要，而粗大的侧支易引发肺部感染。

重症 PA 患者，肺动脉发育较差而侧支循环尚未及时形成，极易造成缺氧发作，产生严重后果。

【危重症处理】

缺氧发作是 PA 患者较常见的临床表现，常见的诱因有各种刺激因素造成的右心室流出道肌肉痉挛、激烈哭闹、脱水、酸中毒、贫血等。临床表现为发绀加重、呼吸困难、血压和动脉血氧饱和度下降，甚至出现呼吸暂停及心率减慢。病理机制为急剧的肺循环阻力上升或体循环阻力降低，肺血流量进一步减少，右向左分流增加。治疗的原则是去除诱因，增加体循环阻力，降低肺循环阻力。

缺氧发作的处理原则：

1．吸入纯氧，严重呼吸困难者需紧急建立人工通气。保持胸屈曲位，减少静脉回流并增加体循环阻力。可给予常规镇静，如水合氯醛肛门给药；皮下注射吗啡 0.1～0.2mg/kg 镇静以减少肺循环阻力。积极纠正酸中毒。纠正贫血及补充血容量。应特别注意，缺氧发作时切忌使用洋地黄类药物，因其可增加心肌收缩力，使右心室流出道梗阻加重，缺血、缺氧更为严重，因而使病情更趋恶化。

2．药物治疗　①前列腺素 E1（PGE1）：对于依赖动脉导管供应肺血流的重症 TOF 患者，可通过 PGE1 松弛导管平滑肌保证其开放来增加肺动脉血流。②γ 受体激动药：可以提高体循环阻力，减少右向左分流。③β 受体阻滞药：这类可以解除右心室流出道痉挛，用于其他方式无法终止的缺氧发作。

侧支细小的患者，随着生后动脉导管的逐渐闭合会出现严重的低氧血症，甚至发生呼吸、循环衰竭。对发绀严重的新生儿，应尽早输注 PGE1 以维持动脉导管开放，从而保证肺血液供应、改善缺氧，同时积极纠正代谢性酸中毒，使用机械通气或正性肌力药物以维持生命，为手术争取时间。

3．急诊手术　难以控制的缺氧发作应行急诊手术治疗。

【手术方法】

1．姑息手术　姑息手术的目的是缓解症状、改善缺氧，同时增加肺血流量和前负荷、促进肺血管床和左心室的发育，为根治手术创造条件。随着心外科技术的发展，一期行根治手术的标准逐步放宽，所占比例逐年加大，目前姑息手术仅限于年龄小，肺血管发育极差或合并其他严重畸形而无法一期根治的患者。

姑息手术包括改良 B-T 分流术（人工 Gore-Tex 管道）、升主动脉与右动脉分流术（Waterston 术）、降主动脉和左肺动脉分流术（Potts-Smith）、上腔静脉与右肺动脉吻合（Glenn 术）、中心分流术。

2．根治手术　部分病例经术中探查，如果肺动脉发育良好，可行肺动脉闭锁根治术，包括右心室流出道疏通、室间隔缺损手术的缺损修补及其他合并畸形的矫治等。

四、全肺静脉异位引流

全肺静脉异位引流（total anomalous pulmonary venous connection，TAPVC）是指左、右肺静脉未能与左

心房相连,通过直接或间接与体静脉相连,汇入右心房。病例分析主要有:①心上型,此类型较多,左、右肺静脉在心房后先融合形成肺静脉共干,再同心上静脉系统如上腔静脉、奇静脉相连。②心内型,左、右肺静脉融合形成肺静脉共干,多数与冠状静脉窦相连,或各肺静脉开口分别与右心房相连。③心下型,多数左、右肺静脉汇合成肺静脉共干与门脉系统或下腔静脉相连。④混合型,肺静脉通过以上两种方式连接。

【危重症处理】

对于 TAPVC 患者的处理,主要取决于患者是否存在肺静脉本身和其回流梗阻。肺静脉回流梗阻患者,多伴有肺静脉压力升高、肺水肿表现,导致肺小动脉收缩和肺动脉高压的形成。如果肺静脉内氧合血液回流障碍,包括血管管腔狭窄、房间隔缺过小导致体、肺循环血液混合不足,患者产生明显的缺氧、发绀症状。对于这类患者,需要及时对症处理,如强心、利尿控制心力衰竭,针对肺动脉高压患者可适当应用扩张血管药物;最终仍然需要进行手术治疗,矫治肺静脉异常回流。

五、永存动脉干

永存动脉干(persistent truncus arteriosus,PTA)是一种单一动脉干起源于心脏,骑跨在室间隔缺损供应体循环,此大动脉干下仅存有一组半月瓣。所有的肺循环、冠状动脉循环和周围动脉均由此唯一的大动脉干发出。病理分型有四类:①Ⅰ型,左右肺动脉通过一个共同的肺动脉干起于共干;②Ⅱ型,左、右肺动脉分别起自永存动脉干;③Ⅲ型,仅一侧肺动脉起源于共干,另一侧肺动脉缺如;④Ⅳ型,主动脉峡部发育不全、狭窄或中断,同时伴有一粗大的动脉导管。

【危重症处理】

随着出生后肺血管阻力的下降,产生大量的左向右分流,肺血流急剧增多导致肺动脉高压;共同瓣膜的反流,同时加重了心脏的前负荷。患者容易早期即发生心功能不全、心力衰竭。应以强心、利尿等对症支持治疗。

这类患者出现肺血管阻塞性病变、心功能不全较早,且较为严重,需要及早治疗,以避免耽误病情而无法行手术治疗。

六、主肺动脉间隔缺损

主肺动脉间隔缺损又称主 - 肺动脉窗(aortopulmonary window,APW),缺损或窗口位于主动脉与肺动脉主干之间。根据 Van Praagh 分类法分为以下几类:

Ⅰ型:有一短的肺动脉起源于动脉干左侧。

Ⅱ型:左右肺动脉分别起源于动脉干的两侧或后方。

Ⅲ型:单一起源的肺动脉(通常是右肺动脉),有动脉导管或侧支血管供应对侧肺。

Ⅳ型:动脉干合并主动脉弓中断。

【危重症处理】

主肺动脉间隔缺损病理生理与粗大的动脉导管未闭相类似,由于巨大的左向右分流,致使临床症状更为严重。缺损较大者,患者出生后早期即出现肺动脉高压,若不及时治疗,即可出现不可逆性肺血管病变,预后较差。因此,对于这类患者,在对症处理心力衰竭、肺动脉高压、肺部感染后,须及时行外科手术治疗,避免错过手术治疗的时机。

七、完全心内膜缺损

完全性心内膜垫缺损(total endocardial cushion defect,TECD)又称为先天性房间隔缺损(complete atriventricular canal defect,CACD),是指胎儿期由于心内膜垫发育异常,导致房室瓣上方的原发孔缺损或房室瓣下方的膜周室间隔缺损,以及房室瓣环不同程度分裂的一组复杂畸形。

Rastelli 将其分为三型:A 型为左前瓣与右前瓣交界处位于室间隔上,有房室瓣的腱索与室间隔嵴相连;B 型为左前瓣轻度骑跨与室间隔上,在室间隔右侧与右前瓣分界,仅部分腱索与室间隔右心室面的异常乳头肌相附着;C 型为左前瓣显著骑跨与室间隔对侧,并与右前瓣融合,无任何腱索与室间隔相连。

【危重症处理】

对症处理:合并呼吸道感染者应积极使用抗生素治疗;有充血性心力衰竭者,要积极强心、利尿、控制出入量等治疗以改善心脏功能；重度肺动脉高压者，术前可吸氧和 NO，应用血管扩张药降低肺动脉压力。

对于新生儿合并心力衰竭，全身状态差，严重发育障碍，应立即实施手术。生后 3 个月内的婴儿，房室瓣成形易出现反流。因此主张对新生儿或婴儿先行肺动脉环缩术（pulmonary artery banding，PAB），以控制肺动脉高压的发展，缓解心力衰竭和肺部感染的发生，3～6 个月后以后再行矫治术。若患者条件允许，可以在出生 4～6 个月行手术矫治，此时瓣膜的发育，可以较好地承受手术对于瓣膜的外科操作。

（庄　建）

第十二章 后天性心脏病

第一节 二尖瓣狭窄

首次门诊病历摘要

患者女性，47 岁。主因"劳累性心悸、气促 1 年余"来医院门诊就诊。患者于 1 年前劳累后感心累、气促，休息后可缓解，无口唇发绀，无阵发性呼吸困难，无咳嗽、咳痰。患者平素易感冒，活动耐量较前稍下降。1 年来，患者反复出现上述症状，并开始出现间断胸闷，但休息后可自行缓解，无双下肢水肿，无咳嗽、咳痰，无腹胀。患者近 1 年来饮食可，睡眠稍差，体重无明显变化。否认既往"高血压、肾病、糖尿病"等病史。门诊查体：体温 36.7℃，心率 85 次/min，心律齐，心前区无隆起，心音清晰有力，P2>A2，心尖区可闻及舒张期隆隆样杂音，双肺呼吸音清，未闻及干、湿啰音。唇甲无发绀，双下肢无水肿。

【问题 1】 通过上述摘要，该患者可疑的诊断是什么？

根据患者的病史和查体发现，应高度怀疑"风湿性心脏病、二尖瓣狭窄"的可能。

> **知识点**
>
> 风湿性心脏病是一个漫长的几乎可以确定是继发于链球菌感染的自身免疫性非感染性的病理过程。其发病机制目前较为公认的机制是分子拟态学说，指由于病原体的分子结构与宿主某些组织的分子结构相同或基本类同而形成交叉抗原，从而导致交叉免疫反应。而风湿性心脏病中 70%～80% 是二尖瓣狭窄，20%～30% 合并其他瓣膜病变。风湿性二尖瓣损害的典型病理特征是瓣叶增厚、交界粘连融合、腱索和乳头肌短缩融合，在急性期表现为瓣叶水肿、炎症细胞浸润和纤维素沉着，随后逐步发生瘢痕化过程，瓣叶组织发生纤维化，并有新生血管生成。

思路 1：患者中年女性，既往无特殊病史，主因劳累性心悸、气促一年余就诊，平素易感冒，活动耐量较前稍下降。

> **知识点**
>
> 大多数风湿性心脏病早期无明显症状，但青壮年有风湿热病史，心功能代偿期可无症状，失代偿后，出现活动后气短、心悸、阵发性呼吸困难，严重时端坐呼吸、咯血等，晚期出现心衰。多数患者可呈现面颊部潮红的二尖瓣面容，口唇、甲床可有轻度周围性发绀。

思路 2：心率 85 次/min，心律齐，心前区无隆起，心音清晰有力，P2>A2，心尖区可闻及舒张期隆隆样杂音。

> **知识点**
>
> 二尖瓣狭窄患者心脏听诊心尖区可闻及舒张期隆隆样杂音，常可触及舒张期震颤，第一心音亢进，隔膜型狭窄且尚维持窦性心律的患者，胸骨左缘第 3、4 肋间可闻及开放性拍击音，肺动脉瓣区第 2 心音亢进分裂。若有心房纤颤，则心跳快慢不一、心音强弱不等、脉搏短绌等。此外，二尖瓣狭窄可导致右心负担加重，肺动脉压升高，引起功能性三尖瓣关闭不全，胸骨左缘第 3、4 肋间可闻及收缩期杂音。

【问题 2】 为明确诊断应考虑实施哪些辅助检查?

疑为风湿性心脏病二尖瓣狭窄者,需进行下列辅助检查:

1．超声心动图 此项检查是确诊二尖瓣狭窄的首选手段,典型的超声心动图变化包括二尖瓣前后瓣叶呈同向运动和城墙样改变。超声心动图检查可以全面明确患者瓣膜病变情况,评估心室功能状况,动态追踪病情演变和进行鉴别诊断。结合彩色多普勒检查,可以评估二尖瓣瓣口面积(图 12-1-1)、血流速度和跨瓣压差(图 12-1-2),以及各瓣膜启闭情况,通过测定三尖瓣和肺动脉瓣血流速度和反流情况,可以估测肺动脉高压程度。

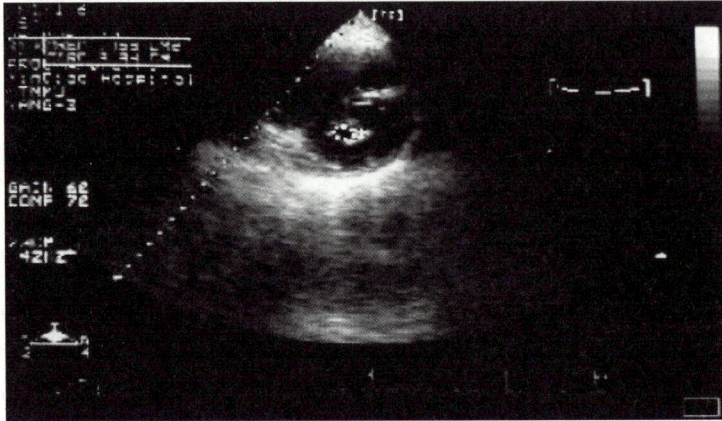

图 12-1-1 二尖瓣瓣口面积测量

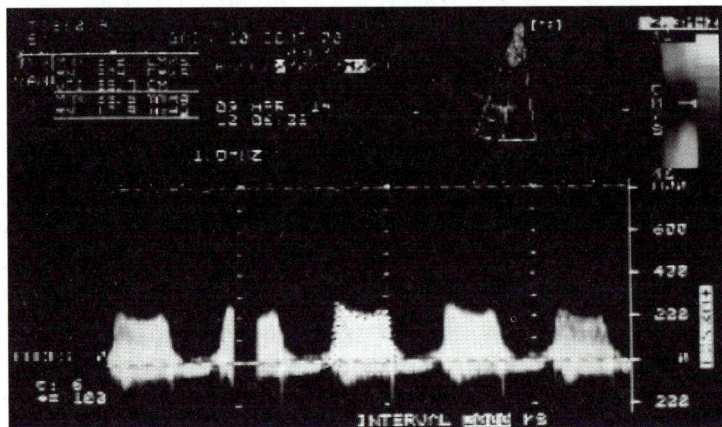

图 12-1-2 二尖瓣瓣口血流速度和跨瓣压差测量

2．心电图 轻度二尖瓣狭窄时心电图可正常。左房肥大时可出现二尖瓣 P 波,即 P 波幅度增大有切迹。有肺动脉高压者呈电轴右偏及右心室肥厚。

3．胸部 X 线片 早期出现左心房扩大,在侧位片食管钡剂造影时可见扩大的左房在食管中下 1/3 处向后产生的压迹。后前位片在心影右缘可见左、右心房重叠的双房影,主动脉结偏小,肺动脉段突出。肺淤血的病例在肺下部可见纤细的水平纹理,称为 Kerlery 线,可能是由于肺循环高压肺淋巴回流受阻所致。一些患者肺组织内含铁血黄素沉着,肺野内可见致密的粟粒样阴影。

4．冠状动脉造影 对于 50 岁以上或 40 岁以上且有冠状动脉硬化危险因素的患者,应在术前行冠状动脉 CT 血管造影或选择性冠状动脉造影检查,明确有无冠状动脉病变。

知识点

二尖瓣狭窄患者通常不需行右心导管检查。但右心导管检查可以测定肺动脉压及间接反映左房压的肺毛细血管嵌入压,可计算心排血量、体循环和肺循环血管阻力,对于治疗也有重要指导意义。

【问题 3】 需要与主要诊断相鉴别的疾病有哪些?

本病需与以下疾病相鉴别:

1．左房黏液瘤　患者心尖区可闻及舒张期杂音，杂音常间歇性出现，随体位改变，可闻及肿瘤扑落音。超声心动图检查可以明确诊断。

2．二尖瓣关闭不全　患者心尖区可闻及收缩期杂音，多伴左室增大，超声心动图检查可明确诊断。

3．左向右分流的先天性心脏病　以儿童多见，杂音出现部位多在胸骨左缘，且多为收缩期杂音，超声心动图检查可以明确诊断。

4．主动脉反流　主动脉瓣大量反流的患者可在心尖区闻及舒张期杂音，且左心室明显增大，可有水冲脉，超声心动图检查可以明确诊断。

5．扩张型心肌病　该病可引起瓣膜反流，继而瓣膜区可闻及杂音，超声心动图检查可以明确诊断。

第二次门诊记录

该患者的超声心动图检查示：风湿性心脏病：①左房增大；②二尖瓣重度狭窄并钙化，局限性反流；③三尖瓣、肺动脉瓣局限性反流；④左心耳可疑附壁血栓。

【问题4】　二尖瓣狭窄程度分级

正常二尖瓣面积为4～5cm²，根据二尖瓣开口面积分为轻中重三级。

1．轻度　瓣口面积2～2.5cm²

2．中度　瓣口面积1.1～2.0cm²

3．重度　瓣口面积<1.0cm²

【问题5】　二尖瓣狭窄引起的主要病理生理改变是什么？

二尖瓣狭窄的病理生理进程取决于二尖瓣口的面积和血流阻力，主要病理生理改变为左心室充盈障碍、左心房压力升高、心排血量减少和继发逆行性肺血管阻力增高。由于二尖瓣口狭窄，左心房排血受阻，多数患者左房压升至15～20mmHg。若左房压升至30mmHg以上，可发生急性肺水肿。病程长的病例由于肺泡和毛细血管之间组织增厚，从肺毛细血管渗到组织间隙的液体被淋巴管吸收，不易进入肺泡内形成肺水肿。

长期左房高压，一方面导致左心房增大，进而导致左心房结构、代谢和电生理重构，到后期多数患者可并发心房纤颤，继而可发生左房内血栓形成，并发血栓脱落可导致严重的体循环栓塞并发症。另一方面，左房压升高可导致肺静脉和肺毛细血管压力升高，可引起肺小动脉反应性痉挛，继而血管内膜增生，肺动脉阻力增高，肺动脉压随之增高。重度二尖瓣狭窄的病例肺动脉收缩压可高达80～90mmHg，随之，右心室排血阻力显著增高，可导致右心衰竭，继发三尖瓣关闭不全，导致肝大、下肢水肿及颈静脉怒张等体循环瘀滞现象，最终导致患者发生全心衰竭，多脏器功能不全，甚至严重的心源性恶病质状态。

【问题6】　该患者下一步的治疗计划是什么？

应当收住院，考虑实施手术治疗。

思路1：二尖瓣狭窄手术的适应证和时机选择。

> 知识点
>
> 风湿性二尖瓣狭窄的自然病程是非常不乐观的，在不接受外科治疗的患者，一旦出现心衰症状，NYHA Ⅲ级者5年的生存率在60%左右，NYHA Ⅳ级者5年生存率仅15%左右。已有的证据和经验表明，积极手术可以显著改善患者的预后，患者一旦发生合并症（如心房纤颤、栓塞、严重肺动脉高压等），即使手术，患者的生活质量和远期生存也会受到明显影响。目前多数认为，中度以上的二尖瓣狭窄（瓣口面积<1.5cm²），即使无明显临床症状，也应该及时进行外科干预。

思路2：二尖瓣狭窄手术的禁忌证。

> 知识点
>
> 治疗的禁忌证是患者出现不可逆的肺动脉高压，脑梗死急性期，以及其他不宜行外科手术治疗的并发疾病等。

入院后检查情况

四肢血压：左上肢 118/78mmHg，右上肢 121/78mmHg，左下肢 129/75mmHg，右下肢 134/80mmHg；四肢经皮血氧饱和度：左上肢 99%，右上肢 99%，左下肢 99%，右下肢 99%；血液、尿液常规、肝肾功能、凝血功能检查正常。

【问题 7】　手术治疗前的准备工作应关注哪些项目？

术前应完成血液、尿液、大便常规；肝肾功能、凝血功能检查；风湿系列监测，所有患者常规测量四肢血压及血氧饱和度，以除外可能合并的主动脉畸形，如主动脉弓中断、主动脉缩窄或大动脉炎。

对于 50 岁以上或 40 岁以上且具有冠心病危险因素的患者，应在术前常规行冠状动脉 CT 血管造影或选择性冠状动脉造影检查，明确有无冠状动脉病变。

术前合并充血性心力衰竭患者，首先应考虑强心、利尿治疗改善心脏功能。

【问题 8】　手术治疗方法的选择有哪些？

对于该患者，决定选用胸骨正中切口，体外循环辅助下的人工二尖瓣置换术。

思路：该患者的二尖瓣重度狭窄，瓣叶钙化、缩短明显，瓣下结构粘连、融合。

知识点

二尖瓣狭窄的治疗方法在不断地完善和发展。

1. 内科治疗　轻度的二尖瓣狭窄患者可考虑内科治疗，加强风湿热复发的预防、维持和增强心脏代偿功能、积极防治并发症。

2. 经皮球囊二尖瓣扩张术　对于中度以上二尖瓣狭窄，二尖瓣跨瓣压差大于 10mmHg 以上，合并明显左心房压和/或肺动脉压升高患者，经皮球囊二尖瓣扩张术可显著缓解二尖瓣狭窄患者症状，改善血流动力学状体，提高患者运动耐量。适宜的病理类型是隔膜型，瓣膜病变过于严重，合并左房血栓和二尖瓣关闭不全、三尖瓣重度反流者，效果不理想。

3. 闭式二尖瓣分离术　开胸切口经左心耳或左心室心尖闭式二尖瓣分离术在二尖瓣狭窄治疗进程中发挥过重要历史作用，其适应证、禁忌证、疗效与 PBMV 大致相同，但 PBMV 创伤小、恢复快，更易为患者接受。近年来，闭式二尖瓣分离术已逐渐被摒弃。

4. 二尖瓣直视成形手术　越来越多的研究证明，如果患者选择合适，成形手术是可行的，手术风险相对低，患者生活质量较瓣膜替换要好。该手术与人造瓣膜置换术相比，保留了腱索和乳头肌，术后心功能保存得更多，且无需终生抗凝。存在的问题主要是成形术属于姑息性，可能面临再次手术的问题。

5. 二尖瓣置换术　二尖瓣置换手术是一个非常规范的心脏外科基本术式，在全静脉复合麻醉下进行，经胸前正中切口，使用两个直角管分别插入上下腔静脉建立体外循环，冷血心脏麻痹液经主动脉根部灌注心肌。二尖瓣显露可经房间沟左房切口或右房-房间隔切口，在同时行三尖瓣矫治手术时，右房-房间隔切口更为合理，探查二尖瓣瓣叶及瓣下结构的情况，剪除病变瓣膜，尽可能保留后瓣瓣下腱索和乳头肌的连续性（目的是保持左心室圆锥形状和维持正常的心排血量，且可有效防止左心室后壁破裂），然后使用一周间断带垫片褥式外翻缝合固定人造瓣膜，避免撕裂组织发生瓣周漏，避免缝线和垫片影响人工瓣叶的启闭活动。

6. 微创二尖瓣置换术　通常采用 5～7cm 的胸前正中皮肤切口，切口上缘距离胸骨角下 2cm，延伸到胸骨剑突上 2cm，用摆动锯从剑突开始向上至胸骨柄，纵向切开悬吊心包，主动脉灌注可直接插入升主动脉或经股动脉插管，上下腔静脉引流管可分别经颈内静脉和股静脉经皮插入导管，经房间沟切口或右房-房间隔切口显露二尖瓣，使用标准方法置换瓣膜。应用微创切口，损伤小，感染发生率低，切口和手术野出血少，且术后疼痛较轻，恢复快。

7. 同期手术　根据患者自身病情，可同期行三尖瓣成形手术、改良迷宫手术和左心耳缝闭术、冠状动脉旁路移植术。

手术治疗情况

患者在静脉复合麻醉成功后，经胸骨正中切口入胸，悬吊心包后以 3mg/kg 行全身肝素化。常规建立体外循环,行左房引流,转流降温至31℃后,阻断上下腔静脉,阻断升主动脉同时经主动脉根部灌注冷血心脏停搏液,心脏停搏满意。平行房室沟切开右心房,剪开房间隔,显露二尖瓣。剪除病变二尖瓣,保留部分后瓣瓣叶及瓣下腱索和完整乳头肌。在二尖瓣瓣环一周缝置12针带垫片针,并穿过25号进口双叶机械瓣,入座好,打结牢靠。3-0滑线连续缝合房间隔切口严密。停左心引流,胀肺,经主动脉根部排除左心气体。4-0滑线连续往返缝合右心房切口,排除右心气体,结扎牢靠。充分排气后开放升主动脉,复温后心脏自动复跳。循环平稳后停机拔管,鱼精蛋白中和肝素,彻底止血,放置心包、纵隔引流管,逐层关胸。术毕带气管插管接氧气囊返回监护室。

【问题9】 人工二尖瓣置换瓣膜型号的选择有哪些?

1. 根据患者体表面积、二尖瓣瓣环大小、左房、左室的大小、瓣下结构等情况进行选择。
2. 需兼顾患者年龄、日常活动量等情况选择适宜的瓣膜型号。

【问题10】 人工二尖瓣置换手术的可能并发症是什么?

1. 人工瓣膜功能障碍 大多由于瓣下结构阻挡人工瓣叶启闭、瓣膜周围内皮增生、新生血栓等引起,故手术时应注意瓣下结构的修剪和术后抗凝治疗。

2. 栓塞并发症 多由气栓、血栓引起,可造成体循环或肺循环的栓塞,如脑梗死引起失语、运动功能障碍、偏瘫等,术中应排气完全,术后早期抗凝治疗。

3. 瓣周漏 常由闭合不严密或组织缝线撕脱所致,严重者需再次行手术治疗。

4. 心律失常 少数病例术后可出现传导阻滞、心房纤颤或室上性心动过速,尤其是同期行三尖瓣手术时,术后经过药物治疗等均能自行恢复正常心律。术中若发生顽固性心律失常可能是由于冠脉内气栓、左心发育不全、心肌保护不完全、损伤传导束等所致。

5. 左室破裂 这是最严重的并发症之一,由于术中保留二尖瓣后瓣瓣下结构较少或放置的人工瓣膜过大造成,一旦出现,死亡率极高。

6. 迟发性心包积液 对术前心脏明显增大、有心功能不全表现的成人患者,尤其要重视术后强心、利尿治疗,并定期复查超声心动图。当发现多量心包积液时,需积极处理,充分引流。

术后情况

患者术毕返回监护室,常规监测心率、血压、呼吸、体温、尿量,每4小时监测动脉血气,了解血液pH、电解质、血糖、乳酸等情况;术后常规使用强心、利尿药物,毛花苷C 0.2mg q.d.,呋塞米10mg t.i.d.,持续多巴胺微泵输注,5μg/kg使用6小时后逐渐撤离。术后5小时完全清醒,术后次日复查血常规、肝肾功,于术后20小时拔出气管插管,拔管后开始口服华法林2.5mg q.d.抗凝治疗,术后第二天转回普通病房,正常饮食,引流液为淡血性液体,逐渐减少,于术后第四天拔除引流管,术后第4天复查血常规、肝肾功、凝血酶原时间及国际标准化比值,凝血酶原时间30.2秒,国际标准化比值3.0,遂调整华法林用量。术后1周复查超声心动图示:人工二尖瓣功能及位置正常,复查胸片未见明显肺部感染及气胸,复查血常规、肝肾功能正常,凝血酶原时间24.3秒,国际标准化比值2.3。患者一般情况可,伤口愈合良好,于术后第10天拆线,办理出院。

【问题11】 术后常规检查项目及出院医嘱有哪些?

患者术后应复查血常规、心电图、胸片及超声心动图。检查切口愈合情况。术前心脏明显增大、有心功能不全表现的患者,术后应强心、利尿治疗3个月以上。所有患者分别在术后3～6个月和术后1年于门诊复查心电图、胸片和超声心动图。

知识点

目前国际上对凝血酶原时间和国际标准化比值无绝对标准,国外使用国际标准化比值的标准为2.5～3.0,但结合我国人群的特点及实际情况,我们使用国际标准化比值的标准为1.8～2.5。

置换机械瓣患者需终生口服华法林抗凝治疗,术后前3个月由隔日一查逐步延长至每2周复查1次凝血酶原时间和国际标准化比值,稳定后每月复查凝血酶原时间和国际标准化比值。

【问题 12】 二尖瓣狭窄的治疗效果及远期预后如何？

风湿性二尖瓣狭窄临床进程非常隐匿，一般认为，风湿热的发病年龄多在 5～15 岁，在 35 岁之前可反复发作，导致心肌和瓣膜隐匿进展，40 岁后较少急性发作，30～45 岁之间逐渐表现出二尖瓣狭窄的临床症状，并渐趋严重。

风湿性二尖瓣狭窄的预后取决于狭窄瓣孔及心脏增大的程度、并发症的有无和手术治疗的可能性等因素。轻度狭窄，无症状、无并发症者预后佳，一般可保持轻中度劳动力达 20 年以上；中度以上狭窄，有症状及心脏增大者，约 40% 可存活 20 年；能手术治疗者则预后较佳。

（肖颖彬）

第二节　二尖瓣关闭不全

首次门诊病历摘要

患者男性，58 岁。主因"胸闷、心悸 1 年余"来医院门诊就诊。患者于 1 年余前无明显诱因出现胸闷、心悸，休息后可缓解，无口唇发绀，无阵发性呼吸困难，无咳嗽、咳痰、咯血。患者平素体质一般，活动耐量无明显下降。否认既往"高血压、肾病、糖尿病、冠心病"等病史。门诊查体：体温 36.3℃，心率 76 次 /min，心律齐，心前区无隆起，心音清晰有力，心尖区可闻及收缩期 3/6 级杂音，双肺呼吸音清，未闻及干、湿啰音，唇甲无发绀，双下肢无水肿。

【问题 1】 通过上述摘要，该患者可疑的诊断是什么？

根据患者的病史和查体发现，应怀疑"二尖瓣关闭不全"的可能。

思路 1：患者是青年男性，既往无特殊病史，主因"胸闷、心悸一年余"就诊，平素体质一般，活动耐量无明显下降。

> **知识点**
>
> **二尖瓣关闭不全的病因**
>
> 1. 急性二尖瓣关闭不全　二尖瓣脱垂；腱索断裂（心内膜炎、外伤、黏液瘤变性）；乳头肌功能失调或破裂（心肌缺血、钝性胸外伤）；人工瓣膜急性机械障碍。
>
> 2. 慢性二尖瓣关闭不全　瓣叶穿孔（心内膜炎）；风湿性心脏病；瓣环扩张（心肌病）；结缔组织病（马方综合征、弹性假黄瘤等）；先天性心脏病（降落伞样二尖瓣、心内膜垫缺损、二尖瓣裂口）；肥厚型心肌病；二尖瓣瓣环钙化。

思路 2：心率 76 次 /min，心律齐，心前区无隆起，心音清晰有力，心尖区可闻及收缩期 3/6 级杂音。

> **知识点**
>
> 心脏听诊心尖区可闻及收缩期吹风样杂音，响度在 3/6 级以上，多向左腋传播，吸气时减弱，反流量小时音调高，瓣膜增厚者杂音粗糙。前叶损害为主时，杂音向左腋下或左肩胛下传导，后叶损害为主者，杂音向心底部传导，可伴有收缩期震颤，心尖区第一心音减弱，或被杂音掩盖。由于左心室射血期缩短，主动脉瓣关闭提前，导致第二心音分裂。严重二尖瓣关闭不全者可出现低调的第三心音。闻及二尖瓣开瓣音提示合并二尖瓣狭窄，但不能除外二尖瓣关闭不全。严重的二尖瓣关闭不全患者，由于舒张期大量血液通过，导致相对性二尖瓣狭窄，故心尖区可闻及低调，短促的舒张中期杂音。肺动脉高压时，肺动脉瓣区第二心音亢进。

【问题 2】 为明确诊断应考虑实施哪些辅助检查？

疑为二尖瓣关闭不全者，需进行下列辅助检查：

知识点

二尖瓣反流可由多种情况所致,并可分为急、慢性二尖瓣反流。二尖瓣脱垂是造成二尖瓣反流的最常见原因,且后瓣比前瓣更容易受累。人群中二尖瓣脱垂发生率为3%~5%,女性略多见,二尖瓣脱垂常为单发因素,但也可与先天心脏病和结缔组织病伴发,风湿性二尖瓣反流在男性较女性更常见,且其可单独发生或伴发二尖瓣狭窄。

急性二尖瓣反流者,症状突然发作,且常出现急性肺水肿或心源性休克。慢性二尖瓣关闭不全患者可维持数年不出现症状,最终逐渐发生劳力性呼吸困难,严重者出现端坐呼吸等,活动耐力显著下降,晚期右心衰竭时可出现肝脏淤血肿大,有触痛,踝部水肿,胸腔积液或腹腔积液。同时应留意心绞痛病史、近期牙科操作或风湿热病史。

1. 超声心动图　此项检查是确诊二尖瓣狭窄的首选手段,二维超声心动图上可见二尖瓣前后叶反射增强,变厚,瓣口在收缩期关闭对合不佳;腱索断裂时,二尖瓣可呈连枷样改变,在左心室长轴面上可见瓣叶在收缩期呈鹅颈样钩向左心房,舒张期呈挥鞭样漂向左心室。M型超声可见舒张期二尖瓣前叶EF斜率增大,瓣叶活动幅度增大,左心房扩大,收缩期过度扩张;左心房扩大及室间隔活动过度。多普勒超声显示左心房收缩期反流。左心声学造影见造影剂在收缩期由左心室返回左心房。此外,经食管超声检查可明确瓣叶受累分布,为手术提供更好的保障。

2. 心电图　轻度二尖瓣关闭不全者心电图可正常。严重者可有左心室肥大和劳损;肺动脉高压时可出现左,右心室肥大的表现。慢性二尖瓣关闭不全伴左心房增大者多有心房颤动。窦性心律者P波增宽且呈双峰形,提示左心房增大。

3. 胸部X线片　轻度二尖瓣关闭不全者,可无明显异常发现。严重者左心房和左心室明显增大,明显增大的左心房可推移和压迫食管。肺动脉高压或右心衰竭时,右心室增大。可见肺静脉淤血,肺间质水肿和Kerley B线。常有二尖瓣叶和瓣环的钙化。左心室造影可对二尖瓣反流进行定量分析。

4. 冠状动脉造影　在术前均应行冠状动脉CT血管造影或选择性冠状动脉造影检查,明确有无冠状动脉病变,排除因心肌缺血致乳头肌断裂,造成二尖瓣关闭不全。

5. 放射性核素检查　放射性核素血池显像示左心房和左心室扩大,左心室舒张末期容积增加,用于判断左室收缩功能。肺动脉高压时,可见肺动脉主干和右心室扩大。

6. 右心导管检查　可直接测得肺动脉压力,已作为定量分析二尖瓣反流的金指标,左心导管检可发现左心房压力增高,压力曲线v波显著,而心排血量减低,可判断左室功能情况。

【问题3】 需要与主要诊断相鉴别的疾病有哪些?

本病需与以下疾病相鉴别:

1. 二尖瓣狭窄　二尖瓣狭窄多由于风湿性心脏病,在心尖区可闻及舒张期隆隆样杂音,有时可合并二尖瓣关闭不全,行超声心动图可明确诊断。

2. 相对性二尖瓣关闭不全　可发生于高血压心脏病,各种原因引起的主动脉瓣关闭不全或心肌炎,扩张型心肌病,贫血性心脏病等。由于左心室或二尖瓣环明显扩大,造成二尖瓣相对关闭不全而出现心尖区收缩期杂音。

3. 功能性心尖区收缩期杂音　半数左右的正常儿童和青少年可听到心前区收缩期杂音,响度在1/6~2/6级,短促,性质柔和,不掩盖第一心音,无心房和心室的扩大。亦可见于发热,贫血,甲状腺功能亢进等高动力循环状态,原因消除后杂音即消失。

4. 室间隔缺损　可在胸骨左缘第3~4肋间闻及粗糙的全收缩期杂音,常伴有收缩期震颤,杂音向心尖区传导,心尖冲动呈抬举样。心电图及X线检查表现为左右心室增大。超声心动图显示心室间隔连续中断,声学造影可证实心室水平左向右分流存在。

5. 三尖瓣关闭不全　胸骨左缘下端闻及局限性吹风样的全收缩杂音,吸气时因回心血量增加可使杂音增强,呼气时减弱。肺动脉高压时,肺动脉瓣第二心音亢进,颈静脉v波增大。可有肝脏搏动,肿大。心电图和X线检查可见右心室肥大。超声心动图可明确诊断。

6. 主动脉瓣狭窄　心底部主动脉瓣区或心尖区可听到响亮粗糙的收缩期杂音,向颈部传导,伴有收缩期震颤。可有收缩早期喀喇音，心尖冲动呈抬举样。心电图和 X 线检查可见左心室肥厚和扩大。超声心动图可明确诊断。

第二次门诊记录

该患者的超声心动图检查示：①左房、左室增大；②二尖瓣稍增厚，后瓣腱索断裂不除外，后瓣脱垂，中度反流；③三尖瓣局限性反流。

【问题 4】　二尖瓣关闭不全程度分级

按二尖瓣反流面积，分为轻中重三级。

1. 轻度　反流面积<4.0cm²
2. 中度　反流面积4.0～8.0cm²
3. 重度　反流面积>8.0cm²

【问题 5】　二尖瓣关闭不全的病理类型

1. Ⅰ型　瓣叶活动正常。
2. Ⅱ型　瓣叶脱垂或活动过度。
3. Ⅲ型　瓣叶活动受限。
（1）Ⅲa 型：瓣叶活动受限发生在收缩期。
（2）Ⅲb 型：瓣叶活动受限发生在舒张期。

【问题 6】　二尖瓣关闭不全引起的主要病理生理改变是什么?

二尖瓣关闭不全的主要病理生理改变是二尖瓣反流，使得左心房负荷和左心室舒张期负荷加重。左心室收缩时，血流由左心室注入主动脉和阻力较小的左心房，流入左心房的反流量可达左心室排血量的50% 以上。左心室舒张期容量负荷增加，左心室扩大，早期通过 Frank-Starling 机制代偿，每搏输出量和射血分数增加，左心室舒张末期容量和压力可不增加，此时可无临床症状，此后逐步出现左心室功能减退。而左心房除接受肺静脉回流的血液外，还接受左心室反流的血液，因此左心房压力的升高，继而引起肺静脉和肺毛细血管压力的升高。失代偿时，每搏输出量和射血分数下降，左心室舒张期末容量和压力明显增加，临床上出现肺淤血和体循环灌注低下等左心衰竭的表现。晚期可出现肺动脉高压和全心衰竭。急性二尖瓣关闭不全时，左心房突然增加大量反流的血液，可使左心房和肺静脉压力急剧上升，引起急性肺水肿。

【问题 7】　该患者下一步的治疗计划是什么?

应当收住院，考虑实施手术治疗。

思路 1:二尖瓣关闭不全的手术适应证和时机选择

> **知识点**
>
> 长期随访研究表明，手术治疗后二尖瓣关闭不全患者心功能的改善明显优于药物治疗；即使在合并心力衰竭或心房颤动的患者中，手术治疗的疗效亦明显优于药物治疗。瓣膜修复术比人工瓣膜置换术的死亡率低，长期存活率较高，血栓栓塞发生率较小。二尖瓣关闭不全的手术适应证：①急性二尖瓣关闭不全；②重度二尖瓣关闭不全伴心功能 NYHA Ⅲ级 /Ⅳ级，经内科积极治疗后；③无明显临床症状或心功能 NYHA Ⅱ级 /Ⅱ级以下，LVESVI>30ml/m²；④重度二尖瓣关闭不全，LVEF 减低，左室收缩期末内径达 50mm 或舒张期末内径达 70mm，射血分数≤50% 时即应尽早手术治疗。

思路 2:二尖瓣关闭不全手术的禁忌证

> **知识点**
>
> 治疗的禁忌证是患者出现不可逆的肺动脉高压，脑梗死急性期，以及其他不宜行外科手术治疗的并发疾病等。

入院后检查情况

四肢血压：左上肢 117/74mmHg，右上肢 110/74mmHg，左下肢 144/77mmHg，右下肢 156/70mmHg；四肢经皮血氧饱和度：左上肢 100%，右上肢 100%，左下肢 100%，右下肢 10%；血液、尿液常规、肝肾功能、凝血功能检查正常。

【问题 8】　手术治疗前的准备工作应关注哪些项目？

术前应完成血液、尿液、大便常规；肝肾功能、凝血功能检查；风湿系列监测，所有患者常规测量四肢血压及血氧饱和度，以除外可能合并的主动脉畸形，如主动脉弓中断、主动脉缩窄或大动脉炎。

术前完善左、右心导管检查和左心室造影。这些检查对确诊二尖瓣反流，明确原发性心肌病变或功能性二尖瓣关闭不全均有很大的帮助，血流动力学检查有助于估价受累瓣叶的病变严重程度。

术前常规行冠状动脉 CT 血管造影或选择性冠状动脉造影检查，明确有无冠状动脉病变，因为心肌缺血致乳头肌断裂也是单纯二尖瓣关闭不全的重要和常见原因之一，且死亡率高，并发症多。

术前合并充血性心力衰竭患者，首先应考虑强心、利尿治疗改善心脏功能。

【问题 9】　手术治疗方法的选择有哪些？

对于该患者，决定选用胸骨正中切口，体外循环辅助下的二尖瓣成形术。

思路：该患者的左房、左室已明显增大，二尖瓣关闭不全，后瓣脱垂，中度反流。

知识点

二尖瓣关闭不全的治疗方法在不断完善和发展。

1. 内科治疗　适当避免过度的体力劳动及剧烈运动，限制钠盐摄入，保护心功能；对风湿性心脏病积极预防链球菌感染与风湿活动以及感染性心内膜炎；适当使用利尿剂；血管扩张剂，特别是减轻后负荷的血管扩张剂，通过降低左心室射血阻力，可减少反流量，增加心排血量，从而产生有益的血流动力学作用。慢性患者可用血管紧张素转化酶抑制药。急性者可用硝普钠，或硝酸甘油，或酚妥拉明静脉滴注。洋地黄类药物宜用于出现心力衰竭的患者，对伴有心房颤动者更有效。晚期的心力衰竭患者可用抗凝药物防止血栓栓塞。

2. 二尖瓣修复术　能最大限度地保存天然瓣膜，包括选择性瓣环成形术、二尖瓣综合修复技术，适用于二尖瓣松弛所致的脱垂，腱索过长或断裂的患者，如风湿性二尖瓣病变局限，前叶柔软无皱缩且腱索虽有纤维化或钙化但无挛缩，感染性心内膜炎二尖瓣赘生物或穿孔病变局限，前叶无或仅轻微损害者。

3. 二尖瓣置换术　人工瓣膜置换术：置换的瓣膜有机械瓣和生物瓣。机械瓣包括球瓣、浮动碟瓣和倾斜碟瓣，其优点为耐磨损性强，但血栓栓塞的发生率高，需终身抗凝治疗，术后 10 年因抗凝不足致血栓栓塞或抗凝过度发生出血所致的病死和病残率可高达 50%。其次，机械瓣的偏心性血流，对血流阻力较大，跨瓣压差较高。生物瓣包括猪主动脉瓣、牛心包瓣和同种硬脑膜瓣，其优点为发生血栓栓塞率低，不需终身抗凝和具有与天然瓣相仿的中心血流，但不如机械瓣牢固。3～5 年后可发生退行性钙化性变而破损，10 年后约 50% 需再次换瓣。年轻患者和有心房颤动或血栓栓塞高危需抗凝治疗者，宜选用机械瓣；若瓣环小，则宜选用血流动力学效果较好的人工瓣；如有出血倾向或抗凝禁忌者，以及年轻女性，换瓣术后拟妊娠生育，宜用生物瓣。

4. 同期手术　根据患者自身病情，可同期行三尖瓣成形手术、改良迷宫手术和左心耳缝闭术、冠状动脉旁路移植术。

手术治疗情况

患者在静脉复合麻醉成功后，放置经食管超声探头，经胸骨正中切口入胸，悬吊心包后以 3mg/kg 行全身肝素化。常规建立体外循环，行左房引流，转流降温至 31℃ 后，阻断上下腔静脉，阻断升主动脉同时经主动脉根部灌注冷血心脏停搏液，心脏停搏满意。平行房室沟切开右心房，剪开房间隔，显露二尖瓣，探查二尖瓣见二尖瓣后瓣脱垂，造成瓣口关闭不全，瓣叶无增厚、钙化，未见瓣下腱索断裂，瓣上无赘生物，楔形剪去冗长后瓣部分瓣叶，用 4-0 聚丙烯线连续缝合切开瓣叶，在二尖瓣环一周缝置 11 针带垫片针，并穿过 30 号二尖瓣成形环，入座好，打结牢靠，3-0 聚丙烯线连续缝合房间隔切口严密，停左心引流，胀肺，经主动脉根部排除左心气体，4-0 聚丙烯线连续往返缝合右心房切口，排出右心气体，结扎牢靠。充分排气后开放升主动脉，复温后心脏自动复跳，循环平稳，心率 73 次 /min，血压 114/75mmHg，辅助 30 分钟后停机，经食管超声观察二尖瓣无明显反流，测二尖瓣处跨瓣压差 4.3mmHg，瓣口流速 120cm/s，遂鱼精蛋白中和肝素，逐步撤离体外管道，彻底止血，放置心包、纵隔引流管，逐层关胸。术毕带气管插管接转运呼吸机返回监护室。

【问题 10】　二尖瓣成形环的选择有哪些?

1. 成形环大小的选择　根据患者体表面积、二尖瓣瓣环大小、左房、左室的大小、瓣下结构等情况进行选择，同时需兼顾患者年龄、日常活动量等情况选择适宜的成形环型号。

2. 软环及硬环的选择　软环在心动周期能减少张力，可减少组织撕裂风险，且减少了 SAM 征的发生。

3. 全环和部分环的选择　据研究统计，部分软环和全环对二尖瓣环有相同的固定作用，但是部分软环保留了二尖瓣生理性弯曲的折叠功能，这对于瓣膜成形远期疗效和防止左室流出道梗阻或许有重要意义。

【问题 11】　二尖瓣成形手术的可能并发症是什么?

1. 左室流出道梗阻和 SAM 征　多见于退化性二尖瓣病变者，机制是二尖瓣前叶在收缩期向前移位（SAM 征），进入左室流出道，确切原因仍不明确，但冗长的后叶组织是 SAM 征发生必不可少因素。

2. 心律失常　少数病例术后可出现传导阻滞、心房纤颤或室上性心动过速，尤其是同期行三尖瓣手术时，术后经过药物治疗等均能自行恢复正常心律。术中若发生顽固性心律失常可能是由于冠脉内气栓、左心发育不全、心肌保护不完全、损伤房室结或房室束等所致。

3. 栓塞并发症　多由气栓、血栓引起，可造成体循环或肺循环的栓塞，如脑梗死引起失语、运动功能障碍、偏瘫等，术中应排气完全，术后早期抗凝治疗。

4. 低心排综合征　由于瓣膜修复不佳或合并其他畸形未矫治，表现为高热、血压低、静脉压高、尿少等情况。

5. 术后二尖瓣狭窄或二尖瓣再反流　较少见，主要是术中选择正确的成形环型号就不会发生。

6. 左室破裂　这是最严重的并发症之一，由于术中保留二尖瓣后瓣瓣下结构较少或放置的人工瓣膜过大造成，一旦出现，死亡率极高。

7. 迟发性心包积液　对术前心脏明显增大、有心功能不全表现的成人患者，尤其要重视术后强心、利尿治疗，并定期复查超声心动图。当发现多量心包积液时，需积极处理，充分引流。

术后情况

患者术毕返回监护室，常规监测心率、血压、呼吸、体温、尿量，每 4 小时监测动脉血气，了解血液 pH、电解质、血糖、乳酸等情况；术后常规使用强心、利尿药物，毛花苷 C 0.2mg q.d.，呋塞米 10mg t.i.d.，持续多巴胺微泵输注，5μg/kg 使用 6 小时后逐渐撤离。术后 6 小时完全清醒，术后次日复查血常规、肝肾功，于术后 17 小时拔出气管插管，拔管后口服华法林 2.5mg q.d.。术后第 3 天转回普通病房，正常饮食，引流液为淡血性液体，逐渐减少，于术后第 4 天拔除引流管，术后第 3 天复查血常规、肝肾功，术后 1 周复查超声心动图示："二尖瓣成形环术后，二尖瓣成形环功能及位置正常，未见明显反流"，复查胸片未见明显肺部感染及气胸，复查血常规、肝肾功能正常，凝血酶原时间 22 秒，国际标准化比值 2.0，患者一般情况可，伤口愈合良好，于术后第 10 天拆线，办理出院。出院后口服华法林 2.5mg q.d.，持续 6 个月。

【问题 12】　术后常规检查项目及出院医嘱是什么?

患者术后应复查血常规、心电图、胸片及超声心动图。检查切口愈合情况。术前心脏明显增大、有心功能不全表现的患者，术后应强心、利尿治疗 3 个月以上。所有患者分别在术后 3～6 个月和术后 1 年于门诊复查心电图、胸片和超声心动图。

若行二尖瓣成形环植入术患者,术后需口服华法林或阿司匹林抗凝,抗凝时间为 3～6 个月,维持国际标准化比值 INR 在 1.5 左右即可,而行二尖瓣置换手术的患者,术后需终生口服华法林抗凝治疗,术后前 3 个月由隔日一查逐步延长至每 2 周复查 1 次凝血酶原时间和国际标准化比值,稳定后每月复查凝血酶原时间和国际标准化比值。

> **知识点**
>
> 　　目前国际上对二尖瓣成形术患者术后抗凝使用华法林或者阿司匹林无统一标准。若患者为窦性心律,可口服阿司匹林治疗 6 个月,若为心房颤动,则口服华法林抗凝,凝血酶原时间和国际标准化比值无绝对标准,国外使用国际标准化比值的标准为 2.5～3.0,但结合我国人群的特点及实际情况,我们使用国际标准化比值的标准为 1.8～2.5。

【问题 13】 二尖瓣关闭不全的治疗效果及远期预后如何?

二尖瓣关闭不全的自然病程很难界定,因为其病因多变,年龄差异大,无症状时间可能持续较长,左室功能受累及恶化程度不相同。轻中度慢性二尖瓣关闭不全患者可在相当长一段时间内无症状,即使重度的关闭不全,很多患者仍然可以耐受。但一旦出现症状,预后差,5 年和 10 年存活率分别约为 80% 和 60%。急性患者和慢性患者发生腱索断裂时,短期内发生急性肺水肿甚至心源性休克,预后较差。

(肖颖彬)

第三节　主动脉瓣狭窄

首次门诊病历

　　患者男性,58 岁。主因"间断劳累后心前区不适 1 个月,晕厥 1 天"来医院门诊就诊。1 个月前间断出现劳累后及情绪激动后心前区疼痛不适,休息及含服"速效救心丸"症状缓解不明显,未进一步诊治。1 天前头痛不适,随即发生晕厥,发作时面色苍白,血压下降,脉搏及心音减弱,持续时间约 3 分钟,后自行缓解,无抽搐。既往体健。门诊查体示:神志清楚,心前区无隆起,心尖冲动有力而不弥散,心率 80 次/min,心律齐,主动脉瓣区可闻及粗糙高调的收缩期增强的杂音,周围血管征(+)。

【问题 1】 通过上述摘要,该患者可疑的诊断是什么?

根据病史和查体,应高度怀疑:①心脏瓣膜病,主动脉瓣狭窄;②冠心病待排除。

> **知识点**
>
> 　　主动脉瓣狭窄(aortic stenosis,AS):有先天性病变、炎症后瘢痕形成和退行性改变三种病因,引起相应左室后负荷明显增加,心肌肥厚和心排血量降低等临床症状。风湿热是主动脉瓣狭窄常见病因,其次有主动脉瓣先天性二叶畸形,钙化性主动脉瓣病变多见于 65 岁以上的老年人。

思路 1:间断劳累后心前区不适 1 个月,晕厥 1 天。

正常主动脉瓣口面积 3～4cm²。当其减小到正常主动脉瓣面积 1/4～1/3 时,即发生明显的血流动力学改变,左心室后负荷增加,病变早期左心室出现向心性肥厚,心肌耗氧量增加不明显,随着主动脉瓣狭窄程度的逐渐加重,左心室肥厚明显,心肌耗氧量增加,导致冠状动脉血流减少,心内膜下心肌缺血,可出现心绞痛症状。发生晕厥的机制有三个方面:①阵发性心律失常,室性心动过速或心室颤动或严重的窦性心动过缓;②运动中,左心室突然射入狭窄的主动脉瓣血流受阻,常表现为暂时的电机械分离;③运动中在一个固定心排血量基础上突然或不适当地血管扩张。

思路 2:心脏听诊示:胸骨右缘 2 肋间闻及粗糙、高调的收缩期喷射样杂音,向颈部传导。

主动脉瓣狭窄患者产生心脏杂音的机制为:由于各种原因导致主动脉瓣环及瓣叶钙化狭窄畸形,左心室收缩期向主动脉内射血,血流通过狭窄的主动脉瓣膜产生。

根据主动脉瓣狭窄的病因不同分为三大类

1．风湿性主动脉瓣狭窄　风湿性主动脉瓣病变常合并二尖瓣或三尖瓣病变，而单纯主动脉瓣狭窄比较少见（图 12-3-1）。

2．先天性主动脉瓣狭窄　多见于先天性二叶主动脉瓣畸形。男性的发病率是女性的 3～4 倍，绝大多数先天性二叶主动脉瓣畸形发展成为钙化性主动脉瓣狭窄，只有少数发展成为主动脉瓣关闭不全（图 12-3-2）。此外，二叶畸形患者常合并有升主动脉扩张，原因尚无定论，目前证据考虑是此类患者有主动脉壁本身缺陷。

3．钙化性主动脉瓣狭窄　钙化性主动脉瓣狭窄多发生在 65 岁以上的老年人，病变早期主动脉瓣叶交界融合不明显，很少发生主动脉瓣反流（图 12-3-3）。

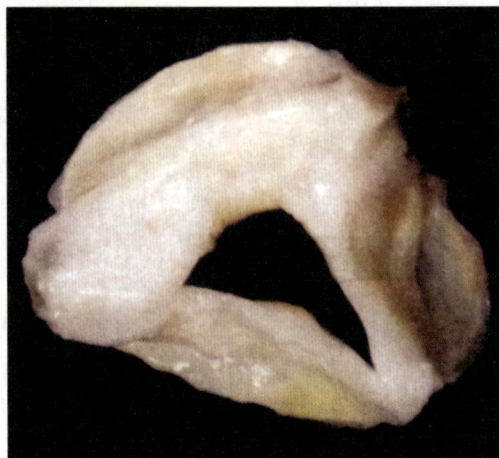

图 12-3-1　风湿性主动脉瓣狭窄病变

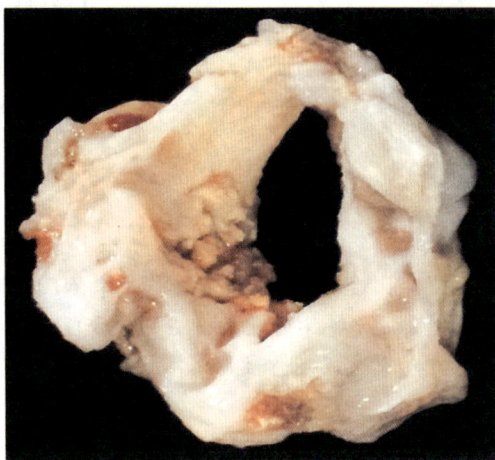

图 12-3-2　先天性主动脉瓣狭窄病变

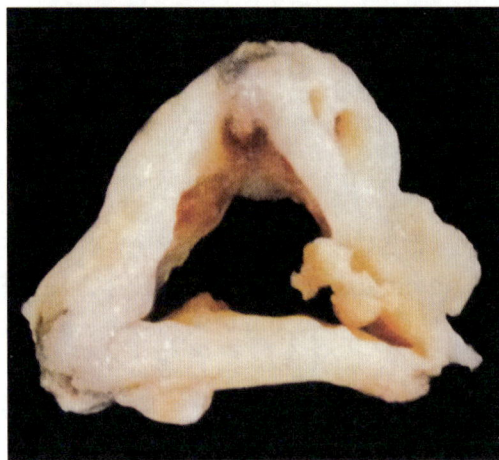

图 12-3-3　年龄相关性钙化性主动脉瓣狭窄病变

【问题 2】　为明确诊断应考虑实施哪些辅助检查？

1．心电图　主要表现为电轴左偏及左心室肥厚伴有 ST 段及 T 波改变，部分患者有左房增大表现。也可并发心房颤动或房室传导阻滞。

2．X 线检查　可表现为左心室扩大，肺间质水肿，瓣膜钙化。

3．超声心动图　M 型及二维超声可见瓣膜增厚，开放幅度下降，可以区别是二叶瓣还是三叶瓣，观察瓣膜有无钙化及钙化程度。多普勒超声可以准确地测定跨瓣压差。部分患者可见升主动脉扩张。

4．心导管检查　通过左心室导管检查可测定左心室和主动脉之间的压差，了解主动脉瓣狭窄程度及升主动脉增宽程度，同时明确冠状动脉血管有无狭窄病变。

对于年龄超过 50 岁的患者（也有医院掌握到 45 岁以上或 40 岁以上合并冠心病危险因素）易伴有冠状动脉血管病变，因此术前均行选择性冠状动脉造影，以了解冠状动脉有无病变。如合并有冠状动脉中度以上狭窄应同期行冠状动脉旁路移植术。

【问题 3】　需要与主要诊断相鉴别的疾病有哪些？

本病需与以下疾病相鉴别：

1. **肥厚梗阻型心肌病**　多见于中青年及儿童患者，超声心动图显示左心室壁不对称性肥厚，室间隔明显增厚，收缩期室间隔前移，左心室流出道变窄。

2. **肺动脉瓣狭窄**　可于胸骨左缘第二肋间隔及粗糙响亮的收缩期杂音，常伴收缩期喀喇音，肺动脉瓣区第二心音减弱并分裂。超声心动图可证实诊断。

3. **二尖瓣关闭不全**　心尖区可闻及全收缩期吹风样杂音，向左腋下传导。超声心动图可明确诊断。

第二次门诊记录

超声心动图检查示：左心增大，主动脉瓣环约 23mm，升主动脉扩张，其升部直径约 38mm，主动脉瓣似呈两叶，开放及活动受限，最大开口面积 0.7cm²，瓣膜增厚，回声增强。CDFI：收缩期主动脉瓣口可见高速明亮的五彩血流。估测跨瓣压差约 50mmHg。舒张期可见主动脉瓣少量反流。超声诊断：心脏瓣膜病，主动脉重度狭窄，主动脉瓣轻度关闭不全，升主动脉扩张。

【问题4】　**该患者下一步的治疗计划是什么？**

应当收住院，拟行冠状动脉造影检查明确有无冠脉血管狭窄或堵塞性病变，完善术前检查，拟实施手术治疗。

思路1：主动脉瓣狭窄手术适应证。

> **知识点**
>
> **主动脉瓣狭窄手术适应证**
>
> 1. 有症状的患者跨瓣压差大于 50mmHg，有效开口面积在 1.0cm² 以下，均应行手术治疗。
> 2. 无明显自觉症状或症状较轻的患者，瓣口狭窄明显，跨瓣压差超过 75mmHg 者，也应施行手术。
> 3. 跨瓣压差在 40～50mmHg 之间，瓣口面积小于或等于 0.75cm²，心电图显示左室进行性肥厚或劳损，主动脉瓣严重钙化者亦应手术。
> 4. 左心室严重肥厚劳损，并伴有肺静脉高压或左心衰竭者应限期手术。
> 5. 晕厥或心绞痛明显并频繁发作者，有发生猝死的可能，应尽早手术治疗。
> 6. 主动脉瓣口中度狭窄合并严重冠心病者，应同时进行主动脉瓣替换术和冠状动脉旁路移植术。

思路2：主动脉瓣置换手术的禁忌证。

> **知识点**
>
> **主动脉瓣置换手术禁忌证**
>
> 1. 主动脉瓣狭窄晚期，伴有冠心病引起的严重左心室收缩功能低下的病例，合并有中度右心衰竭，内科药物治疗无效，心功能Ⅳ为手术禁忌。
> 2. 年龄较大，75 岁以上，合并有冠心病、全心衰竭者，此类患者行主动脉瓣置换手术应予慎重考虑，因为换瓣手术可能并不能改善此类病例的远期生存率。

入院后检查情况

查体情况：心前区无隆起，心尖冲动有力而不弥散，心底部可扪及收缩期震颤，主动脉瓣区可闻及粗糙高调的收缩期增强的杂音。血液、尿液常规、肝肾功能、凝血功能检查正常。冠状动脉造影未见冠脉狭窄性病变。

思路3：该患者年龄 58 岁，主动脉瓣重度狭窄，主动脉瓣轻度关闭不全，应手术治疗。

【问题5】　**主动脉瓣狭窄手术治疗方法的选择有哪些？**

> **知识点**
>
> ### 手术方式选择
>
> 1. 外科主动脉瓣置换术（aortic valve replacement，AVR）　适应于大多数患者。由于机械瓣膜使用寿命较长，衰坏率低，故对于年龄小于60岁患者首选机械瓣膜置换。
>
> 2. 经导管主动脉瓣植入术（transcatheter aortic valve implantation，TAVI）　适用于传统外科手术禁忌或高危、预期寿命大于1年、症状性钙化性重度主动脉瓣狭窄患者。同时满足以下条件为主动脉瓣狭窄患者TAVI的强适应证：①年龄相关性退行性主动脉瓣钙化狭窄：超声心动图显示主动脉瓣流速≥4m/s，或主动脉瓣平均压差≥40mmHg（1mmHg=0.133kPa），或主动脉瓣瓣口面积<0.8cm²；②患者有明显症状，如胸痛、呼吸困难或晕厥史等；由主动脉瓣狭窄导致患者纽约心脏病协会（New York Heart Association，NYHA）心功能分级Ⅱ级至Ⅳ级；③患者传统外科手术风险为禁忌、高危或中危；④主动脉瓣狭窄解除后预期寿命>1年；⑤解剖上适合TAVI。
>
> 3. 经皮球囊主动脉瓣成形术（percutaneous balloon aortic valvuloplasty，PBAV）　适用于治疗儿童或青少年先天性主动脉瓣狭窄。尤其是以下几种情况：①儿童单纯性AS，如果静息状态下经导管测量的跨瓣收缩期压差≥50mmHg者；②依赖于动脉导管开放的新生儿单纯性重症主动脉瓣狭窄以及合并左心室收缩功能减退的儿童单纯性主动脉瓣狭窄；③儿童单纯性主动脉瓣狭窄，如果静息状态下经导管测量的跨瓣收缩期压差≥40mmHg，并且在静息或运动时合并有心绞痛、晕厥等症状，或者心电图上有缺血性ST-T改变者。而且PBAV不但是TAVI手术的重要组成部分，且成为外科手术高危或血流动力学不稳定而暂时不能实施瓣膜置换的急、重症主动脉瓣狭窄患者向AVR或TAVI过渡的桥梁。
>
> 4. 微创主动脉瓣替换技术（minimally invasive aortic valve replacement，MIAVR）　主要指小切口瓣膜手术，依据小切口与胸骨的关系，可分为正中胸骨部分劈开的小切口、胸骨旁切口及侧胸壁小切口等3类。手术需先建立闭式体外循环，即股动脉、股静脉、右颈内静脉插管建立闭式体外循环。主要适用于心脏功能较好、胸廓条件适宜、无明显胸膜粘连、无冠心病等其他合并症的患者。与传统心脏手术比较，小切口手术保持了胸廓的完整性，患者术后恢复快。最近的研究结果表明，微创主动脉瓣手术是治疗主动脉瓣疾病安全、有效的手术方式，且术后住院时间短、围手术期血液制品用量少、肾衰竭的发生率低、呼吸机应用时间短及伤口感染等并发症发生率低。因此，小切口瓣膜手术具有良好的发展前景。
>
> 5. 外科主动脉瓣置换术瓣膜种类的选择　按照以往标准，65岁以上的患者可以首选生物瓣膜，但近年来随着生物瓣改进及其他方面综合考虑，人工瓣膜选择标准有些变化，应用生物瓣患者逐渐增多，年龄逐渐降低，但尚无一致的标准。对于主动脉根部细小者，可选用无支架生物瓣膜或同种主动脉瓣。研究表明，无支架生物瓣膜血流动力学性能优于带支架生物瓣，更重要的是晚期结构衰坏率低，预期使用寿命长。感染性心内膜炎者，尤其是急性心内膜炎者，最好应用同种主动脉瓣，其优点是有效瓣口面积大，血流动力学性能良好，其使用寿命较支架生物瓣膜长，组织相容性好。缺点是手术技术较为复杂，晚期并发瓣膜关闭不全的发生率高。年轻患者，尤其是生育年龄的女性，以同种主动脉瓣或生物瓣优选。当然双叶机械瓣可应用于所有患者。

【问题6】 手术治疗前的准备有哪些？

1. 维持循环和心电稳定　维持电解质在正常水平，预防室性心律失常，尽量避免应用扩张小动脉的药物及负性肌力药物。

2. 积极治疗心力衰竭　对于严重主动脉瓣狭窄无心力衰竭的患者禁用洋地黄制剂，因其可以加重左室流出道梗阻，加重心力衰竭，但当有心力衰竭同时伴有左室腔扩大时，可以应用洋地黄制剂或其他正性肌力药。无心力衰竭患者也禁用利尿剂，否则因前负荷的降低，易出现低血压，当合并有心力衰竭时，可以应用利尿剂。

3. 纠正心律失常　严重主动脉瓣狭窄患者并发心房颤动，可以诱发明显的左心力衰竭。一旦发生快速心房颤动，应积极给予药物治疗（如胺碘酮静脉注射），控制心率在80～100次/min。必要时可考虑用电击复律。

4. 有无其他合并心脏病　主动脉瓣狭窄患者，尤其是年龄在50岁以上的患者易合并有冠心病，术前应常规做冠状动脉造影。

5. 年龄相关性钙化性主动脉瓣狭窄患者　可以合并有颈动脉狭窄，尤其是 65 岁以上的患者，故术前应常规做颈动脉超声检查，必要时做血管造影或磁共振成像检查。确诊有重度颈动脉狭窄者，应考虑同期手术。

6. 判定营养状况　瓣膜病患者多病程长，心功能差，营养状况受损，入院后可应用 NRS-2002 对患者进行营养风险筛查，对有营养风险患者进行营养评定，并对存在营养风险或营养不良的患者制订营养支持计划，合理的营养支持可明显降低术后并发症的发生。

手术治疗情况

胸骨正中切口，切开心包。行升主动脉及右心房 - 下腔静脉插管建立体外循环。置左房引流管至左心，降温，阻断升主动脉灌注心肌保护液，切开主动脉，探查主动脉瓣呈两叶，伴有重度狭窄，左右冠瓣交界处钙化明显，无法行瓣叶成形，距瓣环 2mm 处切除病变主动脉瓣叶及钙化结节，以主动脉瓣缝合线间断缝合 21mm 环上双叶机械瓣固定于主动脉瓣环上，经测试人工机械瓣启闭正常，关闭主动脉切口，复温，顺利终止体外循环辅助。彻底止血，留置引流，逐层关胸。

【问题7】　手术中人工瓣膜及手术方法的选择有哪些?

知识点

人造瓣膜型号的选用

根据术中测量瓣环大小选用相应大小人造瓣膜。原则上应该选择型号大、中央血流型的人造瓣膜，尽量增加主动脉瓣口面积，降低左室射血阻力。

【问题8】　主动脉瓣置换手术治疗术中特殊情况处理有哪些?

知识点

1. 主动脉瓣环窄小的处理　①改进植入技术方法：主动脉瓣狭窄的患者瓣环狭窄，可采用单纯间断缝合，缩小缝合的针距，避免因缝合技术引起瓣环缩小。②人造瓣膜斜置法：将人造瓣膜在无冠窦部位斜置呈瓣窦水平，能够植入比主动脉瓣环大一号的人造瓣膜，应特别注意：避免因斜置而影响碟片的活动。③应用特殊设计的机械瓣。如环上瓣等。④应用无支架生物瓣：但因其衰坏副作用，故不适于应用于青少年或年轻患者。⑤主动脉瓣环扩大术，如 Nicks 法等。

2. 升主动脉瘤样扩张的处理　因瘤样扩张发生的原因不同（如二叶畸形），手术干预的时机和方法也有争议。详见主动脉疾病章节。

【问题9】　术后可能的并发症是什么?

知识点

术后并发症及防治措施

1. 出血　重点是提高术中主动脉切口的缝合技术，注意术后维持动脉压稳定，一般宜控制动脉收缩压在 100~120mmHg。

2. 低心排　是指心排血量下降及外周脏器灌注不足的一组综合征。心排血指数<2.0L/(min·m²)定义为低心排，常伴以下表现：低血压（平均动脉压<60mmHg）；心动过速（心率>90/min）；少尿[尿量<1ml/(kg·h)]；代谢性酸中毒(pH<7.4，乳酸>3.mmol/L，碱剩余<-2mmol/L)；混合静脉血氧饱和度SvO₂:<65%；皮肤苍白，潮湿，肢体末梢湿冷，肺淤血，低氧血症。主动脉瓣狭窄重，病史长达 30 年以上，左心室室壁极度肥厚，心腔狭小，心肌严重缺血，心绞痛发作频繁者易出现。治疗上注意优化容量

状态,合理应用正性肌力药物,稳定心率及心律,必要时应用机械循环辅助治疗。

3.心律失常　对于主动脉瓣重度狭窄和左室心肌肥厚,应注意改善心肌氧供和氧需,积极预防心律失常。

4.心功能不全　对于严重左心功能不全者,如已经应用中等剂量的多巴胺或肾上腺素,为提高心肌血供,辅助心排血量的增加。应考虑及时应用主动脉内气囊反搏治疗,绝不可应用大剂量的正性肌力药来维持循环,否则,易出现严重的室性心律失常。

5.血管麻痹综合征　发生率为5%～25%,指的是外周阻力极低的病理状态,需要大剂量血管活性药物[如>0.1μg/(kg•min)的去甲肾上腺素],显著增加死亡率。血管麻痹综合征被认为是全身炎症反应综合征的放大,与手术操作时间长、体外循环时间长、术前左室功能障碍和输血有关。儿茶酚胺类升压药是治疗血管麻痹综合征的一线用药;最常用的是去甲肾上腺素。

6.急性呼吸窘迫综合征(ARDS)和呼吸衰竭　引起呼吸衰竭的原因包括肺炎、肺水肿、膈神经损伤和急性呼吸窘迫综合征。ARDS与全身炎症反应综合征密切相关,通过密切关注容量状态,保护性肺通气策略,最小化的镇静,每天自主呼吸试验,尽可能早地脱离呼吸机等措施,可以优化呼吸状态,减少并发症。

7.急性肾损伤(AKI)　心脏手术后急性肾损伤是一个重要的问题。一半的患者可能经历肾脏功能减低(血肌酐增加25%),5%需要肾脏替代治疗(RRT)。AKI术前危险因素包括已有肾功能不全、年龄、糖尿病、吸烟和近期冠状动脉造影。术中危险因素包括体外循环、主动脉阻断时间长和低血压/不良肾灌注。肾损伤也可以发生在术后,持续的血流动力学不稳定会损害肾脏灌注,正性肌力药物应用也与AKI相关。

8.脑损伤　脑损伤分为两大类型:Ⅰ型包括致死性或非致死性的卒中、昏迷或运动障碍;Ⅱ型包括认知功能障碍、记忆力减退、癫痫发作或者谵妄。脑损伤常见危险因素包括:高龄、抑郁、卒中病史、认知功能障碍、糖尿病、心房颤动(房颤)、体外循环、手术时间过长、低灌注以及炎症反应等。根据具体情况采取镇静、脱水、激素、降颅内压等措施,特别注意预防主动过度换气引起的颅内压升高,对于意识不清者适度给予镇静、肌松,必要时及时采取高压氧治疗。适当应用改善脑细胞营养代谢的药物。

术后情况

患者术毕进入术后监护室。血流动力学平稳,术后8小时完全清醒,拔除气管插管。术后第二天转回普通病房,正常饮食。引流液为淡血性液体,逐渐减少,于术后48小时拔除。术后复查超声心动图示:主动脉瓣机械瓣置换术后,未见瓣周漏,瓣膜功能正常。

【问题10】　术后ICU常规监测项目及出院后复查有哪些?

1.术后ICU常规监测　心脏术后患者的标准监测包括持续的心电监测、脉搏氧饱和度、有创的动脉血压、每小时尿量和引流量。常规拍摄胸片,以排除气胸或血胸,明确气管插管的位置。实验室检查应该包括动脉血气分析、血常规、血凝、肌酐、钾、镁、钙和血糖。

2.术后引流量的监测及引流管的拔除　心脏直视手术后应放置心包纵隔胸腔"Y"形引流管连接单阀门负压引流瓶。引流瓶位置应低于引流管胸腔出口水平60cm,避免引流液倒流而造成逆行感染。手术后经常挤压引流管,特别是术后12小时内,尤其应用止血药物后特别注意挤压引流管,以免管口被凝血块堵塞造成心脏压塞。应每日更换引流瓶,做好标记,每日记录引流总量及变化情况。密切观察引流液的颜色、量、性质。正常情况下,心脏手术后2～3小时内引流量较多,3小时后引流量逐渐减少,颜色由鲜红色变为淡红色,呈浆液性。若引流液颜色为鲜红色或暗红色,浓稠,易凝固,引流量多,>3ml/(kg•h),无减少趋势,则应怀疑存在活动性出血,需再次开胸止血。主要原因包括术中肝素的应用;手术创面大,渗血多;体外循环后继发凝血功能紊乱以及术中局部止血不彻底等。术后48～72小时,引流量明显减少,且颜色变淡,引流液逐渐转为淡红色或黄色液体,可拔除引流管。拔管时要快速,拔管时用无菌纱布按压插管处伤口并拉紧线打结,以防气体进入,拔管后要立即观察患者有无胸闷,呼吸困难,切口漏气、漏液、出血,皮下气肿等症状。

3.出院后复查项目及抗凝药物治疗　患者术后早期应复查血常规、凝血测定、心电图、胸片及超声心动图。检查切口愈合情况。所有患者分别在术后3～6个月和术后1年于门诊复查心电图、胸片和超声心动图，并根据凝血测定值调整抗凝药物治疗。

【问题 11】 术后如何进行抗凝治疗？

因患者使用机械瓣膜置换主动脉瓣膜，需终身服用抗凝剂治疗，抗凝强度国际上标准稍有不同，可能与种族、体质及饮食结构等因素有关。国内掌握稍低，但各单位掌握稍有不同，一般抗凝治疗 INR 控制在 1.5～2.5 之间。

通常生物瓣膜/同种瓣置换术后的患者，仅需短期口服华法林或阿司匹林和氯吡格雷抗凝，药物使用方法及时间各单位掌握也稍有不同。

知识点

主动脉瓣置换术的治疗效果及远期预后

在没有明显左心衰竭症状的主动脉瓣狭窄手术的危险性为 2%～5%，主动脉瓣置换术后 5 年生存率平均 87%，15 年平均生存率为 49%，术后晚期患者死亡病例中约一半与抗凝治疗有关，随着手术技术的不断改善和提高，手术中心肌保护和术后的心脏监护的改进，死亡率逐年降低。主动脉瓣狭窄患者成功地置换主动脉瓣膜后，仍有发生猝死的可能，其机制可能为继发于长期左心室肥厚而产生的心肌纤维化，或者由于相关传导系统病变在发生完全性心脏阻滞时发生猝死事件。因此此前有晕厥发作病史的患者术后注意对于这些患者如果发现心律失常，应积极给予抗心律失常药物治疗。

（刘 苏 吴春涛）

第四节 主动脉瓣关闭不全

首次门诊病历摘要

患者男性，48 岁。主因"活动后胸闷气短 9 年，加重伴心悸 10 天"来门诊就诊。曾就诊于当地医院，诊断为"主动脉瓣关闭不全"，未行进一步治疗，近 2 年来上述症状发作频繁，并出现头晕，黑矇，伴咳嗽、咳痰，白黏痰，无晕厥史。10 天前症状加重，伴心悸，食欲不佳，但无夜间不能平卧及双下肢水肿。查体：BP 126/48mmHg，神清语利，口唇无发绀，可见双侧颈动脉搏动明显，双肺呼吸音清，心界向左下扩大，心率 70 次/min，心律齐，主动脉瓣听诊区可闻及轻度收缩期杂音及舒张期叹息样杂音。腹软，肝脾肋下未触及，双下肢无水肿，周围血管征(+)。

【问题 1】 上述病例，该患者应考虑的疾病的诊断是什么？

根据患者主诉，症状及查体，应高度怀疑"心脏瓣膜病，主动脉瓣关闭不全(aortic insufficiency，AI)，心力衰竭，心功能Ⅲ级"的可能。

思路 1： 患者诉活动后胸闷气短病史 9 年，休息后有所好转，近 2 年来症状间断发作频繁，并出现头晕，黑矇，无晕厥，伴咳嗽、咳痰，白黏痰，10 天前患者活动耐力明显下降，伴心悸、食欲不佳，无夜间不能平卧及双下肢水肿。

知识点

1. **主动脉瓣关闭不全(aortic insufficiency，AI)** 是指主动脉瓣环、主动脉窦、主动脉瓣叶、瓣交界及主动脉窦管交界中的任何一个因素破坏，导致在心脏舒张期主动脉瓣叶关闭不良。根据病因可分为先天性和后天性，其中先天性疾病（少见）：先天性主动脉瓣叶畸形（以主动脉瓣二瓣化畸形为主）、先天性瓦氏窦瘤(Valsalva 窦瘤)、马方综合征（遗传性疾病）等。后天性疾病（常见）：风湿性心脏病、特发性主动脉瓣环扩张、组织钙化退行性变、感染性心内膜炎、高血压病、黏液样变性病、升主动脉夹层等。在发达国家，先天性（二瓣畸形）和退行性变（主动脉瓣环扩张）是主因；在发展中国家，风湿性心脏病是主要病因。而我国近年来，随着经济的发展和生活的改善，退行性变导致的主动脉瓣关闭不全所占的比例开始逐年增加。

2．急性主动脉瓣关闭不全　主动脉血大量反流入左心室致其容量负荷急剧增加，左心室无法代偿，出现左心室舒张末压增加，造成左心房压急剧增加，可迅速出现左心衰表现，较少见，主要见于外伤，主动脉窦瘤破裂等。临床上，主动脉瓣关闭不全更常见于长期慢性病因所引发的相应病理改变。伴随病程的不断延长，在心脏舒张期，主动脉血反流入左心室逐渐增多，左心室舒张末容积增加，左心室心搏血量增加，心室肌代偿性肥厚、扩张，进而出现左室舒张（末）压升高，左心房压也逐渐升高，肺静脉回流受阻，从而出现左心衰竭表现，如呼吸困难等。左室心肌肥厚，心肌耗氧量增加，主动脉舒张压显著下降，造成冠脉供血不足，引起心绞痛等心肌缺血症状。伴随脉压增加，出现周围血管体征。另外，由于左室舒张期容量增加，使二尖瓣一直处于较高位置，形成相对性二尖瓣狭窄（出现 Austin-Flint 杂音）。

3．心功能分级　目前主要采用 1928 年美国纽约心脏病学会（NYHA）的分级方案，根据患者自觉的活动能力划分为四级，心衰分为三度：

Ⅰ级：患者患有心脏病，但活动量不受限制，平时一般活动不引起疲乏、心悸、呼吸困难或心绞痛；即心功能代偿期。

Ⅱ级：心脏病患者的体力活动受到轻度的限制，休息时无自觉症状，但一般体力活动下可出现疲乏、心悸、呼吸困难或心绞痛；亦称为Ⅰ度或轻度心衰。

Ⅲ级：心脏病患者体力活动明显受限，小于平时一般活动即引起上述的症状；亦称为Ⅱ度或中度心衰。

Ⅳ级：心脏病患者不能从事任何体力活动。休息状态下出现心衰的症状，体力活动后加重；亦称为Ⅲ度或重度心衰。

1994 年 AHA 对 NYHA 的心功能分级方案再次修订，采用并行的两种分级方案。第一种即上述的四级方案，第二种是客观的评估，即根据客观的检查手段如心电图、负荷试验、X 线、超声心动图等来评估心脏病变的严重程度，分为 A、B、C、D 四级。

A 级：无心血管疾病的客观依据；B 级：客观检查示有轻度心血管疾病；C 级：有中度心血管疾病的客观依据；D 级：有严重心血管疾病的表现。

思路 2：查体示：BP 126/48mmHg，主动脉瓣听诊区可闻及舒张期叹息样杂音，腹软，肝于肋下 5cm 处可触及，周围血管征（+）——可见颈动脉搏动明显，水冲脉，枪击音及 Duroziez 双重杂音。

知识点

AI 患者心尖冲动向左下移位，呈抬举性，有水冲脉及毛细血管搏动，部分重度关闭不全者颈动脉搏动明显，并可有随心搏出现的点头运动，心浊音界向左下增大而心腰不大，因而心浊音界轮廓类似靴形，主动脉瓣区或主动脉瓣第二听诊区可闻及叹息样、递减型、舒张期杂音，向胸骨左下方和心尖部传导，前倾位较易听清。重度反流者伴随相对性二尖瓣狭窄，心尖部可闻及舒张中晚期隆隆样杂音，性质柔和、低调、递减型，又称 Austin-Flint 杂音。同时有典型的周围血管体征：颈动脉搏动明显增强、脉压增大、水冲脉，毛细血管征及股动脉枪击音。

【问题 2】　为明确诊断应考虑实施哪些辅助检查？

可疑主动脉瓣关闭不全者，需进行以下辅助检查：

1．心电图　轻度主动脉瓣关闭不全的心电图改变不明显。早期心电图改变 V5～V6 导联 QRS 波高电压和 S-T 段改变，多数病例电轴正常或稍左偏，重症者出现左室肥厚劳损图形，亦可有心肌缺血改变。

2．胸部 X 线片　可见左心缘延长，左心室扩大，呈"靴形心"改变，可见主动脉根部或升主动脉扩张。部分患者可见主动脉瓣叶钙化。

3．超声心动图　此项检查可以明确诊断，是最常用的非创伤性诊断手段，要评估主动脉瓣关闭不全患者的主动脉瓣病变程度，瓣口面积及瓣叶形态；升主动脉及根部内径，跨瓣压差，左室内径和射血分数；重度关闭不全者二尖瓣是否受累等情况。

4．50 岁以上（也有医院掌握到 45 岁或 40 岁以上合并冠心病危险因素）和 / 或有明显心绞痛等临床症状的患者需行冠状动脉造影检查以除外合并冠状动脉疾病。

选择性升主动脉造影可见主动脉根部扩张,造影剂反流入左室。根据反流量的多少可分为三级:Ⅰ级左室流出道有少量造影剂反流;Ⅱ级可见约2/3的心室腔充满造影剂;Ⅲ级整个左室腔充盈造影剂。另外,左室造影还可判断左心腔的扩张程度,并可根据左心室收缩、舒张容积计算每搏左室射血分数。病变早期射血分数轻度增加或不变,晚期则低于正常。

【问题3】 需要与主要诊断相鉴别的疾病有哪些?

本病需与以下疾病相鉴别:

1. 主动脉窦瘤破裂 此病为较少见的先天性心脏病,成年人发病率高,发病急,进展迅速。临床表现主要为突发性胸痛,心悸,气促,并易出现急性心衰,多为进行性右心衰。胸骨左缘3～4肋间可闻及连续性机械样杂音,向心前区传导,伴震颤。有水冲脉和大血管区枪击音。主动脉造影及超声心动图检查可明确诊断。

2. 冠状动静脉瘘 本病为少见先天性心脏畸形。患者多无症状,或有心悸、胸痛等,其临床表现与其他心脏病畸形极易混淆,多数患者心前区可闻及Ⅱ～Ⅳ级连续性杂音,但是其杂音并不局限于2～3肋间,不向左锁骨下传导。杂音最响部位与动脉瘘进入心腔的部位有关。冠状动脉造影可见主动脉与冠状静脉窦、右心房、室或肺动脉总干之间有交通,可明确诊断。

第二次门诊记录

患者超声心动图检查示:左心扩大,主动脉窦部轻度扩张,约32mm,升主动脉轻度扩张,最宽处约35mm。主动脉瓣呈三叶启闭,增厚,回声增强,开放尚可,对合探及明显裂隙,余瓣膜形态未见异常。CDFI:舒张期主动脉瓣可见较大量反流,反流束沿二尖瓣前叶走行,收缩期二、三尖瓣可见少量反流。超声诊断:主动脉瓣膜病变——主动脉瓣中重度关闭不全,二、三尖瓣轻度关闭不全(图12-4-1～图12-4-4)。

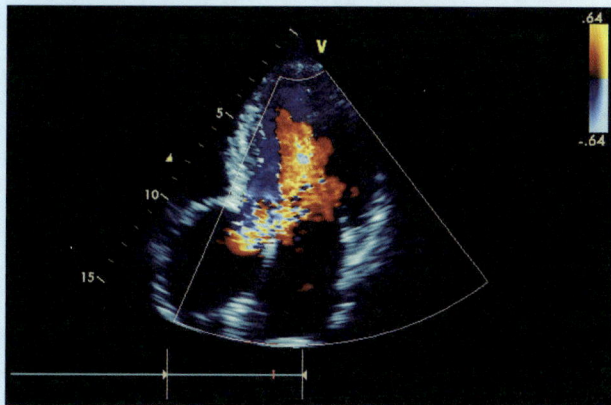
图12-4-1 超声示主动脉瓣中重度关闭不全

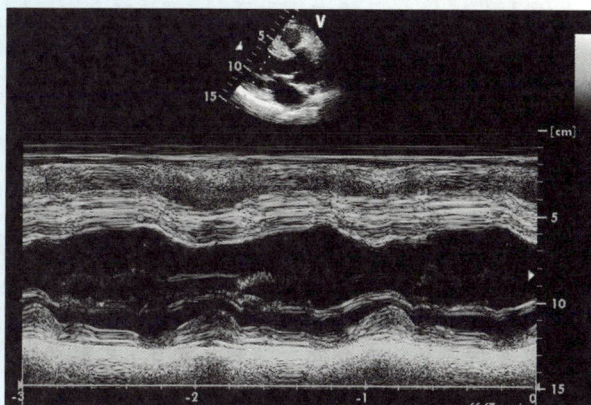
图12-4-2 心脏多普勒超声

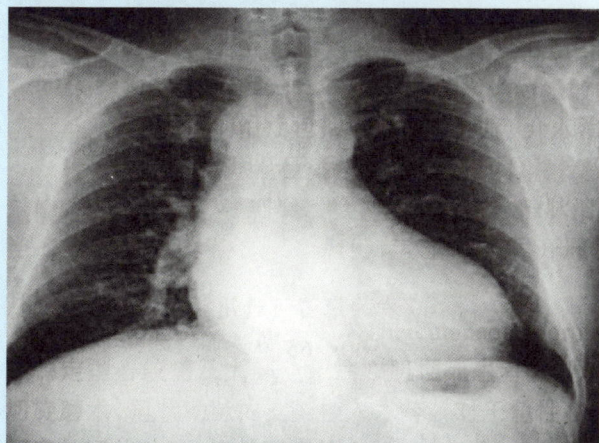
图12-4-3 胸部正位

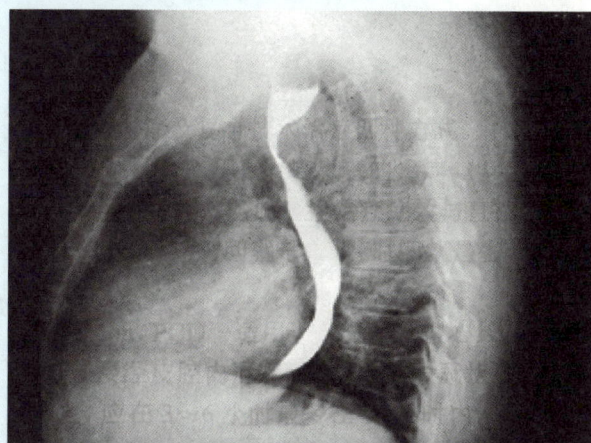
图12-4-4 胸部左前斜位(服钡)X线胸片

【问题4】 该患者下一步的治疗计划是什么?

应当收住院,考虑实施手术治疗。

知识点

AI 手术的适应证

1. **无症状伴左室功能正常者**　通常左室功能正常的具体标准是 EF>0.50。对于这类患者的处理方式是原则上不考虑手术,仅少数需要手术,主要取决于左室扩大的情况。

①对于轻、中度 AI 患者,若左室收缩末径<45~50mm,舒张末径<60~70mm,通常只需要进行定期随诊,对于合并高血压患者,可应用血管扩张药物治疗。②重度 AI、左室已经发生中 - 重度扩大的患者(左室收缩末径 50~55mm,舒张末径 70~75mm),由于左室扩大程度已接近手术治疗的标准,若进行超声和核素两类运动试验检查,一旦发现存在运动耐力下降或出现异常血流动力学变化则应考虑手术。③对严重 AI、左室严重扩大者(左室收缩末径>55mm,舒张末径>75mm,)则已有明确的手术指征。

2. **无症状伴左室功能障碍者**　此类患者虽无症状但有明确手术指征。其静息 EF 为 0.25~0.49。该指标是决定无症状患者手术的重要依据,因此术前应进行连续 2 次测量或辅助核素心室造影以协助诊断。

3. **有症状伴左室功能正常者**　原则上 AI 患者出现症状就是手术治疗的指征。

4. **对于有症状左室功能障碍者**　此类患者应做主动脉瓣置换术,但对于有症状伴左室功能障碍严重者(EF<0.25 和 / 或左室收缩末径>60mm)左室心肌大多已发展为不可逆改变,不仅手术早期风险大,而且远期效果亦不佳。

5. 由感染性心内膜炎、主动脉夹层和外伤引发的急性重症主动脉瓣关闭不全,因病情发展迅速,应根据患者情况尽快安排手术。

6. 术前检查发现并发其他疾病的,如升主动脉扩张,主动脉夹层,冠心病等,应该同时手术。

部分病例合并有主动脉根部或升主动脉明显扩张的应在手术时一并考虑解决,具体标准及手术等见相应的章节。

入院后检查情况

查体情况:心前区无隆起,心尖冲动有力而不弥散,主动脉瓣区可闻及舒张期叹息样杂音。血液、尿液常规、肝肾功能、凝血功能检查正常。

【问题5】 主动脉瓣关闭不全手术方式和手术时材料的选择有哪些?

知识点

1. **AI 手术方式**　①主动脉瓣置换术,适应于大多数患者。②主动脉瓣成形术,包括瓣叶折叠悬吊术、瓣叶修复术和瓣交界切开术。手术难度较大,再次手术换瓣可能性大,有严格的手术适应证。③TAVI,用于单纯无钙化性主动脉瓣反流,而且国产新型经导管心脏瓣膜 J-Valve 在治疗上展现出独特的优势,也是目前唯一获批具有治疗单纯主动脉瓣反流的经导管心脏瓣膜。单纯主动脉瓣反流的TAVI 适应证为:需要行手术治疗的症状性重度主动脉瓣反流;患者传统外科手术风险为禁忌、高危或中危;主动脉瓣反流解除后预期寿命>1 年。

2. **AI 瓣膜置换手术人工瓣膜的选择**　按照以往的标准,年龄<60 岁的患者可选用机械瓣置换,一般机械瓣本身可使用 30 年以上。年龄≥65 岁的患者可考虑生物瓣置换,60~65 岁之间者可根据身体情况、肝肾功能、有无相关合并疾病等综合考虑。但近年来随着生物瓣改进及其他方面的综合考虑,人工瓣膜选择标准有些变化,应用生物瓣患者逐渐增多,年龄逐渐降低,但尚无一致的标准。感染性心内膜炎者,尤其是急性心内膜炎者,最好应用同种主动脉瓣。

【问题6】 术前准备有哪些?

1．急性重度 AI 者应积极内科治疗矫正心功能,外科手术不应延缓,这类患者发生室颤的概率高,一旦发生,抢救成功可能性很低。

2．对于感染性心内膜炎引起的急性轻度 AI,如血流动力学稳定,应先使用抗生素治疗。

3．慢性重度 AI 患者心功能Ⅱ级或Ⅲ级,按照一般的心内直视手术准备,口服强心利尿药物治疗。

4．有心律失常者术前应积极口服抗心律失常药物治疗。

5．存在心绞痛患者可给予扩冠治疗。

6．接受有创检查后应积极应用抗生素预防感染。

7．术中常规备经食管超声检查。

8．需向家属交代手术修复病变瓣膜的意义,以及无法修复者行人工瓣膜置换的可能性;瓣膜置换中人工机械瓣和生物瓣的选择、优缺点以及术后围手术期及远期可能出现的并发症等。

9．判定营养状况,合理应用营养支持改善患者术前营养状态。

手术治疗情况

患者在全麻体外循环辅助下行主动脉瓣置换术。手术过程记录如下:胸骨正中切口,切开心包,显露心脏,完成心外探查。升主动脉及右房-下腔静脉插管建立体外循环,安放左房管至左心,浅/中低温,阻断升主动脉,切开主动脉,显露左右冠状动脉开口,直视灌注冷血停搏液。探查主动脉瓣,右冠瓣、无冠瓣重度脱垂,致重度关闭不全,不易修复,切除病变瓣膜,测试瓣环,以间断缝合法将23号环上型双叶人工机械瓣膜固定于主动脉瓣环上,测试启闭良好,缝合主动脉切口。心脏复苏后,顺利终止体外循环辅助。彻底止血,清点器械、纱布无误后,留置引流,逐层关胸。

【问题7】 术中人工瓣膜及手术方法的选择有哪些?(详见主动脉瓣狭窄)。

【问题8】 术中特殊情况处理有哪些?(详见主动脉瓣狭窄)。

【问题9】 术后可能的并发症有哪些?

1．完全房室传导阻滞　与术中损伤传导束有关,术后早期使用激素,脱水以减轻组织局部水肿,可用临时或永久起搏器。

2．低心排　多见于主动脉瓣关闭不全致左室巨大者,若左室舒张期末径(LVEDD)>70mm,左室收缩末径(LVESD)>50mm,射血分数<0.5,缩短分数(FS)<0.25 为危险因素。

3．溶血　多见于机械瓣置换术后,对症药物治疗,少数情况下再次手术改换生物瓣也是一种选择。

4．瓣周漏　见于使用生物瓣或机械瓣术后,必要时再次手术。

5．感染性心内膜炎　与术后感染或瓣周漏有关,使用抗生素,必要时再次手术。

6．血栓和出血　抗凝相关并发症,合理控制抗凝强度。

7．血管麻痹综合征,急性呼吸窘迫综合征(ARDS)和呼吸衰竭,急性肾损伤(AKI),脑损伤等(详见主动脉瓣狭窄)。

术后情况

患者术毕安返 ICU,血流动力学平稳术后11小时完全清醒,拔除气管插管。术后第一天转回普通病房,流食/半流食,引流液为淡血性液体,引流量逐渐减少,于术后48小时拔除。术后超声心动图示:主动脉瓣人工机械瓣置换术后——功能正常,二、三尖瓣轻度关闭不全。

【问题10】 术后 ICU 常规监测项目有哪些?

术后 ICU 常规监测:监测包括持续的心电监测、脉搏氧饱和度、有创的动脉血压、每小时尿量和引流量。常规拍摄胸片,以排除气胸或血胸,明确气管插管的位置。实验室检查应该包括动脉血气分析、血常规、血凝、肌酐、钾、镁、钙和血糖。

【问题11】 术后引流量的监测及引流管的拔除注意事项有哪些?(详见主动脉瓣狭窄)

【问题12】 出院后复查项目有哪些?

1. 患者术后早期应复查血常规、肝肾功能、心电图、胸片及超声心动图，每日复查凝血常规，监测凝血酶原时间、活动度、国际标准化比值。

2. 检查切口愈合情况。

3. 术前心脏明显增大、有心功能不全表现及心室重塑严重的患者，术后应强心、利尿治疗 3 个月以上。还应根据情况长期服用 ACEI 和 β 受体阻滞剂。

4. 所有患者分别在术后 3～6 个月以及术后每年应复查心电图、胸片和超声心动图。

5. 服用抗凝药期间，定期于门诊复查，根据凝血常规中 INR 结果，调整华法林等抗凝药用量。

【问题 13】 瓣膜置换术后抗凝问题有哪些?

使用机械瓣以及有心房颤动的患者需终身服用抗凝药物，常用的以华法林为主。抗凝强度国际上标准稍有不同，可能与种族、体质及饮食结构等因素有关；国内标准稍低，但各单位掌握稍有不同，通常维持在 INR 1.5～2.5。一般认为，换生物瓣的患者仅需短期口服华法林或阿司匹林和氯吡格雷抗凝，药物及使用时间各单位掌握也稍有不同。

知识点

主动脉瓣置换术的治疗效果及远期预后

美国 STS 报道，2011 年，主动脉瓣置换术后 30 天死亡率 2.6%～3.3%，与急性心力衰竭、中枢神经系统并发症、出血和感染有关。总生存率（包括医院内死亡率）5 年为 75%，10 年为 60%，15 年为 40%。主动脉瓣关闭不全术后晚期疗效的主要影响因素仍是左心腔大小和左心室功能。主动脉瓣置换术后，患者长期生存率也跟瓣膜相关并发症有密切关系。晚期死亡的主要原因为心力衰竭、心肌梗死、抗凝相关的出血、人造瓣膜心内膜炎等。

（刘　苏　吴春涛）

第五节　感染性心内膜炎

临床病历摘要

女性，29 岁。以"发热半年余，伴胸痛、咳嗽、咳痰 2 个月余"为主诉入院。患者半年前因拔牙后出现发热，热峰 39.6℃，伴盗汗、畏寒，自行服用抗生素及退热药后可缓解。2 个月前发热次数明显增加，并伴有胸痛、咳嗽、咳痰。就诊于当地医院，查 ESR、CRP 升高，PCT 0.189ng/ml，血肌酐 130μmol/L。心脏彩超示先天性心脏病，室间隔缺损（膜周型），左室增大，三尖瓣少量反流。自述曾用青霉素、甲硝唑、激素治疗，热峰有所下降，仍有间断发热。心脏听诊：胸骨左缘 3、4 肋间可闻及全收缩期喷射性杂音，主动脉瓣膜听诊区可闻及舒张期杂音。血培养：血链球菌阳性（对青霉素敏感）。心脏超声提示先天性心脏病，室间隔缺损（膜周部，左向右分流），主动脉瓣及三尖瓣上均可见多个赘生物，三尖瓣最大赘生物 11mm×6mm，随瓣膜活动（图 12-5-1），中度主动脉瓣关闭不全，轻度二、三尖瓣关闭不全，少量心包积液，左室射血分数（LVEF）59%。胸部 CT 提示两侧胸腔积液伴部分肺膨胀不全、多发肺梗死及斑片影。

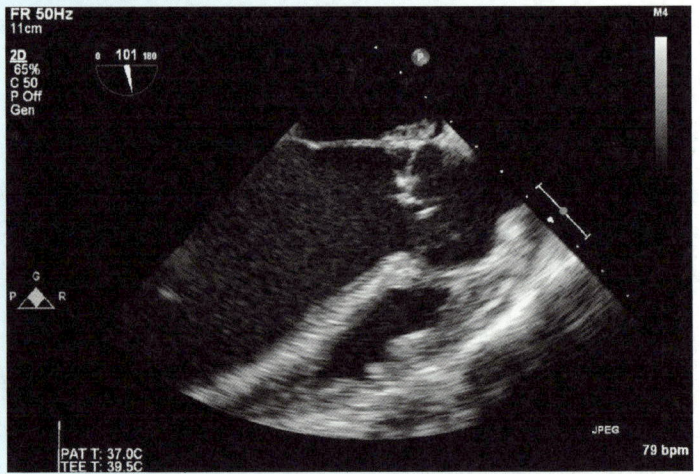

图 12-5-1　经食管超声提示主动脉瓣赘生物

【问题1】　根据目前临床资料，该患者可疑的临床诊断是什么？

根据患者的病史和查体发现，应高度怀疑"感染性心内膜炎"的可能。

思路：青年女性，先天性心脏病史，拔牙后反复发热，血培养提示血链球菌阳性，心脏超声提示主动脉瓣及三尖瓣活动性赘生物。

> **知识点**
>
> ### 感染性心内膜炎的临床诊断
>
> 临床诊断感染性心内膜炎主要依据患者临床表现、细菌学和心脏超声检查结果（改良 Duke 诊断标准）。发热是感染性心内膜炎最常见临床症状，其他临床表现和查体发现包括新发现心脏杂音或已知心脏杂音发生变化、血尿、皮下出血点、Janeway 损害、Osler 结节、视网膜 Roth 斑等。
>
> ### 感染性心内膜炎的易感因素
>
> 各种器质性心脏病、免疫功能低下、静脉注射毒品、牙科手术、胃肠道疾病、近期有创操作、近期的皮肤或软组织感染等是导致感染性心内膜炎的高危因素。其他合并症，包括肾功能不全、透析、糖尿病等明显增加感染性心内膜炎风险。
>
> ### 感染性心内膜炎的病原学
>
> 在使用抗生素治疗前进行 2～3 次血培养，监测病原菌分类及药敏。通常 3 次血培养，90% 的病例可以确定致病菌。在我国，链球菌是导致感染性心内膜炎最常见的致病菌；欧美国家最常见的致病菌是金黄色葡萄球菌。

【问题2】　患者感染性心内膜炎诊断明确，下一步的治疗计划是什么？

思路：根据血培养及药敏结果选择敏感抗生素，尽早开始使用敏感抗生素。对于难以控制的感染（在使用静脉抗生素的情况下仍间断发热），心功能不全（夜间不能平卧、胸腔积液），主动脉瓣活动性赘生物，血培养阳性（粪肠球菌），早期外科干预可以降低死亡率。

> **知识点**
>
> ### 感染性心内膜炎的细菌培养
>
> 血培养前已使用抗菌药物治疗，感染 HACEK（嗜血菌属、放线杆菌属、心杆菌属、艾肯菌属、金氏杆菌属），可导致血培养阴性。真菌培养也很困难，这些微生物容易产生大的赘生物。对于血培养阴性患者，如临床高度怀疑感染性心内膜炎，应持续给予经验性抗感染治疗。如有条件，应完善外周血病原体二代测序（NGS）进一步明确。
>
> ### 感染性心内膜炎的抗生素疗程
>
> 对于自体瓣膜感染性心内膜炎（native valve endocarditis，NVE）（图 12-5-2），抗感染时间通常为 2 周（不复杂感染性心内膜炎，如对青霉素敏感的链球菌）至 6 周（复杂感染性心内膜炎，如粪肠球菌等），部分特殊病原体（如布氏杆菌）则需更长疗程（半年）。人工瓣感染性心内膜炎（prosthetic valve endocarditis，PVE）抗感染治疗通常需要 6 周。当使用抗生素治疗期间行瓣膜手术，术后根据切除组织或瓣膜培养结果，继续抗感染治疗至少需 4～6 周。

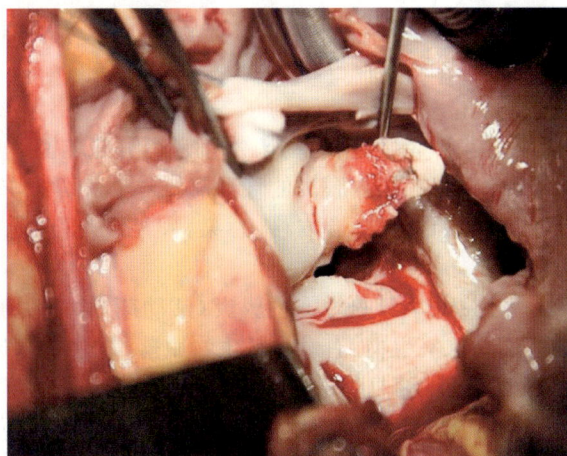

图 12-5-2　自体二尖瓣感染性心内膜炎直视下所见

【问题3】 术前应对哪些脏器进行评估？如何评价手术风险？术前应关注哪些检查项目？

思路： 该患者术前常规检查结果：全血细胞分析 WBC 18.21×10⁹/L，LY% 8.6%，NEUT% 81.4%，HGB 84g/L；凝血（APTT）43.0 秒。全血生化检查：白蛋白（Alb）26.5g/L，肌酐（Cr）135μmol/L，血糖（Glu）10.0mmol/L。血沉（ESR）84mm/h，C 反应蛋白（hsCRP）77.34mg/L，降钙素原（PCT）0.5ng/ml，N 末端 B 型钠尿肽原（NT-proBNP）2 100pg/ml。心脏超声提示先天性心脏病，室间隔缺损（膜周部，左向右分流），主动脉瓣及三尖瓣上均可见多个赘生物，三尖瓣最大赘生物 11mm ×6mm，随瓣膜活动，中度主动脉瓣关闭不全，轻度二、三尖瓣关闭不全，少量心包积液，左室射血分数（LVEF）59%。胸部 CT 提示两侧胸腔积液伴部分肺膨胀不全、多发肺梗死及斑片影。血培养：血链球菌阳性。颅脑 CT，冠脉 CTA 未见异常。

知识点

感染性心内膜炎的常规检查

常规检查包括：血尿便三大常规、肝肾功能、凝血、动脉血气、血沉，C 反应蛋白，血培养，NT-proBNP。心电图、胸部 X 线、胸部 CT、心脏超声（TTE/TEE），冠状动脉造影或 CTA，颅脑 CT/MRI（怀疑颅内出血或感染性动脉瘤形成）。特殊必要检查：根据有无内脏或外周栓塞等病史，进行必要的辅助检查，如上下肢动脉超声、腹部 CT、双下肢 CTA 等。主动脉瓣感染性心内膜炎无法行冠状动脉造影检查，可用冠脉 CT 造影（CTA）替代冠状动脉造影评价冠状动脉情况。

活动期心内膜炎的化验结果

活动期感染性心内膜炎可以伴有血沉、C 反应蛋白增高，三系（白细胞、红细胞、血小板）减少，上述情况通常不影响外科手术时机选择。临床上需要警惕的是合并免疫性瓣膜病变（如白塞综合征）或特殊感染（结核性感染性心内膜炎）。

瓣周脓肿的检查

感染性心内膜炎局部侵犯可导致瓣周脓肿，假性动脉瘤和主动脉瓣 / 二尖瓣连接分离导致心内分流、冠状动脉和肺动脉受压，Ⅲ度房室传导阻滞。心脏超声可明确心脏瓣膜病变部位、程度，瓣周累及范围，赘生物大小、位置及活动度；食管超声心动图（TEE）可进一步评估已确诊的感染性心内膜炎严重程度（瓣周脓肿，感染性脉瘤等）。心电图检查有新发生的Ⅲ度房室传导阻滞，提示有瓣周脓肿的可能；胸部 X 线片，缺乏特异性，心衰时可有心影增大，胸腔积液等表现；胸部增强 CT 可显示主动脉根部及周围结构。冠状动脉造影或 CTA 可了解冠状动脉情况。

合并中枢神经系统并发症的手术时机

颅脑 CTA 或 MRI 可以发现颅内病灶（梗死 / 出血，感染性动脉瘤），通常颅内陈旧性或亚急性栓塞或出血性病灶不影响手术。急性脑梗死应根据患者循环情况决定手术时机。急性（2 周以内）颅内出血应延迟手术至 2 周后进行。

【问题4】 除上述检查外，术前还有哪些准备？

思路： 感染性心内膜炎的管理需要一个密切协作的团队，"心内膜炎团队"的出现对于诊治 IE 至关重要。术前组织包括心外科、心内科、感染科、神经内科、重症医学科、麻醉科在内的多学科讨论。该患者术前多学科讨论意见如下：

心外科：患者感染性心内膜炎（活动期）诊断明确。感染控制困难、有心功能不全、肺栓塞表现；主动脉瓣上有活动性赘生物，有发生赘生物脱落、发生栓塞风险，可能随时危及生命；血培养阳性（血链球菌），有早期行瓣膜替换或修复手术指征。肾功能不全、贫血可以增加围手术期风险，但不是绝对手术禁忌证。

心内科：心脏超声提示室间隔缺损（膜周部，左向右分流），主动脉瓣及三尖瓣上可见赘生物，随瓣膜移动，左室射血分数（LVEF）59%，感染性心内膜炎诊断明确。因主动脉瓣赘生物活动度大，术前冠状动脉造影无法完成。建议行冠脉 CTA，了解冠状动脉情况。

感染科：血培养结果提示血链球菌，并已提供药敏，根据药敏结果可首先使用安灭菌配合阿米卡星治疗，但此药物有耳肾毒性，本患者有肾功能不全，可根据肌酐清除率调整抗生素应用，若患者无法耐受上述抗生素，可改用氨基糖苷类药物治疗。

重症医学科：患者有急性肾功能不全，围手术期有加重并行替代治疗的风险，术后根据组织培养结果调整抗生素，继续抗感染治疗。患者有先天性心脏病史，根据患者 CT 结果明确有肺栓塞。目前 IE 导致多脏器受累，可能导致呼吸机辅助时间会有所延长。

肾内科：患者血肌酐升高考虑与原发病相关，感染性心内膜引起的肾损害有两种，一种是由于栓塞性肾炎或肾梗死，另一种是由于免疫异常引起免疫性肾炎，包括局灶性肾小球肾炎、局灶性肾小球坏死和弥漫性肾小球肾炎。血红蛋白低下考虑肾性贫血及营养性贫血可能，可加用 EPO 治疗，进一步可行铁四项检查，必要时给予输血浆及红细胞治疗。

呼吸内科：患者感染性心内膜炎诊断明确，肺内病变首先考虑菌栓脱落所致，维持目前抗感染，必要时可升级为亚胺培南 / 西司他丁 + 万古霉素 + 阿莫西林（口服），雾化排痰、促进痰液引流，继续留痰送涂片 + 培养 + 药敏，积极评价手术指征，追查手术后病原学培养结果。

【问题 5】　手术时机的选择有哪些?

思路：近年来，在感染性心内膜炎活动期，早期外科干预的病例明显增加，目前约占所有感染性心内膜炎手术的 50%。该患者感染性心内膜炎（活动期）诊断明确，有难以控制的感染、心功能不全、活动性赘生物、肺栓塞，血培养阳性（血链球菌），有尽早行瓣膜替换或修复手术指征。该患者在住院后第 3 天行室间隔缺损修补 / 主动脉瓣替换 / 三尖瓣修复手术。

知识点

外科手术时机选择的要点

1. 急诊手术（24 小时）

（1）急性 AI 伴有二尖瓣过早关闭或血流动力学不稳定。

（2）血流动力学突然恶化。

（3）脓肿破裂进入心包或心腔。

2. 紧急手术（48 小时）

（1）严重的 AI/MR 伴心衰证据（心功能 NYHA Ⅲ～Ⅳ级）。

（2）瓣周脓肿、感染性动脉瘤、瘘管形成。

（3）新出现的传导阻滞。

（4）不稳定的修补术，不稳定的人工瓣膜。

（5）瓣口梗阻。

（6）持续菌血症（72 小时合理抗感染治疗）。

（7）室间隔穿孔。

3. 择期手术（越早越好）

（1）葡萄球菌性人工瓣膜心内膜炎（PVE）。

（2）2 个月内的 PVE（早期）。

（3）反流进一步加重（7～10 天合理抗感染治疗）。

（4）抗感染后赘生物继续增大。

（5）真菌性心内膜炎。

（6）抗生素应用 10 天仍有持续感染。

（7）可活动的赘生物>10mm。

（8）药物难以控制的慢性心功能不全。

（9）瓣周漏进一步加重。

（10）反复栓塞（尤其是经 2 周抗感染治疗后）。

【问题6】 手术方法的选择?

思路:该患者在低温体外循环下,经正中胸骨切口完成室间隔缺损修补、主动脉瓣替换(机械瓣)、三尖瓣修复手术。手术过程如下:

常规建立体外循环,阻断升主动脉。主动脉根部斜切口,经左右冠脉开口直接灌注停跳液,心脏停搏满意。探查见主动脉瓣无冠瓣、左冠瓣、右冠瓣瓣体均可见大小(5～15)mm×5mm 赘生物(图 12-5-3)。切除病变的主动脉瓣,生理盐水充分冲洗局部及心腔。阻断腔静脉,切开右心房,探查三尖瓣前叶增厚,附着两处赘生物,较大者 20mm×20mm 位于瓣尖,较小者10mm×10mm 位于前、后叶交界附近。后叶及隔叶基本正常。切除前叶赘生物以及被炎症累及的瓣体,清创后前叶仅在前隔交界附近残存少许正常瓣叶组织,向瓣环方向纵向切开前隔瓣交界,牵开三尖瓣,探查示室间隔缺损位于膜周部,破口直径大小约 2cm×3cm,清除缺损边缘颗粒状赘生物,用适当大小自体心包片经右

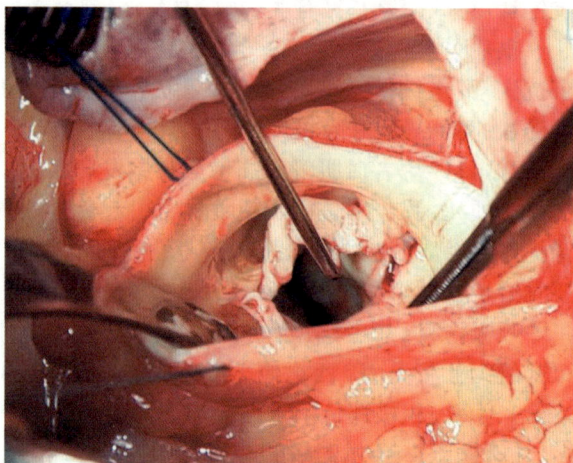

图 12-5-3　术中直视观察主动脉瓣及赘生物

心房修补室间隔缺损(用 5-0 prolene 线连续缝合)。经主动脉切口 2-0 Teflon 带垫片间断缝合植入 23# 机械主动脉瓣。测试人工瓣瓣叶启闭正常,冠脉开口无阻碍。缝合升主动脉切口。缝合三尖瓣切口,取大小约2cm×3cm 自体心包片,缝合至前叶瓣环。打水提示无明显反流。开放主动脉阻断钳,30 焦耳电除颤 1 次后心脏复跳,缝合右心房切口;安置右心房、右心室临时起搏电极导线,房 - 室顺序起搏,90 次 /min。缓慢停体外循环。带气管插管安返 ICU。出室时血压 110/65mmHg,起搏心率 90 次 /min,肾上腺素 0.03μg/(kg•min)。

知识点

手术原则

术中常规行经食管超声(TEE)检查。

手术均在体外循环下完成,右侧(三尖瓣或肺动脉瓣)感染性心内膜炎可选择体外循环辅助、心脏跳动下完成。手术切口可选择正中经胸骨标准切口或经胸骨、胸骨旁小切口,或经右侧胸部小切口完成。手术包括彻底清除感染灶,切除损毁的瓣膜、瓣环及瓣周结构,用自体或异体心包修补瓣环及瓣周结构,瓣膜替换 / 修复 / 主动脉根部替换。术中应用大量生理盐水冲洗,可以清除残留的组织碎片和散在的感染灶。

感染性心内膜炎患者行瓣膜替换时人工瓣膜选择与常规瓣膜替换原则相同。对于二尖瓣感染性心内膜炎,应尽量修复。右侧感染性心内膜炎手术的主要目标通常是消除持续菌血症和肺栓塞来源的病因,并且尽量选择三尖瓣成形,如果修复困难时,多选择生物瓣替换。对于 PVE、瓣环破坏严重、瓣周脓肿形成,主动脉瓣 / 二尖瓣连接分离等瓣环破坏严重的情况,可以选择主动脉根部替换。起搏器相关的感染性心内膜炎,应清除感染的电极并移除起搏器。

【问题7】 围手术期管理需要注意哪些事项?

患者术毕转入 ICU,持续镇静镇痛,呼吸机辅助呼吸。持续经中心静脉微量泵入心血管活性药物(肾上腺素、去甲肾上腺素、米力农)。监测心电图、有创动脉压、中心静脉压、经皮血氧饱和度、每小时尿量、每小时引流量、动静脉血气,APTT、血常规、生化指标及感染相关指标。继续使用术前抗生素。循环稳定后拔除气管插管,术后 48 小时开始华法林抗凝。

知识点

感染性心内膜炎的术后管理

每日复查 2 次心电图,每日床旁心脏超声、胸片,每日监测 1～2 次血常规、出凝血指标(APTT,

INR)、生化指标及感染（PCT，血培养）相关指标。

赘生物及瓣膜组织常规送检行细菌培养。术后应根据患者出凝血指标、植入人工瓣膜的种类（机械瓣、生物瓣）或瓣膜修复决定抗凝开始时间及抗凝强度。术后早期若引流量不多可开始静脉持续泵入肝素，维持 APTT 40～60 秒，逐渐过渡到口服华法林抗凝，维持 INR 1.5～2.0。

小　结

感染性心内膜炎是一种高度致死性心脏感染性疾病。早期诊断、开始抗感染治疗是提高患者生存和减少并发症发生的关键。手术的主要目标是彻底清除感染灶、防止栓塞，解除瓣膜感染的并发症。近年来，早期外科干预大大提高了感染性心内膜炎患者的生存率。

（刘剑州　苗　齐）

第六节　冠状动脉粥样硬化性心脏病

首次门诊病历摘要

患者男性，64 岁，体重 78kg，身高 172cm。以"活动后心前区闷痛不适 1 年，加重 1 周"为主诉到心内科门诊就诊。患者诉 1 年来心前区偶有闷痛不适，每月 1～2 次，活动或情绪激动后易诱发，发作时休息或含化硝酸甘油可缓解，近 1 周感心前区闷痛不适加重，活动时明显，每次持续 5～10 分钟，可放射至左肩臂部，白天静息也有发作，含化硝酸甘油可大部分缓解；门诊心电图提示：Ⅱ、Ⅲ、aVF 导联 Q 波；冠状动脉 CT 成像提示冠心病，左主干合并三支病变伴有明显钙化。既往史：高血压病 15 年，2 型糖尿病 6 年，高脂血症 7 年，吸烟 25 年，每天 20 支。查体：T 36.8℃，P 66 次 /min，R 18 次 /min，BP 145/80mmHg，神志清楚，唇不绀，心律齐，心音正常，呼吸音清，腹部、四肢无异常。目前口服药物：肠溶阿司匹林 100mg q.d.；美托洛尔 25mg q.12h.；单硝酸异山梨酯缓释片 40mg q.d.；辛伐他丁 20mg q.n.；培哚普利 4mg q.d.；二甲双胍 50mg t.i.d.。

【问题 1】　根据目前临床资料，患者的临床诊断是什么？

冠状动脉粥样硬化性心脏

左主干＋三支病变

不稳定型心绞痛

陈旧性下壁心肌梗死

高血压

2 型糖尿病

高脂血症

思路 1：患者是老年男性，以"活动后心前区闷痛不适 1 年，加重 1 周"为主诉来诊，发作时休息可缓解，近一周静息时亦有发作，目前心绞痛由稳定型心绞痛逐步演变为不稳定型心绞痛。

知识点

冠心病的主要症状是心绞痛，是局部心肌缺血的表现，它的发生是由于心肌需氧与冠状动脉的供氧失去平衡，致使心肌缺血缺氧。绝大多数心绞痛发作是由于冠状动脉本身粥样硬化所致的管腔狭窄和 / 或管壁功能障碍所引起，约占心绞痛发病的 90%。其他引起心绞痛发作的病因是：主动脉瓣狭窄、肥厚型心肌病、主动脉夹层及肺栓塞等。

> **知识点**
>
> 心绞痛可分为稳定型心绞痛及不稳定型心绞痛。稳定型心绞痛有固定的诱发因素，大多在劳累、情绪激动、饱食或受冷时诱发，发作时间较短，休息或含化硝酸甘油后心绞痛症状可缓解，其病程稳定在 1 个月以上。不稳定型心绞痛是介于急性心肌梗死和稳定型心绞痛之间的一组心绞痛综合征，与稳定型心绞痛比较，部位性质相似，胸痛程度更严重，频度增加，持续时间更长，可休息发作，一般不超过半小时，也有长达 1 小时而心电图、心肌酶谱一般正常，但该类患者发生急性心肌梗死的可能性增大。

思路 2： 患者男性 64 岁，有糖尿病、高血压、高脂血症等病史及吸烟史，有冠心病高危因素，冠状动脉 CT 成像提示左主干多支病变；心电图提示：Ⅱ、Ⅲ、aVF 导联 Q 波，患者有陈旧性心肌梗死。

> **知识点**
>
> 冠心病已经公认的主要危险因素有高脂血症、高血压、吸烟及糖尿病。多在中年以后发病，男性多于女性。

【问题 2】 根据目前临床诊断需要鉴别诊断的疾病主要有哪些？

心绞痛需要与主动脉瓣狭窄、肥厚型心肌病、心脏神经症、急性心包炎、急性肺栓塞、急性主动脉夹层、食管炎、胆囊炎和膈疝等鉴别。

【问题 3】 为明确诊断应考虑实施哪些辅助检查？

1. 超声心动图　观察心脏的结构和功能，瓣膜有无狭窄和反流。心脏收缩和舒张功能有无下降，有无节段性室壁运动异常。

2. 冠状动脉造影检查　明确冠状动脉血管有无狭窄病变及程度。

> **知识点**
>
> 冠状动脉造影是诊断冠心病的"金标准"，可以明确病变位置和程度以决定处理方式。超声心动图可以明确缺血心肌引起的节段性室壁运动异常，左室收缩功能低下程度，有无合并瓣膜病变、室壁瘤及室间隔穿孔。

第二次门诊记录

患者超声心动图提示：下壁室壁运动功能障碍，LVEF 50%，瓣膜功能无异常；冠状动脉造影提示（图 12-6-1，图 12-6-2）：左主干末端 90% 狭窄，前降支（LAD）狭窄最重 85% 伴钙化，第一对角支（D1）开口狭窄 95%，回旋支（LCX）近段到远段 80% 狭窄，右冠状动脉中段狭窄 95%，后降支（PDA）狭窄 80%，PCI 未成功。

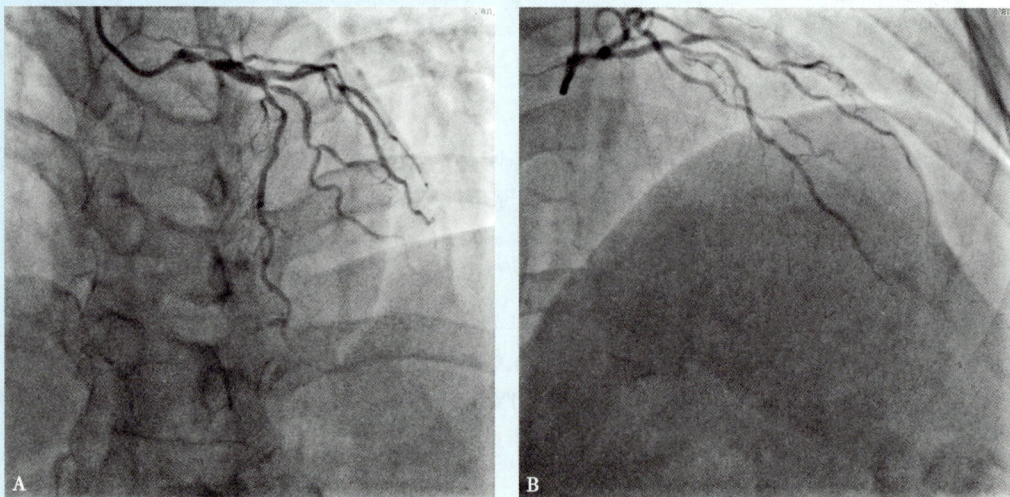

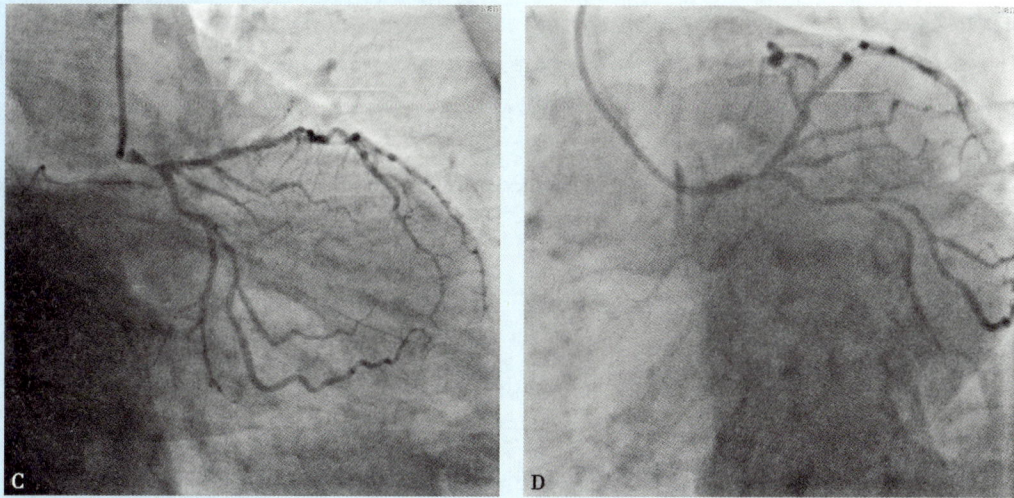

图 12-6-1　左冠状动脉造影
A. 左冠前后位；B. 左冠右前斜＋头位；C. 左冠右前斜＋足位；D. 左冠蜘蛛位。

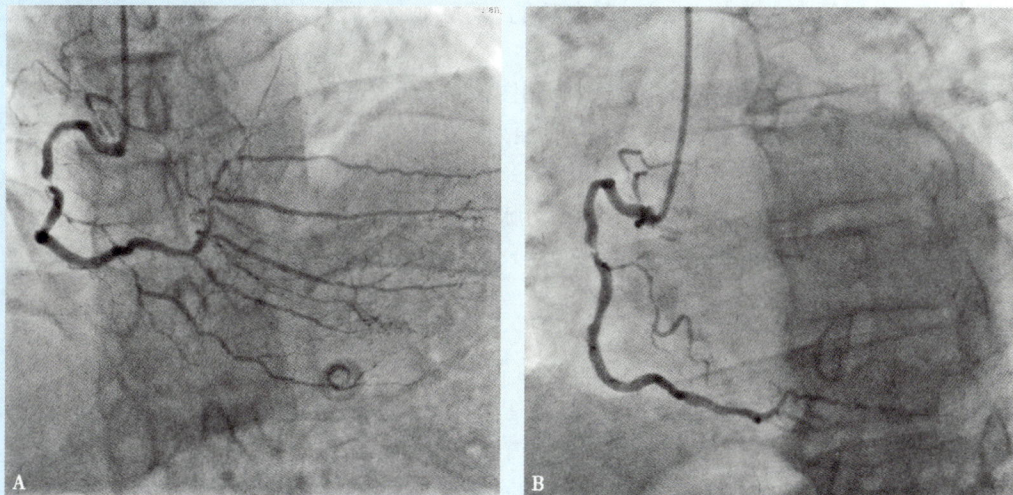

图 12-6-2　右冠状动脉造影
A. 右冠左前斜＋头位 30°；B. 右冠左前斜位。

【问题 4】　对该患者如何做进一步处理?

该患者可以考虑接受冠状动脉旁路移植术。

思路 1: 患者有慢性并加重的心绞痛症状，因 PCI 未成功，有再次发生心肌梗死的可能；造影明确提示左主干合并三支病变，远端靶血管直径 1.5mm 以上，该患者有行冠状动脉旁路移植手术的指征。

知识点

冠状动脉旁路移植术的指征

1. 药物治疗不能缓解或频繁发作的心绞痛，3 支冠脉主要分支中至少有一支近端血管腔狭窄大于 70%，远端靶血管直径 1.0mm 以上。

2. 狭窄程度大于 50% 的左主干病变；类左主干病变，即前降支和回旋支近端同时存在超过 75% 的狭窄。

3. 三支病变，狭窄大于 75% 以上。

4. 冠心病合并左心功能不全，介入治疗失败或再狭窄。

> **知识点**
>
> 冠状动脉旁路移植术目的是缓解临床心绞痛症状，改善心肌的血供，防止致命性心肌梗死的发生，改善临床心脏功能，增加活动耐量，提高生活质量。

思路 2： 患者有糖尿病，高血压，高脂血症等合并症，有陈旧性心肌梗死病史，这些增加了手术风险，心动超声提示 LVEF 50%，目前临床心功能Ⅱ级（NYHA），无明显手术禁忌证。术前要进行全身重要脏器评估，评价手术风险。

> **知识点**
>
> 目前冠状动脉旁路移植术手术死亡率 2%～3%（术后 30 天内），影响手术死亡率的重要因素有：急诊手术、高龄、再次手术、女性、左室射血分数（小于 35%）、左主干病变（狭窄大于 50%）和严重病变的主要冠状动脉分支数目。其他相关因素有近期心肌梗死、PCI 史、室性心律失常、充血性心衰，二尖瓣反流及其他合并症如糖尿病、高血压、脑梗死、周围血管病、慢性阻塞性肺疾病和肾功能不全等。

【问题 5】 术前应关注哪些检查项目？

常规体液检查：血尿便三大常规、血型、凝血功能、动脉血气、肝肾功能电解质、血脂、输血前四项及心肌酶检查。

常规必须检查：心电图、X 线胸片、心脏超声心动图，冠状动脉造影。

特殊必要检查：根据有无糖尿病、高血压，心肌梗死、脑梗死、静脉曲张及慢性阻塞性肺疾病等病史，进行必要的辅助检查。如胸部 CT、上下肢动脉超声、头颈血管超声、肺功能及 Allen 试验等。

胸部 CT 提示左主干及前降支近端钙化，升主动脉无明显钙化，纵隔及双肺无明显异常；颈动脉超声提示左颈内动脉 50% 狭窄，双侧椎动脉无明显异常。

> **知识点**
>
> 心肌缺血和心肌梗死是在心电图上有相应的心电图表现；胸部 X 线片，缺乏特异性，慢性心衰或形成室壁瘤时可有心影增大，胸腔积液等表现；超声心动图，心肌梗死可有节段性运动异常，评价心功能及瓣膜功能等。

> **知识点**
>
> 胸部 CT 平扫不但可以评价肺及纵隔情况，重要的是能发现升主动脉有无钙化及扩张程度，为桥血管近端吻合口的选择，主动脉插管位置及阻断位置的确定提供可靠的依据，可有效预防手术风险。对于高龄、长期吸烟和慢性阻塞性肺疾病患者，除做动脉血气检查外，如心绞痛稳定，需进一步行肺功能检查。

> **知识点**
>
> 如大隐静脉曲张严重或者冠脉病变可以应用桡动脉桥，有可能需要取桡动脉，术前除双上肢动脉超声检查外还需要做 Allen 试验，评价应用桡动脉风险。Allen 试验方法步骤：①术者用双手同时按压桡动脉和尺动脉；②嘱患者反复用力握拳和张开手指 10 次至手掌变白；③松开对尺动脉的压迫，继续保持压迫桡动脉，观察手掌颜色变化。若手掌颜色 10 秒之内迅速变红或恢复正常，表明尺动脉和桡动脉间存在良好的侧支循环，即 Allen 试验阴性。相反，若 10 秒手掌颜色仍为苍白，Allen 试验阳性，这表明手掌侧支循环不良。

【问题 6】 除上述检查外，术前还有哪些准备？

术前禁食。皮肤准备范围包括颈、胸、腋下、腹部、会阴及双下肢，如果取桡动脉作为桥血管，则前臂也应准备。对于高龄、长期吸烟和慢性阻塞性肺疾病患者，术前给予雾化吸入、加强指导训练应用肺活量仪、深呼吸和咳嗽咳痰。

> **知识点**
>
> 　　一般冠心病患者术前常规口服抗血小板药物、硝酸酯类和 β 受体阻滞剂等药物。β 受体阻滞剂与硝酸酯类药物一般使用至手术当日，以阻止患者因精神紧张引起的心率加快及心绞痛发作。如病情稳定，抗血小板药物（替格瑞洛、氯吡格雷等）应在术前 1 周停用，以减少术中出血。如为左主干或有不稳定型心绞痛者可改用低分子量肝素抗凝，如病情严重可以不停抗血小板药物；如术前有心绞痛持续不缓解，或心肌酶有改变，可以考虑急诊搭桥手术。

【问题7】　手术方法的选择有哪些？

　　目前常用的冠状动脉旁路移植术的方法是，体外循环下冠状动脉旁路移植术（CABG），以及非体外循环下冠状动脉旁路移植术（OPCAB）。前者在体外循环心脏停止跳动情况下进行血管吻合，后者是在心脏跳动下使用心脏固定装置使局部靶血管部位相对固定下进行血管吻合。

> **知识点**
>
> 　　冠状动脉旁路移植术是将自体动脉或游离动脉或静脉段移植到冠状动脉主要分支狭窄的远端，恢复病变冠状动脉远端的血流，缓解和消除心绞痛症状，改善心肌功能，提高生活质量，延长寿命。

　　有关临床随访结果提示上述两种手术方法围手术期死亡率，远期结果无明显差异。不同的医院和医生根据自身对搭桥技术掌握程度使用不同的搭桥技术。对于合并呼吸功能不全、肾功能不全、颈动脉狭窄等体外循环高危因素的患者，采用 OPCAB 获益尤其明显。两者的优缺点目前国内外仍存在明显的争议。

【问题8】　桥血管如何选择？

　　临床中常用桥血管是乳内动脉、大隐静脉、桡动脉，其他还有胃网膜动脉、小隐静脉等。原则上左乳内动脉（left internal mammary artery，LIMA）移植到左前降支，大隐静脉移植到其他目标血管，作为游离或"Y"形移植物可以移植到任何目标血管。回旋支狭窄严重者可以考虑应用桡动脉桥。年龄较轻的患者尽量全动脉化搭桥。该患者应用左乳内动脉及大隐静脉作为桥血管。

> **知识点**
>
> 　　乳内动脉：为二级弹力血管，血管结构、内径与冠状动脉相似，血流量大，不易形成粥样斑块、不易痉挛，远期通常率满意，应作为首选移植材料，缺点是供材长度有限。
>
> 　　桡动脉：为三级肌性血管，远期通畅率满意，容易痉挛。术中术后持续应用钙通道阻滞剂可减少痉挛发生。
>
> 　　胃网膜动脉：远期通畅率优于静脉桥。
>
> 　　大隐静脉：材料获得容易，取材方便，不易痉挛，有足够的长度和口径。远期通常率低于动脉性移植材料。内镜取材可明显减少并发症。
>
> 　　小隐静脉：特点同大隐静脉，大隐静脉曲张患者可以考虑使用。

手术治疗情况

　　1. 平卧位，全麻，消毒铺巾，分两组制取桥血管，内镜下制取大隐静脉；前胸正中切口，劈开胸骨，取左乳内动脉。

　　2. 体外循环下冠状动脉旁路移植术（升主动脉 - 大隐静脉 - 后降支，升主动脉 - 大隐静脉 - 钝缘支，升主动脉 - 大隐静脉 - 对角支，左乳内动脉 - 左前降支）：成功获取所需的移植血管后肝素化（3mg/kg），分别行升主动脉，右心房插管建立体外循环，降温，阻断升主动脉，经主动脉根部灌注心肌停跳液。吻合顺序为先完成远端吻合后完成近端吻合。以 7-0 prolene 线行大隐静脉 - 后降支、大隐静脉 - 钝缘支、小隐静脉 - 对角支

端 - 侧吻合，以 8-0 prolene 线行左乳内动脉 - 左前降支端 - 侧吻合。开放升主动脉阻断钳，自动复跳，恢复窦性心律。上侧壁钳，主动脉前壁打孔，以 5-0 prolene 行升主动脉 - 大隐静脉端 - 侧吻合。辅助循环，停体外循环，拔去心脏插管，鱼精蛋白中和肝素。严密止血，安置纵隔、左胸腔引流管各一根。钢丝固定胸骨，逐层缝合切口。术中行自体血液回输。体外循环时间 60 分钟，阻断时间 38 分钟。

知识点

远端吻合：吻合部位通常为右冠主干发出的后降支或左室后支，回旋支吻合在钝缘支上，前降支吻合在中远端 1/2 或 1/3。静脉桥吻合用 7-0 polypropylene 线完成，乳内动脉吻合用 7-0 或 8-0 polypropylene 线完成。序贯式吻合可以节省桥血管长度，冠状动脉内膜剥脱适用于冠状动脉病变弥漫、病变部位心肌存活的情况。

知识点

近端吻合：近端吻合可以选择一次主动脉阻断下完成，或心脏复跳后部分阻断升主脉侧壁完成吻合。在升主动脉前壁切开小口，用打孔器扩大切口，吻合用 5-0 polypropylene 线完成。吻合完毕，逐渐脱离体外循环，鱼精蛋白中和肝素。放置引流管后关胸。

知识点

不停跳旁路移植术，胸骨正中切口最常用，该切口可以完成多支吻合。单支病变吻合可以采用经胸部小切口完成。标准的手术体位为 Trendelenburg 位，此体位通过增加心排血量、更容易维持血流动力学稳定。术中采用心包悬吊、心尖吸引、固定器固定靶血管、血管内分流栓等可以使手术进行更加容易。吻合顺序的原则是先易后难，先吻合乳内动脉至前降支，再吻合右冠，最后吻合回旋支。

患者术后恢复情况

患者术毕进入心脏重症监护室。血流动力学平稳，术后 7 小时拔除气管插管，术后第 2 天转回普通病房，低盐低脂糖尿病饮食，胰岛素控制血糖。引流液为淡血性液体，逐渐减少，于术后 48 小时拔除。术后 1 周复查超声心动图示：心包腔无积液，心脏收缩功能良好。胸片提示无胸腔积液，无气胸。

【问题 9】　术后需要哪些注意事项？

患者返回 ICU，通常需要监测心电图、有创动脉压力、中心静脉压力、经皮血氧饱和度、每小时尿量、每小时引流量。呼吸机辅助呼吸，心脏活性药物辅助循环，扩血管药物控制高血压，持续镇静至循环稳定。总的原则是维持良好的血压保证各重要脏器灌注、减轻心脏前后负荷、增加心肌氧供、降低心肌氧需要、减少缺血再灌注损伤、维护血管桥通畅、促进心功能恢复，尽早拔除气管插管。

知识点

每日床边 ECG、摄胸片，每日监测心肌酶直至正常。术后拔除气管插管后开始给予抗血小板药物治疗。术前有不稳定型心绞痛、左主干病变、EF 低于 30%、合并心脏瓣膜病、并心肌梗死巨大室壁瘤和 / 或室间隔穿孔、大于 75 岁、糖尿病病史、合并肺或肾功能不全者应加强心功能支持和各器官功能维护，必要时及早应用 IABP。必要时从麻醉诱导前开始预防使用 IABP。

【问题 10】　术后并发症有哪些？

常见并发症包括围手术期心肌梗死、心律失常、低心排综合征、神经系统并发症、出血、心脏压塞、肾衰竭、肺部并发症及纵隔感染等。

知识点

控制心率(心功能正常患者,心率控制在60~80次/min)降低心肌氧耗;行冠状动脉内膜剥脱患者或冠脉有弥漫性病变者宜尽早行抗凝治疗,术后6小时若引流量不多可开始静脉持续泵入肝素,维持APTT 40~60秒,渐过渡到口服阿司匹林。

知识点

围手术期心肌梗死:约有2%的术后患者发生非致死性手术周围区域心肌梗死,心电图可出现新的Q波,血清心肌酶水平升高。该并发症的发生主要与吻合技术、桥血管的质量、靶血管口径等有关。

知识点

心律失常最常见的是心房颤动,其次是室性心律失常。心房颤动发生率是20%~30%,常为快速心房颤动,对血流动力学有一定影响,尤其对左心功能差的患者,应用胺碘酮可以转复。术后心房颤动原因包括:手术创伤、术后心包炎、术后交感神经兴奋、电解质和体液平衡失调、体外循环时间过长和术前停β受体阻滞剂等。

逐步恢复使用β受体阻滞剂与硝酸酯类药物,根据患者血压情况逐步恢复使用ACEI与钙通道阻滞剂类药物。如使用桡动脉作为旁路血管,术中开始静脉泵入钙通道阻滞剂,一般用地尔硫䓬(合贝爽)或尼卡地平,患者脱离呼吸机后改为口服。糖尿病患者或术后反应性高血糖者给予控制血糖,空腹6~9mmol/L,餐后在10~11mmol/L以下,所有患者如无禁忌证应常规口服降脂药。

知识点

冠状动脉旁路移植术后神经系统损害与低氧、栓塞、出血或代谢紊乱有关,发生率6%~13%。易患因素有高龄、升主动脉粥样硬化严重、脑梗病史、颈动脉狭窄、糖尿病、高血压和应用IABP等。

知识点

旁路移植术后出血率1%~5%,主要原因为外科因素和凝血机制异常。常见出血部位为冠状动脉血管吻合口、乳内动脉蒂及血管床、大隐静脉分支、胸骨骨髓腔骨膜或肋间血管等。易患因素有术前抗凝和抗血小板治疗、肝肾功能不全、长时间体外循环、高血压和低温等因素。心脏压塞是严重急性并发症,一旦发现,及时再次开胸止血,必要时床旁开胸减压,然后再回手术室处理出血部位。

知识点

肾功能不全:旁路移植术后发生肾功能不全的易患因素有高龄、心功能不全、再次手术、糖尿病或有肾脏病史等。术后肾功能不全发生率8%,其中18%需要透析治疗,肾功能不全患者死亡率达19%。

知识点

深部胸骨感染发生率1%~4%,死亡率可达25%。易患因素有肥胖、糖尿病、再次手术和应用双侧乳内动脉等。

【问题11】　冠状动脉旁路移植术后远期疗效如何?

95%的患者心绞痛术后可以缓解,但10年后10%~15%的患者再次出现心绞痛症状,常见原因是冠状动脉有新的病变或桥血管闭塞等。术后 5 年生存率 83%～95%，10 年为 64%～82%，与内科相比，搭桥手术可以明显提高左主干、三支血管病变合并左心功能不全患者的 5 年生存率。

> **知识点**
>
> 　　冠状动脉旁路移植术后桥血管通畅率因不同桥血管而异。大隐静脉术后 1 年通畅率 90%，5 年为 80%，10 年为 50%；乳内动脉术后 1 年通畅率为 98%，5 年为 95%，10 年为 90%；桡动脉 1 年通畅率为 90%，5 年为 83%。

第七节　急诊冠状动脉旁路移植术

急诊病历摘要

　　患者男性，71 岁。主诉因"反复心前区疼痛 10 天，加重 12 小时"急诊入院。发现糖尿病 2 个月，否认高血压及高脂血症病史，无吸烟及嗜酒史。该患 10 天前无明显诱因出现心前区疼痛，持续 5 分钟左右，口服普萘洛尔后可缓解，其间反复发作，休息及睡眠也有发作。入院 12 小时前，突发心前区剧烈压榨性疼痛，持续约 1 小时，疼痛向左肩部及左上肢放射，伴有大汗和濒死感，含服硝酸甘油无法缓解。在外院行冠状动脉造影检查，显示冠脉多支病变，前降支开口闭塞，经皮冠状动脉介入治疗（percutaneous coronary intervention，PCI）失败。临床诊断冠心病。体格检查：T 36.5℃，P 90 次/min，R 22 次/min，BP 115/60mmHg，患者被推入病房，半卧位，意识清楚，痛苦面容，面色苍白，心律齐，心音正常，双肺底闻及散在湿啰音，腹部、四肢无异常。

　　【问题 1】　根据上述病史及临床表现，可能的诊断是什么？
　　思路： 患者是老年男性，有"糖尿病"病史。近 10 天心前区不适趋于频繁，休息及睡眠时也有发作，符合不稳定型心绞痛的表现。此次发作症状严重、持续时间长，冠状动脉造影示：冠脉多支病变。首先考虑"急性冠脉综合征"可能性大。

> **知识点**
>
> 　　冠状动脉粥样硬化性心脏病（coronary artery disease）简称冠心病，是指冠状动脉粥样硬化导致的心脏病，表现为冠脉器质性狭窄、阻塞和/或功能性改变（痉挛）引发的心肌缺血、缺氧甚至坏死，因此又称为缺血性心脏病（ischemic heart disease）。
>
> 　　冠心病主要危险因素包括性别（男性多于女性）、年龄（中老年人多见），脂质代谢异常、高血压病、吸烟、糖尿病（或糖耐量异常），次要危险因素包括肥胖、高脂高盐高热量饮食、低体力活动、冠心病家族史等。
>
> 　　急性冠脉综合征（acute coronary syndrome）可视为冠心病的严重类型，是不稳定型心绞痛、非 ST 抬高型心肌梗死和 ST 抬高型心肌梗死的统称，其发病的共同病理基础是不稳定的动脉粥样硬化斑块，三种类型分别代表不稳定斑块破裂导致的不同程度的继发病理改变。不稳定型心绞痛、非 ST 抬高型心肌梗死又称为非 ST 抬高型 ACS，多为冠脉不完全阻塞所致，ST 抬高型心肌梗死则为冠脉完全阻塞所致。在临床实践中，患者发病之初，无法预测其结果是不稳定型心绞痛，还是进展为非 ST 抬高型心肌梗死或 ST 抬高型心肌梗死，因此统称为 ACS 有助于引起对此类患者的重视，进而予以严格的医学观察，以便及时采取有效的措施。

　　【问题 2】　入院后第一时间的处理包括哪些措施？为初步明确诊断，应做哪些辅助检查？
　　思路： 第一时间的一般处理包括卧床休息，吸氧，严重低氧血症者可予面罩加压给氧或机械通气，全面心电监护，建立静脉通道；含服硝酸甘油片，每隔 5 分钟一次，可连续服用三次，美托洛尔片 25mg，并嚼服阿司匹林 150～300mg。紧急实施心肌酶学检查、床旁心电图、床旁心脏彩超。诊断初步明确后，必要时镇静止痛处理。

检查结果回报

急诊检查结果回报：急检血清超敏心肌钙蛋白 I+肌酸激酶同工酶：TnI 177 203.10pg/ml，CKMB 147.90ng/ml；心电图示：V_1～V_4 导联 ST 段上台 3mm，V_5～V_6 导联下移 3mm，V_2～V_6 导联 T 波倒置；床旁心脏彩超示：节段性室壁运动异常，前壁运动幅度减低，二、三尖瓣少量反流，左室射血分数 LVEF：31%。符合"冠状动脉粥样硬化性心脏病，急性前壁心肌梗死"。

【问题3】 主要鉴别诊断有哪些？如何迅速鉴别？

思路： 急性胸痛为心血管急诊最常见主诉，多种疾病可有此症状，必须重点掌握以下三种危重疾患：

1. 急性心肌梗死　疼痛部位与心绞痛相同，但程度较重，持续时间往往长于 30 分钟，可达数小时，含服硝酸甘油难以缓解，可伴有心律失常、心源性休克等。心电图显示相应导联 ST 段抬高，Q 波出现，心肌坏死血清标志物升高。

2. 急性肺栓塞　表现为胸痛、呼吸困难、咯血等，体格检查可见发绀以及颈静脉充盈、肝大等右心负荷急剧增加的表现，常继发于外周静脉血栓栓塞性疾病，下肢深静脉血栓病史最为多见，肺动脉 CT 可明确诊断。

3. 急性主动脉夹层　表现为突发剧烈胸痛，常为撕裂样，发病时疼痛程度即达顶峰，可放射至腰腹及四肢，可因累及不同部位的主动脉分支血管而产生不同症状，如心肌梗死、意识模糊、截瘫、内脏和肢体急性缺血坏死等。超声、CT、MRI 及主动脉造影均可确诊。

【问题4】 患者起病到目前已经 12 小时，如何快速进行下一步的处理？

思路： 患者冠状动脉造影已显示明确，前降支开口闭塞，中间支弥漫 80%～90% 狭窄，回旋支近、中段 50% 狭窄，右冠近段 60% 狭窄。PCI 术中球囊扩张前降支后又迅速闭塞。患者心衰症状明显，心肌酶学变化明显，需急诊行冠状动脉旁路移植术开通闭塞血管。与患者直系亲属谈话，介绍病情危险性和冠状动脉旁路移植术重要性，签手术同意书。同时紧急完善术前常规检查：血常规、生化全套、凝血功能、肝炎、梅毒、艾滋病筛查，彩超评估双下肢动、静脉、乳内动脉和颈动脉情况；颅脑 CT、肺 CT 评估主动脉和神经系统情况；禁食、禁饮、备皮、备血等。

至此，患者已经起病 14 小时，患者确诊为"冠状动脉粥样硬化性心脏病，急性前壁心肌梗死，心功能Ⅳ级，糖尿病"。准备实施急诊冠脉旁路移植术（emergency coronary artery bypass grafting，eCABG）。

> **知识点**
>
> 冠状动脉是为心脏供血的动脉，分为左右两支，分别起始于主动脉根部的左冠状动脉窦和右冠状动脉窦，因而分别命名为左冠状动脉和右冠状动脉。它们走行于心表，并沿其走行方向，左冠状动脉主干相继发出前降支、回旋支、对角支等，右冠状动脉发出锐缘支、后降支等。一般临床上习惯将累及前降支、回旋支和右冠状动脉的冠心病称为"三支病变"，将累及其中两支或一支的冠心病分别称为"双支病变"或"单支病变"。左主干病变相当于前降支和回旋支同时病变，由于其支配供血的心肌面积广，左主干急性闭塞可导致猝死的严重后果。

【问题5】 冠状动脉粥样硬化性心脏病的治疗方式有哪些？

思路： 冠心病的治疗包括内科药物治疗、介入治疗、外科手术治疗及复合技术治疗四种方式。

1. 药物治疗　用于无手术指征的大部分稳定型心绞痛、部分不稳定型心绞痛患者的治疗，也包括无介入治疗条件或因患者延误就诊时机时的紧急静脉溶栓治疗。发病 3 小时内静脉溶栓治疗疗效与直接 PCI 相当，3 小时后疗效劣于 PCI，但仍有获益。越早开通，获益越多。要树立"时间就是心肌，时间就是生命"的观念，在患者入院 30 分钟内开始溶栓。

2. 经皮冠状动脉介入手术（percutaneous coronary intervention，PCI）　适用于部分稳定型心绞痛、部分不稳定型心绞痛及大部分急性心肌梗死患者，主要方式包括直接经皮腔内冠状动脉成形术、冠状动脉内旋切旋磨术、冠状动脉内支架植入术等。对于急性心肌梗死患者，应在 3～6 小时最多在 12 小时内，尽快开通闭塞的冠状动脉，挽救更多的心肌。

3. 外科手术　需接受心肌再血管化治疗，而解剖病变不适于介入治疗的患者，其具体术式主要是体外循环或非体外循环下的主动脉 - 冠状动脉旁路移植术。

4. 复合手术（hybrid revascularization） 近年来，一种小切口下的左乳内动脉 - 前降支搭桥结合经皮介入治疗其余冠脉病变的复合再血管化手术模式正在兴起，其理论基础为：左乳内动脉 - 前降支旁路 10 年通畅率可达 95% 以上，保证了患者的远期生存率；其余病变以药物洗脱支架治疗，创伤减小，远期通畅率优于静脉旁路。循证医学证据表明，该术式具备一定的优越性，成为当前冠心病治疗领域的研究热点之一。

> **知识点**
>
> 广义的急诊冠状动脉旁路移植术包括两类。一是抢救性的急症冠脉旁路移植术（emergency CABG），如急性心肌梗死合并血流动力学不稳定的患者，可伴有心源性休克，须尽可能于心肌梗死起病 6 小时内施行冠状动脉旁路移植术，以挽救生命。二是紧急冠脉旁路移植术（urgent CABG），如严重的左主干和 / 或三支病变患者，须尽快接受冠脉旁路移植术，以避免随时可能发生的致命性心肌梗死。

急诊冠状动脉旁路移植术的指征并无绝对统一的标准。2011 年 ACCF/AHA 发布的冠脉旁路移植手术指南是迄今为止最新版本的权威指南，其推荐实施急诊冠状动脉旁路移植术的指征有：

1. 急性心肌梗死患者 ①PCI 不成功，冠脉病变解剖特点适于外科手术，静息状态下心肌大面积持续缺血和 / 或存在保守治疗无效的血流动力学不稳（推荐等级 I，证据等级：B）。②合并需外科处理的机械性并发症，如室间隔破裂、乳头肌断裂所致的二尖瓣关闭不全、游离壁破裂等（推荐等级 I，证据等级：B）。③合并心源性休克，不必考虑心肌梗死与急诊手术的时间间隔或心肌梗死与休克的时间间隔（推荐等级 I，证据等级：B）。④合并危及生命的室性心律失常（临床明确判断为缺血所致），造影显示左主干狭窄达 50% 和 / 或三支病变（推荐等级 I，证据等级：C）。⑤冠脉多支病变患者，存在反复心绞痛发作，或 STEMI 发病 48 小时以内（推荐等级 IIa，证据等级：B）。⑥某些 75 岁以上的 ST 段抬高或左束支传导阻滞的患者，如果适合再血管化治疗，早期 PCI 或 CABG 是合理的，不用考虑心肌梗死与心源性休克出现的时间间隔（推荐等级 IIa，证据等级：B）。

2. PCI 治疗失败 ①持续的心绞痛症状或危及生命的冠脉阻塞伴有大面积心肌梗死（推荐等级 I，证据等级：B）。②血流动力学不稳定的患者不伴有凝血功能障碍以及先前无胸骨正中开胸手术史（推荐等级 I，证据等级：B）。③PCI 治疗失败后，取出冠脉关键解剖位置内的异物（最有可能的是折断的导丝和支架）（推荐等级 IIa，证据等级：C）。④血流动力学不稳定的患者伴有凝血功能障碍以及先前无胸骨正中开胸手术史（推荐等级 IIa，证据等级：C）。⑤血流动力学不稳定的患者先前有胸骨正中开胸手术史（推荐等级 IIb，证据等级：C）。

急诊冠状动脉旁路移植术的禁忌证有：

1. 心绞痛反复发作，但仅有小面积心肌缺血，并且血流动力学稳定的患者。

2. 梗死心肌"无复流"，微循环灌注无法恢复的患者。

3. PCI 治疗失败，但无证据显示冠脉存在明显缺血或闭塞，或解剖特点提示无法施行外科手术的患者。

急诊手术情况

1. 患者取平卧位，全身麻醉，插导尿管，消毒铺巾。患者循环不稳，经右侧股动脉植入主动脉球囊反搏装置（intra-aortic balloon pump，IABP）。行胸骨正中切口，劈开胸骨，第一助手取左内乳动脉，第二助手获取大隐静脉。

2. 患者接受了非体外循环下的冠状动脉旁路移植术：成功获取移植血管后，全身肝素化（1mg/kg），以 8-0 prolene 线将左乳内动脉远端端 - 侧吻合于前降支近中段。以 8-0 prolene 线将大隐静脉与中间支近段端 - 侧吻合。远端吻合后，侧壁钳钳夹升主动脉侧壁，以 6-0 prolene 线将大隐静脉与升主动脉端 - 侧吻合，完成近端吻合口。检查各吻合口无出血，血管桥搏动良好后，鱼精蛋白中和肝素。严格止血，安置心包、纵隔管，钢丝固定胸骨，逐层关胸，带气管插管安返术后监护室。手术时间 3 小时 45 分钟。

急诊冠状动脉旁路移植术（视频）

【问题6】 eCABG 的手术方式及桥血管材料的选择有哪些？

eCABG 的手术方式与择期 CABG 基本一致，分为体外循环（心脏停搏）或非体外循环（心脏不停跳）下的冠脉旁路移植术,关于两种方式孰优孰劣的比较在心脏外科学界仍属临床研究热点。

eCABG 术中最常采用的桥血管材料是乳内动脉和大隐静脉。急诊状态下,患者血流动力学参数不稳,随时可能面临生命危险,部分观点认为,在"挽救生命第一、远期预后第二"的原则下,争分夺秒获取桥血管,尽快恢复梗死区血运尤为重要。鉴于乳内动脉的获取不如大隐静脉便捷,总体而言,eCABG 术中乳内动脉的使用率低于择期 CABG,全部采取静脉桥的比例较高,如 2013 年一项源自美国胸外科医师协会(STS)数据库的研究显示,在心源性休克患者的抢救性 eCABG 术中,乳内动脉的使用率仅占 21.2%,但该研究同时认为,采用乳内动脉可以改善 eCABG 的预后,呼吁对此给予更多的关注。因此,是花费更多时间获取乳内动脉,还是完全采用大隐静脉更加快捷地进行血运重建仍有争议。急诊手术时极少采用桡动脉、胃网膜动脉等作为桥血管材料。

> **知识点**
>
> ### 术后早期注意事项及常规处理
>
> 患者术毕返回监护室后,需要呼吸机辅助呼吸,心血管活性药物辅助循环,持续镇静等。专科护士 24 小时床旁观察,重点监测动脉血压(有创或无创)、中心静脉压、心率、心律、经皮氧饱和度、动脉血气分析以及每小时尿量、每小时胸管引流量等,并实施 IABP 常规护理。建议每日早晚常规行心电图、胸部 X 线检查,监测心肌损伤标志物(CK、CKMB、cTnI)直至正常。进监护室后立即开始记录每小时胸腔引流量,一般在术后 24 小时内开始给予口服抗血小板药物治疗。此外,常规静脉应用抗生素预防感染。
>
> 患者术后 6 小时完全清醒,充分吸痰后拔除气管插管。血流动力学保持平稳,术后第 2 天床旁彩超显示左室前壁运动改善,EF 值 41%,遂拔除 IABP,从监护室转回普通病房,流质饮食逐渐过渡到普通低盐低脂饮食。胸管引流液为血性液体,颜色逐渐变淡,引流量逐渐减少,术后 48 小时予以拔除。术后 1 周复查:胸片提示术后改变,未见异常。超声心动图示:左室前壁运动幅度较前改善,EF 值 45%,心包腔无积液。予以出院。

【问题 7】　患者出院后的治疗原则是什么?

建议全休 3 个月以上,佩戴胸带 3～6 个月,直至胸骨完全愈合。戒烟戒酒,低盐低脂饮食;坚持服用抗血小板药物,若无禁忌证,建议终身服用阿司匹林肠溶片(100mg/d),服用氯吡格雷 6～12 个月(75mg/d);将血压、血脂、血糖控制在正常水平。建议手术后 3～6 个月复查胸片、超声、心电图及血液生化检查,以后每年至少门诊复查一次。

第八节　心肌梗死并发症的外科处理

一、心脏破裂

心脏破裂是急性心肌梗死的主要死亡原因之一,占急性心肌梗死死亡的 10%～15%。临床特征取决于受累的部位,心脏游离壁破裂较为常见,常在起病 1 周内出现,约占 STEMI 患者院内死亡原因的 10%;其次为室间隔穿孔。成功的直接冠状动脉介入治疗和早期溶栓治疗可以降低心脏破裂的发生率,并可改善远期预后,而晚期的溶栓治疗则可能增加心脏破裂的发生。

(一)心脏游离壁破裂

心脏游离壁破裂是急性心肌梗死最致命的并发症,在所有 STEMI 入院患者中占 1%～6%,临床救治困难。心脏破裂有两个高发期,即心肌梗死后 24 小时以内,或心肌梗死后 3～5 天。

1. 心脏游离壁破裂的临床特点　①高龄患者多发,女性患者发生率更高,为男性患者的 4～5 倍;②高血压者更常见;③多为初次心肌梗死,既往无心绞痛或心肌缺血证据;④大面积 STEMI 较易发生,尤其是梗死面积累及 20% 以上心肌的大面积心肌梗死;⑤心脏游离壁破裂多发生在前降支供血区域的前壁或前侧壁、梗死心肌与正常组织的交界部位;⑥左心室破裂多于右心室,心房破裂发生率很低;⑦室壁肥厚或有较好侧支循环的部位较少发生;⑧常伴随心肌梗死的延展;早期的心脏破裂更多发生在前壁心肌梗死,而与是否接受了再灌注治疗无关。晚期的心脏破裂则主要与梗死延展有关，与梗死的部位无关，而成功再灌注的患者较少发生；⑨接受溶栓治疗心脏破裂发生率高于接受成功的 PCI 治疗者。但如果介入治疗失败或术后发生严重的无复流或慢血流将增加心脏破裂的风险；⑩应用糖皮质激素或非甾体抗炎药易发生心脏破裂。抗凝治疗不增加心脏破裂的风险。

心脏游离壁破裂前患者常反复发生程度剧烈的心绞痛，药物治疗效果不佳。左室游离壁破裂的典型表现包括胸痛、心电图 ST-T 改变，同时伴有迅速发展的血流动力学衰竭，或突发心脏压塞和电机械分离。

心脏破裂发生时患者病情骤变，因心包积血和急性心脏压塞对标准的心肺复苏无反应，患者可在数分钟内致死。但如果破裂口较小，患者可呈现亚急性过程，出现恶心、低血压或心包炎相似的表现，也可发生心脏压塞。存活率取决于破裂口的大小，发生的速度，血流动力学的稳定性等。

超声心动图检查是心脏机械性并发症诊断的有效手段，游离壁破裂时超声检查可发现心包积液，有时可探及破裂口和分流，并可确定心包积液程度。但病情危急的患者往往来不及进行超声心动图检查。

2. 心脏破裂的预防　①早期成功再灌注和开放侧支循环；②已经接受再灌注治疗的患者反复发生严重的胸痛，在警惕血管再闭塞的同时也要想到心脏破裂的可能；而未接受再灌注治疗的患者在积极治疗心肌缺血的过程中症状难以控制者也要提高警惕，密切观察；③识别和控制危险因素，如积极降压、控制心力衰竭，镇静等。

3. 治疗　多数心脏破裂的患者来不及救治。反复发生梗死后心绞痛者应警惕心脏破裂，给予硝酸酯类药物、吗啡、静脉 β 受体阻断药等，令患者绝对卧床，镇静，控制血压。发生心脏破裂时可行心包穿刺引流、IABP、快速补液，部分患者病情可能暂时稳定，为外科手术创造条件。急诊手术不必等待冠状动脉造影结果。手术治疗急性心脏破裂的成功率极低。

怀疑亚急性心脏游离壁破裂、心脏压塞时可行心包穿刺引流术，有助于诊断和缓解症状。如果患者近期未行冠状动脉造影，则应在病情允许时尽早完成冠状动脉造影，以决定进一步的血运重建和外科修补手术。

左心室破裂口也可被血栓、血肿和心包壁层粘连而发生心脏不完全破裂，血栓机化并与心包一起形成假性动脉瘤。假性动脉瘤大小不一，与左心室间通常有一个较窄的交通，可造成血液分流和动脉栓塞，瘤体不含心肌组织成分。假性动脉瘤诊断主要依据超声心动图和心室造影。

美国 ACC/AHA 对左室游离壁破裂的治疗建议如下：①游离壁破裂的患者应考虑急诊心脏手术修复，除非患者不同意或存在外科手术的禁忌证，预期进一步的支持治疗无效（Ⅰ类适应证，证据级别 B）；②修补游离壁的同时应进行 CABG（Ⅰ类适应证，证据级别 C）。

（二）室间隔破裂穿孔

室间隔破裂穿孔是急性心肌梗死少见而严重的并发症，约占心脏破裂的 10%，心肌梗死总病死率的 5%。室间隔穿孔大多发生在心肌梗死后 3～5 日，也可在发病 24 小时内或 2 周后。在溶栓这项技术问世之前的年代，室间隔穿孔通常发生在心肌梗死后 1 周，发生率为 2%；再灌注治疗使其发生率下降至 0.2%，但发生时间前移，病理变化加重。室间隔破裂穿孔的自然病程凶险，迅速发生心力衰竭、心源性休克，病死率高。内科保守治疗效果差，手术治疗有时可能挽救生命。

室间隔穿孔多发生在首次 STEMI、多支病变，尤其是左前降支病变（前壁心肌梗死）的患者。缺乏侧支循环、高龄、高血压、溶栓治疗可能也与其发生有关。

室间隔穿孔多发生在坏死心肌的边缘处，多为单一破裂口，1cm 至数厘米大小，可以是明确相通的孔洞，也可以是不规则或潜行的穿孔。前壁心肌梗死引起的室间隔穿孔大多靠近心尖部，而下壁心肌梗死引起的室间隔穿孔则在室间隔的基底部。

1. 临床表现　大部分患者室间隔穿孔时表现为胸痛加重。血流动力学异常与穿孔的面积、速度有关，患者可在几小时内出现低血压或心源性休克、严重的左右心力衰竭（右心力衰竭明显）和新出现的杂音，杂音位于胸骨左缘 3～4 肋间或心尖内侧，为粗糙、响亮的全收缩期杂音，50% 的患者可触到收缩期震颤，部分可听到心包摩擦音，约 20% 的患者可出现急性二尖瓣关闭不全的体征。

二维超声心动图和彩色多普勒成像技术是诊断室间隔穿孔简便易行且较为准确的诊断方法。冠状动脉造影和左心室造影可进一步明确诊断并为治疗选择提供准确的资料。

2. 治疗　急性心肌梗死合并室间隔穿孔的治疗十分棘手，预后不良。要根据穿孔的大小、血流动力学是否稳定、患者的伴随情况、医院的治疗水平等因素决定治疗方式。包括内科保守治疗、外科手术治疗（室

间隔穿孔修补术 +CABG）、经皮室间隔破裂口封堵术及 PCI。

（1）内科治疗：如果室间隔穿孔较小，分流量不大，患者的血流动力学较稳定，可以在密切观察病情变化的情况下采用内科保守治疗。包括利尿药、血管扩张药和正性肌力药物以及 IABP 辅助支持。药物治疗稳定病情仅仅是暂时的，大部分患者病情迅速恶化。IABP 支持下，使用多巴胺和多巴酚丁胺等药物可使部分患者血流动力学有一定改善，为手术或实施介入治疗创造时机和条件。

（2）外科手术治疗：手术修补室间隔破裂口仍是目前最有效的治疗手段，可改善室间隔穿孔患者预后，明显提高存活率。手术疗效与手术时机、术前是否合并心源性休克、梗死及室间隔穿孔的部位等因素有关。近年来随着心外科手术水平、麻醉及围手术期处理水平的显著提高，多数专家认为只要诊断明确，尤其是穿孔较大者，无论是否合并心源性休克均应急诊手术。血流动力学稳定的患者应先行内科治疗，3～6 周后再手术。一般主张在行室间隔修补术同时行冠状动脉旁路移植手术。如果冠脉病变较为简单，也可采取冠脉介入治疗 + 外科室间隔修补术，以减少手术创伤、缩短手术时间，降低并发症。术后有 20%～25% 的患者可能发生补片边缘撕裂和 / 或新发室间隔穿孔。

3. 介入治疗　随着介入技术和器械的日渐发展，近几年采用经皮经导管置入 Amplatzer 室间隔封堵器治疗急性心肌梗死后室间隔穿孔已有报道，但国内完成的例数均很少，尚缺乏足够的经验。完成室间隔封堵的同时酌情行 PCI 治疗。

（三）乳头肌功能失调或断裂

急性心肌梗死早期，10%～50% 的患者发生乳头肌功能不全，心间区可闻及收缩中晚期喀喇音和吹风样收缩期杂音，杂音较少超过 3～4 级，第一心音可不减弱或增强。临床症状不多，缺血缓解后可消失。

少数患者（3%～4%）可发生乳头肌断裂，突然出现严重的二尖瓣关闭不全及左心力衰竭、急性肺水肿或心源性休克。下壁心肌梗死引起的后中乳头肌断裂较为多见。乳头肌断裂是急性心肌梗死后少见但致命性的并发症，常发生于急性心肌梗死后 1 周内，部分断裂可延迟至 3 个月内。病情进展迅速，内科疗效差，病死率高，如无外科手术治疗，90% 的患者在 1 周内死亡。

超声心动图是主要的无创检查手段，有助于诊断和鉴别诊断。

乳头肌功能不全的治疗应以扩张冠状动脉、改善心肌供血为首选，药物治疗包括硝酸酯类药物和耐受剂量的 β 受体阻断药，并在病情允许的情况下行冠状动脉造影，酌情行 PCI 或 CABG 治疗。乳头肌断裂的患者应尽早使用血管扩张药，降低体循环阻力，必要时置入 IABP。血流动力学稳定者可先行内科治疗，择期手术；病情不稳定或恶化者则应尽快行外科手术，包括瓣膜置换（成形）术和 CABG。

二、心室膨胀瘤

心室膨胀瘤或称室壁瘤，发生率 5%～10%，室壁瘤多见于首次发作、前降支完全闭塞且无侧支循环形成的前壁大面积心肌梗死患者，好发于前壁和心尖处。易合并充血性心力衰竭、动脉栓塞及严重的心律失常，病死率较无室壁瘤者高 5～6 倍。也有人将室壁瘤称为真性室壁瘤，以别于心室游离壁破裂形成的假性室壁瘤，二者的治疗和预后迥异。

临床表现包括心绞痛、充血性心力衰竭、血栓栓塞和室性心律失常。体检可见心界向左侧扩大，心脏冲动较弥散，第一心音减弱，第三心音奔马律，少数患者心尖部可闻及收缩期杂音。心电图所见为梗死相关部位 ST 段持续抬高，一般认为 ST 段抬高超过 4～8 周即应考虑室壁瘤形成。超声心动图、放射性核素心血池显像以及左心室造影可见局部心缘突出或有反常搏动。

急性心肌梗死早期成功的再灌注治疗可减小梗死面积，限制梗死延展，有助于减少室壁瘤形成。较小的室壁瘤对心功能影响不大，不需特殊处理，但应给予 ACEI 类药物和抗血小板治疗，限制左室重构，防止血栓性并发症。室壁瘤较大者可使心排血量减少，影响患者的心功能并易造成血栓栓塞，必要时应行外科手术治疗。美国 ACC/AHA 急性心肌梗死治疗指南的建议为：STEMI 患者出现室壁瘤，如果伴有顽固性室性心动过速和 / 或对药物治疗和导管治疗无反应的泵衰竭，可考虑行左室室壁瘤切除和冠脉旁路移植术（Ⅱa 类适应证，证据级别 B）。

（胡盛寿）

第十三章　主动脉疾病

第一节　主动脉瘤

首次门诊病历摘要

患者男性，36 岁。因"胸闷伴前胸部隐痛 3 个月，活动后气促 1 个月"就诊。患者 3 个月前无明显诱因出现胸闷，前胸部隐痛，近 1 个月伴有活动后气促，上二楼后则需休息，为求进一步治疗来医院就诊。查体：身高 179cm，体重 65kg，双眼高度近视，肢体细长，颈动脉搏动明显，胸骨上凹可扪及动脉搏动，胸廓轻度畸形欠对称，两肺可闻及细湿啰音，心前区无隆起，心尖冲动弥散有力，向左下移位。心率 85 次 /min，心律齐，胸骨右缘第二肋间主动脉瓣第二听诊区可闻及Ⅲ/Ⅳ级收缩期、舒张期双期杂音。股动脉处可闻及枪击音及 Duroziez 双期杂音。家族史询问显示，其祖父 40 岁体力劳动时不明原因猝死，其父亲 35 岁因"急性 Stanford A 型主动脉夹层"，行 Bentall 手术、全主动脉弓人工血管置换联合冰冻象鼻手术，姐姐矮胖体健，身材与母亲类似。

【问题 1】　通过上述摘要，该患者可疑的诊断是什么？

根据患者的病史和查体发现，应高度怀疑"主动脉瘤"的可能。

思路 1：胸闷伴前胸部隐痛 3 个月，活动后气促 1 个月。

> **知识点**
>
> 　　主动脉瘤分为真性主动脉瘤和假性主动脉瘤。真性动脉瘤是动脉壁 3 层结构同步病理性扩张，超过正常血管直径的 50% 即可诊断。假性动脉瘤是动脉局部破裂，血液外溢至动脉壁外，被邻近组织包裹而形成，没有完整包膜，一般假性动脉瘤外围为凝血块，中心可有活动性血流。
>
> 　　根据不同病变部位，主动脉瘤还可分为主动脉根部瘤、升主动脉瘤、主动脉弓部瘤、降主动脉瘤、胸腹主动脉瘤和腹主动脉瘤等。

> **知识点**
>
> 　　随着人们健康管理意识的增强和体检手段的完善，多数主动脉瘤症状常隐匿，大多是偶然被诊断的。临床上最常见的症状可表现为相应部位的隐痛，随着瘤体增大，疼痛程度会不断加重。对于主动脉根部瘤或升主动脉瘤，前胸部疼痛是最常见的症状。对于主动脉弓部瘤或胸腹主动脉瘤，疼痛多位于胸部肩胛骨之间，也可出现在后背中部和上腹部。疼痛的发生多由动脉瘤扩张压迫邻近组织所致。疼痛强度短时间内明显加重常预示着即将破裂或主动脉夹层的发生。

> **知识点**
>
> 　　主动脉瘤的其他症状多与邻近的组织结构相关。主动脉根部瘤可能引起主动脉瓣关闭不全，升主动脉瘤可能伴发主动脉瓣狭窄或关闭不全，部分患者可有心绞痛甚至心力衰竭表现。本例患者即出现了明显的心功能不全症状。主动脉弓部瘤、降主动脉瘤或胸腹主动脉瘤，可压迫邻近组织如上腔静脉、肺

动脉、气管、支气管、肺和左喉返神经、食管等，引起上腔静脉综合征、呼吸困难、咳嗽、喘鸣，甚至继发感染、咯血、声音嘶哑、吞咽困难、呕血等，降主动脉瘤还可侵袭椎体，破坏骨质，甚至压迫脊髓，导致截瘫。

思路 2: 颈动脉搏动明显，胸骨上窝可扪及动脉搏动，两肺可及细湿啰音。心前区无隆起，心尖搏动弥散有力，向左下移位，胸骨右缘第二肋间主动脉瓣第二听诊区可闻及Ⅲ/Ⅳ级收缩期、舒张期双期杂音。股动脉处可闻及枪击音及 Duroziez 双期杂音。

> **知识点**
>
> 对于单纯的主动脉根部瘤（不合并主动脉瓣膜病变），体格检查往往无典型表现。如果合并有主动脉瓣关闭不全，则可能存在主动脉瓣关闭不全的舒张期杂音和周围血管征。主动脉弓部瘤有时可在胸骨上凹看到或触诊到搏动性肿块。以胸主动脉受累为主的胸腹主动脉瘤很少能在体格检查中察觉，除非腹部的动脉瘤部分扩张非常严重。部分患者在腹部可扪及膨胀性搏动性肿块，然而由于肋弓的原因，其上缘扪不清楚。瘤体可有轻度压痛，在对应的内脏血管开口处如腹腔干动脉、肠系膜上动脉、肾动脉、双侧髂动脉开口处可能闻及收缩期杂音。而大的肾下腹主动脉瘤体格检查经常可在腹部触及发现。此外，动脉瘤的体检还应对颈动脉、肢体动脉等周围血管疾病同时检查。
>
> 在本例患者中出现了胸骨上窝的动脉搏动、主动脉瓣的双期杂音、典型的周围血管征、两肺可闻及细湿啰音。考虑胸主动脉瘤合并主动脉瓣的狭窄及关闭不全，并伴有心功能不全。

思路 3: 查体发现患者身材瘦高，双眼高度近视，肢体细长，胸廓存在畸形，家族史询问显示其祖父猝死，其父亲因"急性 Stanford A 型主动脉夹层"行手术治疗。

> **知识点**
>
> 马方综合征（Marfan syndrome）是一种常染色体显性遗传性结缔组织病，FBN1 基因突变是其致病原因，遗传概率为 50%，与后代性别无关，人群患病率为 1/10 000～1/5 000。马方综合征以心血管、眼和骨骼这三大系统发育缺陷为主要特征，主要死亡原因为主动脉瘤或主动脉夹层破裂。主动脉根部瘤和晶状体脱位为马方综合征最典型的特征性病变。本例患者有比较典型的体征，有猝死和主动脉急症家族史，故高度怀疑马方综合征。
>
> 随着基因检测手段的普及，马方综合征可与洛伊斯-迪茨综合征（Loeys-Dietz syndrome）等其他临床表现类似的罕见综合征鉴别，获得分子水平的确诊，还可借助胚胎植入前阻断技术让患者生育健康后代。
>
> 根据 2010 年美国心脏协会动脉瘤的诊断和治疗指南，临床医师对于主动脉瘤患者应注意以下病史及家族史。①马方综合征，洛伊斯-迪茨综合征，埃-当综合征（Ehlers-Danlos Syndrome）或其他结缔组织病家族史。②家族性的主动脉夹层或主动脉瘤病史。③已知的易于导致动脉夹层的基因突变，包括 FBN1，TGFBR1，TGFBR2，SMAD3，TGFB2，ACTA2 和 MYH11 等基因改变。④已知的主动脉瓣疾病、主动脉瓣二叶畸形、主动脉瘤或近期的主动脉手术或介入史。⑤急性或剧烈的疼痛，或撕裂样疼痛以及尖锐的刺痛。⑥脉搏消失、双侧收缩压相差大于 20mmHg、局灶性神经功能缺损以及新出现的主动脉瓣反流杂音。⑦急性神经损伤及心脏压塞。

【问题 2】 为明确诊断应考虑实施哪些辅助检查？

疑为主动脉瘤患者，需进行下列辅助检查：

1. 心电图 单纯的主动脉根部瘤（不合并主动脉瓣膜病变）往往无特异性表现。对于合并主动脉瓣关闭不全患者，可能会有左室肥大或劳损表现。动脉粥样硬化导致的主动脉瘤患者，可能会有合并冠心病的证据，或有陈旧性心肌梗死的表现。

2. 胸部 X 线片 许多无症状的主动脉瘤是通过胸片首次发现的，胸部 X 线片可以显示主动脉影增宽。正位片可见扩大的升主动脉瘤、胸主动脉瘤导致上纵隔增宽。侧位片显示胸骨后间隙变小。

3. 超声检查 具有无创、经济和检查快捷等优点。对于动脉瘤来说，其主要适用于超声心动图特别是经食管超声心动图（transesophageal echocardiography，TEE）检查。它是主动脉根部瘤、升主动脉瘤和主动脉弓部瘤的重要检查手段（图 13-1-1A）。TEE 为测量主动脉瓣环、主动脉瓣窦、窦管交界处和窦瘤直径提供了可靠的技术保证（图 13-1-1B）。TEE 可准确地判断和区分主动脉根部瘤、主动脉夹层和壁内血肿。由于主动脉根部计算机断层扫描往往具有运动伪影，TEE 是最适合检查主动脉根部的无创检测方法。当肾下腹主动脉瘤瘤颈部不能在肾动脉平面得到证实时，应怀疑胸腹主动脉瘤。超声检查，虽然有助于评价肾下腹主动脉瘤，但对胸主动脉瘤或肾上型主动脉瘤，由于肺组织重叠等原因效果有限。

4. CT 血管成像（CTA） CT 血管成像又叫 CT 血管造影，具有无创、快速、清晰度高等特点（图 13-1-2A），能够获取完整的胸腹主动脉图像，有助于主动脉瘤的确诊和术前评估，是主动脉病变首选的影像学检查手段。借助于造影剂，CTA 可以清晰展示主动脉瘤形态、部位和累及范围，同步显示主要分支血管，如主动脉弓上分支动脉、腹腔内脏分支动脉、双侧肾动脉、双侧髂动脉的图像，以及所有邻近器官的解剖形态及血流灌注情况。现代 CT 检查断层之间的距离可精确到 0.5mm 以内，几乎不会遗漏主动脉的任何病变，可准确地判断和区分主动脉瘤、主动脉夹层、壁内血肿及假性主动脉瘤等。主动脉三维重建成像（图 13-1-2B）可精确提供主动脉各部位的形态、直径、病变位置和程度，不仅有助于诊断，而且可以据此制订具体手术方案。

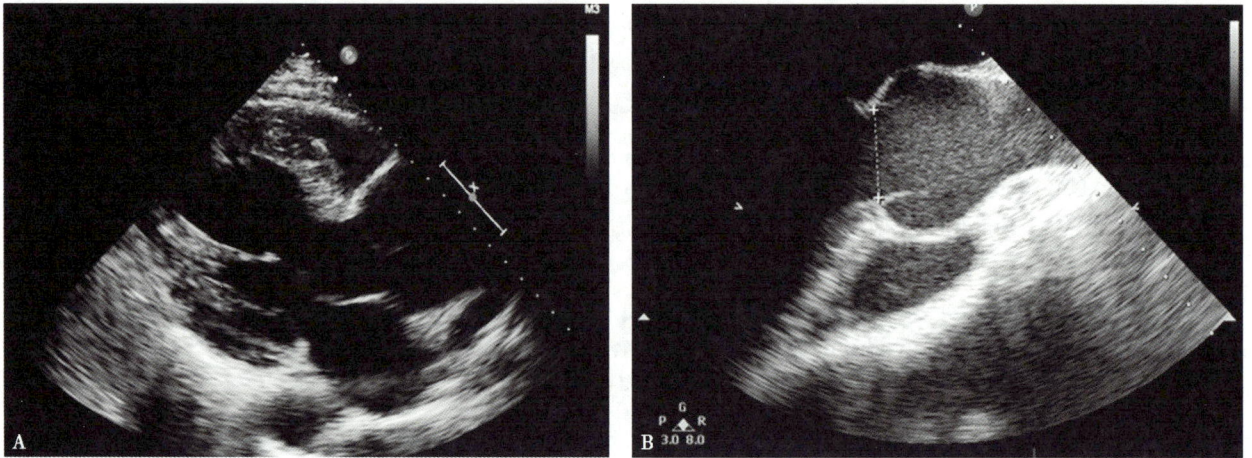

图 13-1-1 经食管超声检查图像
A. 主动脉瘤的超声图像；B. 主动脉瓣环测量。

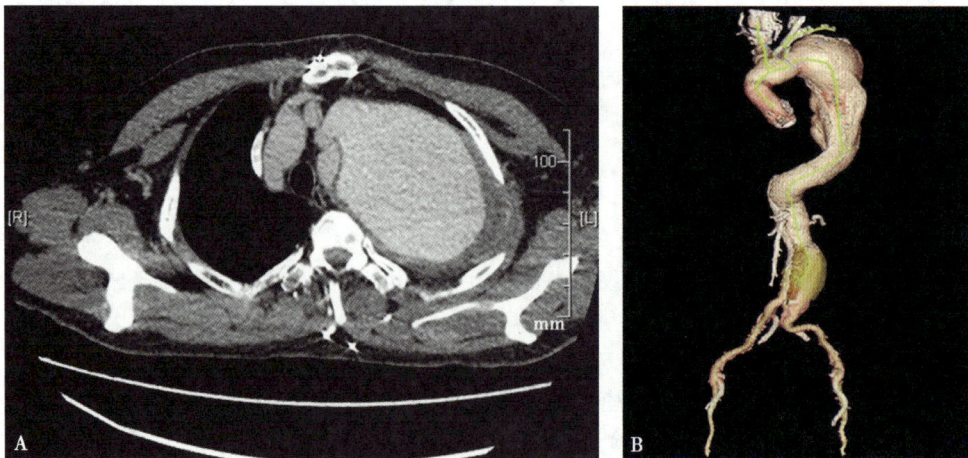

图 13-1-2 主动脉瘤的 CT 血管成像
A. 主动脉瘤 CT 断层扫描；B. CT 主动脉三维重建。

5. 磁共振血管造影（MRA） MRA 相较于 CT 血管造影（CTA）的重要优势是无需使用对比剂，尤其对肾功能不全的患者有益，并且无需使用 X 线。MRA 可以提供容量及处理信息与 CTA 相似的图像，并可进一步提供与传统主动脉造影相似的血流灌注动态影像。与传统主动脉造影术只能描述血管腔内血流信息相比，MRA 能提供主动脉腔内血流信息、主动脉腔内的固态血栓信息和主动脉管壁构成信息。目前 MRA 的局限性包括费用较高，易受到磁性金属移植物的干扰，以及检查时间偏长，尤其对于需要紧急确诊的主动脉急诊病危患者而言实用性欠佳等。但此技术仍具有广泛的适用性。

6. 数字减影血管造影（DSA）　由于 DSA 的有创性、术前准备和实施过程繁琐、高昂的费用，以及需要使用有肾脏毒性的造影剂，目前已很少单纯用于主动脉疾病的诊断。

难点：随着超声、CTA 等检查手段的普及，主动脉瘤的解剖学诊断已不再困难，难点在于分析病因。主动脉瘤病因诊断需综合考虑患者年龄、合并症、临床表现、家族史等，重要的实验室检查包括感染因素排查、炎症活动性指标、致病性基因突变的检测等对病因诊断也十分重要。

主动脉瘤的病因包括先天性疾病（如主动脉瓣二叶式畸形）、主动脉壁发育缺陷的遗传性疾病（如马方综合征）、主动脉退行性变、主动脉粥样硬化以及大动脉炎、白塞综合征等炎症疾病，还包括感染（如结核、梅毒）、创伤、医源性因素等。不同病因导致的主动脉瘤可能有着不同的治疗时机、治疗方案和预后，因此主动脉瘤的病因诊断对于治疗决策至关重要。马方综合征等结缔组织病导致的主动脉根部瘤，往往需行主动脉根部替换。一般来讲，国人主动脉瘤直径大于 5cm 被认为是手术干预指征，但马方综合征患者如果合并有高危因素，如有主动脉夹层家族史、主动脉扩张速度大于 3mm/ 年、主动脉瓣或二尖瓣大量反流、有妊娠意向等情况，手术指征上瘤体直径可放宽至 4.5cm。洛伊斯 - 迪茨综合征患者的主动脉壁较为薄弱，凶险程度高于马方综合征，疾病发展迅速，正常直径的主动脉即可发生夹层，因此国际上普遍认为手术指征可适当放宽至主动脉直径大于 4.2cm。马方综合征和洛伊斯 - 迪茨综合征患者主动脉瘤术后均可再发主动脉其余部位的动脉瘤或夹层，常需要多次手术，因此术后应严格控制血压、心率，定期复查。但血管型埃当综合征患者主动脉手术指征的临床证据缺乏，但考虑到其组织脆性大，容易导致手术失败，因此除非危及生命，一般保守治疗。对于主动脉瓣二叶畸形患者，升主动脉和主动脉弓近端扩张约占三分之二，因此年轻的主动脉瓣二叶畸形合并主动脉扩张的患者，常需同时解决主动脉根部、升主动脉和主动脉弓近端的病变，可考虑积极实施部分主动脉弓替换术。

【问题3】 需要鉴别的疾病有哪些？

本病需与以下疾病相鉴别：

1. 主动脉夹层动脉瘤　多数由于高血压冲破主动脉内膜，或在主动脉瘤基础上并发主动脉内膜分离而产生。与主动脉瘤无症状或缓慢出现隐痛症状不同，主动脉夹层动脉瘤往往有突发病史，发病时剧烈胸痛，呈撕裂样或刀割样，可伴休克症状，如伴分支动脉急性缺血，可导致相应靶器官缺血坏死或功能不全。急性主动脉夹层动脉瘤十分危险，病情可迅速进展出现主动脉破裂而导致死亡，需要迅速诊断和及时治疗。

2. 主动脉假性动脉瘤　假性动脉瘤可发生于升主动脉、主动脉弓、降主动脉和腹主动脉，往往有创伤或感染史。超声、CTA 和 MRA 检查可以鉴别，一般首选 CTA 检查。

3. 中心型肺肿瘤　此病常有咳嗽、咳痰带血史，痰瘤细胞检查呈阳性，纤维支气管镜检查取病理标本检查可确诊。超声、CTA 和 MRA 检查也可鉴别。

第二次门诊记录

超声心动图检查示：主动脉瓣三叶式，主动脉瓣收缩期平均跨瓣压48mmHg，舒张期重度反流，主动脉瓣环29mm，余瓣未见异常；主动脉窦部及升主动脉呈瘤样扩张，以窦部为著，直径约82mm；左心扩大，房室间隔完整。CTA 示：主动脉根部瘤，最大直径达 8.5cm，升主动脉中段以远及各分支动脉未见异常，动脉壁光滑，未见破口及夹层。心包未见增厚，心包腔未见增宽。

诊断：主动脉根部瘤，主动脉瓣重度关闭不全。病因考虑马方综合征。

【问题4】 该患者下一步的治疗计划是什么？

收住院，建议外科手术治疗。

知识点

有症状的主动脉瘤无论大小均考虑手术。对于无症状的患者，如主动脉瘤直径大于 5cm，或增长速率较快、破裂风险增加,也有外科干预的指征。主动脉假性动脉瘤危险性高,一般需要尽快施行手术。Stanford A 型主动脉夹层十分危急,往往需要急诊手术。

目前胸主动脉瘤外科干预指征如下:

1. 马方综合征患者主动脉根部瘤最大直径≥50mm,或最大直径≥45mm且有危险因素。

2. 二叶式主动脉瓣患者主动脉瘤最大直径≥50mm,或最大直径≥45mm且有危险因素。

3. 洛伊斯-迪茨综合征患者主动脉瘤最大直径≥42mm。

4. 对于身材矮小、合并特纳综合征、早发主动脉夹层家族史、主动脉扩张>3mm/年、严重主动脉瓣反流或二尖瓣反流需手术治疗、计划妊娠或手术意愿强的患者,可考虑放宽外科干预指征。

目前国内学者普遍认为,胸主动脉瘤干预指征为最大直径≥50mm,如合并前述危险因素,可适当放宽外科干预指征。例如当患者需行主动脉瓣膜置换时,主动脉根部或升主动脉直径≥4.5cm即应积同期手术处理。

入院后检查情况

四肢血压:左上肢 94/42mmHg,右上肢 95/39mmHg,左下肢 127/53mmHg,右下肢 121/58mmHg。

四肢经皮血氧饱和度:左上肢 100%,右上肢 100%,左下肢 99%,右下肢 99%。

血液、尿液常规、肝肾功能、凝血功能检查正常。

【问题5】 手术治疗前的准备工作应关注哪些项目?

1. 常规术前检查　包括血常规、凝血功能、传染病、生化全套等检查,涵盖心、肺、肝、肾等重要脏器的功能评估。巨大动脉瘤或有较高破裂风险的患者应避免进行心肺运动试验,可采用动脉血气检测作为替代。

2. 心脏超声检查　测量主动脉瓣环直径、主动脉窦最大径、主动脉窦管交界直径和主动脉瘤最大径等,同时关注心脏各腔室大小、各瓣膜情况及心功能情况等。

3. 特殊检查　如主动脉 CTA 或 MRA,一般首选 CTA。重点观察主动脉壁有无钙化或附壁血栓,主动脉瘤解剖形态、最大直径及病变累及范围,有无主动脉壁内血肿及主动脉夹层等,为手术方案的设计提供重要依据。

4. 冠心病的排查　可疑合并冠心病,或 50 岁以上合并冠心病危险因素的患者,建议行冠状动脉造影检查。若瘤体巨大或其他原因导致造影难度大、风险高者,可行冠状动脉 CTA 检查。

【问题6】 手术治疗方法的选择有哪些?

该患者诊断明确,决定选用胸骨正中切口,全麻低温体外循环辅助下的 Bentall 手术。

思路:该患者主动脉根部瘤样扩张、主动脉瓣重度反流,病因考虑马方综合征。

　　知识点

主动脉瘤手术治疗方式包括主动脉瘤切除人工血管替换术(开放手术)、主动脉瘤腔内修复术及杂交手术三类。

1. 开放手术　即开胸或开腹,直视下实施主动脉瘤切除、人工血管置换手术,为传统的经典治疗方式。它适用于主动脉根部瘤、升主动脉瘤、主动脉弓部瘤、胸腹主动脉瘤、肾上型腹主动脉瘤患者。开放手术创伤大、时间长、风险高、恢复慢,对患者全身基础状况的要求较高。

2. 腔内修复术　经股动脉穿刺或小切口,在主动脉腔内植入覆膜支架,隔绝瘤腔并原位重建血流通路。它是降主动脉瘤、肾下型腹主动脉瘤首选的治疗方式。随着腔内分支血管重建技术的进步,腔内修复术已应用于主动脉弓部瘤、肾上型腹主动脉瘤以及部分胸腹主动脉瘤的治疗,近期效果满意,远期效果有待长期随访。因无需开胸、开腹,腔内修复术具有创伤小、手术时间短、风险低、恢复快的优点(图 13-1-3)。

3. 杂交手术　将开放手术和腔内修复术结合起来,从而将复杂手术相对简化的一种手术方式,尤其适用于单纯腔内修复术难以实施、传统开放手术高危的高龄重症患者。通过弓上分支血管搭桥或去分支重建手术,为覆膜支架创造足够锚定区,再实施腔内修复。其创伤介于传统开放手术和腔内修复手术之间。

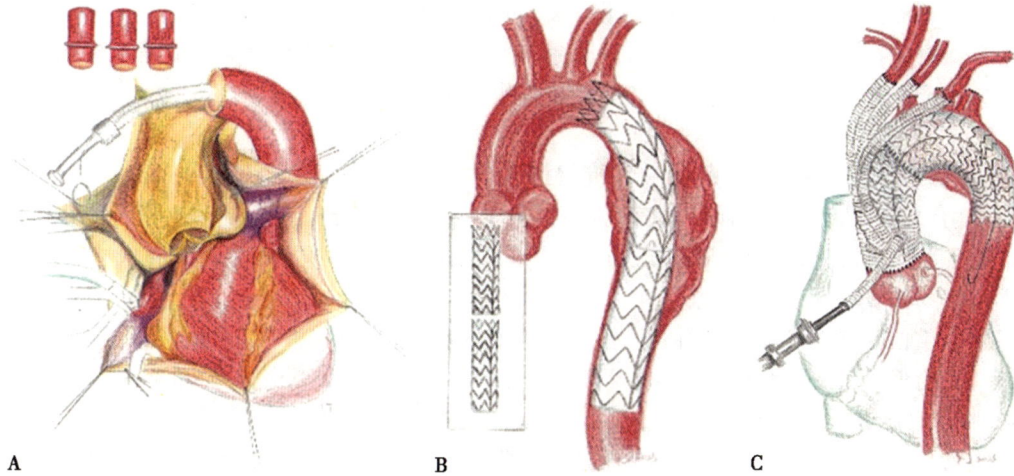

图 13-1-3　主动脉瘤手术治疗方式
A. 开放手术；B. 腔内手术；C. 杂交手术。

手术治疗情况

　　患者在全麻低温体外循环辅助下行 Bentall 术。手术记录如下：胸骨正中切口，切开心包。显露心脏，探查可见主动脉根部瘤直径最粗约 8.5cm，升主动脉中远段正常，主动脉未见夹层，左右冠状动脉移位明显，左冠窦、右冠窦、无冠窦扩大明显，主动脉瓣 3 叶，瓣叶边缘冗长，严重对合不良；瓣环扩大，可过 28# 探子。经股动脉及右房插管建立体外循环。近无名动脉处阻断升主动脉。切开升主动脉，经左右冠脉开口直接灌注冷血停跳液（30 分 / 次）、心肌表面敷冰泥行心肌保护。切除扩张的主动脉根部，用 27# 带瓣管道替换根部，带瓣管道与主动脉瓣环连续缝合，以电烧笔在人工血管相应部位打孔，将左右冠状动脉开口分别与人工血管打孔处直接端 - 侧吻合，升主动脉远端与人工血管端 - 端吻合。排气，开放阻断钳，充分并行循环辅助后，顺利停机。彻底止血，清点器械、纱布无误后，留置引流，逐层关胸。

知识点

　　主动脉瘤累及根部并引起主动脉瓣窦的扩大，需以带瓣人造血管置换主动脉瓣、主动脉窦和部分升主动脉，并将左右冠状动脉与人造血管行端 - 侧吻合术，即 Bentall 手术。目前，Bentall 手术已成为外科治疗主动脉根部瘤的标准术式，其优点是可以彻底切除病变段主动脉壁，术后远期效果良好，操作相对简单，易于推广（图 13-1-4）。对于冠状动脉水平以上的主动脉瘤，可行升主动脉成形术或升主动

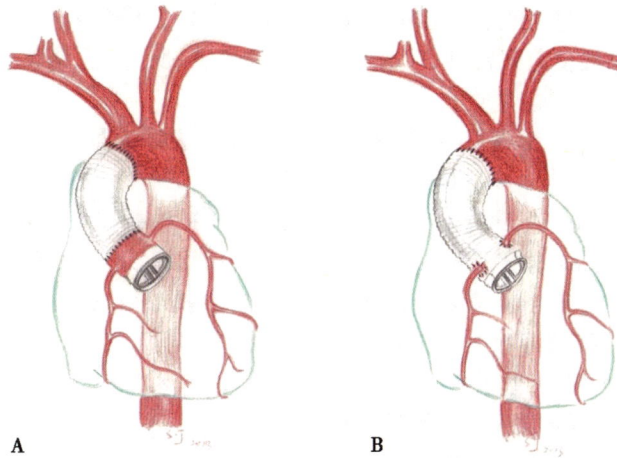

图 13-1-4　主动脉根部瘤的常见术式
A. Wheat 手术；B. Bentall 手术。

脉人工血管置换术。若升主动脉瘤合并主动脉瓣中度以上狭窄或关闭不全,还可行升主动脉人工血管置换 + 主动脉瓣置换术(Wheat 手术)。Wheat 手术往往应用于窦部基本正常的非结缔组织病患者,如主动脉瓣二叶畸形或主动脉瓣病变合并高血压导致的升主动脉瘤等。

【问题 7】 主动脉瘤手术治疗的可能并发症是什么?

1. 出血 由广泛解剖及游离组织、血管壁脆弱、人工血管预凝不佳、缝合技术差等因素引起。出血是主动脉开放和杂交手术最常见、最严重的并发症,可引起低血压、心脏压塞、休克等。腔内微创手术出血风险低,偶有入路血管(如股动脉)出血导致假性动脉瘤的可能。

2. 脑损害 常由脑缺血及脑栓塞引起。主要表现为术后苏醒缓慢、抽搐、偏瘫、昏迷等。

3. 截瘫 由脊髓缺血损伤所致,一般见于降主动脉瘤、胸腹主动脉瘤的外科、腔内和杂交手术后,尤其是降主动脉、腹主动脉长段重建术后。

4. 心律失常及心力衰竭 多由长时间低血压、心肌保护不佳、电解质紊乱、酸中毒等因素引起。

5. 乳糜胸 多由开放或杂交手术中损伤胸导管引起。术中保留部分瘤壁并在壁内吻合可降低乳糜胸发生率。

6. 喉返神经损伤 开放或杂交手术分离降主动脉瘤、左锁骨下动脉或左颈总动脉时,可能损伤喉返神经。

7. 感染 包括脓胸、呼吸道感染、腹部感染、伤口感染等。

术后情况

患者术毕进入重症监护室,血流动力学平稳,术后 6 小时完全清醒,拔除气管插管。术后第 2 天转回普通病房,开始进流质饮食,并逐步过渡到正常饮食。引流液为淡血性液体,逐渐减少,于术后第 3 天拔除。

【问题 8】 术后常规检查项目及出院医嘱是什么?

1. 一般事项 戒烟戒酒,注意休息,适当运动,活动量应量力而行,循序渐进,以不引起心慌气短为宜。

2. 饮食 术后早期一般食欲缺乏,应注意清淡饮食为主。适当摄取鸡蛋、瘦肉、鱼虾等富含蛋白质的食物,有助于伤口愈合以及避免低蛋白血症引起胸腔积液和下肢水肿等。心功能受损患者术后早期注意限制饮水。

3. 药物 高血压、高脂血症、糖尿病患者要继续口服降压、降脂、降糖药物。主动脉瘤手术后一般心功能恢复需要较长时间,还应该继续口服强心利尿药物。如同期实施了冠状动脉旁路移植术或瓣膜置换术,还需视具体术式口服阿司匹林和华法林等抗凝药物。如果病因为马方综合征等结缔组织病,建议长期控制血压、心率在可耐受的低水平,以延缓其余部位主动脉病变的发生和发展。

4. 预防和控制感染 对不明原因的间歇或持续性发热,应及时就医,以免延误治疗。如果出现移植物感染,需要根据药敏延长抗生素使用时间,部分患者可能需要长期使用抗生素。

5. 术后复查 出院前需要复查血常规、生化全套、心脏超声、胸片、主动脉 CT 等,建议手术后 1~3 个月、6 个月、1 年以及随后每年均返院复查。

6. 抗凝注意事项 手术涉及瓣膜置换者,需根据瓣膜性质选择抗凝方案,生物瓣膜常规抗凝 3~6 个月,机械瓣膜需终身服用抗凝药物。华法林剂量应该根据凝血酶原时间(PT)及国际标准化比率(INR)来调整,一般 INR 应维持在 2.0~3.0。主动脉瓣部位血流速度快,INR 维持在 1.6 以上多可达到避免人工主动脉瓣膜附壁血栓形成的目的。抗凝过量和不足可分别导致出血和栓塞,均可能有生命危险。华法林剂量的调整需在医生的指导下,根据 PT 和 INR 结果来调整。由于华法林抗凝效果受饮食及其他药物影响,因此需要定期监测凝血酶原时间(PT)及国际标准化比率(INR),判断疗效是否达标,长期不监测凝血酶原时间(PT)及国际标准化比率(INR)可能带来危险。

【问题 9】 主动脉瘤的治疗效果及远期预后如何?

主动脉瘤的治疗效果与动脉瘤的病因、部位和动脉瘤的分型密切相关。同时,主动脉瘤手术方法的选择也与死亡率、并发症的发病率密切相关。对于开放手术,目前主动脉根部瘤、升主动脉瘤的手术早期死亡率多低于 5%;主动脉弓部瘤行人工血管置换术早期死亡率在 5%~15%;对于胸腹主动脉瘤,早期死亡率为

12%～15%。采用单纯腔内修复术治疗主动脉瘤时，其死亡率低于 5%，经验丰富的中心死亡率可低于 2%，但不涉及分支重建的单纯腔内修复术适应证较局限。采用杂交手术治疗胸主动脉瘤或胸腹主动脉瘤，早期死亡率为 10%～15%，但又与是否开胸、是否采用体外循环等具体杂交手术方式相关。

主动脉瘤远期死亡率随不同研究的患者组成以及动脉瘤的病因、部位和动脉瘤的分型不同而不同。1 年生存率为 80%～95%，5 年生存率为 53%～82%。晚期死亡的危险因素包括主动脉弓重建、马方综合征和主动脉的远端病变程度等。

（舒　畅　罗明尧）

第二节　主动脉夹层

急诊病历摘要

患者男性，59 岁。"突发胸痛 4 小时"，患者 4 小时前在行车过程中突发剧烈胸背部疼痛，呈撕裂样痛，向腹部放射，伴胸闷、大汗，不向肩、颈、背部放射。既往史：高血压病史 10 年，血压最高 180/100mmHg，未规律服用降压药，糖尿病病史 2 年，口服降糖药治疗。个人史：吸烟史 40 年，平均 1 包 /d，饮酒史 40 年，白酒约半斤 /d。职业：长途车司机。查体：T 36.5℃，HR 92 次 /min，R 20 次 /min，BP 170/90mmHg。急性病容，口唇无发绀。双肺呼吸音清，对称。心尖冲动正常，心前区未及震颤，心音有力，心律齐，各听诊区未闻及杂音。周围动脉搏动正常。

【问题 1】　该患者最可能的诊断是什么？

思路： 突发剧烈胸痛且持续不缓解，应考虑的疾病包括急性主动脉夹层、急性心肌梗死及肺栓塞。该患者疼痛位于胸背部，呈撕裂样、向腹部延伸，不向肩、颈、背部放射，无胸闷憋气，长期高血压病史，考虑急性主动脉夹层的可能性大。

知识点

胸背部剧烈疼痛是急性主动脉夹层最常见的临床症状，占 74%～90%。无心电图 ST-T 改变的胸部和 / 或背部等处剧烈不缓解的疼痛是急性主动脉夹层最常见的首发症状（部分患者疼痛不显著，考虑与起病缓慢有关），疼痛一般位于胸部的正前后方，呈刺痛、撕裂痛、刀割样痛。常突然发作，很少放射到颈、肩、手臂，这一点可与冠心病鉴别。升主动脉及主动脉弓部夹层以前胸痛为主，降主动脉夹层以胸背痛为主。疼痛的另一特点为放射性，通常与夹层扩展方向一致，当疼痛向腹部甚至大腿放射时，则提示夹层向远端撕裂。

知识点

主动脉夹层的病因及危险因素（表 13-2-1）

主动脉夹层的病因及危险因素（表 13-2-1）

先天性主动脉疾病	获得性主动脉疾病
主动脉瓣二叶畸形	动脉粥样硬化
结缔组织病	糖尿病
主动脉缩窄	脂质代谢异常
Ehlers-Danlos 综合征	高血压
家族性动脉环发育异常	肾脏疾病
家族性动脉夹层	医源性因素
马方综合征	心导管检查

续表

血管性疾病	主动脉或瓣膜手术
Behcet 病	其他因素
巨细胞性动脉炎	吸毒或可卡因药物
梅毒性主动脉炎	长期吸烟
多发性大动脉炎	妊娠

注：其中，高血压、先天性结缔组织病（如马方综合征）、动脉硬化是最常见的病因。工作压力大、高度紧张、吸烟、酗酒是常见的危险因素。

【问题2】　为明确诊断，还应进行哪些检查？

思路：血常规、生化检查，心电图，超声心动图，大血管 CTA。

超声心动图的最大优点是操作简单和费用低。它可以移动到床旁，能对病情较重或血流动力学不稳的临床可疑急性主动脉夹层患者进行检查，也可以同时评价心脏和瓣膜功能及异常。

多排螺旋 CT 扫描通常包括平扫和增强 CT 扫描（CTA），扫描范围从头臂动脉近段到髂股动脉的全主动脉。对于主动脉夹层，CTA 是最重要的诊断手段，可以显示血管腔、血管壁和血管周围结构。可以明确内膜破口的位置、夹层累及的范围、分支血管受累的情况，有无心包积液、胸腔积液等。还可以显示主动脉壁有无异常，如主动脉粥样硬化、溃疡、钙化、主动脉间血肿或附壁血栓等（图 13-2-1，图 13-2-2）。

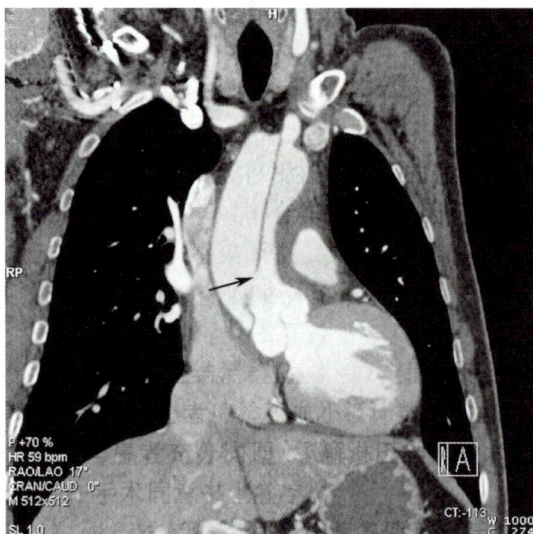

图 13-2-1　主动脉夹层 CT 冠状面重建

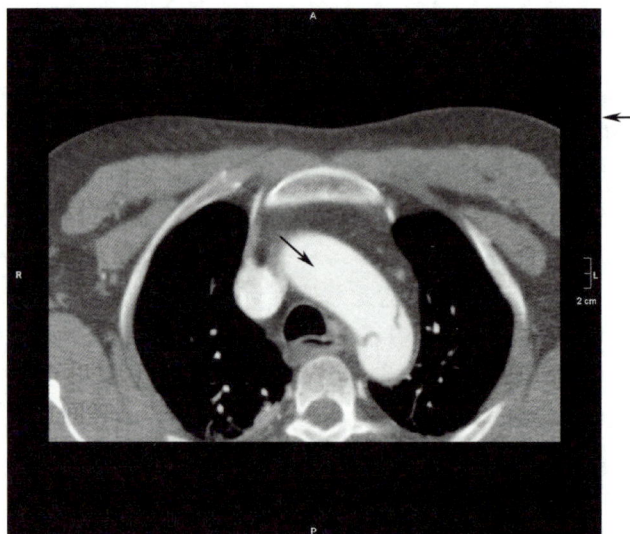

图 13-2-2　主动脉夹层 CT 断层扫描

急诊病历续

血常规：白细胞 $15×10^9$/L，余各项大致正常，生化：肌酐 115mmol/L。患者心电图未见明显异常。动脉血氧饱和度 90%。超声心动图回报：各心腔内径范围正常；室间隔与左室壁对称性增厚，瓣膜形态及运动未见异常；左室射血分数 61%，升主动脉内径 43mm，其内和主动脉弓降部均可见剥脱内膜回声，肺动脉未见异常。胸部大血管 CTA 回报：主动脉弓降部可见真、假两腔及内膜片，破口位于降主动脉左锁骨下动脉开口以远，真腔受压变窄，其内可见均匀高密度造影剂影，假腔未见明显扩张。腹部 CTA：腹主动脉内可见内膜片及真假两腔结构，主要分支腹腔干受累，管腔内可见内膜片及真假两腔，肠系膜上动脉、右侧肾动脉起自真腔，左侧肾动脉起自假腔，左肾动脉开口相对处内膜片可见破口，左肾动脉灌注减低。

【问题3】　目前患者诊断明确，还需要进行哪些方面的评估？

思路 1：明确主动脉夹层的分型对决定下一步治疗方案有指导意义。该患者为 Stanford A 型夹层。

知识点

主动脉夹层的分型：DeBakey 分型和 Stanford 分型是两种目前被广泛应用的主动脉夹层的传统国际分型。前者根据原发内膜破口起源位置及夹层累及范围，后者仅以夹层累及范围分型。DeBakey Ⅰ型：内膜破口位于升主动脉近端，夹层累及升主动脉和主动脉弓，范围广泛者可同时累及胸降主动脉和腹主动脉；DeBakey Ⅱ型：内膜破口位于升主动脉，夹层范围局限于升主动脉；DeBakey Ⅲ型：破口位于左锁骨下动脉开口以远，升主动脉和主动脉弓未受累，夹层范围局限于胸降主动脉者为Ⅲa，夹层广泛者同时累及腹主动脉为Ⅲb。Stanford 分型，凡夹层累及升主动脉者均为 A 型，包括 DeBakey Ⅰ型和DeBakey Ⅱ型；仅累及胸降主动脉为 Stanford B 型，即 DeBakey Ⅲ型（图 13-2-3）。

孙立忠等人根据国人主动脉夹层的特点及主动脉夹层病变范围和程度，在国际通用 Stanford 分型基础上，提出了国人主动脉夹层改良细化分型，以指导临床医生制订主动脉夹层个性化治疗方案、确定手术时机、决定手术方式和预后评估。

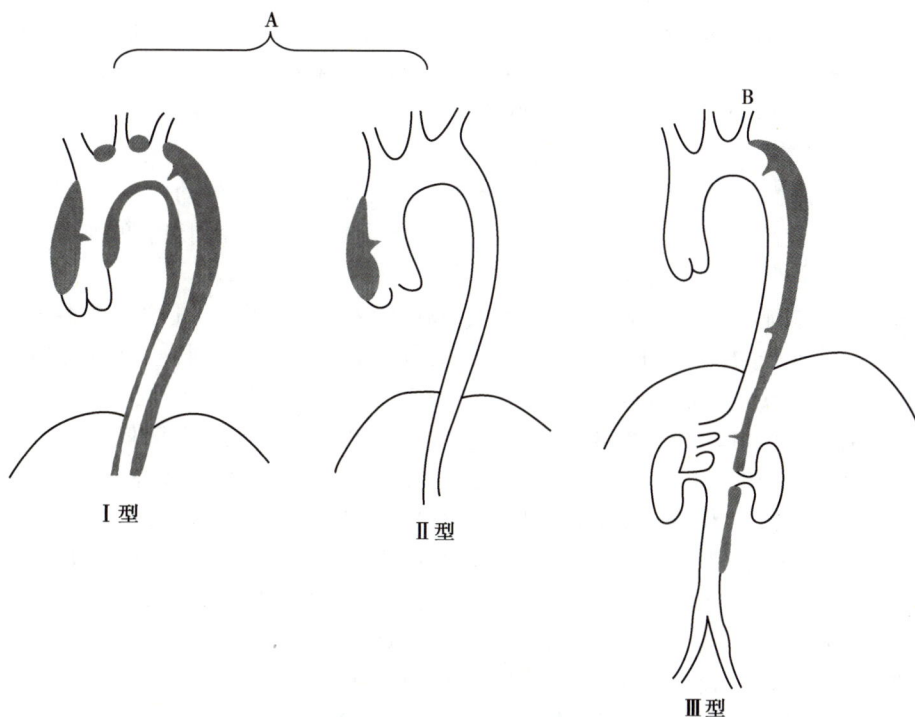

图 13-2-3　主动脉夹层的分型
Stanford 分型，分为 A 型（A），包括 DeBakey Ⅰ型和 DeBakey Ⅱ型；B 型（B），即 DeBakey Ⅲ型。

思路 2：由于主动脉夹层延续，导致主要分支血管受累，可发生重要脏器缺血性损伤。因此有必要评价是否存在脏器缺血表现，以进行相应处理。该患者 CTA 示：夹层累及左侧肾动脉，化验回报肌酐升高，提示存在肾脏缺血、肾功能受损。

知识点

主要分支血管受累导致脏器缺血是主动脉夹层最重要病理生理改变之一，其临床表现是：①夹层累及冠状动脉开口可导致急性心肌梗死或左心力衰竭；②夹层累及无名动脉或左颈总动脉可导致中枢神经症状，当夹层影响脊髓动脉灌注时，脊髓局部缺血或坏死可导致下肢轻瘫或截瘫；③夹层累及一侧或双侧肾动脉可有血尿、无尿和严重高血压，甚至急性肾衰竭；④夹层累及腹腔动脉、肠系膜上及肠系膜下动脉可表现为急腹症及肠坏死等，偶尔腹腔动脉受累引起肝脏梗死或脾脏梗死；⑤累及下肢动脉可出现急性下肢缺血症状，如无脉、疼痛等。

思路3：患者为什么会出现白细胞增高？为什么动脉血氧饱和度下降？

> **知识点**
>
> 　　急性主动脉夹层是一个急性的创伤，从而引发全身炎症反应综合征（SIRS），会引起发热、白细胞增高、C反应蛋白升高等。SIRS会造成肺毛细血管通透性增加，使肺间质水肿。有些夹层会累及主动脉瓣，出现急性主动脉瓣关闭不全，急性左心功能不全，加重肺水肿。心包积液、胸腔积液同样可以造成动脉血氧饱和度下降。

【问题4】　患者下一步的治疗措施有哪些？

应收住院，尽快手术治疗。

思路：研究证明急性Stanford A型主动脉夹层外科手术治疗结果明显优于内科保守治疗，因此Stanford A型主动脉夹层一经确诊就应急诊手术治疗。对于伴有并发症（包括主动脉破裂、主动脉周围或胸腔积液增多、主动脉管径迅速增大、不能控制的高血压，以及充分药物治疗不能缓解的持续胸痛和脏器如脑、脊髓、腹腔脏器或肢体缺血等）的急性Stanford B型夹层应选择覆膜支架植入或外科手术，而无并发症的B型夹层的治疗方式目前还存在争议，根据有限的报道，还是应积极干预，以减少远期并发症的出现。

患者入院后予特级护理，行心电监测、计24小时出入量，完善术前化验，积极进行术前准备。

【问题5】　手术前的内科治疗应包括哪些内容？

有确诊及高度怀疑急性主动脉夹层的患者必须予以加强监护，稳定血流动力学。应当考虑放置中心静脉，用于大量输液、输血及静脉压监测。建立动脉通道的主要目的是实时监测患者的血压变化，以便及时调节药物应用和剂量及术中监测患者的血流动力学的状态。

内科治疗的核心是缓解疼痛、降低血压，减小主动脉壁所受到的压力，其次是减小血压的波动范围，降低脉压和左心室搏动性张力。患者的剧烈胸痛可加重高血压并造成心动过速，故应迅速使胸痛缓解，可于静脉内缓慢注射吗啡5mg，必要时可给予冬眠疗法治疗。急性期β受体阻滞剂适合于血压轻度增高者。对于血压重度升高者则需静脉联合应用β受体阻滞剂与硝普钠以控制血压及降低心率，将收缩压控制在100～120mmHg，心率降至60～80次/min或是能保持重要脏器（心、脑、肾）灌注的最低水平。同时还可联合应用钙通道阻滞剂及维拉帕米等兼具血管扩张及负性肌力的药物。如主动脉夹层患者表现为严重低血压，可能存在心脏压塞或主动脉破裂，须快速扩容或处理心脏压塞。在对低血压患者采取积极治疗前，必须仔细排除假性低血压的可能性，这种假性低血压是由于测量被夹层累及的肢体动脉引起的。如患者情况不稳定，优先使用床旁心脏超声检查。极不稳定患者可能需急诊手术处理。对于情况稳定患者应急诊进行CT或MRI检查明确诊断分型，并为急诊或择期外科手术或介入治疗做准备。

【问题6】　主动脉夹层手术治疗的原则是什么？手术方式如何选择？

手术治疗的原则主要是处理近端主动脉病变，使胸降主动脉或腹主动脉残余假腔闭塞和逐渐血栓化，并最终完全血栓化或消失。外科手术的主要目的是防止和避免急性心脏压塞、破裂出血和严重脏器缺血导致的患者死亡。对于已经破裂或即将破裂的主动脉夹层进行假腔切除术、内膜撕裂口修补术或人工血管置换术，并最大限度地恢复主动脉及其主要分支血管的血流。外科手术的另一个目的是纠正Stanford A型主动脉夹层导致主动脉瓣膜关闭不全，包括瓣膜成形术或悬吊术和人工瓣膜置换术等。本例患者除升主动脉置换外，还应行主动脉全弓置换+支架象鼻植入术，采用支架象鼻代替改良象鼻手术，简化了原有手术流程，在减少术后出血、提高远端假腔闭合率、降低手术死亡率方面效果更好。

手术治疗情况

　　患者于全麻低温体外循环+短时深低温停循环下行升主动脉替换+主动脉全弓替换+支架象鼻植入术。手术过程记录如下：右锁骨下皮纹切口，游离右腋动脉。正中开胸经右腋动脉及右心房插管建立体外循环。术中所见：升主动脉扩张，直径约5cm，外膜发绀。升主动脉夹层形成，真腔明显受压，破口位于弓部前壁左锁骨下动脉旁，假腔内大量血栓形成。左右冠开口未受累及。主动脉瓣叶形态好。于升主动脉远端阻断，切开升主动脉，仔细清除假腔内血栓，根部直视灌注心脏停搏液，心脏表面冰屑降温，心肌保护好。切除病变主动脉内膜，用 26# 人工血管替换升主动脉。温度降至 22℃ 左右，阻断头臂血管，开放主动脉，经无名动脉行选择性脑灌注；剖开主动脉弓，向远端降主动脉真腔内置入 26mm×100mm 支架血管，保留带头臂动脉开口的"岛状"主动脉弓，将 26# 人工血管与支架血管近端及主动脉外膜、"岛状"主动脉弓连续吻合，恢复主动脉灌注流量，待静脉氧饱和度恢复正常后复温；充分排气后开放升主动脉阻断钳，心脏自动复跳，用主动脉夹层瘤壁加自体心包包裹人工血管，并与右房建立分流吻合。温度恢复至 36℃ 左右，逐渐减少流量至停机，手术顺利，鱼精蛋白中和肝素，仔细止血，清点器械、纱布无误，置引流管，常规关胸。手术时间：8 小时，体外循环时间：228 分钟，主动脉阻断时间：158 分钟，停循环时间：85 分钟。

【问题 7】　主动脉全弓替换 + 支架象鼻植入术的适应证有哪些？

1. 累及主动脉弓降部的胸主动脉瘤。
2. 原发破口位于主动脉弓和降主动脉的 A 型主动脉夹层。
3. 头臂血管严重受损的 A 型主动脉夹层。
4. 马方综合征合并 A 型主动脉夹层。

【问题 8】　该患者主动脉夹层手术中体外循环方式的特点是什么？

深低温停循环 + 脑部低流量灌注。

知识点

与常规心内直视手术不同，主动脉夹层手术的插管部位和体外循环方式有其特殊性。深低温停循环 + 脑部低流量灌注的体外循环方式适用于需要完成主动脉弓部替换等操作的手术。其方法为：右腋动脉 + 右房（或上、下腔静脉）插管建立体外循环，转机降温至 28℃ 时，阻断升主动脉，灌注心脏停搏液。继续降温的同时，完成主动脉近心端的处理；当鼻温降至 18～23℃ 时患者头低位 15°～30°，动脉灌注流量减至 5～10ml/(kg·min)，将无名动脉、左颈总和左锁骨下动脉近端阻断，同时开放升主动脉阻断钳，完成主动脉弓部和弓降部手术操作。此时仅有锁骨下动脉行选择性脑灌注，其他部位为深低温停循环。

【问题 9】　主动脉夹层外科手术可能出现哪些并发症？

1. 出血　术后出血原因主要与手术技术有关，过长的体外循环时间或术前凝血功能差，也增加术后出血的机会。针对处理措施包括全层缝合，解剖清楚，操作轻柔等从而消除外科因素导致的出血并发症，目前应用支架血管已明显减少远端出血的机会。另外良好的术后处理也减少出血，可快速注入 1∶1.5 鱼精蛋白，紧随后即应用血小板和血浆，使凝血功能快速恢复至正常水平。对于一些难以控制的出血，也可以选择瘤壁包裹后与右房分流的方法。

2. 神经系统并发症　随着深低温停循环和选择性脑灌注技术的应用已明显减少，脑并发症发生率约为 5%，一过性的神经系统并发症为 13%。术后处理包括；常规一次甲泼尼龙静脉注射 10mg/kg；甘露醇脱水 125ml/ 次，每 6 小时一次，直至患者清醒；应用脑神经营养药；对症支持疗法等。

3. 截瘫　据报道截瘫的发生率为 0～3%，目前术中可用脊髓诱发电位监测，术后患者无特殊应让其尽早苏醒，观察双下肢的运动情况，对于术后胸腔积液少，总量不超过 500ml/6h 的患者，用肝素 0.5mg/kg，6 小时一次，以延缓假腔内血栓的形成，术后出现截瘫后，应提高组织灌注压，并尽早行开窗和脑脊液引流，将脑脊液压控制在 10cmH$_2$O 左右。

4. 支架血管梗阻或置于假腔　表现为上下肢压差，支架血管远端组织脏器灌注不良。如出现上下肢压差大于 40mmHg 或无尿，下肢缺血等，无论术中或术后应尽早行上身至下半身的人工血管转流术。对于支架置入假腔经转流效果不好或者假腔快速扩大者应紧急手术治疗。

术后情况

患者术毕安返 ICU。10 小时后清醒、拔除气管插管。术后第 4 日引流量减少，拔除心包、纵隔引流管，术后第 10 日复查血常规、生化大致正常，胸片未见胸腔积液、肺部无感染征象，大血管 CTA 示升主动脉、主动脉弓人工血管通畅,各吻合口部位未见狭窄及造影剂外溢,降主动脉支架段假腔消失,支架远端降主动脉假腔较术前缩小,双肾灌注情况尚可。准予出院。

【问题 10】 术后处理应注意哪些方面?

术后除按心脏直视手术进行监测及处理外,还需注意以下几个方面:

1. 术后应密切观察胸腔引流量,必要时足量应用血浆、血小板及凝血因子。

2. 注意观察神经系统体征,及时判断是否出现中枢神经系统损伤,从而得到尽早的处理。

3. 注意内脏功能指标监测　由于主动脉夹层可能累及内脏动脉,且术后经历深低温停循环过程可能对内脏功能产生损害,因此术后应密切注意尿量、肝肾功能指标。

4. 严密监控血压　术后血压过高的危害极大,可能导致吻合口破裂、缝线针孔撕裂出血,主动脉夹层继续剥离、破裂等,除应充分镇静外,可静脉给予血管扩张药物。另外,四肢动脉压和外周血管搏动可反映手术效果,也应定时观察。

【问题 11】 急性主动脉夹层的治疗效果及远期预后如何?

未经外科手术治疗的主动脉夹层急性期死亡率或猝死率极高,仅有极少数患者经内科保守治疗可长期生存或病变自然愈合(假腔消失)。根据文献报道,未经治疗的急性 Stanford A 型主动脉夹层,1～3 天内死亡率每小时为 1%～2%,约 50% 以上患者 1 周内死亡,75% 以上患者 1 个月内死亡,90% 以上患者 1 年内死亡。因此,对于 Stanford A 型主动脉夹层,多数学者主张在急性期或亚急性期应行积极的外科手术治疗。大组研究证明急性期 Stanford A 型主动脉夹层手术死亡率为 15%～35%,内科保守治疗死亡率为 50%。在一组 384 例急性 Stanford B 型主动脉夹层的研究中,73% 患者采用内科保守治疗,其住院期间死亡率为 10%,即急性期和亚急性期存活率接近 90%。另一项研究证实 Stanford B 型主动脉夹层内科保守治疗长期存活率,5 年为 60%～80%,10 年为 40%～45%。

(孙立忠)

第三节　急性胸痛的诊断与治疗

胸痛是由胸部或其他部位疾病造成的,以胸部及相邻部位疼痛为主要表现的综合征。胸痛是临床工作中常见的症状之一,胸痛的病因较为复杂,全身各系统疾病均可导致胸痛,目前尚无统一的临床分类。据统计,人群中 20%～40% 的个体一生中有过胸痛主诉,年发生率约为 15.5%。

急性胸痛患者占急诊内科患者的 5%～20%,在三级医院里占 20%～30%。急性胸痛的临床表现各异,病因复杂,危险性也存在着较大的差别,按照对生命的威胁程度分为高危胸痛、中低危胸痛。常见的急性高危胸痛包括:急性冠脉综合征、急性肺栓塞、张力性气胸及自发性食管破裂,主动脉夹层、主动脉壁内血肿、主动脉穿透性溃疡等。急性高危胸痛占急性胸痛的 30% 以上,对急性高危胸痛患者给予快速诊断,准确地评估其危险程度,同时制订及时有效的治疗方案,对于拯救患者生命至关重要。

本节将围绕临床上最凶险、致死率最高的主动脉夹层、主动脉壁内血肿、穿透性主动脉溃疡等主动脉疾病,介绍急性胸痛的诊断和治疗,急性胸痛的诊疗经过通常包括以下环节:

1. 详细询问急性胸痛的症状学特征及相关病史。

2. 体格检查时需要重点关注急性高危胸痛特殊性体征。

3. 辅助检查重点是进行及早判定急性高危胸痛特殊辅助检查。

4. 急性高危胸痛的急诊、门诊筛查注意与其他常见高位胸痛的鉴别诊断要点。

5. 主动脉夹层等急性高危胸痛疾病的进一步确诊和临床病理分型。

6. 急性高危胸痛尤其是主动脉夹层等疾病的急诊常规处置方法。

7. 急性高危胸痛相关主动脉疾病的外科治疗方法、时间等策略选择。

8. 确定急性高危胸痛相关主动脉疾病的具体外科治疗方案。

临床关键点:

1. 掌握不同器官病变所致的胸痛的特点,作出胸痛病因推断。

2．急性胸痛的临床表现和伴随症状特征有助于确定诊断。

3．急性高危胸痛急性冠脉综合征、主动脉夹层、肺栓塞特征性临床表现。

4．掌握常见高危胸痛的辅助检查要点利于快速作出诊断和鉴别诊断。

5．急性胸痛相关的主动脉疾病包括主动脉夹层、主动脉壁内血肿、穿透性主动脉溃疡。

6．主动脉夹层临床病理分型包括 De Bakey 和 Standford 分型。

7．急性胸痛相关主动脉疾病治疗原则取决于临床病理分型及临床表现。

8．急性胸痛的诊断和常规治疗思路。

临床病历摘要（急诊病史采集）

患者男性，65 岁。自诉情绪激动后突发心前区持续性剧烈疼痛 6 小时，疼痛呈撕裂痛，扩展至腰背部、剑突下，伴全身冷汗、胸闷、气短、端坐呼吸。无恶心、呕吐，无短暂意识丧失。无发冷、发热，无咳嗽、咳痰及咯血，无泛酸嗳气，无意识障碍。口服硝酸甘油疼痛无法缓解，紧急送到急诊就诊。患者既往高血压病史十余年，最高达 220/100mmHg，平日口服卡托普利等降压药物治疗，血压控制不理想，维持在 150～160/90～100mmHg。否认吸烟史，否认特殊家族史。

初步询问病史后，该患者急性发病，呈胸背部、上腹部持续性、撕裂性疼痛，口服硝酸甘油无法缓解，急性胸痛的诊断成立，对于此类患者临床上应该考虑以下几个问题。

【问题 1】 根据患者简要病史和胸痛特征，得出初步可能的诊断是什么？

思路 1：不同器官病变所导致的胸痛具有不同的特点，利用病史的胸痛特点可以作出可能的胸痛病因推断。

急性胸痛的最主要的病因包括：心血管系统病变、纵隔病变胸痛、呼吸系统病变胸痛、胸壁病变、脊柱骨骼病变、腹部器官病变胸痛。据统计在大型综合医院急诊科和急救中心急性胸痛患者中，50% 的患者病因为心源性胸痛。结合该患者病史，多考虑心血管系统病变引起胸痛。

> **知识点**
>
> **心血管系统病变胸痛的特点**
>
> 胸痛多位于胸骨后，心前区或剑突下，可向双臂、肩、颈、肩胛区放射，疼痛呈紧缩性、压榨性有胸骨后重压感，多伴有胸闷气短，胸痛常伴有运动、兴奋、寒冷和饱餐等诱发，且多数合并有心血管疾病的高危因素，如高血压、糖尿病、肥胖，或有吸烟、酗酒史，部分患者合并有家族史。

思路 2：认真分析急性胸痛的临床表现和伴随症状特征，依靠详细的病史作出初步诊断。

在询问病史的过程中需要认真分析描述胸痛的特征，重点要从五个方面来描述：疼痛的部位和放射部位、疼痛的性质、疼痛的时限、诱发和缓解因素，伴随症状。这些特征有助于诊断和鉴别诊断。从该患者持续性胸痛、呈撕裂性、伴有背部扩散长达 6 小时，口服硝酸甘油无缓解等初步诊断为主动脉夹层或者其特殊类型。

> **知识点**
>
> **常见高危胸痛的临床表现特征**
>
> 1．急性冠脉综合征 胸骨后压迫感、灼烧感，放射至左肩部或颈部；多有运动、兴奋等诱因，持续时间几分钟到数十分钟不等，休息或口服硝酸甘油能缓解。严重患者可以伴有呼吸困难、心律失常、低血压及休克。
>
> 2．主动脉夹层等主动脉疾病 疼痛程度一开始就极为剧烈，呈胸前突发的剧烈胸痛，多为"撕裂样"或"刀割样"难以忍受的持续性锐痛，多伴有后背部扩散。严重时可伴有相应肢体的脉搏短绌或皮

肤温度降低胸痛伴苍白、大汗、血压降低或休克。

3．急性肺栓塞　胸部突发刺痛，多数可无明确定位或放散。呼吸困难及气促是最常见症状，还可表现为胸痛（多为胸膜炎性胸痛）、咯血、烦躁不安，甚至濒死感等；晕厥或意识丧失可以是首发或唯一症状；呼吸急促是最常见体征，可伴发绀、低热。常见于深静脉血栓形成高危患者。

【问题2】　上述病史采集完成后，需要进一步重点进行的体格检查有哪些？

思路：急性高危胸痛体格检查时需要重点关注相应的特殊临床体征。

因急性胸痛患者病情不允许进行全面、系统的体格检查，因此根据急性胸痛患者的临床表现和临床思维，查体要有针对性、目的性地展开。在体格检查时既要强调全面又要有的放矢，尤其要注意特征性的临床体征。该患者入院后重点的体格检查包括：生命体征、心前区听诊、四肢血压等，这些体征对于该患者的诊断具有提示意义。

知识点

怀疑主动脉夹层时的体格检查要点：首先监测生命体征，尤其是注意监测四肢血压，剧烈胸痛者伴脉搏不对称及血管杂音强烈考虑主动脉夹层，多数患者伴有一侧肢体血压降低同时合并有全身湿冷，相应肢体皮温降低。部分患者心前区体征可有阳性心脏瓣膜或血管杂音，或出现胸骨上窝的异常搏动。严重的主动脉夹层累及相应的分支可出现相应的体征：如神经系统体征如昏迷、偏瘫、截瘫，腹腔脏器缺血、下肢血管缺血体征等。

常见高危胸痛的典型体征：①呼吸，呼吸频率增加（24次/min），严重的呼吸困难；②神志，神志模糊或意识丧失；③循环，心率（<40次/min或>100次/min），明确的心律失常或传导阻滞，血压（收缩压<100mmHg或>200mmHg），大汗及四肢厥冷，血氧饱和度<90%，高静脉压致颈静脉充盈。

急诊查体记录

T 36.7℃，P 76次/min，BP：左上肢115/65mmHg，左下肢85/50mmHg，右上肢165/95mmHg，右下肢90/60mmHg。神志清，精神差，急性痛苦病容，半卧体位，平车入室，查体合作。右侧颈部可及收缩期血管杂音。胸廓对称无畸形，胸前区无压痛，双肺呼吸音粗。心界向左扩大，律齐，主动脉瓣第一、二听诊区闻及中度舒张期叹气样杂音，向心尖传导。左侧股动脉搏动、左侧足背动脉搏动较对侧弱，左下肢皮温低。

【问题3】　上述体格检查有哪些对于疾病的诊断有明确的意义？

思路：认真分析和总结已有的阳性体征，获得支持临床诊断的证据。

经过上述简单的体格检查，患者左右侧肢体血压不等，右侧颈部可闻及血管杂音，心前区可及病理性杂音，左下肢动脉搏动减弱，皮温降低，这些均提示患者主动脉夹层的可能。

【问题4】　结合体格检查结果，为明确诊断应进一步实施哪些辅助检查？

思路：急性胸痛的辅助检查目的，就是尽快根据患者的病史和体征，根据对可能疾病的预判，最短时间内选择并实施最优的辅助检查手段，排除最有可能和最危险的可能诊断，快速对急性胸痛作出危险分层，便于进一步的临床处置。

对于该患者来讲，首先进行心电图和心肌酶学、肌钙蛋白测定、血常规、血气分析、D-二聚体检测。完善相应的胸部CTA、心脏超声心动图等影像学检查。通过上述检查基本能诊断多数常见的高危胸痛，有些患者可以进一步进行血管造影检查。

知识点

诊断常见高危胸痛的辅助检查要点：①急性冠脉综合征，心电图检查、心肌酶学和肌钙蛋白检测；

②主动脉夹层疾病，胸部 CTA/MRI、超声心动图；③肺栓塞，心电图、胸部 CTA，血气分析和 D-二聚体检测；④自发性气胸，胸部 X 线检查。

急诊门诊辅助检查情况

血常规：血红蛋白 117.3g/L，中性粒细胞 76.87%。生化：血钾 3.4mmol/L，肌钙蛋白 I(cTn I) 2.230μg/L，D-二聚体 7.6mg/L。心电图：窦性心律，肢导联低电压，未见 ST-T 改变及异常 Q 波。胸片：主动脉迂曲、扩张，纵隔影增宽。心脏超声心动图：升主动脉起始部明显增宽，主动脉根窦部内径 5.4cm，升主动脉内径最宽 4.8cm，可见撕裂内膜片回声，内膜分离将主动脉分成真假两腔，累及主动脉弓部及胸降主动脉；主动脉瓣呈三叶瓣，舒张期可见关闭不全间隙 3mm，反流 16ml。左室扩大，舒张末期内径 5.3cm；室间隔、左室壁增厚；LVEF 49%；少量心包积液。胸腹主动脉 CTA 检查（图 13-3-1）：升主动脉根部可见内膜片和真假腔，升主动脉可见内膜破口，主动脉全程均可见夹层形成，累及双侧髂总动脉。

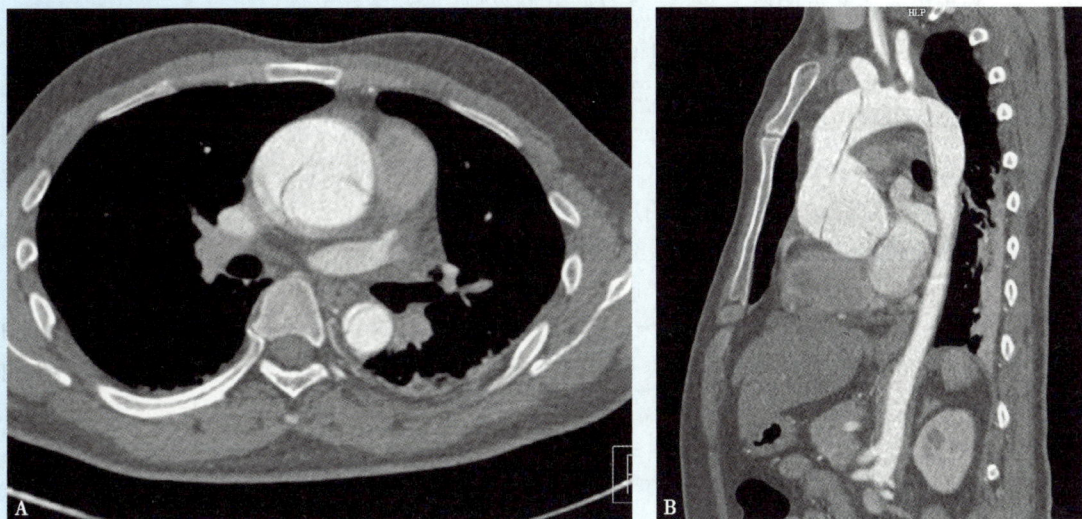

图 13-3-1 胸腹主动脉 CTA 检查
A. 胸腹主动脉 CTA 检查可见主动脉真假腔形成；B. 主动脉全程可见夹层形成，内膜破口位于升主动脉。

【问题 5】 结合患者病史和辅助检查结果，能否明确急性胸痛的诊断？

思路：结合患者的辅助检查，通过不同高危胸痛的辅助检查诊断要点不同，便于作出最后诊断和鉴别诊断。

心电图、肌钙蛋白、心肌酶学结果有利于鉴别诊断急性冠脉综合征，D-二聚体有利于鉴别诊断急性肺栓塞，动脉血气分析、胸部 X 线检查有助于鉴别诊断有无气胸和呼吸衰竭，腹部 B 超则可以帮助鉴别判断肝脏、胆囊和膈下是否存在病变，心脏超声、主动脉螺旋 CT 对主动脉夹层具有很高的检出率，同时有助于诊断急性肺栓塞和急性冠脉综合征。根据患者心电图、超声心动图、影像学检查以及各项检验结果，患者初步诊断：①急性主动脉夹层（Standford A 型），升主动脉瘤样扩张，主动脉瓣关闭不全；②高血压病（Ⅲ级）；③心功能Ⅱ级。

近年来通过 CTA 一站式检查，即应用"急性胸痛综合征"或"胸痛三联征"多排螺旋 CT 方案，能同时显示冠状动脉、主动脉和肺动脉，对于明确诊断急性冠脉综合征、主动脉夹层和肺栓塞具有很高价值，成为急诊科快速、准确地对急性胸痛进行诊断和分类必不可少的检查手段。同时急性主动脉夹层依靠强化 CTA 可显示裂口的部位及真、假腔的解剖结构，对于临床病理分型和手术治疗提供指导。

> **知识点**
>
> ### 急性胸痛相关主动脉疾病即主动脉夹层等主动脉疾病
>
> 急性胸痛及其相关的主动脉疾病包括：主动脉夹层、主动脉壁内血肿（aortic intramural，IMH）、穿透性主动脉溃疡（penetrating aortic ulcers，PAU），还有较少见的主动脉假性动脉瘤。主动脉壁内血肿是特殊类型的主动脉夹层，即没有内膜破口的主动脉夹层。传统性主动脉溃疡被认为是主动脉夹层的前期病变，其特征性病理改变是动脉粥样硬化溃疡穿破内膜形成血肿或病变累及外膜，8% 左右的穿透性主动脉溃疡可造成主动脉破裂，但极少发展形成典型主动脉夹层。主动脉假性动脉瘤是主动脉壁全层结构破坏或仅残留主动脉壁外膜，血液被周围组织或血肿包裹形成瘤腔，其病因主要是外伤或穿透性主动脉溃疡形成。主动脉夹层发病时间≤2 周为急性期，发病时间 2～6 周为亚急性期，发病时间>6 周为慢性期。

【问题6】 对于此类急性胸痛患者的急诊一般处置原则和方法有哪些？

思路：急诊胸痛患者诊断未明确之前，镇静、镇痛同时维持生命体征平稳。

该患者完善检查的同时积极给予镇静和镇痛的治疗。一些呼吸、循环状态不稳的患者，立即行气管插管、机械通气。血流动力学稳定的患者，初步治疗措施主要是控制疼痛和血压，常用吗啡镇静、镇痛，将血压控制在 120/70mmHg。对于主动脉夹层患者应迅速控制血压：首选用药为硝普钠，通常联合 β 受体阻滞剂、钙通道阻滞剂，血管紧张素转化酶抑制药（ACEI）。目标是将血压降到能维持足够的脑、心和肾的血流灌注的最低血压水平，控制心率和减慢左室收缩的速率。

【问题7】 急性主动脉夹层的外科、介入或药物治疗选择有哪些？

思路：急性主动脉夹层的处理原则取决于临床病理分型及临床表现。

该患者确诊后应立即住院监护和外科手术治疗。该患者诊断明确，确诊为急性主动脉夹层（Standford A 型），且主动脉破口位于升主动脉，主动脉瓣大量反流，尽快完善术前准备，急诊手术治疗。对于 Standford A 或 De Bakey Ⅰ/Ⅱ型急性主动脉夹层内科保守治疗效果不佳，应急诊实施外科手术治疗；对于 Standford B 或 De Bakey Ⅲ 型主动脉夹层，如果破口较大、主动脉夹层远端真腔较小、远端脏器或肢体缺血症状明显，目前主张尽快行主动脉腔内修复术（TEVAR）；如果症状不明显，影像学示病变无进展、脏器缺血症状不明显患者可以选择内科药物治疗。

【问题8】 主动脉壁内血肿、穿透性主动脉溃疡治疗原则与主动脉夹层有何不同？

急性主动脉壁内血肿的致死率和危险性等同于主动脉夹层，病理分型同主动脉夹层的 Standford 分型，目前多数主张 Standford A 型主动脉壁内血肿应尽早外科手术治疗，对于 Standford B 型主动脉壁内血肿且病变较稳定的患者主张内科保守治疗。对于受累主动脉直径超过 6cm，主动脉血肿厚度范围较广厚度超过 1cm 或病变有明确进展，有溃疡性病变增大或主动脉壁破裂可能的患者应该尽早手术治疗，对于 Standford B 型可选择行主动脉腔内修复术。

穿透性主动脉溃疡致死率远低于主动脉夹层，内科药物治疗是首选，选择镇静、镇痛、控制血压、严格卧床休息，并定期观察病情进展。对于累及升主动脉且伴有升主动脉瘤样扩张、合并范围较广主动脉壁内血肿且血肿厚度持续进展，或形成主动脉夹层，或溃疡较大形成假性动脉瘤可以考虑手术，Standford B 型可以考虑主动脉腔内修复术。

住院和手术治疗

该患者住院行急诊手术，患者在体外循环下行升主动脉及主动脉根部行 Bentall 术同期行主动脉弓部人工血管替换、降主动脉支架象鼻手术。

主动脉夹层外科和介入手术方法、常见并发症及防治、远期疗效等相关内容见本章主动脉夹层一节。

急性胸痛的诊断思路见图 13-3-2：

```
                              急性胸痛
                                │
        询问病史：胸痛（强度、持续时间、部位、持续时间、随姿势或活动
        而改变、对硝酸甘油的反应、有无外伤，伴随症状，可疑相关病史）
                                │
        体格检查：测量双侧血压、特别注意桡动脉搏动、呼吸、皮肤、压痛部位、心肺检查
                                │
          监测血流动力学指标：心电、呼吸、血压、氧饱和度
                                │
```

|立即做ECG（10min内）|如果出现高危胸痛表现，则快速建立静脉通道并按相应流程处理|

- 缺血改变
  - 行右心室和后壁导联
  - 按时间窗查心肌标志物

- 非缺血改变
  - 高度疑似缺血性心脏病
    - 胸痛时复查ECG，或动态心电图
    - 6～8h后查心肌标志物
      - 阳性
      - 阴性
        - 行负荷试验，若结果呈阳性

- 非缺血性心脏病，立行胸部X线检查
  - 有心脏影像学改变
    - 超声心动图
      - 结合病史、查体、胸片、心脏彩超等辅助检查
        - 心脏瓣膜疾病
          心脏压塞
          心肌炎
          心包炎
          心肌疾病
  - 有纵隔影像学改变
    - 无法缓解撕裂样疼痛、双侧脉搏或血压不等，或肢体、器官缺血表现
      - 胸部CTA、MRI，心脏超声
        - 主动脉夹层等主动脉疾病
          - 镇静、控制血压手术或介入治疗
        - 纵隔肿瘤等疾病
  - 有肺影像学改变
    - 呼吸困难，氧饱和度低，D-二聚体高
      - 动脉血气、肺动脉CT、肺灌注显像、一侧呼吸音减弱或消失
        - 肺部感染
          胸腔积液
          气胸
          肺栓塞
          肺部肿瘤
          - 抗凝溶栓；手术治疗
  - 无改变或其他改变
    - 进一步针对性辅助检查
      - 胸骨骨折
        食管疾病
        带状疱疹
        肋软骨炎
        肌肉劳损
        急腹症
        其他
        - 专科治疗

缺血性心脏病

急性冠脉综合征诊治步骤处理

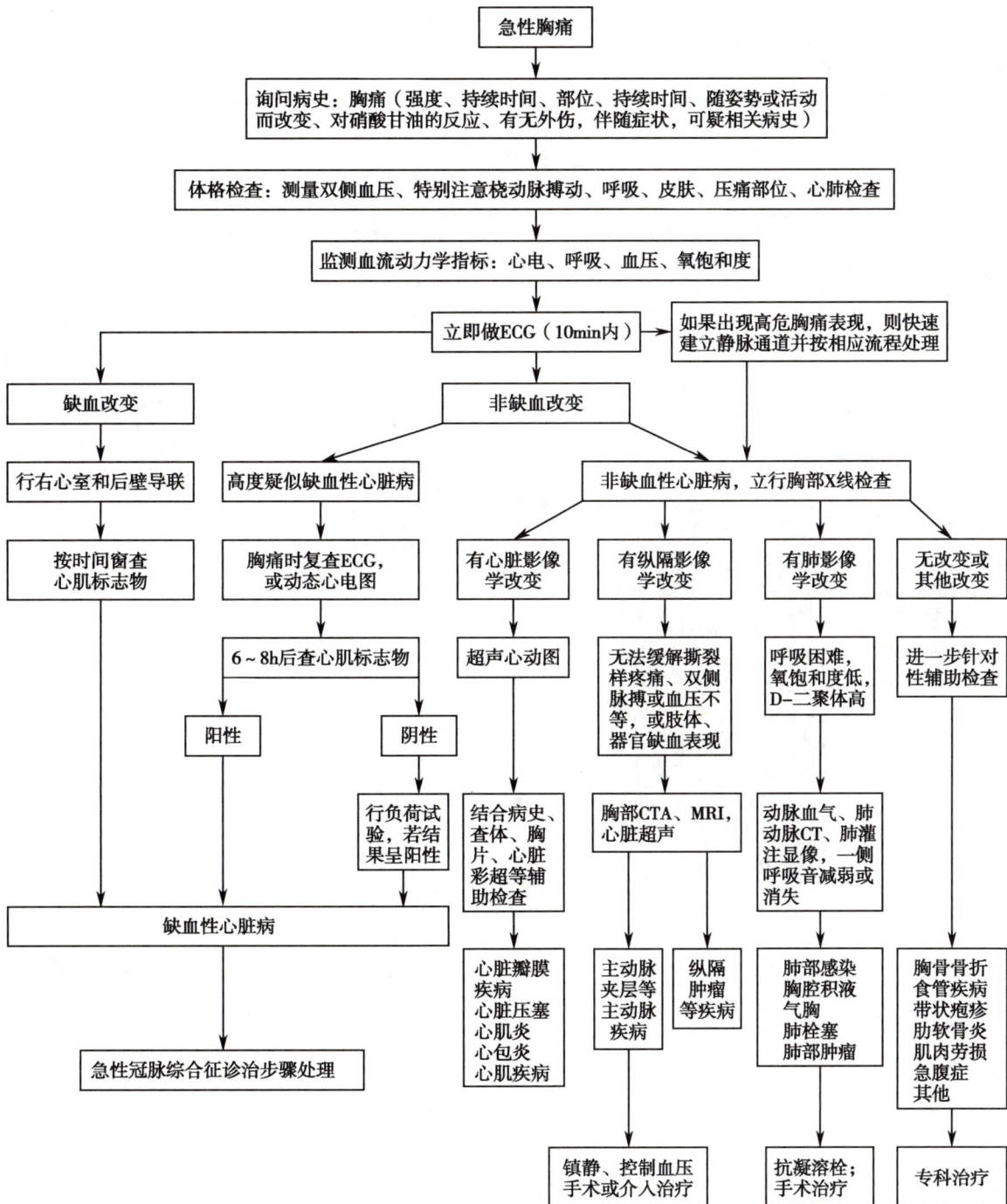

图 13-3-2　急性胸痛的诊断思路

205

急性胸痛的治疗思路见图13-3-3：

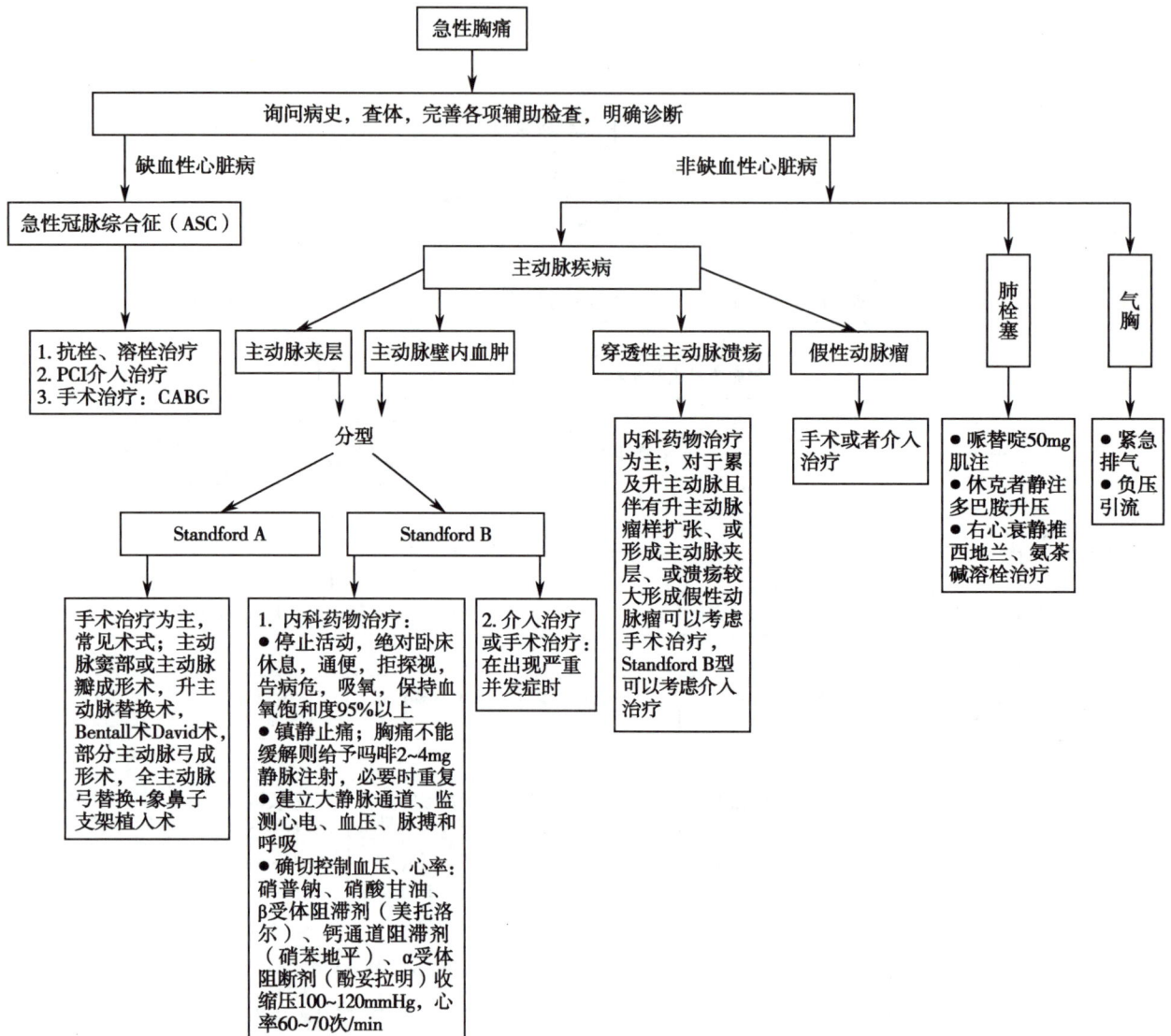

```
                                    ┌──────────┐
                                    │  急性胸痛 │
                                    └──────────┘
                                          │
                   ┌──────────────────────────────────────────────┐
                   │  询问病史，查体，完善各项辅助检查，明确诊断  │
                   └──────────────────────────────────────────────┘
          缺血性心脏病                              非缺血性心脏病
   ┌──────────────────┐
   │ 急性冠脉综合征（ASC）│               ┌──────────────┐
   └──────────────────┘               │   主动脉疾病   │
                                        └──────────────┘
```

```
┌──────────────┐  ┌──────────┐ ┌────────────┐   ┌──────────────┐  ┌──────────────┐  ┌──────┐  ┌──────┐
│1. 抗栓、溶栓治疗│  │ 主动脉夹层 │ │ 主动脉壁内血肿│   │穿透性主动脉溃疡│  │ 假性动脉瘤    │  │ 肺栓塞│  │ 气胸 │
│2. PCI介入治疗 │  └──────────┘ └────────────┘   └──────────────┘  └──────────────┘  └──────┘  └──────┘
│3. 手术治疗：CABG│
└──────────────┘
```

分型

| Standford A | Standford B |

手术治疗为主，常见术式；主动脉窦部或主动脉瓣成形术，升主动脉替换术，Bentall术David术，部分主动脉弓成形术，全主动脉弓替换+象鼻子支架植入术

1. 内科药物治疗：
● 停止活动，绝对卧床休息，通便，拒探视，告病危，吸氧，保持血氧饱和度95%以上
● 镇静止痛；胸痛不能缓解则给予吗啡2~4mg静脉注射，必要时重复
● 建立大静脉通道、监测心电、血压、脉搏和呼吸
● 确切控制血压、心率：硝普钠、硝酸甘油、β受体阻滞剂（美托洛尔）、钙通道阻滞剂（硝苯地平）、α受体阻断剂（酚妥拉明）收缩压100~120mmHg，心率60~70次/min

2. 介入治疗或手术治疗：在出现严重并发症时

内科药物治疗为主，对于累及升主动脉且伴有升主动脉瘤样扩张、或形成主动脉夹层、或溃疡较大形成假性动脉瘤可以考虑手术治疗，Standford B型可以考虑介入治疗

手术或者介入治疗

● 哌替啶50mg肌注
● 休克者静注多巴胺升压
● 右心衰静推西地兰、氨茶碱溶栓治疗

● 紧急排气
● 负压引流

图 13-3-3　急性胸痛的治疗思路

（易定华　段维勋）

第三篇
胸心外科基本技术

第十四章　胸外科基本技术

第一节　胸膜腔穿刺术

一、目的

1. 取胸腔积液进行一般性状检测、化学检测、显微镜监测和细菌学检测,明确积液的性质,寻找引起积液的病因。

2. 抽出胸膜腔的积液和积气,减轻液体和气体对肺组织的压迫,使肺组织复张,缓解患者的呼吸困难等症状。

3. 抽吸胸膜腔的脓液,进行胸腔冲洗,治疗脓胸。

4. 胸膜腔给药,可胸腔注入抗生素或者抗肿瘤药物。

二、适应证

1. 诊断性　原因未明的胸腔积液,可作诊断性穿刺,作胸腔积液涂片、培养、细胞学和生化学检查以明确病因,并可检查肺部情况。

2. 治疗性　通过抽液、抽气或胸腔减压治疗单侧或双侧胸腔大量积液、积气产生的压迫、呼吸困难等症状;向胸腔内注射药物(抗肿瘤药或促进胸膜粘连药物等)。

三、禁忌证

1. 体质衰弱、病情危重或有精神疾病不合作者。

2. 对麻醉药过敏。

3. 凝血功能障碍,严重出血倾向,患者在未纠正前不宜穿刺。

4. 疑为胸腔棘球蚴病患者,穿刺可引起感染扩散,不宜穿刺。

5. 穿刺部位或附近有感染。

四、术前准备

1. 术前沟通　与患者家属谈话,交代检查目的、大致过程、可能出现的并发症等,并签字。

2. 器械准备　胸腔穿刺包1件,内有12或16号带有乳胶管的胸腔穿刺针、小镊子、止血钳、5ml注射器及针头、50ml注射器、纱布、孔巾和换药碗,无菌试管数只(留送常规、生化、细菌、病理标本等,必要时加抗凝剂)。

五、操作方法

1. 患者取坐位面向背椅,两前臂置于椅背上,前额伏于前臂上。重症患者可在病床上取斜坡卧位,患侧手上举,枕于头下,或伸过头顶,以张大肋间。

2. 穿刺部位宜取胸部叩诊实音处,一般在肩胛下角线第7~9肋间、腋后线6~7肋间,或腋中线第5~6肋间穿刺。包裹性积液,宜根据X线或超声检查所见决定穿刺部位。

3. 术者戴口罩和无菌手套,助手协助打开胸穿包,注意胸穿针与抽液用注射器连接后检查是否通畅、有漏气情况。穿刺部位依常规消毒、铺巾,局部麻醉应逐层浸润达壁层胸膜。

胸膜腔穿刺术
(视频)

4．将胸穿针与抽液用注射器连接，并关闭两者之间的开关保证闭合紧密不漏气。左手示指与中指固定穿刺处皮肤，右手将穿刺针沿下位肋骨之上缘垂直缓慢刺入（图14-1-1），当针锋抵抗感突感消失时，打开开关使其与胸腔相通，进行抽液。助手用止血钳协助固定穿刺针，以防刺入过深损伤肺组织和外界气体进入胸膜腔。

5．抽液完毕，拔出穿刺针，盖以无菌纱布，稍用力压迫片刻，胶布固定，嘱患者卧床休息。

六、术后处理

1．术后嘱患者卧位或半卧位休息半小时，测血压并观察有无病情变化。

2．根据临床需要填写检验单，分送标本。

3．清洁器械及操作场所。

4．做好穿刺记录。

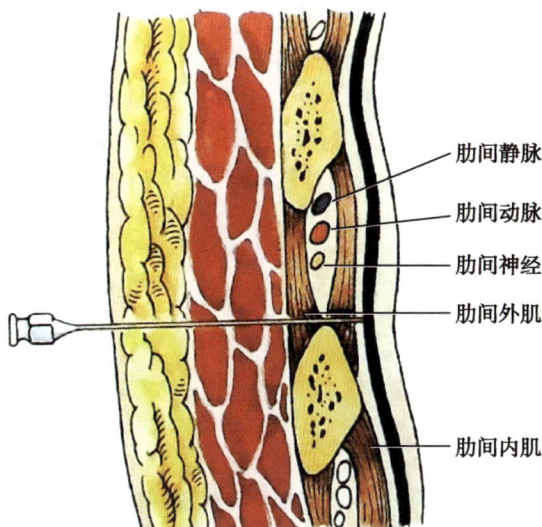

肋间静脉
肋间动脉
肋间神经
肋间外肌
肋间内肌

图14-1-1　胸膜腔穿刺术

七、注意事项

1．操作前应向患者说明穿刺目的，消除顾虑；对精神紧张者，可于术前半小时给地西泮10mg，或可待因30mg以镇静止咳。

2．操作中应密切观察患者的反应，如有患者头晕、面色苍白、出汗、心悸、胸部压迫感或剧痛、晕厥等胸膜过敏反应；或出现连续性咳嗽、气短、咳泡沫痰等现象时，立即停止抽液，并皮下注射1:1 000肾上腺素0.3～0.5ml。

3．一次抽液不应过多、过快。诊断性抽液，50～100ml即可。减压抽液，首次不超过600ml，以后每次不超过1 000ml。如为脓胸，每次尽量抽尽，疑有化脓性感染时，助手用无菌试管留取标本，行涂片革兰氏染色镜检、细菌培养及药敏试验。检查肿瘤细胞，至少需要100ml，并应立即送检，以免细胞自溶。

4．严格无菌操作，操作中要始终保持管路密封，防止空气进入胸腔。

5．穿刺针应沿肋骨上缘垂直进针，不可斜向上方，以免损伤肋骨下缘处的神经和血管。应避免在第9肋间以下穿刺，以免穿透膈肌损伤腹腔脏器。

6．严重肺气肿、广泛肺大疱者，或病变邻近心脏、大血管者以及胸腔积液量甚少者，胸腔穿刺宜慎重。

7．对于恶性胸腔积液，可注射抗肿瘤药物或硬化剂诱发化学性胸膜炎，促使脏层与壁层胸膜粘连，闭合胸腔，防止胸腔积液重新积聚。具体操作：于抽液500～1 200ml后，将药物（如米诺环素500mg）加生理盐水20～30ml稀释后注入。推入药物后回抽胸腔积液，再推入，反复2～3次后，嘱患者卧床2～4小时，并不断变换体位，使药物在胸腔内均匀涂布。如注入之药物刺激性强，可致胸痛，应在药物前给布桂嗪（强痛定）或哌替啶等镇痛剂。

八、常见并发症及处理

1．气胸　胸腔穿刺抽液时气胸发生率3%～20%。产生原因一种为气体从外界进入，如接头漏气、更换穿刺针或三通活栓使用不当。无症状者应严密观察，摄片随访。如有症状，则需行胸腔闭式引流术。

2．出血，血胸　穿刺针刺伤可引起肺内、胸腔内或胸壁出血。少量出血多见于胸壁皮下出血，一般无需处理。如损伤肋间动脉可引起较大量出血，形成胸膜腔积血，需立即止血，抽出胸腔内积血。肺损伤可引起咯血，小量咯血可自止，较严重者按咯血常规处理。

3．膈肌损伤，肝脏等腹腔脏器损伤　穿刺部位过低可引起膈肌损伤，肝脏等腹腔脏器损伤。

4．胸膜反应　部分患者穿刺过程中出现头昏、面色苍白、出汗、心悸、胸部压迫感或剧痛、昏厥等症状，称为胸膜反应。多见于精神紧张患者，为血管迷走神经反射增强所致。此时应停止穿刺，嘱患者平卧、吸氧，必要时皮下注射肾上腺素0.5mg。

5．胸腔内感染　是一种严重的并发症，主要见于反复多次胸腔穿刺者。为操作者无菌观念不强，操作过程中引起胸膜腔感染所致。一旦发生应全身使用抗菌药物，并进行胸腔局部处理，形成脓胸者应行胸腔闭式引流术，必要时外科处理。

6. 复张性肺水肿 多见于较长时间胸腔积液者经大量抽液或气胸患者。由于抽吸过快，肺组织快速复张引起单侧肺水肿，患者出现不同程度的低氧血症和低血压。大多发生于肺复张后即刻或 1 小时内，一般不超过24 小时。患者表现为剧烈咳嗽、呼吸困难、胸痛、烦躁、心悸等，继而出现咳大量白色或粉红色泡沫痰，有时伴发热、恶心及呕吐，甚至出现休克及昏迷。处理措施包括纠正低氧血症，稳定血流动力学，必要时给予机械通气。

（许 林）

第二节 胸腔闭式引流术

一、目的

1. 排除胸内积液积气，调整胸内负压，维持纵隔正常位置，促使术后肺膨胀，避免因纵隔摆动而引起的心肺功能紊乱。

2. 根据引流物的颜色、量，可以及早发现并发症，以便及时处理。

3. 抢救某些胸部外伤时应用。如胸部外伤引起的急性张力性气胸，或自发性气胸或血胸。

二、适应证

1. 气胸 中等量以上气胸或张力性气胸。

2. 外伤性中等量血胸。

3. 持续渗出的胸腔积液。

4. 脓胸，支气管胸膜瘘或食管瘘。

5. 开胸或胸腔镜手术后。

三、禁忌证

1. 凝血功能障碍有出血倾向者。

2. 肝性胸腔积液，持续引流可导致大量蛋白质和电解质丢失。

3. 结核性脓胸。

四、胸腔闭式引流术的分类

1. 肋间细管插管法（6～10Fr） 一般用于排出胸内积液，积气或抢救时应用。因管径较细，操作简单临床上经常应用。但其对排出较稠的液体如积血、脓液等不甚通畅。

2. 肋间粗管插管法（20～24Fr） 就是经肋间插入一个稍粗一点的管，操作简单，又可引流大部分不是十分黏稠的液体。但此法长时间带管容易引起疼痛。

3. 经肋床插管法（28～40Fr） 因此法切除一小段肋骨，经肋骨床插管，可插入较粗的引流管，并能通过手指或器械分离胸内感染分隔。因此，适用于脓液较黏稠的具有感染分隔病例，并可长时间带管。但其缺点是损伤较大，手术复杂。

五、术前准备

1. 认真了解病史，根据 X 线胸片、CT 等影像学资料以及超声检查协助定位，尤其是局限性或包裹性积液的引流。

2. 准备好直径合适的引流管，外接水封瓶。

3. 张力性气胸应先穿刺抽气减压。

140201

六、操作方法

1. 麻醉 1%～2% 利多卡因或普鲁卡因局部浸润麻醉，包括皮肤、皮下、肌层以及肋骨骨

胸腔闭式引流术
（视频）

膜，麻醉至壁层胸膜后，再稍进针试验性抽吸，待抽出液体或气体后即可确诊。

2．体位 半卧位。气胸引流位置选在第 2 肋间锁骨中线，引流液体选在第 7～8 肋间腋中线附近，若为局限性积液应依据 B 超和影像学资料定位。

3．沿肋间做 2～3cm 的切口，用两把弯血管钳交替钝性分离胸壁肌层，于肋骨上缘穿破壁层胸膜进入胸腔。此时有明显的突破感，同时切口中有液体溢出或气体喷出。

4．用止血钳撑开，扩大创口，用另一把血管钳沿长轴夹住引流管前端，顺着撑开的血管钳将引流管送入胸腔，其最后一个侧孔应在胸内至少 3cm。

5．以中号丝线缝合胸壁皮肤切口，并结扎固定引流管，敷盖无菌纱布；纱布外再以长胶布环绕引流管后粘贴于胸壁。引流管远端接水封瓶或闭式引流袋，观察水柱波动是否良好，必要时调整引流管的位置。同时检查各接口是否牢固，避免漏气。引流瓶置于病床下不易被碰倒的地方。

6．也可选择套管针穿刺置管。套管针为针芯直接插在特制的引流管内，用针芯将引流管插入胸腔后，拔出针芯，引流管就留在了胸腔内。

7．如需经肋床置管引流，切口应定在脓腔底部。沿肋骨做切口长 5～7cm，切开胸壁肌肉，显露肋骨，切开骨膜，剪除一段 2～3cm 长的肋骨。经肋床切开脓腔，吸除脓液，分开粘连，安放一根较粗的闭式引流管。2～3 周后如脓腔仍未闭合，可将引流管剪断改为开放引流。

七、术后观察及处理

1．保持引流的密闭性 由于胸腔内是负压，为了防止引流液倒流而发生逆行感染，要确保患者的胸闭引流瓶平面低于胸腔引流口平面至少 60cm。引流管不要过长，以防折叠。为防止胸腔管与外界相通，更换引流瓶时，必须用双钳双向夹管；为防止患者外出做检查时，管路连接不紧密或引流瓶倾斜至水封管露出水面等情况发生，应用两把钳子不同方向进行夹管。若为有齿钳，其齿端须包裹纱布或胶套，防止夹管时导致引流管破裂、漏气。

2．保持引流的通畅性

（1）观察引流管的水柱波动情况：水柱波动不仅可以观察胸闭引流的通畅性，还可反映肺膨胀的程度。胸腔内残腔大的患者，水柱波动较大，甚至水封瓶内的液体会吸入到储液瓶中。随着余肺膨胀，残腔变小，负压逐渐变小，水柱波动仅为 2～4cm 或有轻微波动时可以考虑拔管。水柱波动的范围愈大，提示胸腔内残腔较大，肺膨胀不好。水柱波动逐渐消失是引流管拔除的重要指征之一；而当水柱波动突然消失，则考虑可能是管路不通畅或阻塞。

（2）定时挤压引流管，保证引流管通畅：当引流液为血性液时，需每 1～2 小时挤压管路 1 次。操作时双手握住引流管 10～15cm 处，双手前后相接，一手手心向上，贴近胸壁，将引流管置于指腹与鱼际之间，另一手在距前面一只手的下端 4～5cm 处阻断引流管，前面的手高频快速用力地挤压引流管，随后两只手同时松开，利用引流管内液体或空气冲击将堵塞引流管的凝血块或组织块冲出，如此反复。或用滑石粉捋管：将滑石粉涂抹胸管表面，右手卡住上端胸管，左手自上而下卡住胸管向下滑行，至胸管下段后右手松开。此方法可加大胸管负压，引流出不太坚固的凝血块或凝固的纤维素。

3．观察引流管气体排出情况 漏气可分为 3 度，患者用力咳嗽、屏气时，引流管内有气泡排出者为 I 度；深呼吸、咳嗽时有气泡排出为 II 度；平静呼吸时有气泡排出为 III 度。I～II 度漏气在 2～5 天后即可自愈；III 度可逐渐转为 II 度、I 度，于 5～7 天后自愈，若有大的支气管瘘或残端瘘会出现持续 III 度漏气及出血或感染征象，需另行处理。

4．持续负压吸引胸腔闭式引流的护理 一般开胸术后胸腔闭式引流的负压吸引，应以超过吸气末胸腔负压 5～250Pa 即可。若患者肺弹性较差、压缩时间较长或肺表面有薄纤维膜覆盖致肺复张困难、肺段切除肺断面持续漏气较多或气胸患者，负压可适当加大至 10～375Pa。负压吸引开始应设置在低负压水平，根据患者情况进行缓慢微调。负压吸引时应严密观察胸腔压力的变化，密切观察患者有无胸闷、气短、发绀、血性引流液增多等情况，判断气管是否居中，听诊双肺呼吸音是否对称。负压吸引一般应在术后 24 小时以后开始使用，防止出现胸腔内渗血。在临床工作中，不要随意调整或中断负压吸引，防止复张的肺泡再次发生萎陷。

5．预防感染 一切均应坚持无菌操作，换瓶拔出接管时要用消毒纱布包好，保持引流管、接管及引流瓶清洁，定时用无菌蒸馏水冲洗；水封瓶应位于胸部以下，不可倒转，维持引流系统密闭，接头牢固固定，以预防胸腔内感染。

6. 拔管指征　胸腔闭式引流术后 48～72 小时，观察引流液少于 50ml/24 小时，无气体逸出，胸部 X 线片示肺膨胀良好或无漏气，患者无呼吸困难或气促时，可考虑拔管。拔管时指导患者深吸一口气，吸气末迅速拔管，用凡士林纱布封住伤口，包扎固定。拔管后注意观察患者有无胸闷、呼吸困难症状，切口漏气、渗液、出血和皮下血肿等。

（许　林）

第三节　锁骨上及前斜角肌淋巴结活检术

一、临床意义

胸腹部恶性肿瘤和原发于淋巴系统病变常导致锁骨上及前斜角肌淋巴结肿大，在相关常规检查、B 超、CT、磁共振、经内镜病灶组织活检、淋巴结针刺活检等检查不能确定病变性质时，手术切取肿大淋巴结活检是临床诊断必要和有效手段之一，往往达到事半功倍的作用。

二、适应证

1. 肺癌或食管癌等怀疑有锁骨上淋巴结转移者，胃、胰、前列腺和盆腔肿瘤等疑有斜角肌部位的淋巴结转移者，经针吸活检不能明确性质者，需做病理组织学检查以明确诊断。

2. 孤立的淋巴结结核，病情稳定，无其他活动性结核病灶，长期抗结核治疗无效，与周围无粘连，无急性感染与破溃者。

三、禁忌证

1. 出血性疾病及接受抗凝治疗的患者。

2. 有精神疾病或不合作的患者，因无法选择正确的体位和控制操作过程，不宜进行活检。

3. 局部皮肤感染、淋巴结肿大并伴感染、脓肿形成，或破溃者应在感染控制后进行活组织检查。

四、术前准备

1. 进行淋巴结活检前应完成全面而仔细的体格检查和复习其他检查的结果，以确定最佳切口部位。对有出血倾向的患者应检查血小板计数、出血时间、凝血时间等。

2. 与患者充分沟通，了解淋巴结活检术的目的和必要性，消除其顾虑，征得患者及其家属的同意和配合，并在手术同意书上签字。

3. 淋巴结活检必须在无菌条件下进行，最好在固定消毒的检查室内进行，并备好麻醉药品及相关无菌手术器械包。

五、操作方法

1. 体位　患者应采取平卧体位，上半身稍高，背部垫枕，颈部过伸，头上仰并转向健侧。

2. 切口选择　首先确切触及肿大的淋巴结，原则上切口方向应与皮纹、神经、大血管走行相一致，以减少损伤及瘢痕挛缩，切口选在要活检的结节旁。若结节触摸不明显，则选在锁骨上 2cm 胸锁乳突肌外侧，横切口长 4～5cm。

锁骨上淋巴结活检术（视频）

3. 麻醉　用 2% 普鲁卡因 2ml 或 2% 利多卡因 3～5ml 在选定部位进行局部浸润麻醉。

4. 由浅入深逐层切开皮肤、皮下浅筋膜、颈阔肌，将胸锁乳突肌牵向前方，或部分切断胸锁乳突肌，辨认肩胛舌骨肌后可牵开或切断以暴露肿大的淋巴结。于锁骨上区内将颈横动、静脉分支结扎，钝性分离位于斜方肌及臂丛神经前面的淋巴结，结扎、切断出入淋巴结的小血管后，将淋巴结切除。如淋巴结已融合成团，或与周围及外缘组织粘连紧时，可切除融合淋巴结中一个或部分淋巴结，以做病理检查。

5. 创面仔细止血，并注意有无淋巴漏，如有淋巴液溢出，应注意结扎淋巴管。

6. 逐层缝合切口，切口放置引流皮片。

7. 术后平卧局部加压包扎术区 24 小时。

六、注意事项

1. 术前准确定位，锁骨上淋巴结位置较深，切开前应固定患者体位后确定拟切取肿大淋巴结部位并准确甲紫标记，以避免患者移动造成淋巴结移位和定位不准不能准确切除所需淋巴结组织。

2. 颈部淋巴结周围多为神经、血管等重要组织，术中应做细致的钝性分离，以免损伤。应避免解剖层次未显露和未在直视的情况下盲目过深探查，过度向锁骨下后方探查，不明解剖粗暴操作造成胸导管（右淋巴导管）和血管损伤。在淋巴结较大且固定，不能充分显露淋巴结深面解剖关系时，可以选择只切取表面部分淋巴结组织，达到明确病理诊断即可，不必盲目追求完整切除淋巴结造成不必要的深部解剖损伤，引起相应的并发症。

3. 淋巴结结核常有多个淋巴结累及或融合成团，周围多有粘连。若与重要组织粘连，分离困难时，可将粘连部包膜保留，尽量切除腺体。对有窦道形成者，则应梭形切开皮肤，然后将淋巴结及其窦道全部切除。不能切除者，应尽量刮净病灶，开放伤口，换药处理。

4. 病理检查确诊后，应根据病情及时做进一步的治疗（如根治性手术等）。

七、常见并发症及处理

淋巴结活检是一种相对安全的操作方法，但由于颈部的解剖结构复杂，亦会出现一些并发症。其中最主要的并发症为出血或血肿，以及乳糜漏、气胸、神经损伤或局部感染等。值得注意的是应强调正规和仔细地操作，则可避免发生这类并发症。

1. 出血或血肿　术中损伤血管可引起出血，当颈外静脉、颈横静脉或腋窝动、静脉受损时，可发生较大量的出血；在切除淋巴结或脂肪垫后，可因结扎止血不彻底而形成局部血肿。患者觉局部肿胀、疼痛、心悸、出汗、脉搏增快等，严重者可出现休克表现。对少量出血者，可进行局部压迫止血，对较大量的出血，应仔细检查伤口，进行彻底止血；有休克表现者，尚应注意纠正休克。预防措施包括手术者应熟悉局部解剖结构，术中应做到解剖层次分明，操作轻柔准确，边切边止血，做到止血彻底，缝合伤口前应检查有无活动性出血。

2. 乳糜漏　在操作过程中，损伤胸导管或淋巴管可导致乳糜漏。发生乳糜漏时一般在术区形成瘘口或潴留性囊肿，应积极给予禁食并局部加压包扎处理，必要时二次手术探查缝扎损伤的淋巴管。

3. 气胸　摘取颈根部较深的淋巴结时，有时可因向锁骨下分离过深，损伤胸膜顶部而发生气胸。因此，应注意手术不宜分离过深，并注意动作轻柔。一般为少量气胸，无症状者可不做特殊处理，但对于肺组织压缩在 20% 以上的患者，可考虑抽气治疗，必要时进行胸腔闭式引流术。

第四节　开　胸　术

一、概述

开胸术又称剖胸术，是显露胸腔内器官的手术方法，在胸腔内，除心脏、大血管、食管、肺等主要器官外，还有极为丰富的内脏感受器和交感、迷走神经。手术操作和麻醉药物直接或间接地对它们产生影响，因此麻醉的选择、管理和手术的实施远较其他部位的手术复杂和困难。

此外，近似倒圆锥形的胸廓骨性支架以及胸膜腔内负压状态构成胸部解剖生理的又一特点。它对于维持人体呼吸和循环系统的生理功能起着非常重要的作用。剖胸后的生理改变极为近似开放性气胸的病理生理特点。手术与麻醉者必须对这些特点有足够的重视。

二、适应证及禁忌证

（一）适应证

1. 诊断性开胸术适应证

（1）胸膜疾病：胸腔积液；局性或弥漫性胸膜病变。

（2）肺部疾病：弥漫性肺疾病；肺结节。

（3）纵隔肿瘤。

（4）胸外伤：进行性血胸；其他需要评估伤情的严重胸外伤。

2.治疗性开胸术适应证

（1）胸膜疾病：急性或慢性脓胸；胸膜肿瘤。

（2）肺部疾病：肺良性肿瘤或病变；可切除的肺转移瘤；原发性肺癌：中心型肺癌的肺叶切除、袖式肺叶切除或全肺切除。

（3）纵隔疾病：纵隔良、恶性肿瘤。

（4）食管疾病：食管癌；食管良性病变。

（5）胸外伤：进行性血胸；可疑气管、支气管断裂；膈肌破裂、心脏大血管损伤、胸内较大异物等。

（6）心脏疾病：各种心脏手术。

（7）胸椎疾病：胸椎间盘脓肿引流；胸椎间盘突出切除；胸椎侧凸或后凸畸形前路松解矫正；胸椎间盘间隙植骨融合等。

值得说明的是，随着胸腔镜技术的成熟和普及，上述病症绝大多数已经可以胸腔镜下完成。只有少数特殊情况需要开胸或胸腔镜中转开胸。胸腔镜手术较开胸手术能够有同等甚至更好的手术质量，更小的创伤和更快的恢复。

（二）禁忌证

1.一般情况差，心、肺功能严重损害、恶病质，高龄，不能耐受手术者。

2.肿瘤侵犯纵隔、心脏、大血管或重要的神经，如喉返神经等。

3.凝血机制障碍者。

4.休克患者，经输液输血未能缓解者。

5.严重感染未控制者。

三、术前准备

1.手术前全面了解患者的心、肺、脑、肝、肾等主要器官的功能与全身状况，行 CT 等影像学检查，以确定胸腔脏器病变部位、范围以及手术方式。

2.择期及限期手术患者术前应戒烟一周以上，练习咳嗽、咳痰；服用支气管解痉药、祛痰药物；做超声雾化吸入，每次 20 分钟，每日 3～4 次，用抗生素控制肺内炎症。

3.急诊病例，如大出血、心脏压塞，应积极纠正休克、酸碱平衡与电解质紊乱的同时进行手术，同时应保持胸腔闭式引流通畅，以免麻醉插管、控制呼吸时形成张力性气胸。

四、麻醉

全麻（静脉复合麻醉或静脉吸入复合麻醉），单腔或双腔气管插管，正压呼吸给氧。对于严重的外伤病例，如多发多段肋骨骨折伴血气胸，特别是疑有张力性气胸的病例，麻醉前应行胸腔闭式引流术。

1.术前用药　苯巴比妥 0.1g，阿托品 0.5mg，术前半小时肌内注射。如患者心率快，可改阿托品为东莨菪碱 0.3mg 肌内注射。

2.麻醉药物的选择　应尽可能选择镇痛效果好、肌肉松弛完全以及对心血管抑制作用小的药物。

五、切口选择

胸部手术切口的基本要求在于使手术视野有良好的暴露。切口的部位与方向，应根据手术器官、组织的位置及手术操作最困难之部位而定。切口的方式很多，如后外侧切口、前外侧切口、胸骨正中劈开、双侧开胸、腋下切口、后切口等。以下介绍三种常用的开胸探查切口。

（一）后外侧切口（图 14-4-1）

【适应证】　食管、肺、纵隔、膈肌和胸腔内大血管手术。应用范围广泛，手术视野暴露良好，故又称标准剖胸切口。但因患者卧向健侧，当肺脓肿患者脓痰多或者大出血时，则痰或者血液易进入健侧，有引起呼吸道阻塞的危险，在此情况下，必须做双腔气管插管分别控制左右呼吸道或气管导管插入健侧气管，至少保持健侧呼吸道通畅。

后外侧开胸术
（视频）

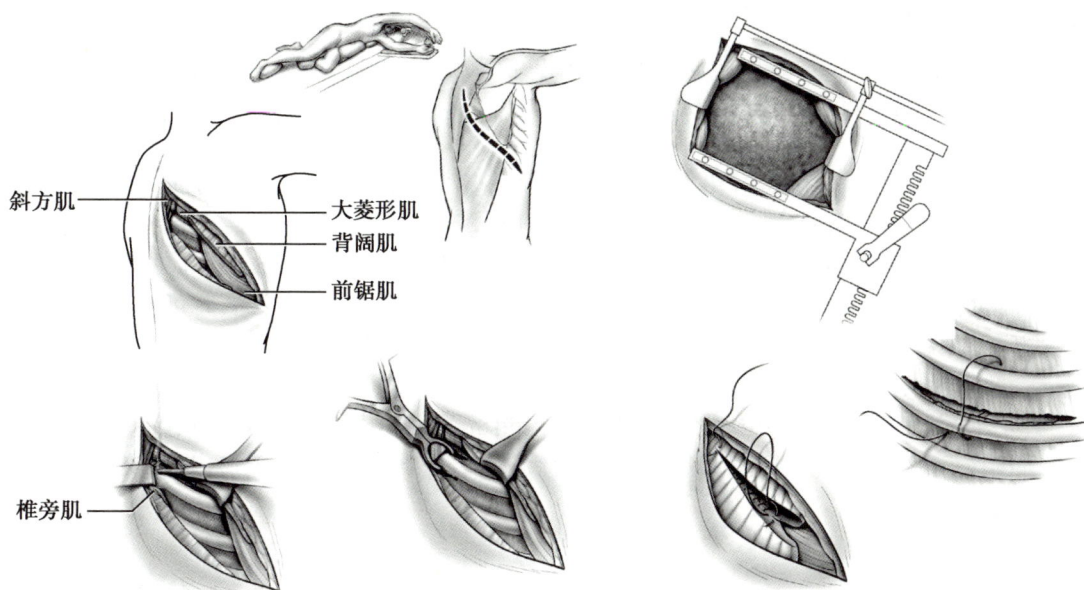

图 14-4-1　胸部后外侧切口

【体位】　患者卧向健侧，用小沙袋两个分别在背腹侧垫稳，腋下垫一个小枕，双臂前伸，安放在双层托臂架上。术侧髋关节呈屈曲位。健侧下肢伸直，以便安放电极板。两下肢间放一软枕，最后用宽布带固定，以防止体位变动。

【手术步骤】

1．切口　先用标记笔定点画线，其高低与长度应根据手术需要与病灶的部位而定。如经第 5 肋间进行开胸探查，则在脊柱旁线平对第 5 胸椎定一点，在肩胛下角下方 3cm 处定一点，再在胸骨旁线第 5 肋骨软骨处定一点，最后在以上 3 点间用弧线画线相连。

2．切开胸壁　沿标记切口线切开皮肤及皮下组织，电灼止血，纱布垫保护切口。在肩胛下角后方及肌层较薄弱的"听诊三角区"切开该处的肌筋膜至肋骨。将食、中指伸入，沿切口向前用电刀切背阔肌和前锯肌，向后切开斜方肌和菱形肌达骶棘肌缘，并注意止血。

3．切开胸腔　牵开肩胛骨，术者手指伸入肩胛下并扪及最上一个肋骨即以第 2 肋开始从上而下计数，以确认进胸的肋间或者切除的肋骨。紧贴下位肋的上缘沿肋间用电刀切开肋间肌，切开前嘱麻醉医生健侧单肺通气，以免刀头过深伤及肺脏。若无胸腔内粘连，肺脏会因停止通气而自行塌陷，再以手指或器械伸入胸内引导沿肋间扩大切口。遇有粘连可用组织钳夹住并拉紧胸膜及肋间肌，视情况采用钝性或锐性分离粘连，并注意止血。如有肋间血管损伤出血应及时用丝线缝扎。切口以湿盐水纱布垫保护。安放肋骨牵开器并缓缓撑开胸腔。若胸腔暴露不满意，可根据情况需要剪断上或下一肋骨的后端或者前端以扩大切口。

4．安放胸腔引流管　手术操作完毕，止血冲洗胸腔，并安放胸腔引流管。下胸引流常规在腋中线胸腔低垂部位第 8 肋间或第 9 肋间做皮肤切口。胸腔内引流管的开口平或稍高于膈顶的位置即可。皮肤切口用 7 号丝线缝合，结扎并固定引流管。有时可缝一"U"字线留作拔管后闭合引流口皮肤切口用。有些手术如上肺叶切除后，常同时经第 2 肋骨锁骨中线处安放上胸引流管以防术后气胸。

5．缝合切口　清点纱布器械，无误后先由麻醉医师加压鼓肺。若系肋间切口，可先间断绕上下肋骨缝合 3~4 对双 7 号或 10 号丝线，用肋骨合拢器使切口缘对合，最后结扎绕肋骨的粗线。如系经肋床进胸则先用 7 号线将胸膜、肋间肌及骨膜做间断缝合，在缝合切口两端时要绕过并超出肋骨残端根部，然后用合拢器将切口缘靠拢，在无张力的情况下一一结扎缝合线。依次间断缝合两层胸壁肌肉，即深层的菱形肌和前锯肌，浅层的斜方肌和背阔肌。若缝合肌肉时张力过大，可将患者肩膀下推再缝。细线三角针间断缝合皮下组织及皮肤。接连胸腔引流管，嘱麻醉医师再次鼓肺，以观察胸内气体、液体排出情况及引流装置通畅情况。

（二）前外侧切口（图 14-4-2）

【适应证】　前纵隔肿瘤，上叶、中叶肺切除及部分心血管手术（二尖瓣闭式扩张、心脏外伤的修补，心脏压塞的解除、心包剥离剂低温房间隔缺损修补术等）。此切口具有损伤轻，进胸快的优点，但对后纵隔和后胸下部的手术视野显露较差。

【体位】　取仰卧位。术侧背部及肩部垫高30°～40°，同侧上肢上举前屈，以棉垫包裹手腕，横吊于麻醉架上。但勿过伸外牵上臂以免损伤臂丛神经。

【手术步骤】

1. 切口　皮肤切口由前正中线起，沿准备进胸腔的肋间至腋中线。若是女性，皮肤切口应绕开乳腺下缘。

2. 切开胸壁肌层并打开胸腔　皮肤及皮下组织切开后，用纱布垫保护。女性患者应将乳房上翻，顺皮肤切口切断胸大、小肌及前锯肌，暴露所要求的肋间。切开肋间肌，用小刀切开一小口，打开胸膜腔，伸入手指引导，沿下位肋的上缘分离肋间肌，在靠近胸骨时，注意勿伤及胸廓内血管，必要时可先将其解剖，切断缝扎。胸腔剖开后，用纱布垫保护创缘，用牵开器缓缓撑开胸腔，一般都能获得良好的暴露。必要时可在前端切断上或下一肋软骨以扩大切口。

3. 缝合切口安放引流管　用温生理盐水冲洗胸腔，由麻醉医师加压鼓肺，安放胸腔引流管。自后向前间断缝双7号线一排若干，用肋骨合拢器使切口缘相贴，对合后缝线一一结扎。间断缝合胸大肌、皮下组织及皮肤。

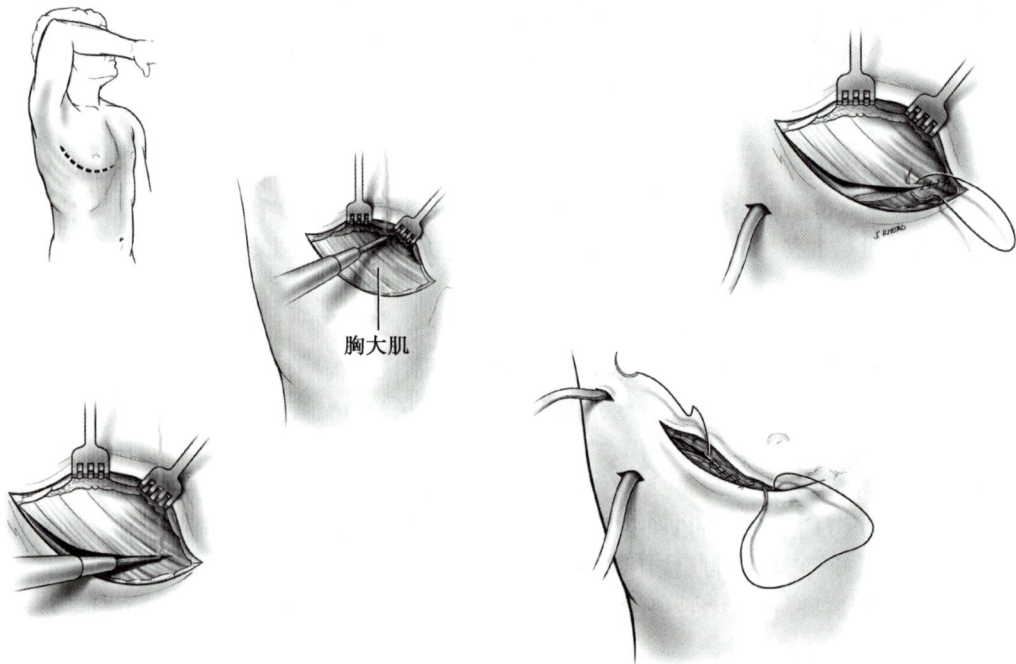

胸大肌

图14-4-2　胸部前外侧切口

（三）胸骨正中劈开切口（图14-4-3）

【适应证】　心内直视手术，心包切除术，前纵隔肿瘤及胸腺切除术及上腔静脉梗阻。

【体位】　患者取仰卧位，背部垫高。

【手术步骤】

1. 切口　沿前正中线平颈静脉切迹，向下至剑突做一纵向切口。

2. 胸骨劈开　皮肤、皮下组织切开后，电灼止血，用纱布垫保护。由颈静脉切迹解剖颈前肌（胸骨舌骨肌、胸骨甲状肌），用直角钳，必要时加用电刀，将肌筋膜附着胸骨部分完全分开，用电刀正中切开胸骨前骨膜。提起剑突，剥开膈肌附着处，伸入手指或钳夹小纱布垫分离胸骨后。胸骨锯或胸骨刀纵向劈开胸骨，断面骨膜电灼止血，骨髓腔用骨蜡涂封止血。用纱布垫保护创缘，开胸器撑开胸骨切口。扩大前纵隔的显露，依据手术要求，可推开两侧胸膜，剥离或切除部分胸腺。若做心脏手术，应纵向剪开心包，并固定在创缘（一般仅为右侧）。纵隔肿瘤涉及颈部或一侧或双侧胸腔者，可根据需要向上延长切口。一侧或双侧横断胸骨。

3. 缝合切口安放引流管　胸骨断面的对合有几种方法。胸骨打洞，穿粗钢丝和用针带钢丝或粗线缝合法已很少采用，用3～4对适当长度的不锈钢粗丝，用有齿血管钳夹住距两端约2cm处，用钢丝作针，自胸骨后方进针，紧贴胸骨外缘在肋间隙出针，合拢前检查钢丝孔有无出血，若有乳内或肋间血管损伤应及时用粗线缝扎。去掉背部垫子，即可合拢扭结钢丝。丝线间断缝合骨膜、皮下组织及皮肤。前纵隔常规放置多孔硅胶管引流，若胸膜已破，关胸前应扩大胸膜破口，同时安放胸腔引流管连接水封瓶。心内直视手术后，除胸骨后引流外，心包腔亦应安放引流，引流管前端大多置于斜窦内。

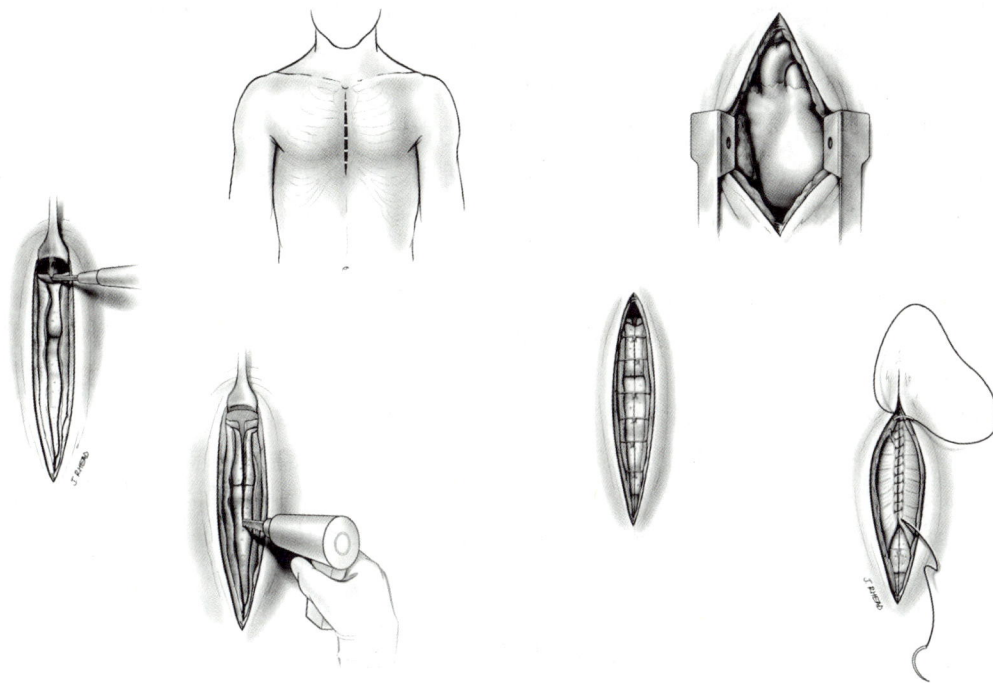

图 14-4-3　胸骨正中劈开切口

（许　林）

第五节　胸腔镜手术

一、概述

传统胸腔镜技术起源于 20 世纪初期，但由于设备、器械及照明等原因，发展十分缓慢。直至 20 世纪 90 年代，随着冷光源技术、内镜摄像技术及内镜切割缝合器等现代技术设备的出现，电视胸腔镜手术（video-assisted thoracoscopic surgery，VATS）诞生，胸腔镜手术技术得到迅速发展，现代胸腔镜外科由此诞生。目前，胸腔镜技术已经成为胸外科临床上常规的不可或缺的手术技术和临床常用的手术方法。

二、适应证及禁忌证

经过 30 多年的发展，现代胸腔镜手术技术已经相当成熟，适应证十分广泛，几乎涵盖了所有的胸外科疾病。其适应证与禁忌证细述如下：

（一）适应证

1. 诊断性胸腔镜手术适应证

（1）胸膜疾病：胸腔积液；局限性或弥漫性胸膜病变；可疑胸膜结核或胸膜间皮瘤。

（2）肺部疾病：弥漫性肺疾病；转移性肿瘤；孤立性肺结节。

（3）纵隔肿瘤。

（4）心包疾病：心包肿物；心包积液。

（5）胸外伤：中到大量血胸，或进行性血胸；可疑气管、支气管断裂；膈肌破裂。

（6）肿瘤分期：用于肺癌和食管癌的 T 和 N 分期，同时还可协助判断同侧胸膜腔有无转移（M 分期）。

2. 治疗性胸腔镜手术适应证

（1）胸膜疾病：恶性胸腔积液；急性或慢性脓胸；胸膜肿瘤；自发性气胸。

（2）肺部疾病：肺大疱；肺气肿；肺先天性疾病；支气管扩张；慢性肺脓肿；结核球；肺良性肿瘤或病变；

周围型可切除的肺转移瘤；原发性肺癌：无明显纵隔淋巴结肿大的早期周围型肺癌。中心型肺癌的肺叶切除、袖式肺叶切除或全肺切除也可尝试胸腔镜下进行。

（3）纵隔疾病：纵隔良恶性肿瘤；重症肌无力合并胸腺增生或胸腺瘤者；自发性或继发性乳糜胸。

（4）食管疾病：食管癌；食管平滑肌瘤；贲门失弛缓症。其他，如食管憩室、食管囊肿等。

（5）胸外伤：血胸或血气胸；胸腔异物；肺裂伤等。

（6）胸交感神经手术：手汗症；雷诺综合征；先天性长 QT 综合征；癌性顽固性上腹痛；胰头癌等。

（7）胸椎疾病：胸椎间盘脓肿引流；胸椎间盘或椎体活检；胸椎间盘突出切除；胸椎侧凸或后凸畸形前路松解矫正；胸椎间盘间隙植骨融合。

（二）禁忌证

1. 肿瘤侵犯纵隔、心脏、大血管或重要的神经，如喉返神经等。

2. 肿瘤侵犯大范围胸壁，需要进行大范围胸壁重建。

3. 其他禁忌证：

（1）一般情况差，心、肺功能严重损害、恶病质，高龄，不能耐受手术者。

（2）肺功能严重下降，不能耐受单肺通气者。

（3）心血管系统严重疾患：①近 3 个月内发生急性心肌梗死者；②近期内有严重的心绞痛反复发作者；③全心衰竭伴心脏明显扩大，心功能Ⅲ级以上者；④有严重的室性心律失常者。

（4）凝血机制障碍者。

（5）小儿病例：年龄<6 个月，体重<8kg 不宜行胸腔镜手术。

（6）合并严重传染性疾病：如病毒性肝炎、AIDS 等。

（7）各种原因所致气管、支气管严重畸形，无法行双腔支气管导管插管或单腔气管导管结合支气管封堵管插管者。

（8）休克患者，经输液输血未能缓解者。

（9）严重感染未控制者。

三、麻醉

内镜手术需要一定的空间。对于胸腔镜手术来讲，利用骨性胸廓和萎陷的肺组织之间的自然间隙，即可进行操作，不必像腹腔镜一样人工充入气体。使肺组织萎陷的方法是单肺通气技术，指健侧即非手术侧肺通气，而患侧即手术侧肺停止通气，并将肺内残气排出，从而获得手术操作空间。单肺通气技术可通过双腔支气管导管插管或单腔气管导管结合支气管封堵管插管，配合胸膜腔切开产生医源性气胸实现。

（一）双腔支气管导管插管

双腔支气管导管由两个头端长度不等并排固定的管腔组成。插管时将头端较长的支气管导管插入左或右主支气管内，较短的气管导管头端留在气管内，当把两个管腔末端的套囊都充气后，即可实施选择性的单肺通气；若打开手术侧导管使其与大气相通，即能使该侧肺塌陷。

（二）单腔气管导管结合支气管封堵管插管

首先选择合适的单腔气管导管行气管内插管，然后通过其管腔缓慢插入支气管封堵管，将其对准准备隔离侧的主支气管，将封堵管套囊充气即可实现非封堵侧单肺通气，封堵管内含有通道可使肺内气体排出，使该侧肺萎陷。

四、切口设计原则

胸腔镜手术切口位置的选择十分重要。恰当的切口是保障手术顺利进行的关键，不合适的切口会增大手术难度，增加手术并发症的发生率。

胸腔镜手术的基本设计原则符合垒球场布局。计划切口时将病变所在部位假想成垒球场的 2 垒位置，而将胸腔镜镜头放置在本垒位置，保证有最大的视野可以检视整个胸腔的情况，可以清楚地观察到病变所在位置，同时可以看到所有器械在胸腔内的操作活动。术者双手的操作器械根据需要放置在 1 垒和 3 垒的位置。这样就使得胸腔镜和器械在操作时指向同一方向（2 垒）。若切口位置选择不合适，操作时器械指向胸腔镜，就会产生"照镜子"操作现象，影响手术的进行。一般情况下，三个切口的相互距离应尽可能远些，使胸内有一较大的操作空间，便于肺组织的牵拉和手术操作。若切口相距太近，就会发生器械拥挤，互相"打架"，不利于病变的暴露和处理。

具体切口位置的选择要根据病变部位、手术方式和患者体位决定。比如：

（一）肺及胸膜手术

一般采用健侧卧位。双侧上叶病变时，胸腔镜观察口放置在第7肋间腋中线；主操作口放置在第4肋间腋前线；辅助操作口放置在第7肋间肩胛下角线。双肺下叶病变时，观察口放置在第7肋间腋中线，主操作口放置在第5肋间腋前线，辅助操作口放置在第8肋间肩胛下角线。

（二）食管手术

一般采用左侧卧位并适当前倾。观察口放置在腋后线前方第7或第8肋间；主操作口放置在腋前线第4肋间；辅助操作口放置在肩胛下角线第8或第9肋间。可根据病变位置适当调整。

（三）纵隔疾病

1. 前纵隔疾病　一般以病变凸向的一侧为手术侧。观察口放置在腋中线第5肋间，2个操作切口分别放置在腋前线第3肋间和锁中线第4或第5肋间（女性位于乳腺下皱襞）。

2. 中纵隔疾病　一般采用健侧卧位。观察口放置在腋中线第6或7肋间，2个操作切口分别放置在腋前线3～5肋间和肩胛下角线7～9肋间，根据病变位置的高低调整操作孔的位置。

3. 后纵隔疾病　一般采用健侧卧位并适当前倾15°。观察口放置在腋中线偏前方第5、6肋间，操作口2～3个，根据病变部位而定。

（四）交感神经手术

一般采用半坐仰卧位，上半身抬起30°～45°，双上肢外展固定。通常采用腋中线第3或4肋间单操作口。也可观察口放置在腋中线第5肋间，操作口放置在腋前线第3肋间。

（五）胸外伤

一般采用健侧卧位。一般采用2个切口，观察口放置在腋中线，具体的肋间高低视可疑损伤的部位而定，一般上胸部穿透伤常选腋中线第7～8肋间，下胸部损伤选腋中线第4肋间，也可利用已经存在的胸引管切口进行初步探查后再行决定。若伤口在前胸部，则于腋后线6～7肋间作操作口，若伤口在后胸部，则于腋前线4～5肋间作操作口，放入套管，自第二个操作口内放入吸引器吸出胸腔积血后，做进一步探查。

五、基本手术方式

（一）胸膜手术

胸膜活检术：胸膜活检术（pleural biopsy）是对原因不明的胸膜疾患，取胸膜活体组织进行病理学检查的一种诊断手段。现代胸腔镜是胸膜活检的最佳手段，不仅操作简单，而且可以直接观察病变的形态和范围，同时获得足够量的胸腔积液标本和大块的组织标本送检。对于局限性病变沿着病灶周围切开胸膜，完整切除病灶组织；对于弥漫性病变则尽可能较大块地切除或剥除胸膜（数个2cm×2cm组织片），可显著提高诊断率。

胸腔镜手术（视频）

（二）肺手术

1. 肺楔形切除术　肺楔形切除术（wedge resection）指将病灶连同适当大小的周围少量肺组织用内腔镜缝合切开器按"V"形或"剥香蕉"法直接从肺实质中切除下来的手术方法。先用无创卵圆钳整块夹持计划切除的肺组织，调整确定恰当的切缘和切除范围后，用适当钉高的切割缝合器紧贴卵圆钳逐步完成切除。楔形切除的关键是准确定位病灶，准确选择恰当钉仓。术中应尽量避免反复夹持肺组织，以免造成肿物破碎或肺内血肿。

2. 肺大疱切除术　肺大疱切除术（bullectomy）即连同大疱周围少量肺组织将其切除。对于肺表面较大的容易破裂的大疱应尽可能完全切除，对于位置深，或壁厚的大疱，为避免切除过多肺组织可予保留。同时做壁层胸膜摩擦固定术预防气胸复发。

3. 肺良性肿瘤摘除术　肺良性肿瘤摘除术（lung tumor excision）指切开表面的脏胸膜及薄层肺组织，沿肿瘤被膜小心剥离肿瘤，创面予以缝合。主要用于肺实质内表浅的，与周围肺组织界限清楚的良性肿瘤，最常见的是错构瘤；靠近肺门的包膜完整的良性肿瘤，为避免肺叶切除，保留更多肺组织，也可采用本方法处理。先用手指探查，确定肿物距肺表面最薄的位置，用卵圆钳紧贴病灶深方夹持肺，尽可能将肿物向肺表面推挤。用电刀自最薄处切开肺组织，钝锐性结合剥除肿物，创面可先电凝止血，后予以缝合或用切割缝合器切除。

4. 解剖性肺叶切除术 解剖性肺叶切除术（anatomic lobectomy）是分别游离、处理拟切除肺叶的动脉、静脉、支气管及叶间裂，从而完整切除肺叶。胸腔镜肺叶切除术是难度和风险性较高的胸腔镜手术，需要术者有良好的胸腔镜手术基本功和恰当的手术方法。其基本原则和方法与开胸肺叶切除类似。为了解决腔镜手术稳定性差以及增生淋巴结粘连血管增加手术难度的问题，北京大学人民医院的独特经验（"王氏技术"）是，电钩与吸引器经主操作孔同向双交叉操作、优先处理支气管动脉、鞘膜内解剖肺血管以及隧道式分离叶间裂。该方法大大增加手术稳定性，减少术中出血和中转开胸的比例，得到了国内外广泛认可。

5. 解剖性肺段切除术 解剖性肺段切除术（anatomic segmentectomy）是指分别解剖并离断肺段动、静脉及支气管，剥离并切开段间平面，切除一部分独立的肺实质，并完成肺门、纵隔淋巴结采样。术前最好用CT影像进行病灶的三维定位，确定病灶的确切位置和恰当的肺段切除范围。病灶贴近段间平面，肺段切除不能保证切缘者不宜采用该术式。术中应注意准确辨认肺段血管和支气管，避免误处理。段间平面的确定有膨胀法、萎陷法和荧光成像法等，术者可根据个人习惯及技术条件选择。

（三）食管手术

1. 食管肿瘤剥除术 食管肿瘤剥除术（esophageal tumor excision）主要用于食管平滑肌瘤的治疗。在胸腔镜下打开食管表面纵隔胸膜，配合术中胃镜定位肿瘤，适当游离食管，纵向切开肿瘤表面的食管肌层，游离显露肿瘤，钝锐性分离，将肿瘤完整摘除，后缝合食管肌层。术中要特别注意保护食管黏膜，如有破损一定要及时发现并缝合修补。

2. 食管切除术 食管切除术（esophagectomy）主要用于食管癌、食管肉瘤、食管GIST以及终末期贲门失弛缓症等。胸腔镜下可进行胸段食管游离、切除，并清扫纵隔淋巴结，配合腹腔镜游离近端胃，胃食管胸内吻合（两切口术式），或者配合腹腔镜游离胃，以及颈部切口，胃食管颈部吻合（三切口术式）。除非肿瘤有明显外侵或淋巴结融合粘连，一般情况下胸腔镜下游离食管难度不大，较难掌握是胸内吻合的技术以及保护神经的淋巴结清扫术，需要精巧的设计和娴熟的技术。

（四）交感神经手术

交感神经手术（sympathetic surgery）：采用电灼切断交感神经干或切除部分胸交感神经链。主要的适应证包括手汗症、雷诺综合征、先天性长QT综合征等。手术一般采用单一切口，电凝钩与胸腔镜经同一小孔中置入。神经切断位置和方法因不同病症而异。

（五）纵隔手术

1. 纵隔肿瘤活检术 适用于无法切除的纵隔恶性肿瘤。先切开肿瘤表面的纵隔胸膜。肿瘤与血管界限不清时，可先用细针穿刺抽吸，除外血管后再用活检钳夹取足够大小的肿瘤组织。创面电凝止血。

2. 胸腺瘤切除术 胸腺是成人的退化器官，胸腺肿瘤原则上要求连同整个胸腺一并切除，合并有重症肌无力的患者需做胸腺扩大切除，除胸腺外，还需要清扫前纵隔脂肪组织。多主张经右胸入路，首先打开胸腺表面纵隔胸膜，依次游离胸腺右下极、左下极、右上极、左上极，显露左无名静脉，处理发自该血管的胸腺静脉，游离狭部，完整切除胸腺及肿瘤。

3. 后纵隔神经源性肿瘤切除术 术前应充分评估肿瘤与周围结构的关系，尤其是与椎间孔、星状神经节、臂丛等结构的关系。术中应紧贴肿瘤固有包膜游离，随时辨认和保护正常组织。如有条件，与神经关系密切的病例可进行术中神经监测，能有效预防对神经的误损伤。

（六）胸部外伤的诊断和治疗

胸腔镜手术提供了准确的胸腔内损伤评估，并可有效用于处理大多数损伤。胸腔镜在处理胸外伤方面有许多优点，例如可以缩短胸外伤术前观察间期，争取手术时间，减少不必要的开胸或剖腹探查。主要的适应证包括：胸外伤的探查和病情评估；血胸止血和凝血块清除术；膈肌破裂的诊断和修补术；食管破裂修补术；胸导管结扎术；肺破裂修补术等。

（王 俊）

第十五章　心外科基本技术

第一节　心脏外科手术切口

心脏外科手术切口选择基本原则是方便手术操作，确保手术效果，并以此为基础，减少手术创伤，争取切口隐蔽，美容效果。目前常用的切口包括胸骨正中切口、右胸前外侧切口、左胸后外侧切口等。近年随着微创技术的发展，经胸小切口完成心脏手术越来越普遍。各类切口均有其不同的优点和缺点，外科医师应该根据患者不同的疾病、年龄、性别及手术目标等因素综合考虑。

一、常规切口

1. 胸骨正中切口　目前成人和小儿心内直视手术最广泛采用的手术路径为胸骨正中切口，即胸骨正中纵向劈开，适合各种类型的心脏手术。该切口易于暴露心脏各房室及显露心底各大血管，可提供良好的手术视野；便于建立体外循环，非体外循环下手术若失败可迅速转变成体外循环下手术而不需要另作切口；一般不破坏双侧胸膜腔的完整性，易于保留心包，术后切口疼痛相对轻。向上延长切口可以完成主动脉弓部手术，向下延长可以获取胃网膜动脉进行搭桥手术。缺点：切口较大，创伤较大，瘢痕愈合影响美容，伤口感染愈合困难，小儿可能导致胸骨畸形等。

2. 前外侧剖胸切口　切口前缘起自胸骨缘，沿肋间方向至腋中线，女性患者切口必须绕过乳房下缘。经第4或第5肋间进胸；如需要扩大手术显露时，视情况切断切口上缘或下缘的肋软骨。右前外侧剖胸切口适用于房、室间隔缺损修补，二、三尖瓣整形、置换，黏液瘤切除等手术。左前外侧剖胸切口适用于二尖瓣闭式扩张术或简单心脏外伤修补。优点：不损伤胸骨，维持胸廓稳定性，感染少，美观。缺点：破坏胸膜腔，损伤胸部肌肉，术后疼痛较重。

3. 后外侧剖胸切口　以左胸后外侧切口常见，患者取右侧卧位，双臂前伸自然放置固定在托臂架上，切口经过的肋间因手术的不同而异。一般后侧自棘突与肩胛骨的后缘之间的中点开始，向下向前绕过肩胛骨下角下方2cm处，向前至腋中线。经第3至第5肋间进胸。有时降主动脉手术根据需要可去掉部分第4肋骨。多适用于动脉导管未闭、主动脉缩窄、降主动脉手术等。优缺点同前外侧剖胸切口。

4. 联合切口　主要有胸骨正中切口联合左胸后外侧切口和胸腹联合切口。前者主要应用于成人主动脉缩窄合并心内畸形，后者主要适用于胸腹主动脉瘤。胸腹联合切口创伤大，患者取右侧卧位，上半身侧卧60°，下半身侧卧30°，包括左胸后外侧、前外侧切口，多经第6肋间进胸，向前切开肋弓，延至腹部正中切口，经腹白线进入腹膜后处理腹主动脉瘤。

二、微创小切口

现阶段微创心脏外科手术包括胸部小切口技术、非体外循环手术、心血管外科介入手术、胸腔镜手术以及机器人手术等。小切口心脏手术，有切口美观，损伤较小等优点。一般认为，这类手术入路的长度往往小于6cm。因为体外循环插管占据了一定的空间，增加了手术野的显露难度，所以此类手术切口往往需要经股动脉股静脉插管建立体外循环。而且因为手术视野小，常需要胸腔镜辅助完成手术。目前应用于临床的微创小切口包括：胸骨旁切口、部分胸骨劈开切口和侧胸壁小切口三类。

1. 胸骨旁切口　在临床上，右侧胸骨旁切口被用于主动脉瓣置换或双瓣置换。此切口一般要切除两根相邻的肋软骨。由于该切口距心脏手术部位较近，因此显露效果较好。但这种入路有以下不足之处：①术后胸壁有缺损，尽管不会影响生理功能，但可能在患者心理上产生不良的影响；②损伤较大，需切断肋间动脉和乳内动脉;③扩大切口困难。

2.部分胸骨劈开切口　此类切口包括胸骨上段和胸骨下段切口,胸骨多在第三肋间部分切断,必要时横断胸骨,也可根据需要改为普通胸骨正中切口。胸骨上段切口适用于主动脉瓣置换及主动脉根部手术;胸骨下段切口适用于房、室间隔缺损修补,二、三尖瓣整形、置换,黏液瘤切除等手术。优点:部分胸骨完整,维持胸骨稳定,较美观。缺点:创伤较大,美容效果不及侧胸壁小切口。

3.侧胸壁小切口　包括腋中线小切口,经胸肋间小切口。腋中线小切口适用于小儿简单先天性心脏病,如房间隔缺损,室间隔缺损,动脉导管未闭。优点是肌肉切开少,损伤小,切口美观,缺点是这种切口体外循环建立较困难;过于复杂的病例难以操作。右胸前外侧第2、3肋间小切口适用于主动脉瓣置换。右胸前外侧第4肋间小切口适用于房、室间隔缺损修补,二、三尖瓣整形、置换,黏液瘤切除等手术。左胸前外侧第4、5肋间小切口适用于杂交冠脉搭桥手术。

三、电视胸腔镜和机器人心脏手术切口

全胸腔镜或机器人辅助手术需股动脉股静脉建立体外循环,仅在右胸壁上打3个小洞完成简单心内直视术,如房、室间隔缺损修补,二、三尖瓣整形、置换,黏液瘤切除等手术。该手术切口虽然创伤小,美观,但由于价格昂贵,操作困难,应用范围受到限制。

（董念国）

第二节　胸骨正中切口开／关胸术

1.体位　患者仰卧位。于胸背部正中置一胸枕,使其呈挺胸仰首姿势,以便于显露心脏。如需使一侧上肢放在外展位(如监测动脉波形或建立静脉通路等),需注意勿过度牵拉,以免损伤臂丛神经。

2.消毒　胸骨正中切口皮肤消毒区域包括上至颈部、下至上腹部、两侧至腋中线的整个胸部。若需备股-股转流,则应向下消毒双侧腹股沟直至大腿上1/2区域。

3.开胸　沿胸骨切迹上缘与剑突连线切开皮肤(图15-2-1)。切口起点根据手术范围、美观情况等适当自胸骨切迹下移1~2cm,切口下缘止于剑突下1~2cm处。再用电刀沿胸骨中线切开皮下组织到胸大肌的交叉纤维及胸骨前骨膜,仔细电烧胸骨中线,注意边切开边止血;皮下脂肪过厚难以定位中线者,用手指从皮下的两侧肋间隙内触及胸骨外缘,在胸骨体定出中点;断开锁骨间韧带,钝性分离胸骨后间隙;游离剑突,切口下端的剑突软骨可用组织钳提起后用电刀切除一部分或用剪刀纵向剪开,术者从剑突下方用手指或钝器分开胸骨后组织,以便于电锯锯开。用往复式胸骨锯自下而上或自上而下沿中线锯开胸骨。锯胸骨时,麻醉师要暂停呼吸,使两侧肺叶部分塌陷,以防损伤心脏与胸膜。胸骨纵向锯开后,用小拉钩显露胸骨断面,前后骨膜出血点电凝止血;出血较多骨髓腔可涂骨蜡止血;选择合适的胸骨撑开器将胸骨两断面撑开。注意胸骨撑开器撑开速度过快或开口过大,可能会损伤臂丛神经或造成胸骨、肋骨骨折。

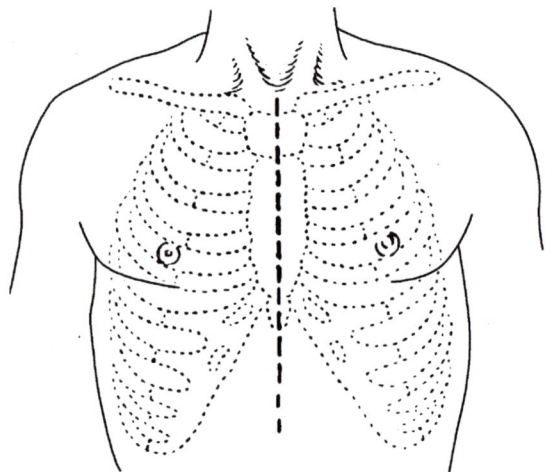

图15-2-1　胸骨正中切口开胸示意图

胸骨撑开后,沿胸腺叶间隙分离胸腺直至无名静脉,小儿也可切除部分胸腺组织。于正中线切开心包,向上剪开至主动脉心包反折处,注意避免损伤无名静脉;心包切口向下延至膈肌并向两侧做倒T形切口。用丝线将切开的心包边缘悬吊于胸骨切口边缘的皮下组织或铺巾上,充分显露心脏、上腔静脉、升主动脉及肺动脉。

胸骨正中切口对心脏自然暴露范围为右心室、升主动脉和主肺动脉大部分及右心房。将右心耳牵向下方,同时将升主动脉向左侧牵拉可见到上腔静脉及其后方的右肺动脉,术中阻断上腔静脉带即由此处穿透心包反折而放置,亦在此范围内经过右上肺静脉放置左房吸引;将右房推向左上方可显露下腔静脉,在此放置下腔静脉束带;将心尖向上托起可显露左心室,但此操作需注意血压变化和心律失常;沿升主动脉左缘切

开心包反折游离主动脉弓与主肺动脉间隙,可到达动脉韧带,以暴露未闭动脉导管;于左上、下肺静脉之间置心包牵引线,可协助显露冠状动脉左前降支及对角支、回旋支等。

4. 关胸 心内手术结束,充分止血后,可关闭心包。连续或间断缝合闭合心包上中 2/3 切口,下 1/3 可不必缝合,留作心包腔引流。若有胸膜破裂,小裂隙可请麻醉师膨肺排除胸腔残气后修补闭合,若破口较大,胸腔与心包纵隔交通,需留置胸腔引流管。

对合胸骨,可用粗细合适钢丝穿过胸骨边缘肋间隙,或用带针钢丝直接缝合胸骨两侧对应位置。检查纵隔无活动出血后拧转钢丝使胸骨断缘紧密对合(图 15-2-2)。缝合胸骨切迹上缘锁骨韧带,缝合肌肉、皮下组织。连续或间断对合皮肤。

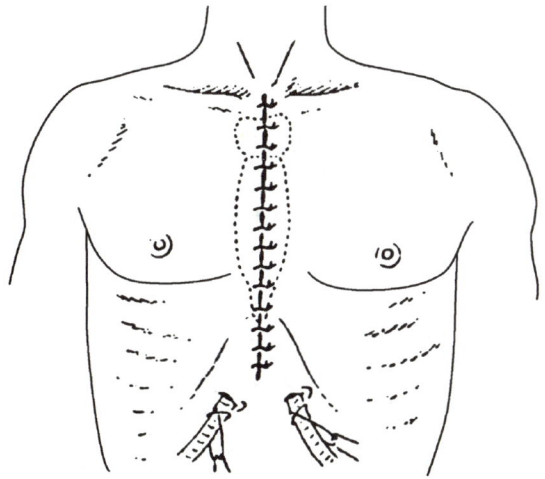

图 15-2-2 胸骨正中切口关胸示意图

5. 胸骨正中切口注意事项

(1)对于大血管病变,如主动脉夹层动脉瘤累及主动脉弓甚至降主动脉近端的广泛病变,尚需在此切口的基础上向左颈部胸锁乳突肌前缘延长。

(2)再次手术者,应采用摆动锯锯开胸骨,或采用逐段游离与锯开胸骨的方法。

(3)切开的胸骨断缘不宜涂抹过多骨蜡,以防胸骨不愈合或感染。关胸时应刮除胸骨骨蜡。骨膜出血不宜广泛电烙骨膜,以免形成较大的缺血区,影响胸骨愈合或诱发感染。

(4)锯开胸骨时注意保持正中劈开,如歪向一侧,撑开器撑开胸骨后,会造成两侧不等高,心脏偏移,影响显露;且窄侧胸骨容易骨折,影响术后钢丝固定效果和牢固程度,造成术后胸骨愈合延迟、呼吸困难、疼痛等并发症。

(5)撑开胸骨切口时,需撑在胸骨中下 1/3 处,并缓慢逐渐撑开,以防止第一肋骨和胸骨骨折。

(6)小儿胸腺发达,切除时需彻底止血,以纵隔血肿压迫。分离胸腺应注意避免损伤无名静脉。

(7)置入固定钢丝应避免损伤乳内动脉。

(董念国)

第三节 心包、纵隔引流管安置术

心脏术后应常规放置心包腔和纵隔引流,可通过观察引流情况明确心内及胸骨后是否出血,同时可避免术后心包积液引起心脏压塞。

1. 位置 心包腔引流管末端经皮肤切口左下方的小切口引出体外,引流管有孔端则放置于心脏膈面的最低处(心尖部)。纵隔引流管(胸骨后引流管)在相当于胸骨体全长范围内剪几个侧孔,经皮肤切口右下方小切口引出体外;其上端应放置于胸腺之上或心包胸膜组织和胸骨下方沟槽的侧方空隙内。

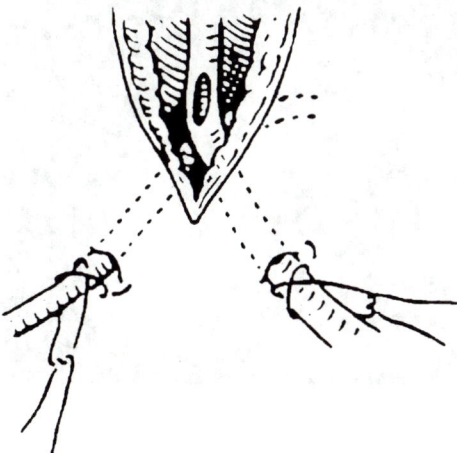

心包、纵隔引流管安置术(视频)

2. 要点 引流管可用直径 5mm 左右的硅胶管或橡胶管,一端管身剪有数个侧孔。侧孔应调整方向,使其不与心脏或血管桥接触,以避免负压吸引损伤或出血。引流管穿出皮肤切口处用丝线固定(图 15-3-1),末端接负压吸引瓶。

3. 注意事项 在冠脉搭桥患者,引流管不可与动静脉移植血管直接接触,以防局部刺激、侵蚀及严重出血;若胸膜腔有破损,则还需在切口周围加缝荷包线,拔管时收拢荷包,以防止空气经引流孔进入胸腔造成气胸。术后若引流颜色变淡,引流停止可拔出引流管。

图 15-3-1 心包、纵隔引流管安置示意图

(吴钟凯)

第四节　心包引流、开窗术

一、心包穿刺置管引流术

心包穿刺置管引流术（pericardiocentesis）是通过经胸壁穿刺进入心包腔，置管引流心包腔内的液体，以解除心脏压塞。

（一）适应证

1. 明确病因，穿刺心包积液送检。

2. 发生心脏压塞造成血流动力学的不稳定。

3. 非炎症性心包积液或抗炎治疗无效。

4. 心脏彩超胸骨旁长轴平面示舒张期心包腔内中量（10～20mm）-大量（>20mm）心包积液。

5. 出现心悸不适、脉搏细速、呼吸急促、不能平卧、低血压、脉压减小、奇脉、颈静脉怒张、肝大、腹腔积液、心浊音界扩大、心音微弱等症状。

心包穿刺置管前必须行心脏超声检查明确诊断。心脏超声典型表象：心包内大量积液；右心房收缩减弱；右心室舒张受限；扩张的上腔静脉，但空虚的右心房、右心室；随呼吸变化的二、三尖瓣充盈速率（图15-4-1～图15-4-5）。

150401

心包积液的心脏
超声典型表现

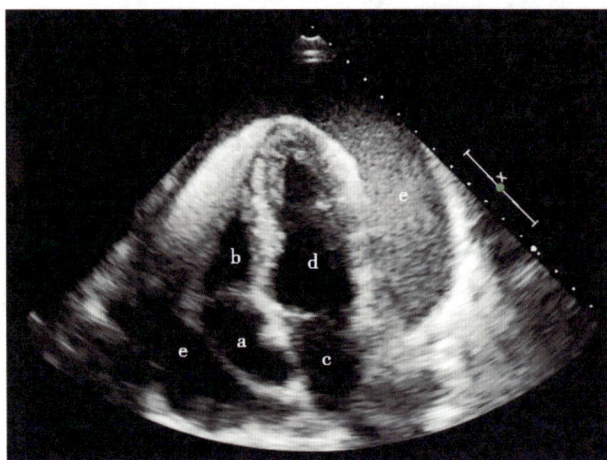

图 15-4-1　肋下四腔心平面显示大量心包积液及右心房、右心室受限
a. 左心室；b. 左心房；c. 右心室；d. 右心房；e. 心包积液。

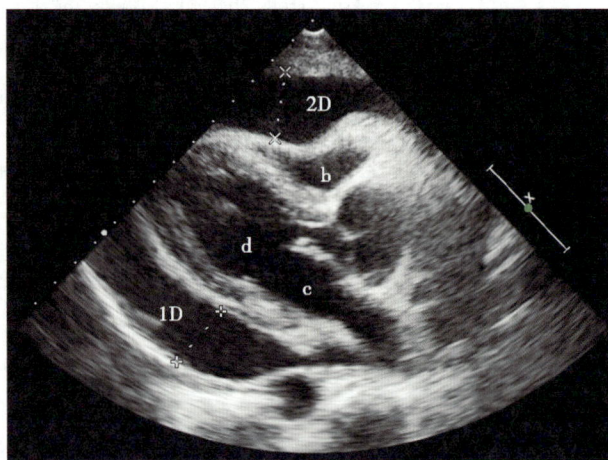

图 15-4-2　胸骨旁长轴平面显示大量心包积液
b. 左心房；c. 右心室；d. 右心房。
1D. 左心室后壁；2D. 右心室前壁。

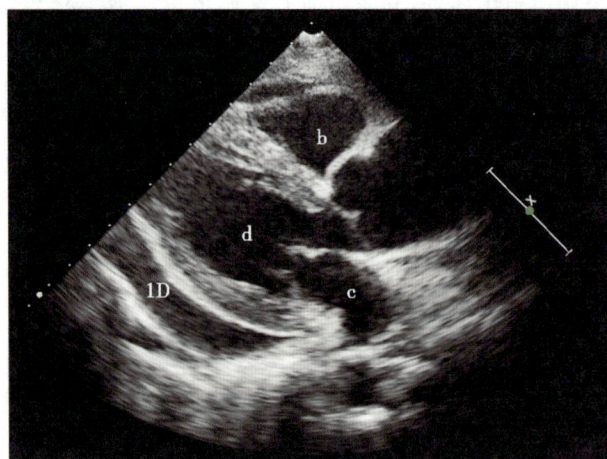

图 15-4-3　胸骨旁长轴平面显示少量心包积液
b. 左心房；c. 右心室；d. 右心房。
1D. 左心室后壁。

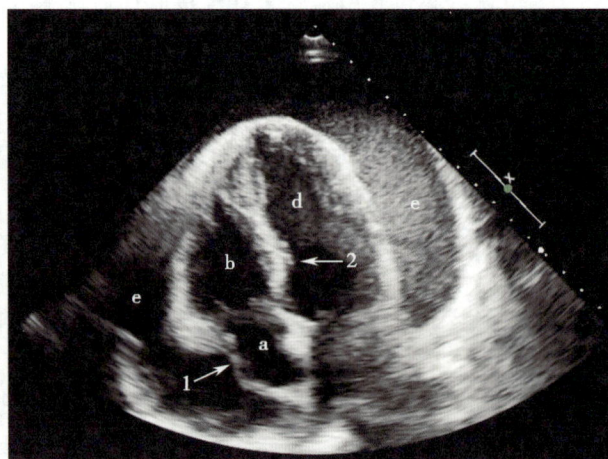

图 15-4-4　大量心包积液在心脏收缩期的二维超声表现
a. 左心室；b. 左心房；d. 右心房；e. 心包积液。
箭头 1. 右心房塌陷；箭头 2. 室间隔反常运动。

（二）禁忌证

1. 主动脉夹层。

2. 凝血功能障碍、正在接受抗凝治疗或血小板减少症。

3. 位置较深、较小的局限性心包积液。

4. 少量心包积液且抗炎治疗有效。

（三）术前准备

1. 患者准备

（1）连接 ECG 监护仪，监测心率、血压、呼吸等生命体征。

（2）向患者及家属解释引流的必要性、目的，介绍操作过程及可能的风险。

（3）告知患者需要配合的事项（保持体位、静态），操作中患者如有头晕、心悸、气促等不适及时报告医生。

（4）签署知情同意书。

（5）非急诊手术患者必须检查是否有凝血异常（PT、血 Rt 等）。

2. 材料准备（图 15-4-6）

（1）治疗车

1）心包穿刺引流术包（可用 7F 深静脉留置穿刺包替代）。

2）消毒用品：2%～3% 碘酊，75% 乙醇。

3）麻醉药：2% 利多卡因或 1% 普鲁卡因 5ml。

（2）其他

1）无菌手套 2 副。

2）无菌手术衣。

3）体外除颤仪。

4）抢救药品（多巴胺、肾上腺素、去甲肾上腺素、阿托品等）。

3. 操作前准备

（1）2 人操作。

（2）洗手（七步洗手法）。

（3）穿手术衣，戴手套。

（四）操作步骤

1. 身份验证。

2. 体位　半仰卧位，上半身抬高 30°～45°。

3. 选择穿刺点

1）剑突下心包穿刺点：剑突与左肋缘成角处。

2）胸骨旁心包穿刺点：胸骨左缘第 4 或第 5 肋间，心浊音界内侧 1.5～2cm 处。

3）积液距离体表最近处。

4）穿刺路径避开重要结构。

5）通过超声测量穿刺角度及入针角度。

4. 消毒、铺消毒巾　消毒范围：上：锁骨水平，下：脐水平，左右：腋中线。

5. 局部麻醉　在穿刺点先皮内注射麻醉药形成一皮丘，然后逐层深入，沿进针方向刺入。

6. 穿刺　需注意：

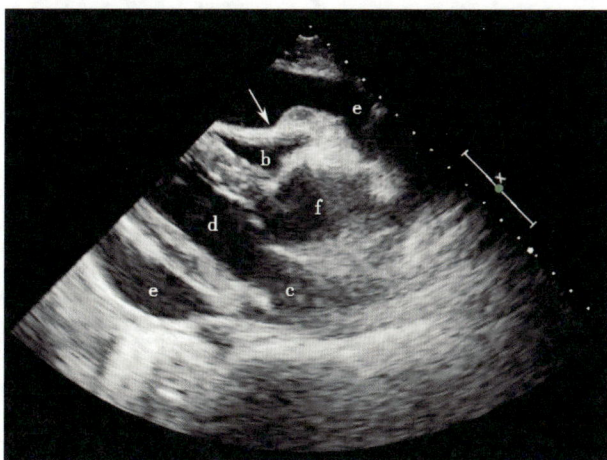

图 15-4-5　大量心包积液在心脏舒张期的二维超声表现

b. 左心房；c. 右心室；d. 右心房；e. 心包积液；f. 升主动脉。箭头：右心室塌陷。

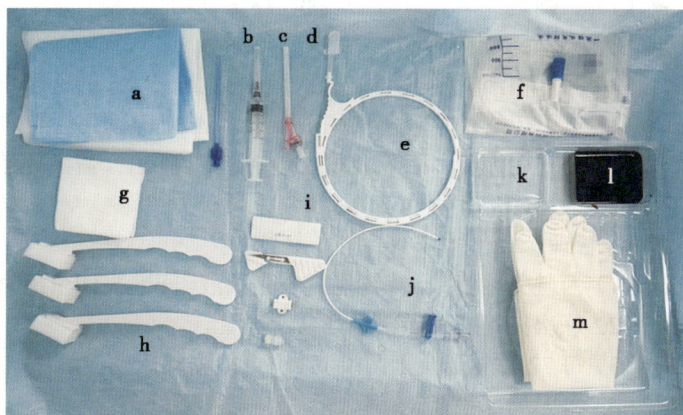

图 15-4-6　心包穿刺引流包

a. 无菌巾；b. 扩皮针；c. 5ml 注射器；d. 穿刺针；e. 导引钢丝；f. 无菌引流袋；g. 无菌纱布；h. 消毒海绵；i. 缝线及刀片；j. 引流管；k. 2% 利多卡因；l. 碘伏消毒液；m. 无菌手套。

（1）进针方向非常重要（图 15-4-7）：剑突下心包穿刺点进针方向：与胸骨成 45°角，向左 45°进针或向左肩胛下角方向进针；胸骨旁心包穿刺点进针方向：垂直胸壁向后。

（2）穿刺引导：除非病情危重，心包穿刺必须在超声/射线引导下进行。

1）超声引导：在胸骨长轴或肋间四腔心水平可以看到穿刺针行进过程。

2）心电图引导：将穿刺针与心电图一个导联线连接，当针尖触及心脏外膜时，该导联的 ST 抬高，出现反向 QRS 波。

（3）进针原则：边进针边带负压抽吸。

（4）如何判断穿刺针进入心包腔。

1）边吸边进针时抽出脓液（黄色）、积血（暗红不凝固）、渗液（黄色）。

2）可使用搅拌后的生理盐水充当超声造影剂，注入心包腔后可在超声上看到造影效果。

7. 置管

（1）当确定穿刺针进入心包腔，移去注射器，顺穿刺针插入导引钢丝，抽出穿刺针；用扩张器扩张皮肤，沿导引钢丝置入引流管。

（2）回抽积液，或再次注入搅拌后的生理盐水，通过超声确认置管位于心包腔内。

（3）自引流管由抽吸出的积液留样本送检（常规、生化、细胞学、微生物学及免疫学检查）。

（4）固定引流管：用缝针线固定导管与皮肤上，盖上无菌敷料。

（五）引流管的管理与拔除

1. 管理

（1）为避免堵管，不持续引流心包积液，间断夹闭引流管。

（2）每次夹管前用无菌生理盐水冲管。

（3）每 72 小时更换无菌引流袋，可根据临床情况调整。

（4）每天局部换药。

（5）关注引流液体流量、性状，关注患者有无出现急性胸痛、生命体征改变等情况。

（6）必要时行超声检查判断积液量或行胸部 X 线片检查，判断有无气胸等存在。

2. 拔管指征

（1）24 小时引流量<20ml。

（2）试夹闭引流管 24 小时病情无变化。

（3）B 超、胸部 X 线检查无心包积液存在。

（六）并发症处理

超声引导下心包穿刺置管的并发症发生率为 1.2%～4.7%。

1. 心包刺激反应　置管过程中出现头晕、气促、血压下降、面色苍白等。应对：

（1）引流液不宜抽出过快，减慢放液速度。

（2）平卧或半卧，吸氧。

（3）皮下注射 0.1% 肾上腺素 0.3～0.5ml。

2. 出血

（1）原因：①心脏划裂或穿通；②冠状动脉划裂或穿通；③肝脏划裂；④腹腔脏器划伤；⑤凝血功能差。

（2）现象：低血压、出血性休克。

（3）应对：①输血、输液、止血药物；②胸腔镜或开胸止血。

3. 心律失常

（1）原因：多见于导管刺激心脏所致。

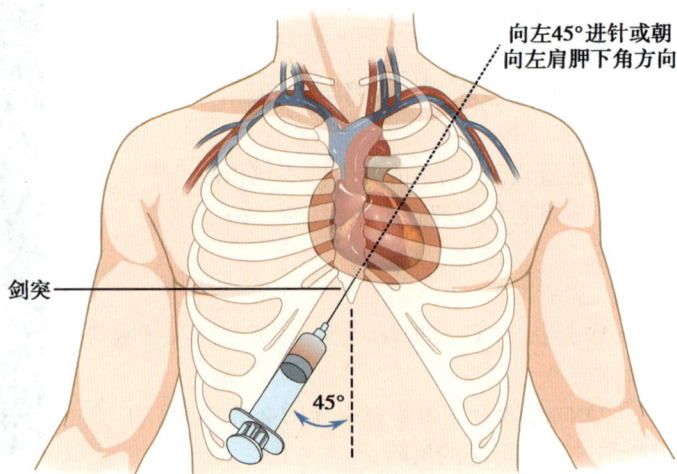

图 15-4-7　心包穿刺进针方向

向左45°进针或朝向左肩胛下角方向

剑突

45°

心包穿刺置管引流术（视频）

（2）应对：调整导管位置，拔出或推入数毫米导管即可解决。

4. 肺水肿

（1）原因：心脏压塞缓解时，右室每搏输出量的增加量大于左室每搏输出量，外周血管高阻力状态下，静脉回流到左心室的血流突然增加。

（2）应对：引流速度不要太快，控制在 50ml/min 以下。

二、心包切开（开窗）引流术

心包切开（开窗）引流术（pericardium incision and drainage）适应于经心包穿刺不能达到彻底引流效果（如脓液稠厚，有纤维组织沉积等）时应用。

（一）适应证

1. 经穿刺置管引流后心包内仍有大量稠厚液体无法引出。

2. 心包穿刺针无法进入心包，无法安置引流管。

3. 超声检查见心包内大量絮状物沉积。

（二）禁忌证

1. 全身出血性疾病。

2. 经穿刺置管引流，液体逐渐减少且有吸收迹象者。

（三）术前准备

1. 患者准备

（1）测量生命体征及实验室检查（心率、呼吸、血压，血 Rt，PT 等），评价全身状况。

（2）向患者及家属解释手术的目的、操作过程、交代可能的风险。

（3）告知需要配合的事项。

（4）签署知情同意书。

（5）术前备皮。

2. 材料准备：

（1）开胸器械包。

（2）无菌水封瓶。

（3）26# 硅胶胸腔引流管。

3. 操作者准备

（1）了解患者病情、操作目的等情况。

（2）掌握心包切开引流操作的相关知识，并发症的判断与处理等。

（四）操作步骤

1. 剑突下心包切开引流术（常用术式）见图 15-4-8～图 15-4-10。

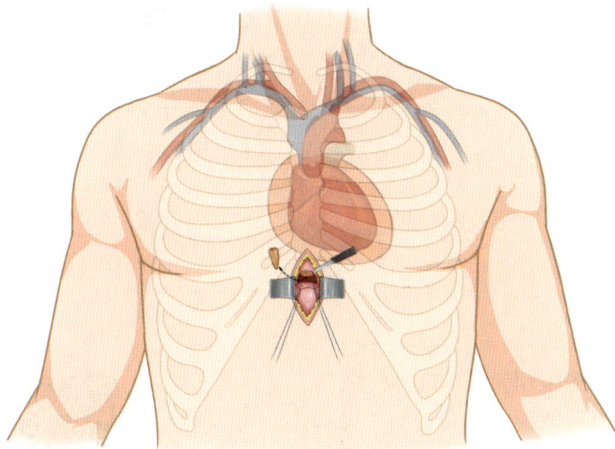

图 15-4-8　游离并切除剑突

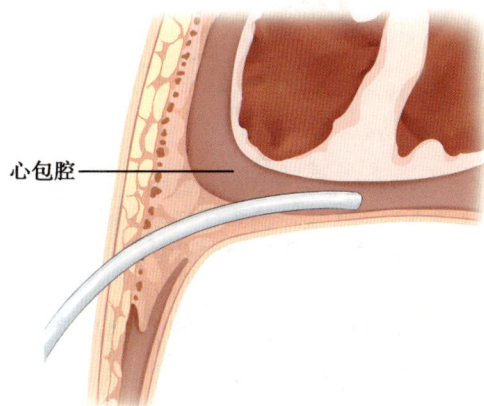

心包腔 ————

图 15-4-9　引流管在位（1）

227

（1）体位：平仰卧位。

（2）全身麻醉诱导，气管插管或喉罩。

（3）消毒、铺消毒巾。

1）术者洗手，戴无菌手套，在胸部用1%碘伏消毒，上达锁骨下，下达脐水平，双侧达腋中线。

2）铺消毒巾。

3）术者再次手消毒，穿手术衣，戴无菌手套。

（4）切开引流

1）沿胸横筋膜向上分离直达心包，在其下缘各缝一牵引线，增加显露。

2）用5ml注射器7#针头试行穿刺，抽到脓液或积液。

3）局部切开心包，用钝头吸引器吸尽心包腔内液体。

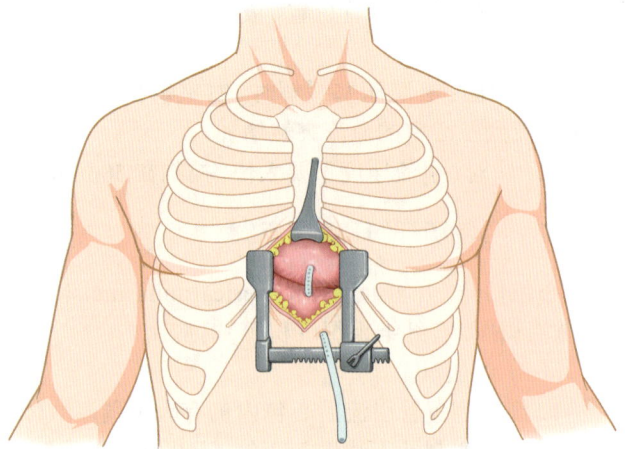

图15-4-10　引流管在位（2）

4）用手指轻柔进入心包探查，将纤维块及疏松粘连予以分离和清除，避免强力分离任何坚固粘连，以防撕裂心肌。

5）用温盐水反复冲洗心包腔。

6）置入硅胶引流管，接闭式引流瓶。

7）逐层缝合切口。

8）固定引流管于皮肤上。

9）无菌敷料覆盖伤口。

2. 经肋软骨骨床心包切开引流术（不常用）见图15-4-11，图15-4-12。

（1）体位、麻醉、消毒、铺巾同前。

（2）沿胸骨左缘第五肋间或第六肋切口3～5cm，逐层切开皮肤、皮下组织、肌层，切开肋骨骨膜，分离肋软骨，切除3～4cm肋软骨，切断结扎胸廓内动静脉，经软骨床切开心包，吸引器吸除心包内液体，用手指轻柔进入心包分离疏松粘连，取出纤维块及絮状疏松组织，温盐水反复冲洗心包腔，放置引流管接闭式引流瓶。

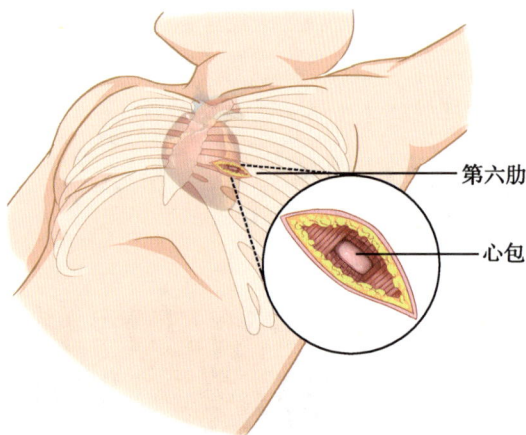

图15-4-11　经肋软骨骨床切口选择

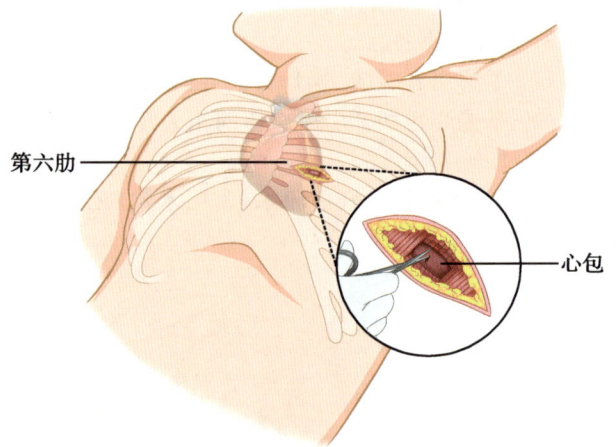

图15-4-12　心包开窗

（五）闭式引流瓶的管理与拔除

1. 管理

（1）每天观察引流量，引流液颜色及混浊度，并间断挤压引液管防止堵塞。

（2）每天更换无菌水封瓶。

（3）局部换药。

（4）必要时行超声检查以判断积液量，或行胸部X线检查了解有无气胸等存在。

心包开窗术（视频）

2. 拔管指征

（1）24 小时引流量<20ml/d。

（2）试行夹闭引流管，观察 24 小时有无变化。

（3）经 B 超、X 线胸片证实无心包积液存在。

第五节　经胸临时起搏器安置术

经胸临时起搏器安置术（placement of transthoracic temporary pacemaker）。

目的：心脏手术过程对心肌的损伤（如缺血再灌注、心脏缝合切开等），在心脏恢复过程中会出现各种心律失常，绝大部分患者为一过性，但部分（如一过性的严重缓慢心律失常）需要临时心脏起搏器暂时维持心率，避免因严重心律失常及生命。心律恢复后停止起搏，如果仍不能恢复，改行永久起搏器。

分类：单腔右室起搏器（图 15-5-1）和双腔起搏器（图 15-5-2）。

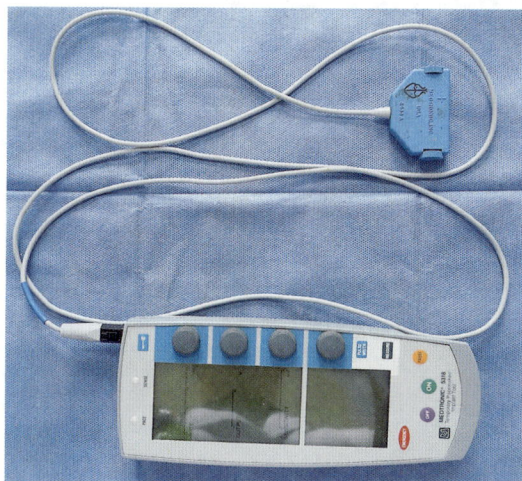

图 15-5-1　单腔右室起搏器

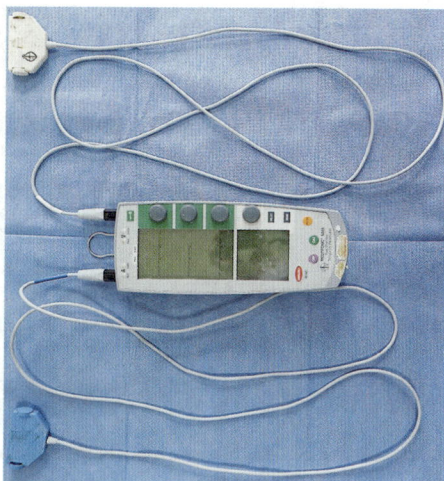

图 15-5-2　双腔起搏器

知识点

经胸临时起搏器安置术的适应证

大多数心脏手术应预防性安置临时起搏器，以备围手术期心律失常。

心脏复跳后发现以下心电图表现，必须安装：

1. 病态窦房结综合征　表现为窦性心动过缓、窦性停搏、窦房传导阻滞、RR 间期 1.2～3 秒。

2. 房室传导阻滞：

（1）二度Ⅱ型或三度房室传导阻滞。

（2）间歇性三度房室传导阻滞。

（3）一度房室传导阻滞，PR 间期显著延长。

（4）二度Ⅰ型房室传导阻滞伴心率慢。

3. 室内传导阻滞

（1）室内传导阻滞伴Ⅰ度或Ⅱ或Ⅲ度房室传导阻滞。

（2）交替性左右束支传导阻滞。

（3）室内双束支阻滞（右束支伴左前分支或右束支伴左后分支阻滞或完全性束支阻滞）。

4. 肥厚心肌（尤其伴有梗阻的患者）　一旦发生停搏，很难再次启动，必须预防性安置临时起搏器。

5. 长 QT 综合征　心率越慢，QT 间期越长，越易诱发室性心律失常，尤其是长 QT 间期伴心率缓慢时，双腔起搏更合适。

6. 快速心律失常　需大剂量药物治疗时应预置起搏器以防突发性暂时性心动过缓。

操作步骤：

注意：

- 术前告知。
- 一般在心脏复跳后，撤除体外循环管道前或撤除后进行。

1．起搏导线的准备（图 15-5-3）

2．选择心脏表面（负极线）起搏点位置（图 15-5-4）

（1）单腔起搏点位置：

1）右心室前壁无冠状血管的心肌区。

2）右心室膈面无冠状血管区的心肌区。

（2）双腔起搏点位置

1）右室起搏点同上，选择一点。

2）右房起搏点选择在右心耳下方内侧的右心房房壁。

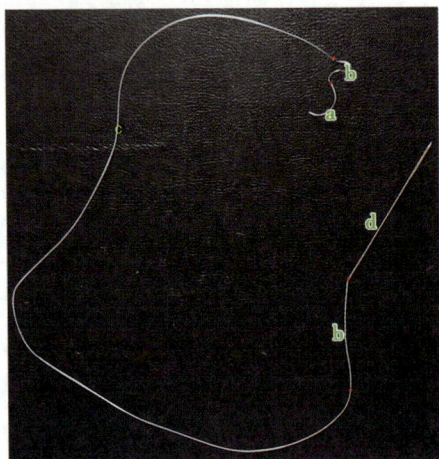

图 15-5-3　起搏导线

a. 导线缝针；b. 导线裸区；c. 塑料绝缘线区；d. 穿胸壁缝针。

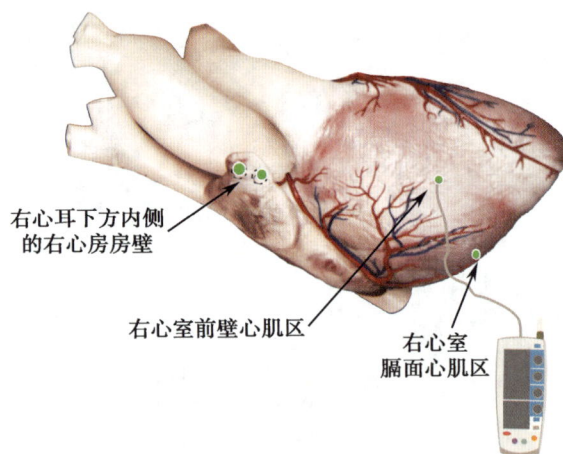

图 15-5-4　心肌起搏点位置

3．持针器夹持起搏导线的 C 形针，左手轻压缝合区，进针入心肌内，潜行 5～10cm 处出针，剪除缝针，将导线金属裸区置于心肌内。

注意

- 一定将导线的金属裸区部分置于心肌内，使之与肌肉直接接触。
- 最好不缝穿心房或心室壁，一般不会出血，以后可拔除。
- 若缝穿心房或心室壁出血，可用 5-prolene 间断缝合止血（以后不能拔除）。
- 心表厚脂肪组织：一定将导线裸区缝在心肌内而不是脂肪组织内，若右心前壁脂肪较厚，可选择在膈面无脂区，否则导致起搏功能不良！
- 埋在心肌内的起搏导线金属裸区与心肌接触长度应大于 5mm，接触长度越短，起搏功能不良越易发生！
- 为防止导线脱落，可将穿出心肌的导线裸区打弯扭曲。

4．持起搏导线另一端的长针，在膈肌上部胸骨剑突下方穿过胸壁组织，用缝线固定导线于胸壁上，剪掉针尖部分备用。

注意：

- 穿过胸壁操作时一定固定好心表缝线，以免牵拉致导线脱落。
- 留置胸内的导线以不使心表导线脱落为准，不宜过长，或过短。
- 穿胸针应避开腹膜。
- 胸壁上固定确实牢靠。

5．缝置胸壁（正极线）导线

（1）胸壁（正极线）缝置点：

1）腹直肌在剑突的附着点处。

2）切口下端的皮下组织处。

3）皮肤上（负极出针点右侧 1.5cm 处）。

（2）持针器夹持起搏导线的 C 形缝针，进针上述点的组织，潜行 5～10cm 出针，剪除针头，将金属裸区置于上述组织中。

注意：

● 一定将金属裸区置于组织内。

● 埋在组织内的金属裸区长度应>5mm。

● 为防止导线脱落，可将出组织的导线裸区打弯。

● 可用缝线固定（不可拔除）。

● 不在膈肌上缝合起搏导线，以免刺激膈肌导致术后不适。

● 正极线穿出胸壁点：负极线右侧 1.5cm 处（防止连接起搏器时正负极颠倒）。

6. 持针器夹持导线另一端长针，于负极出针点右侧穿过（皮肤缝合点除外），固定导线于皮肤上。

7. 连接起搏器（图 15-5-5）。

8. 测试、调整起搏器

（1）敏感度阈值（sensing）

1）将起搏器搏心率拨到 10～20 次/min，或小于患者的自身的心率。

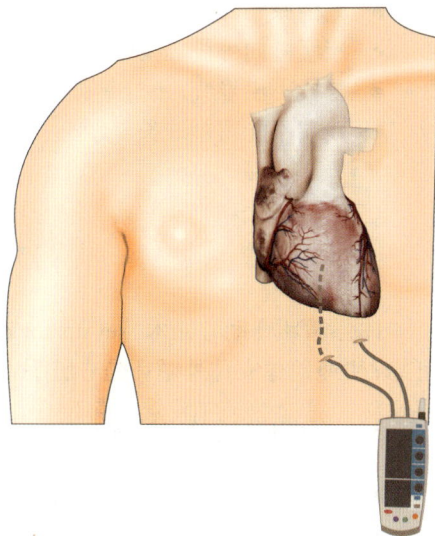

图 15-5-5　连接起搏器
负极为连于心表的导线，正极为连于体表组织的导线。

2）将毫伏数拨到最大（最小的敏感度）。

3）将毫伏数逐渐减小，直到敏感度灯随患者自身的心跳有规律闪动，而起搏心率的指示灯停止闪动。

4）再将毫伏数逐渐增加，直到随患者自身跳而闪烁的敏感度灯不亮，此点即是敏感度的阈值点，一般情况下>3mV 是可接受的。

5）为提供一个适当的敏感度，敏感度设置一般拨到敏感度阈值的一半位置。

（2）起搏阈值（pacing threshold）

1）起搏心跳应设在大于自身心跳 10 次/min 位置上。

2）输出（output）应从小到大设置，逐渐加大输出数值，直到起搏捕获（启动），此点即是起搏的最小阈值，理想的起搏最小阈值是<1mA，若>5～6mA，则需调整起搏导线位置。

3）输出设置一般调整在最小起搏阈值的 2～2.5 倍的数值（如最小刺激阈值是 2mA，则将输出值拨在 4～5mA 位置最为合适）。

9. 起搏器管理

（1）起搏器工作时必须要有心电图监护。

（2）定期检查连接导线不脱落。

（3）定期检查敏感度阈值及起搏阈值，以观测患者自身的心率情况，同时检查起搏器工作状态。

（4）检查电池情况以及时更换。

注意：

● 若输出刺激阈值>10mA，则起搏动能不良，考虑经静脉穿刺置入右心室临时起搏器。

● 起搏器突然不工作，通常是因为导线脱落和无电，通过检查导线、接头及更换电池予以解决。

● 若心脏对起搏器无反应可适当增加输出刺激功率。

10. 起搏器的撤除　若患者心律恢复稳定，无再使用起搏器指征（见前），可撤除起搏器。

撤除步骤：

（1）将起搏心率置于小于患者心率 10 次/min 位置，观察几小时无变化。

（2）关闭起搏器，将起搏导线用无菌纱布包好固定在患者胸部，继续观察 2～5 天，此间做 12 导联心电图检查，取得不需起搏治疗的依据。

（3）拔除（或剪除）起搏导线

1）若心表负极导线或胸壁正极导线未用缝线固定，起搏导丝单纯置于心肌内的导线可直接拔除。

2）若心表负极导线或胸壁正极导线有缝线固定，不能强行拔除，应予剪除，将残根留于体内。

（4）再次消毒，覆盖切口无菌贴。

注意：

● 无菌原则。

● 应缓慢向外拔，感到有阻力或有心跳时，牵拉更应缓慢，避免暴力拔除撕伤心肌出血。

● 若拔不出导线，不能勉强，于皮肤根部剪断导线，导线回缩，残端留于体内。

● 残端不能留置过长。

（葛建军）

第六节　体外循环辅助建立术

体外循环辅助建立术（set up for cardiac surgery）是每个心脏外科医生必须熟练掌握的基本技能，准确、可靠、快速地建立体外循环是心脏手术（特别是急诊手术）成功的关键初步环节。

一、经胸骨正中切口建立体外循环术

【术前准备】

1. 麻醉。

2. 体外循环装置准备　装机、各种插管准备、预充、排气，在向手术台传递各种管道前必须仔细检查各管道的正确位置并进行功能检测（图15-6-1）。

3. 器械护士准备各种器械及插管。

150601

经胸骨正中切口
建立体外循环术
（视频）

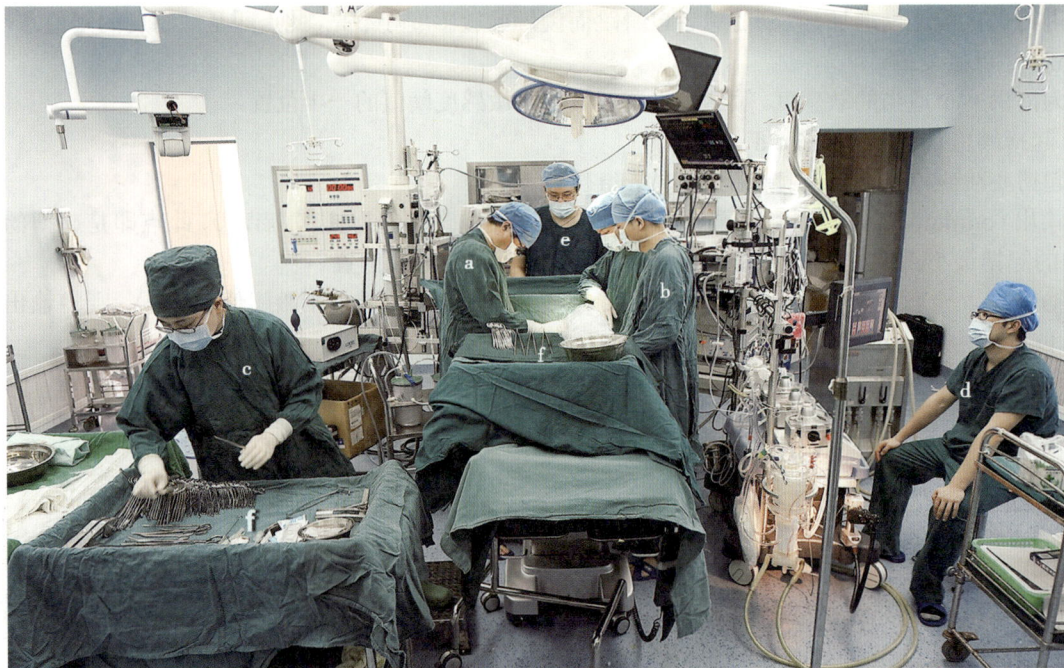

图 15-6-1　经胸骨正中切口建立体外循环术
a. 术者位置；b. 助手位置；c. 护士位置；d. 体外循环区域；e. 麻醉区域；f. 器械台。

【操作步骤】

1. 开胸术（略，见前）。

2. 3mg/kg 全身肝素化，5分钟后检测 ACT。

3. 处理胸腺组织　用电凝刀钝性分离胸腺组织，小血管可以直接凝固，大的静脉血管可用钛夹夹闭或结扎，暴露无名静脉，注意保护左右侧胸膜（图15-6-2）。

4．心包切开　"I"形切开心包切开范围

（1）上：心包反折。

（2）下：膈面。

5．牵引线悬吊心包。

注意：

各牵引线的显露目标（图15-6-3）：

- 显露上腔静脉，主动脉右缘。
- 显露下腔静脉。
- 显露主动脉左侧缘。

6．分离升主动脉　沿升主动脉左侧分离主-肺动脉间隙，钝性分离，达右肺动脉上水平，当不确定可以完全阻断升主动脉时，可用直角钳经右侧主动脉后穿过，从主-肺动脉间隙穿出，套一带子以引导阻断绀。

7．分离上、下腔静脉并套阻断带（图15-6-4）

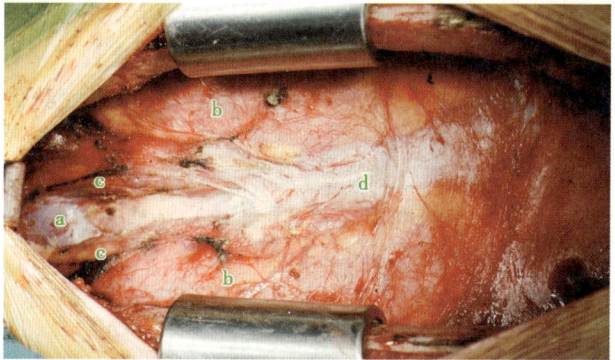

图 15-6-2　暴露范围

a. 无名静脉；b. 胸膜；c. 胸腺；d. 心包。

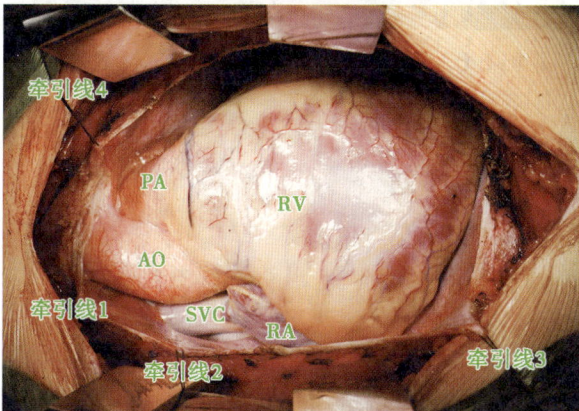

图 15-6-3　牵引线悬吊心包

AO. 主动脉；PA. 肺动脉；RV. 右心室；SVC. 上腔静脉；RA. 右心房。

牵引线 1. 上端心包反折右侧切缘；牵引线 2. 上腔静脉水平右侧切缘；牵引线 3. 心包膈面右侧缘；牵引线 4. 上端包反折，左侧切缘。

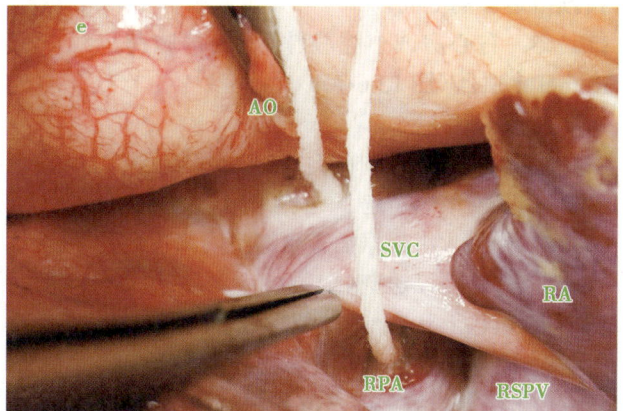

图 15-6-4　上腔静脉分离、套阻断带

e. Romel 止血器拉出套带备用；AO. 主动脉；RPA. 右肺动脉；RSPV. 右上肺静脉；SVC. 上腔静脉；RA. 右心房。

（1）上腔静脉分离、套阻断带

1）助手借助拉钩或镊子将升主动脉向右牵拉以显露上腔静脉左缘。

2）沿上腔静脉左缘，在右肺动脉上方切开外筋膜，直角绀钝性分离上腔静脉左缘。

3）切开上腔静脉右缘与右肺动脉间的筋膜，直角绀分离上腔静脉后壁，夹持阻断带引出。

（2）下腔静脉分离套阻断带（图15-6-5）

1）分离下腔静脉与右下肺静脉间隙，血管钳钝性分离出间隙。

2）肾蒂钳自下腔静脉左侧向右侧间隙引出钳头，拉出阻断带。

注意：

- 膈神经损伤：右侧膈神经沿靠近上腔静脉后外方的心外膜下下行，若过度分离下腔静

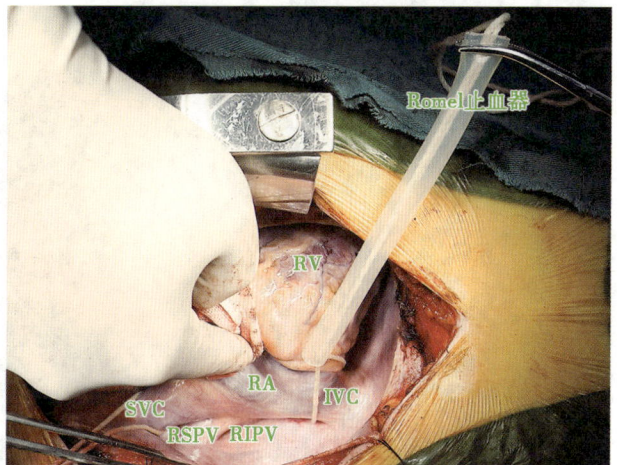

图 15-6-5　套下腔静脉阻断带

RSPV. 右上肺静脉；RIPV. 右下肺静脉；SVC. 上腔静脉；IVC. 下腔静脉；RA. 右心房；RV. 右心室。

外侧心包，特别是用电凝分离时易损伤，可导致术后右侧膈肌麻痹，影响呼吸功能。

- 腔静脉损伤（应在建立体外循环后直视下修补）

上腔静脉损伤修补方法：上下充分游离上腔静脉，向内或向外侧方牵拉显露破口，直视下用 5-O prolene 连续缝合破口。

下腔静脉损伤修补法：①靠前的侧壁损伤可将下腔静脉向左或向右牵拉，显露破口后直视修补；②靠后壁的损伤，应切开右心房前壁，从内部找出破口修补；③后壁已破入腹腔的下腔静脉破裂：建议深低温短暂停循环下直视修补。

8. 缝置各种插管的荷包线（图 15-6-6）

（1）主动脉插管荷包线，套 Romel 止血器。

（2）主动脉心肌灌注管荷包线，套 Romel 止血器：此荷包线作为心肌保护灌注插管用，所选位置应与主动脉插管荷包有一定的距离，为主动脉阻断钳预留足够的空间。

（3）右心房或上腔静脉、下腔静脉荷包线，套 Romel 止血器（图 15-6-7）。

注意：

根据不同需要选择部位

- 多为单个荷包。
- 荷包大小根据插管粗细不同来决定。
- 进针可以透壁（全层）。
- 荷包形状应均匀，圆形或椭圆形。

9. 插管前的管道准备与检查（图 15-6-8）

（1）根据术者习惯摆放各种插管在合适位置。

（2）各管道一定固定牢靠。

（3）一定与灌注师配好，防止交接管道时污染。

（4）重点检查：

1）主动脉送血管。

2）上、下腔静脉引流管。

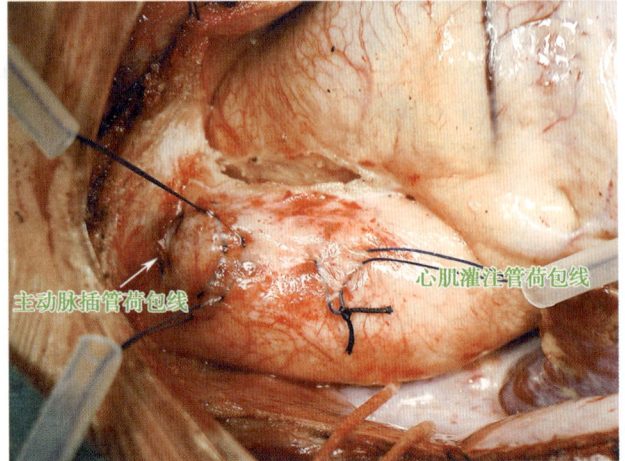

图 15-6-6　主动脉插管荷包线及心肌灌注管荷包线

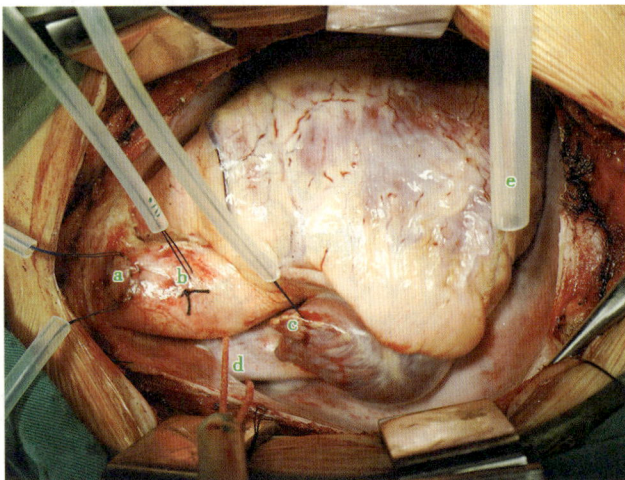

图 15-6-7　右心房荷包线

a. 主动脉插管荷包线；b. 心肌灌注管荷包线；c. 右心房荷包线；d. 上腔静脉套带；e. 下腔静脉套带。

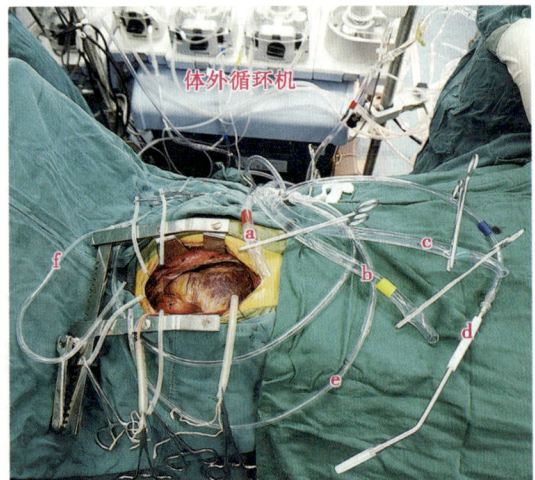

图 15-6-8　各种管道位置

a. 主动脉送血管；b. 上腔静脉引流管；c. 下腔静脉引流管；d. 右心吸引管；e. 左心吸引、减压管；f. 心肌灌注管。

3）左心吸引、减压管。

4）主动脉根部心肌保护液灌注管。

5）术中右心吸引管。

10. 主动脉插管

（1）准备

1）剪开荷包中央的主动脉外膜。

2）检查主动脉插管的型号、方向、管道钳夹闭的位置与方向。

3）助手扶持管道钳固定。

（2）主动脉插管操作方法（图15-6-9）

1）直接插管法：①左手持主动脉插管，抵近插管位置；②右手持尖刀，斜行刺入主动脉，移动刀尖使主动脉切口达3～4mm；③右手移出尖刀同时，左手持插管头直接插入主动脉。

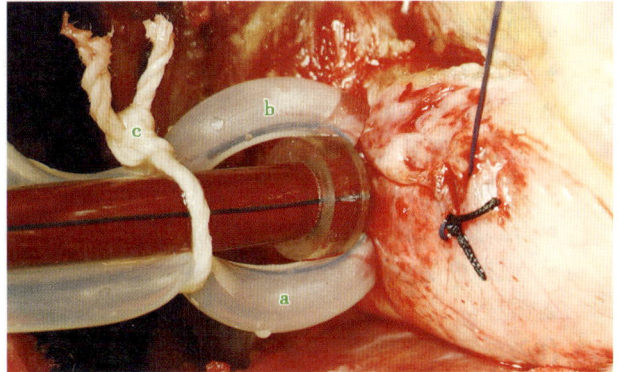

图15-6-9　主动脉插管固定
a. 内荷包；b. 外荷包；c. 粗结扎线。

2）手指压迫止血插管法：①右手持尖刀扎入主动脉，移动刀尖使主动脉切口达3～4mm；②移出尖刀同时左手示指压迫切口；③右手持插管自压迫点插入插管。

3）镊子夹持压迫止血插管法（适于小儿患者）：①左手持镊子夹持主动脉荷包外膜上缘；②右手持尖刀刺入主动脉壁，移动刀尖使主动脉切口达3～4mm；③移去尖刀同时，左手持主动脉外膜向下压迫切口止血；④右手持插管插入主动脉插管。

（3）主动脉插管的固定：①Romel止血器收紧内荷包线；②Romel止血器收紧外荷包线；③在距主动脉壁上方1cm处，用粗线捆扎主动脉插管及Romel止血器；④助手固定插管防止滑脱；⑤术者连接主动脉插管与泵管；⑥固定插管。

注意：

▲主动脉壁硬化处理要点

● 插管前常规用手触摸主动脉壁，确定插管处无动脉粥样斑块。

● 经食管超声或术中心表超声可以直接检查出有无斑块、位置及范围。

● 绝对不能在有斑块的主动脉壁插管，否则会出现夹层、破裂等灾难性后果（图15-6-10）。

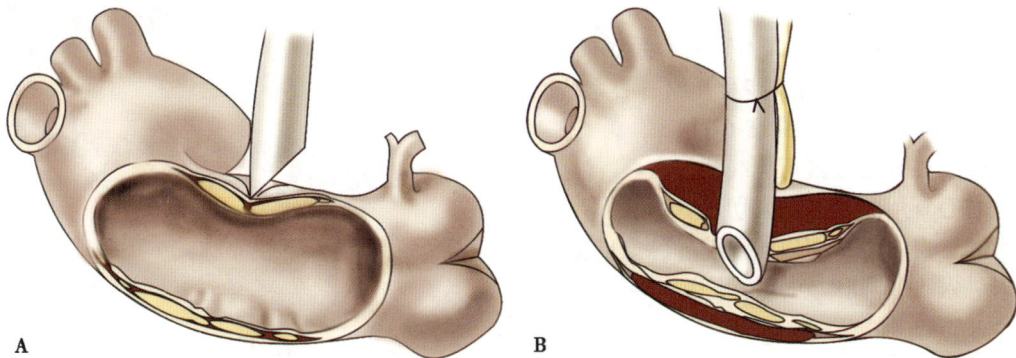

图15-6-10　有斑块的主动脉壁插管易产生严重后果
A. 在有斑块的主动脉壁插管；B. 内膜撕裂形成夹层。

▲主动脉壁菲薄

● 用4-0滑线作荷包缝合

● 用毛毡片作垫片或用心包片作垫片

▲鸡蛋壳样主动脉壁

由于主动脉硬化造成的弥漫性主动脉壁钙化称鸡蛋壳样主动脉壁

● 绝对不能在此类主动脉上作插管

● 若手术一定要切开升主动脉，应考虑作升主动脉置换

- 选择股动脉或右侧腋动脉插管

▲钳夹主动脉壁时损伤

- 在阻断或开放主动脉阻断钳时一定降低血压
- 尤其在主动脉夹层动脉瘤手术时降血压尤其重要

▲插管处夹层形成

若尖刀划破主动脉口不是足够大而强行暴力插管

- 立即拔除插管，用主动脉侧壁钳钳夹破口处
- 建立股动脉插管
- 根据夹层情况决定修复或置换升主动脉

▲泵压高

体外循环开始后，泵压高说明主动脉插管处受阻，影响循环，必须立即处理。

- 若插管过深，头部抵住主动脉后壁造成泵压高，可小心松开固定线，向外拔出数毫米，待泵压降低后再固定。
- 若是插管未插到主动脉内腔或滑位至主动脉外膜下，此为灾难性情况，因为此时体静脉血已引出，而主动脉无法灌注，体温未降低的低血压是致命的。

——在极短时间内迅速拔除主动脉插管。

——血管钳直接撑开荷包内的主动脉壁达内腔，直视下再次插管（注意排气）。

——若长时间（>2分钟）仍未插入主动脉，立即将主动脉插管连接上腔或下腔插管，迅速还回血容量，待血压回升后，再从容处理主动脉插管处；分离清楚，确认主动脉插管位于腔内。

11. 主动脉根部心肌保护灌注插管

（1）左手持镊子夹持荷包线外侧显露。

（2）右手持穿刺套管刺入主动脉壁。

（3）收紧 Romel 止血器。

（4）丝线固定。

（5）拔除针芯，核实在主动脉腔内。

（6）连接心肌灌注系统。

12. 右心系统插管

（1）适应证

1）单级右心插管：适于不需打开右心系统的手术。

2）上、下腔静脉插管：适于涉及开放右心系统的手术。

（2）右心房单极引流管（图 15-6-11）

1）预先在右心耳处缝置荷包线。

2）切开右心耳用血管钳扩大切口。

3）单级插管自右心耳切口向下腔静脉方向插入，直至插管头端进入下腔静脉。

4）若未进入下腔静脉，可用右手指引导。

5）收紧 Romel 止血器。

6）固定。

（3）上、下腔静脉插管：根据不同的手术及术者习惯，选择不同的插管位置（图 15-6-12）。

1）助手持两镊子帮助显露。

2）尖刀刺破荷包线中央房壁，用血管钳扩大切口。

3）持插管插入。

4）用手引导插管入上、下腔静脉。

5）扎紧 Romel 止血器。

6）固定。

7）连接管道。

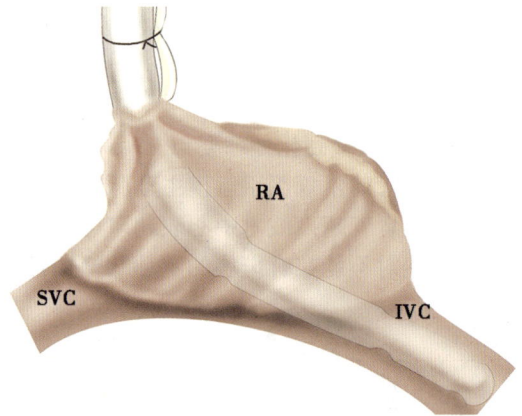

图 15-6-11　右心房 - 下腔静脉单极插管
SVC. 上腔静脉；IVC. 下腔静脉；RA. 右心房。

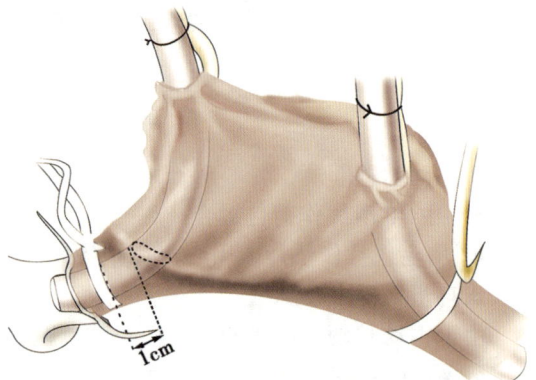

图 15-6-12　上、下腔静脉插管位置

13. 确定 ACT 时间>480 秒。
14. 详细检查各插管的连接是否正确、可靠。
15. 开始体外循环。

二、经股动脉、股静脉插管体外循环建立术

经股动脉、股静脉插管体外循环建立术(视频)

【适应证】

1. 胸腔镜辅助下的心脏手术。
2. 升主动脉有弥漫硬化。
3. 二次手术。
4. 部分急诊手术(开胸建立体外来不及时)。
5. 中毒患者药物不能维持血压。

注意:

● 术前必须用彩超、胸腹股 CT 等手段测定股动脉、股静脉直径、有无硬化、狭窄等。
● 常规应用术中食管超声监测。

【步骤】

1. 切口选择　在腹股沟触及股动脉位置后,沿腹股沟韧带切口或垂直腹股沟韧带直切口,一般 3~6cm(图 15-6-13)。
2. 逐层切开皮肤、皮下组织。
3. 切开股动脉、股静脉外筋膜(图 15-6-14)。
4. 游离股动脉、股静脉套带。
5. 选择穿刺插管点缝荷包线　5-0 prolene 荷包线缝合股动脉、静脉外膜,套 Romel 止血器备用。
6. 3mg/kg 肝素化。
7. 准备穿刺置管套包(图 15-6-15)。
8. 测 ACT 至少>250 秒。
9. 股静脉插管
1) 荷包线中点穿刺。
2) 置入导引钢丝,上达上腔静脉水平(图 15-6-16)。
3) 置入导管尖端进入股静脉;尖刀切开部分静脉壁。
4) 置入股静脉导管,侧孔全部进入后拔出内芯。
5) 沿导丝缓慢插入导管达上腔静脉水平。

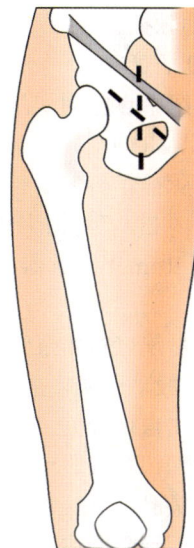

图 15-6-13　股动脉、股静脉插管切口选择

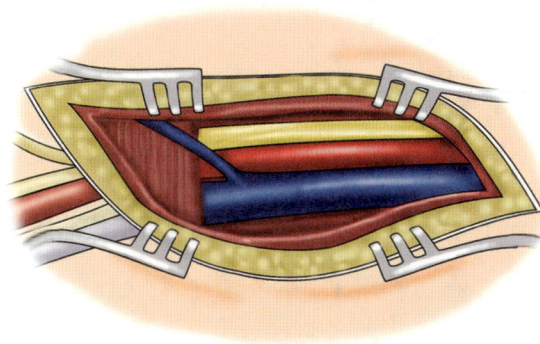

图 15-6-14　股动脉、股静脉的暴露

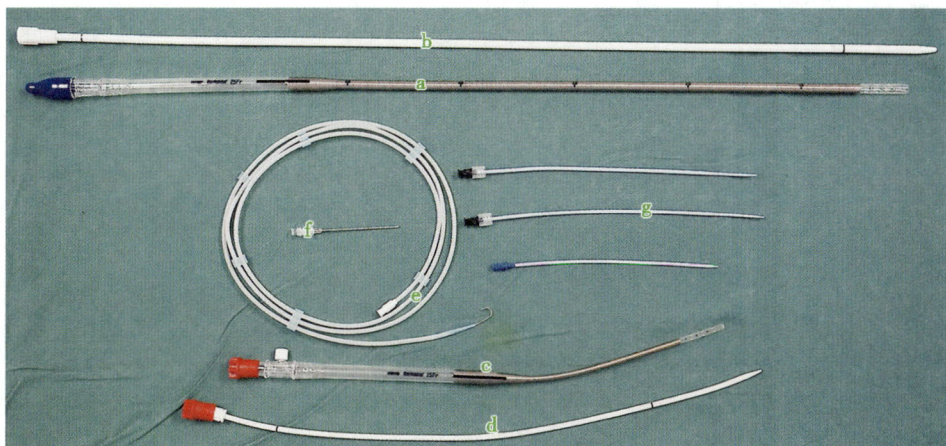

图 15-6-15　经股动脉、股静脉穿刺插管包

a. 股静脉插管;b. 股静脉插管内芯;c. 股动脉插管;d. 股动脉插管内芯;e. 导引钢丝;f. 穿刺针;g. 扩张器。

6）连接机器端引流管。

注意：

- 穿刺针一定刺破静脉壁达腔内。
- 导丝进入必须顺畅无阻力。
- 必须看到导丝在上腔或下腔静脉内时方可置管。
- 置管时导丝必须固定好，不移位。

10. 股动脉插管

（1）穿刺插管

1）荷包线中点穿刺，见鲜红血喷出。

2）置入导引钢丝。

3）股动脉插管。

4）拔出内芯，管道钳夹闭插管末端。

5）压紧 Romel 止血器，连同 Romel 止血器将插管固定在皮肤上。

6）排气后连接机器泵管。

（2）切开股动脉直接插管（图15-6-17）

1）阻断钳自切开处上下阻断股动脉。

2）横行切口切开股动脉（半圈）。

3）持直头股动脉插管插入头部。

4）放开近端阻断钳。

5）继续推入插管 3～5cm 长度。

6）放开远端阻断钳。

7）固定。

注意：

- 穿刺针必须刺入股动脉内腔。
- 导丝必须无阻力进入，进入后固定。
- 避免暴力插管。

11. 测 ACT>480 秒，与灌注师再次核准插管，开始体外循环。

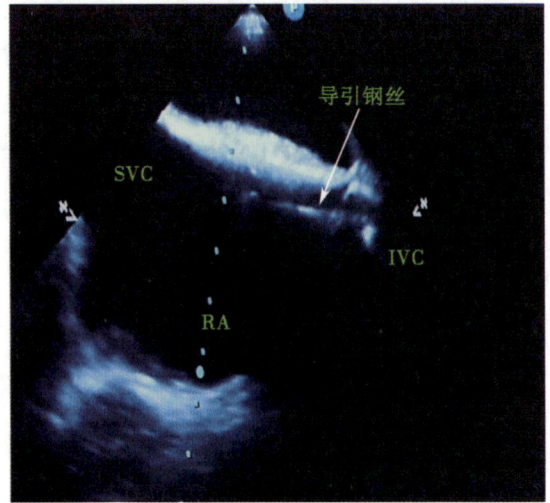

图 15-6-16　经食管超声图示导引钢丝达上腔静脉水平

　　SVC. 上腔静脉；RA. 右心房；IVC. 下腔静脉。

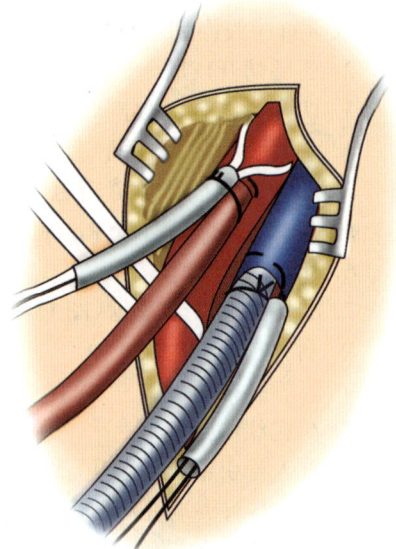

图 15-6-17　经股动脉、股静脉插管

（葛建军）

推 荐 阅 读

[1] 葛均波，徐永健，王辰. 内科学. 9 版. 北京：人民卫生出版社，2018.

[2] 急性胸痛急诊诊疗专家共识. 中华急诊医学杂志，2019，28（04）：413-420.

[3] 急诊胸痛心血管标志物联合检测共识专家组，中国医疗保健国际交流促进会急诊医学分会. 急诊胸痛心血管标志物检测专家共识. 中华急诊医学杂志，2022，31（04）：448-458.

[4] 王国英，殷立士，王丽红，等. 急性胸痛分诊工作的现状及研究进展. 中国实用护理杂志，2014，30（18）：4-6.

[5] ADLER Y，CHARRON P，IMAZIO M，et al. 2015 ESC Guidelines for the diagnosis and management of pericardial diseases：the Task Force for the Diagnosis and Management of Pericardial Diseases of the European Society of Cardiology （ESC）Endorsed by：The European Association for Cardio-Thoracic Surgery（EACTS）. European heart journal，2015，36（42）：2921-2964.

[6] JAMES R，CATHERINE B，TODD W. Roberts and Hedges' Clinical Procedures in Emergency Medicine and Acute Care. 7th ed. Heidelberg：Springer，2018.

索 引

55检